健康行動学

その理論、研究、実践の最新動向

訳
木原　雅子
京都大学大学院医学研究科社会健康医学系専攻社会疫学分野 准教授
国連合同エイズ計画共同センター長

加治　正行
静岡市保健所長

木原　正博
京都大学大学院医学研究科社会健康医学系専攻社会疫学分野 教授
京都大学グローバルヘルス学際融合ユニット長

Health Behavior
Theory, Research, and Practice
Fifth edition

Karen Glanz
Barbara K. Rimer
K. Viswanath
EDITORS

メディカル・サイエンス・インターナショナル

Authorized translation of the original English edition,
"Health Behavior: Theory, Research, and Practice",
Fifth Edition
edited by Karen Glanz, Barbara K. Rimer, and K. Viswanath

Copyright © 2015 by John Wiley & Sons, Inc.
All rights reserved.

This translation is published by arrangement with John Wiley & Sons, Inc., U.S.A.

© First Japanese Edition 2018 by Medical Sciences International, Ltd., Tokyo

Printed and Bound in Japan

訳者序文

　本書はその第2版から20年近くにわたって私たちの座右の書の1つであり，日本で初めての公衆衛生大学院として設立された社会健康医学系専攻に赴任し，「ソシオ・エピデミオロジー（社会疫学）socio-epidemiology」[注1]の講義の一環として健康行動学を教える中で，そのほぼ唯一のリソースとして用いてきました．しかし，これまで十数冊の関連書を翻訳出版してきた私たちですが，この本の翻訳にはどうしても踏み切れずにいました．第4版までは，本書全体の翻訳が果たして有益かどうか，労力に値するかどうかに自信が持てなかったからです．

　しかし第5版を目にしたときに，心が動きました．これまでの版より「概念的に整理」され，適切に「取捨選択」され，「拡張」されていると思われたからです．「概念的に整理」されたというのは，①健康教育という応用的な内容が書名からも内容からも省かれたため，"健康行動学"としての論理が通りやすくなったこと，②生態学的モデルの理念に関する章を前（第3章）に移動し，そこから始めて，その理念を実践に転換する包括的プログラムやフレームワークのセクション（第V部）に至る間に，個人レベル，個人間レベル，コミュニティ/集団レベルと理論やモデルを段階的に配置する形をとったため，"生態学的視点"という本書の基本テーマが明確になったことによります．「取捨選択」というのは，本書の序文にもあるように，理論やモデルを文献に表れる頻度で選別し，かつ類似した理論を思い切って割愛したことです．これによって，焦点が明確化したと思われます．しかしこれは実際には大変な物理的，知的労力を伴う作業であり，改版ごとに膨大な文献に当たり整理する努力を惜しまない著者らの姿勢に惜しみない敬意を表したいと思います．そして「拡張」は様々なデメンジョンで行われています．もちろん，新しい動向の取入れという拡張があり，ミクストメソッド，ソーシャルネットワーク科学，情報通信技術の進歩，実践・実装を重視するインプリメンテーション科学やD&I研究，行動経済学など新たなテーマが取り込まれ，健康行動学に様々な分野からの新たなインプットが続いていること，その応用の舞台も大きく広がりつつあること，実践性への強い社会的要請があること，包括的実践に向けての理論的整備（例：統合的インプリメンテーション研究フレームワーク[CFIR]）が進みつつあることなどを理解することができます．また，文化的限定性への批判（行動理論が文化を超えた一般性を持たないとの批判）に対応するために，途上国やマイノリティへの応用研究の事例紹介を強化するなど，いわば"横"への拡張も行われ，こうした新たな努力はおおむね成功しているように思われました．そして，本書の初版以来の方針である，「理論と実践の橋渡しをする」努力は，新たなエビデンスを集め，事例をアップデートする中で相変わらず強く貫かれています．

注1：訳者らが提唱するプラグマティズムを哲学的基盤とするパブリックヘルスの方法論で，社会科学と疫学，量的方法と質的方法を統合し，科学的で社会文化的に適した行動変容を実現するためのアプローチ．

こうしたポイントに加えて，翻訳の過程で訳者らに見えてきた1つの軸（デメンジョン）があります。当然編者らも意識しているに違いないものですが，本書のテーマとしてあまり強くは主張されていないためうっかりすると見落としてしまうかもしれません。それは，健康の不平等を是正するという「社会正義，人権」といった価値観の軸です。パウロ・フレイレの「被抑圧者の教育学」との共通性を必然的に持つコミュニティエンゲージメント，コミュニティエンパワーメント（第15章）は，理論やモデルや介入方法の1つというよりも，それらを内包すべき価値観の枠組みと言うべきもので，方法論とは異なる軸（デメンジョン）で扱う必要があります。その観点から訳者なりに理解すれば，方法論の軸（理論とそれに関連する諸科学からなる軸）と「社会正義，人権」の価値観の軸によって，行動変容の実践は，「価値観と方法論の両方に優れた実践」，「価値観は優れているが方法に劣る実践」，「価値観を伴わない方法だけの実践」，「価値観も方法も劣る実践」と大きく4つに分類することができるように思われ，こうした観点からの実践の見直しの必要性も，本書に非明示的に含まれているテーマであるように思われます。そう考えれば，健康行動学の目指すべき方向が明確となり，その体系化の方向もさらに明確になっていくのではないかと考えられます。

　私たちは，エイズ問題をきっかけに，WYSHプロジェクト[注2]という若者の様々な問題の解決を目指す全国規模のプロジェクトに20年来取り組んできました。その方法論として，ソシオ・エピデミオロジー（社会疫学）というアプローチを独自に開拓してきましたが，このアプローチは，生態学的観点，ミクストメソッド，準実験的デザイン，根底的アプローチ，エンパワメント，インプリメンテーション科学，ソーシャルマーケティングなど，第5版の内容とは多くの共通点があり，私たちのアプローチの方向が健康行動学の発展の方向と軌を一にしていることを確認できたことは，今回の翻訳の私たちにとっての大きな収穫であったと考えています。

　いつものことですが，翻訳は楽な作業ではありませんでした。疫学や統計のような量的方法の場合は用語の定義は明確ですが，社会科学的な文章では，しばしば同じ意味に多様な表現が使われたり，逆に同じ用語が異なる意味に使われることがあるため，大きな文脈を正確にとらえておかないと誤訳となることさえあります。また直訳すると「二重翻訳」が必要なもの（一応"漢字"になってはいるが，説明を聞かないと意味がわからないもの）になってしまう言葉も少なからずあったため（例：道具的態度），直接意味が汲み取れるような訳語にすることにかなりの労力と注意を払いました。また，論理を明確にするため，記述の順番を入れ替えたり，重複する記述を割愛したり，大幅に意訳したところもあることをお断りしておきたいと思います。また，訳語の中で，他の書籍などとの訳とは異なるものは，できるだけ他の訳語を付記するようにし，また私たちの他の訳書と同じように，重要な用語には，すべて原語を付記していますので，参考にしていただければ幸いです。

　言うまでもなく，我が国では，生活習慣が背景となって生じる慢性疾患が増加し，高齢化によって一層拍車がかかる中，発症予防や悪化予防の重要性が強く指摘され，そのためには行動変容が必要であることは今や常識化した観があります。しかし，残念ながら，健康行動学や行

注2：WYSHプロジェクトについては以下のサイトを参照してください。
http://www.kodomo-zaidan.com/
https://repository.kulib.kyoto-u.ac.jp/dspace/bitstream/2433/197308/1/Kihara_Masako_book.2011.pdf

動変容の方法を学ぶ機会は，我が国では非常に限られているのが現状です。本書が，そうした学ぶ機会を提供する一助となれば，訳者としてこれに過ぎる喜びはありません。

平成 30 年 6 月 12 日
梅雨，あじさいの美しい京都大学キャンパスにて

木原　雅子
加治　正行
木原　正博

前文

　健康は行動と切り離して考えることはできません。米国疾病予防管理センター（CDC）のある研究によると，3つの健康行動—喫煙しない，健康的な食事をする，適度な運動をする—のうちの1つ以上を実行している人々では，そうでない人々比べて，その後6年間の死亡率が有意に低く，3つの健康行動すべてを実行している人では，最も死亡率が低いことが明らかにされています。このように，健康的な生活習慣の意義は極めて明白ですが，それにもかかわらず，これらの行動が人々の間に十分に普及しているとはとても言えないのが現実です。なぜなのでしょうか？　行動を変えることがなぜそんなに難しいのでしょうか？

　この第5版は，これらの難しい問いに対して，理論的でかつ実用的な回答を提供しようと努めています。本書は，健康行動の様々な決定要因やその複雑なメカニズムを明快に解説しているという意味で優れて"理論的"であり，一方，健康行動を日常生活の文脈の中で概念化し，測定し，変化させるための現実的なロードマップを提示しているという意味で，優れて"実用的"ということができます。本書はその両面を兼ね備えた良書であり，その意味で唯一の教科書と言って過言ではありません。

　健康行動について，私たちが直面する課題は山のようにあり，私たちは，どこに焦点を当てるべきなのか，どのような戦略を用いるべきなのか，また，どのようなアウトカムを測定すべきなのかという判断に迫られています。こういう場合私たちは，直感に頼ったり，深く考えることもなしに，一番無難と思われる戦略に頼ったりしがちですが，本書が示すように，そのようなアプローチは不適切ばかりでなく，決して許されるものではありません。それは，ある小さな地域内での活動であっても，国，あるいは国際レベルの活動であっても同じことです。健康行動プログラムに利用できる資源の乏しさと，直面する問題の規模を考えれば，私たちは，無益な浪費を避けるために，科学的エビデンスに基づき，かつ対象とする行動と行動変容戦略を厳密かつ明確に理論化して問題の解決に臨む必要があります。行動を完全に理解できなければ，対策ができないわけではありませんが，その行動の決定要因に関する最善の理論やエビデンスがあるにもかかわらず，それらを無視した対策を行うことは明らかに馬鹿げています。

　初版以来，本書は，健康行動の理論，研究，実践の発展に，ユニークかつ重要な役割を果たしてきました。長年にわたって，研究と実践との間には不幸なギャップが存在し，残念ながら，今でもそれはまだある程度は残ったままです。この分野の文献の多くは，必要以上に難解で形而上的で，その一方で厳密さや一般化可能性に大きな限界があるという問題があります。今後の発展のためにも，この分野の研究者は，理論と実践のバランスを保つように，努力を続けていかなければなりません。本書の目的は，第1章でも述べられているように，この理論と実践のギャップを埋めることであり，理論と実践がどのように関係し合うかを，理論的視点と実践的視点の両面から解説しようとしています。その目的はかなりの程度達成されているように

思われます．すべての章にわたって，この目的に沿った記述の努力がなされており，様々な具体的な公衆衛生上の問題に，理論がどのように応用できるかが解説されています．健康行動の理論，研究，実践は，いまだに不完全でかつ発展途上にあると言わざるを得ませんが，科学の他の分野と同じように，新しい方法の開発，理論の検証と改善，そして，専門分化によって，進歩がなされてきました．理論と実践の橋渡しにおいては，コミュニティのステークホルダーの関わりが果たした役割を忘れることはできませんが，それにも劣らず，学際的な研究チームが，伝統的な考え方を乗り越える努力を絶えず続けてきたことが今日までの進歩の原動力となってきたと思われます．

　この分野の他の書籍との比較において言えば，本書の重要な特徴は，そのスコープが1つの問題や1つの理論に限定されていないところにあります．そして，本書の目的は，様々な理論とその応用例を紹介する中で，問題の理論化（概念化）と，それに基づく介入の開発・検証の重要性を強調することであり，1つの理論を虫眼鏡で見るのではなく，理解と実践の相補的な関係を強調しつつ，読者に，問題の文脈の理解，問題の概念化，主要な概念の測定，その適切な分析，それに基づく介入の開発と評価の重要性についての理解を促すことにあります．一般性の高い研究成果が得られるかどうかは，行動とその変容のメカニズムをいかに正確に理解できるかにかかっており，本書に紹介されるこれまでの研究成果からは，健康行動学には基礎的検討がなお必要であることも示唆されています．

　本書のこれまでの版と同様，第5版も，理論とエビデンスに基づく優れた介入研究でこの分野の研究をリードしてきた経験豊かな多くの研究者によって執筆されたものですが，第5版は，扱われる理論の点でも，様々な社会格差や理論の応用に関する記述が強化されている点でも，これまでの内容を拡張したものとなっています．また，情報技術や情報環境の急速な変化を踏まえて，第5版では，ヘルスコミュニケーションの戦略の変化についても最新の動向が紹介されています．今後は，ソーシャルメディアのような新しい「ビッグデータ」が，健康行動の研究者にも利用可能となってくると思われ，それにつれて，質的で探索的な研究と，理論に基づく量的な研究との間の軋轢が再び強まる可能性もありますが，探索的な研究方法は，予期せぬ発見や仮説生成を促す重要な方法論であり，また本書の多くの章で繰り返し指摘されているように，介入の設計段階で対象者の社会文化的文脈を明らかにする上で不可欠の方法です．しかし，同時に，本書でやはり強調されているように，理論に基づく量的な研究も，測定すべき概念や介入の焦点を明らかにする上で，非常に重要な意義があります．

　米国では近年，健康保険とヘルスケア改革がかつてないほどの議論や論争を巻き起こしていますが，その焦点となっているのは，医療の質と効率を改善するために，患者，医療者，行政官，医療システムの行動をどうすれば変えられるかということです．しかし，これらの議論の多くには，本書で論じられている重要なテーマや課題についての視点が全く欠けていることに注意が必要です．改革を推進する人々と反対する人々がそれぞれ主張する予測や改善策はどういう理論がその根拠となっているのか？　彼らが述べる仮説は，データで検証可能な形で明瞭に提示されているのか？　その理論に基づく予測には，どれほどのエビデンスの裏付けがあるのか？　用いられている理論は，マルチレベルでの行動変容のスコープを適切に含んでいるのか？　提案されている改革は，個々の患者や医療者の行動にどのような変化を起こす可能性があるのか？　ヘルスケア改革の理論を検証するには，協調的ケア，患者中心のケア，ケアの価値などの理論的構成概念に関する適切な測定方法が必要だが，そのような測定方法は存在する

のか？　そして，存在するとした場合，それらは適切に使われているのか？　改革を論じる場合には，これらの論点が明確に語られる必要がありますが，残念ながら現実にはそうなっていません。

　このヘルスケア改革の例は，複雑で混迷する政策環境の中で，本書で提示されている知識やスキルがいかに重要であるかをよく物語っています。肥満，喫煙，糖尿病，喘息，アルコール依存，その他多くの健康問題に関する対策が進展するかどうかは，介入効果を最大限に高めるために，私たちが健康行動理論をいかに適切に利用し評価できるかにかかっています。政策は，あらゆるレベルで，健康行動を促進あるいは疎外する要因として作用するため，個々人の行動に対する政策の影響について，もっと多くのエビデンスを早急に蓄積しなければなりません。また，国家間の違いなどの「自然の実験」で検証された，理論に基づく政策についてもその取入れがもっと促進される必要があります。その意味で，本書に示されたエビデンスや理論を学ぶことは，現在，国あるいは世界が直面している，ヘルス政策に関する重要な議論に，より建設的な貢献をする基礎を築く上で役立つはずです。グローバルヘルスが，インプリメンテーション科学の進歩の触媒としての役割を果たしてきたように，最も効果的な予防戦略とは何かという議論の高まりは，健康行動の理論，研究，実践に精通した専門家に対する需要を高める契機となると思われますが，本書は，人々の健康と生命に，意味のある，かつ長期間にわたる貢献をしたいと考えている学生や研究者，あるいは実践者に，非常に重要な基礎知識を提供するものであり，正に時宜を得たものであると思われます。

Robert T. Croyle
Bethesda, Maryland
2015 年 12 月

序文

　ヘルスプロモーション，教育プログラム，介入など，健康行動の変容を目的とするプログラムが，参加者やそのコミュニティにとってより有益なものとなるためには，健康行動理論に基づいて開発される必要があります。健康行動理論は，行動変容プログラムを系統的に立案する上でガイドの役割を果たし，行動変容が必要な人々や，行動変容を起こすための適切な方法を明確にする上でも非常に有用であり，プログラムの評価においても，また，測定すべきアウトカムやその測定のタイミングや方法を明らかにする上でも非常に役に立ちます。したがって，エビデンスはまだ十分とは言えませんが，理論に基づくヘルスプロモーションや健康教育は，それが慎重にかつ系統的に開発され実行されれば，前例や慣例，直感などに基づいて行われる従来のプログラムよりは明らかに高い効果を期待することができます。

　理論に基づく行動変容プログラムを開発するには，健康行動理論の構成概念と，現実に沿った具体的な形でのそれらの理解が必要となります。本書の初版(Health Behavior and Health Education：Theory, Research and Practice)が発行されたのは1990年のことですが，1冊の書籍の中で，健康教育に関連した様々な健康行動理論に対する深い分析を行ったのは本書が初めてであり，私たちは，主な健康行動理論やそれらに基づいた研究，そして，理論に基づく研究や評価によって検証されてきた健康教育の事例を紹介しました。本書はその後，第2版(1996年)，第3版(2002年)，第4版(2008年)と版を重ね，そのたびに前の版をアップデートし，内容も改善してきましたが，その甲斐あって，本書は，現在世界各国で教科書として使用され，多数の言語に翻訳され，最近では日本語や韓国語，そして中国語でも出版されています。

　第4版が出版されてから6年以上が経ちました。この第5版(Health Behavior：Theory, Research, and Practice)も，これまでと同様，以前の版よりもさらに改良されたものになったと私たちは信じています。お気づきのように，第5版では，「健康教育 Health Education」という文字がタイトルからはずれていますが，これは，健康行動理論と研究の影響が広範囲にわたり，健康教育やヘルスプロモーションにのみ限定されるものではないことを考慮したためです。しかし，本書の主な目的はこれまでと変わらず，健康行動理論と，理論に基づく行動変容の実践の科学的基礎を発展させることにあり，これまでと同じように，この分野の研究や教育に関わる学生，実践者，研究者のための教科書として，①様々な健康行動理論の目的・構造・内容の解説，②公衆衛生やヘルスプロモーションの介入プログラムにこれらの理論を応用した最近の事例の紹介，そして，③行動変容の研究や実践の今後の方向性の検討などが，その内容となっています。

　第5版は，この間に生じた，健康行動理論の新たな発展，新たな状況，新たな対象，そして新たな方法などに対応した内容となっており，今回は，「生態学的モデル ecological model」に関する章を最初の方(第3章)に移動し，それに続く章を，個人レベル，個人間レベル，集団レ

ベルの理論・モデルにグループ分けして，段階的に配置しました。第4版にあったソーシャルネットワークとソーシャルサポートに関する章は，第5版では2つの章に分割し，ソーシャルネットワークに関する最近の理論や研究の進展を反映したものとしました。そして，第5版では，行動経済学の章を新たに設けましたが，第4版にあった3つの章「警告受容プロセスモデル Precaution Adoption Process Model」，「ヘルスプロモーションのための組織のモビライゼーション：組織変容の理論 Mobilizing Organizations for Health Promotion：Theories of Organizational Change」，「理論に基づく介入の評価 Evaluation of Theory-Based Interventions」は，第5版では割愛しました。ただし，それらの主な内容は，本書の別の章に分散して盛り込まれています。

　第5版では，様々な集団やセッティング（場）に対する理論の応用や，プログラムの企画における応用を含めて，理論の応用に関する記述を充実させ，また，健康行動に関する新たな理論やモデルに関する章も追加しました。事例も，途上国と先進国の両方を含むように拡張しています。また，情報通信技術（ICT）が未曽有の規模と速度で拡大している現状に鑑み，本書では随所に，e-Healthによる介入プログラムの事例を取り入れており，文化と健康の不平等の問題についても多くの章で論じています。これらは，多くの理論やモデルで，次第に重要性を増してきている問題であり，こうした記述を追加したことにより，本書の内容はさらに強化され，世界の様々な地域での理論の活用を促す効果が得られると確信しています。

オーディエンス

　本書は，行動変容，公衆衛生，ヘルスプロモーションや健康教育などの幅広い領域で健康行動の問題に関わる，大学院生，実践者，研究者などを対象に，理論の理解と現実社会でのその応用を支援することを目的としたものです。学生や実践者は，理論に基づく行動変容プログラムや介入の開発と評価のあり方について学ぶことができ，研究者も，本書を読むことによって，実証的なエビデンスが欠けている領域を認識し，どこに研究目標を置けばよいかを理解するのに役立つと思われます。

　本書が想定する読者は，ヘルスプロモーションや健康教育，ヘルスコミュニケーション，医学，看護学，公衆衛生学，健康心理学，行動医学，栄養学や食事療法，歯科学，薬学，ソーシャルワーク，運動科学，臨床心理学，作業療法，理学療法など，健康行動の変容とその評価に関わるあらゆる領域を含んでいます。

本書の概要

　本書では，職場，病院，救急診療の現場，コミュニティに基盤を置く活動組織（CBO），学校，コミュニティなど様々なセッティングにおける，理論とその応用に関する最新の知見を提供しています。前述のように，第5版では，個人レベル，個人間レベル，コミュニティ/集団レベルに分類して理論とモデルを解説し，同時に，複数のレベルを統合したアプローチの重要性を強調しています。

　本書は，5部構成になっており，第Ⅰ部では，主要な用語や概念を定義し，生態学的モデルを紹介しています。続く第Ⅱ～Ⅳ部では，個人レベル，個人間レベル，そしてコミュニティ/集団レベルでの健康行動理論と行動変容プログラムの実践例を取り上げています。各部は，それぞれ3～6の章から成っており，最初のイントロダクションの章では，後に続く章の概要や章間

の関連が理解できるように配慮しています。第Ⅱ部は，個人レベルでの健康行動理論を扱い，それぞれの章では，個人の健康行動に影響し行動変容介入に反応する個人内部の変数(構成概念や信念)に焦点を当てて解説しています。第5章では「健康信念モデル Health Belief Model」，第6章では「合理的行動理論 Theory of Reasoned Action/計画的行動理論 Theory of Planned Behavior/統合行動モデル Integrated Behavioral Model」，第7章では「トランスセオレティカルモデル Transtheoretical Model」について解説しています。第Ⅲ部は，個人間レベルの行動理論を扱っており，個人の健康行動に影響を及ぼす個人間環境に焦点を当てています。イントロダクションの章(第8章)に続く5つの章では，社会的認知理論 Social Cognitive Theory(第9章)，ソーシャルサポート(第10章)，ソーシャルネットワーク(第11章)，ストレスとコーピング(第12章)，個人間コミュニケーション(第13章)について考察しています。第Ⅳ部は，コミュニティあるいは大きな集団レベルでの変化のモデルを扱い，イントロダクションの章(第14章)の後，コミュニティエンゲージメント(第15章)，実施・普及・イノベーションの拡散(第16章)，そしてメディアコミュニケーション(第17章)を取りあげています。最後の第Ⅴ部は，包括的で実践的な理論の用い方に関するセクションで，イントロダクション(第18章)の後，プリシード・プロシードモデル PRECEDE-PROCEED Model や介入マッピング Intervention Mapping などの包括的なプラニングモデル(第19章)，行動経済学(第20章，この版で初めて登場)，ソーシャルマーケティング(第21章)を取り上げています。

　本書が特に強調しているのは，公衆衛生やヘルスプロモーションの実践における健康行動理論の分析と応用です。第Ⅱ～Ⅳ部のイントロダクションの章では，各部で紹介される各理論の概要と，行動変容介入の開発におけるその応用の可能性について簡潔に触れ，さらには，各理論の長所，短所，ギャップ，今後の発展や研究が必要な領域，有望な戦略(アプローチ)などについて解説しています。そして，第Ⅱ～Ⅳ部の各章では，理論やモデルが開発された背景，理論・モデルの解説，それを支持する実証的なエビデンスついて論じ，最後に，その理論やモデルを応用した事例を1ないし2つ紹介しています。

　各章の著者は，その優れた研究や行動変容の実践においてこの分野をリードしてきた，定評のある研究者や実践者ばかりです。どの著者も，そのままでは難解な理論を，分かりやすくかつ現実に即して解説するように努め，それによって理論の理解と実践を促進しようと努めてくれています。

　1冊の本でこの領域をすべて網羅し，しかも簡潔で読みやすいものにすることは非常に困難です。本書にどの理論を含めるかは，第2章で詳しく述べるように，健康行動に関する研究の詳細なレビューと，将来展望の両面からの検討を経て決定しました。前述したように，本書は，個人レベルから社会的レベルに至る理論とそれらを包括する概念的フレームワークを紹介するように戦略的にデザインされています。理論やモデルは数多く開発されていますが，その実証的なエビデンスには，理論によって大きなばらつきがあります。そうした観点と紙幅の関係から，一部の有望な理論については，今回はやむを得ず割愛したことをお断りしておきたいと思います。

　初版から第4版までの出版は，「多くの研究報告を統合して，健康行動と教育に関する"理論"，"研究"，"実践"の間の関連を明確にし，それを理解しやすくかつ現実に利用可能なものして提供したい」という焦りにも似た私たちの強い思いに基づくものでした。この第5版では，それに加えて，公衆衛生とヘルスプロモーションの科学と実践面での進歩に対応し，急速に発展

するこの領域における最新情報をカバーし，理論に基づく行動変容介入で得られた知見を紹介し，多様な集団に理論を適切に適用するためにはどのような工夫が必要であるかを説明するのにかなりの努力を行いました。

　第4版までの出版を通じて，幸い本書は定番の教科書もしくは参考書としての地位を確立することができました。この第5版も，引き続き，理論に基づく行動の理解と行動変容への読者の関心を喚起し得る教科書であり続けること，そして読者が，重要な疑問を持ち，理論的に考え，惰性的なヘルスプロモーション戦略のあり方から脱却できるような情報と技術を提供できるものであることを願っています。最終的に私たちは，世界中の人々，特に不健康な環境を不当に強いられている人々の健康増進に，理論の使用，検証，改良，そして必要があれば新たな理論の開発を通して，多くの読者が貢献してくれることを，そして本書がそのために役立つことを心から願うものです。

謝　辞

　まず，本書の作成に協力していただいたすべての執筆者の方々に深く御礼を申し上げたいと思います。執筆者の方々には，本書を統一感のあるものとするために，そして，本書のビジョンに沿うように執筆を工夫していただきました。編集者のこの面倒な注文に快く応えていただいた執筆者の方々のご厚意に，心から感謝したいと思います。理論やそれに関連するトピックに関する執筆者の方々の深い知識と経験は，編集者の持つ知識をはるかに超えるものであり，その協力がなければ，本書の実現はあり得なかったと思います。

　その中でも，この広い領域における指導者であり続けたMartin Fishbein博士とNoreen Clark博士には特別の謝意を表したいと思います。健康行動理論の応用に関するお二人の業績には特筆すべきものがあり，その一連の業績は，本書の複数の章にわたって紹介されています。2009年のMartin Fishbein博士，続く2013年のNoreen Clark博士のご逝去は，その意味で，私たちにとって大きな悲しみでしたが，研究，実践，そして行動変容における理論の使用に関するお二人の業績は，今後もその光を失わないものと信じています。

　本書の第4版までの執筆者の皆さんにも感謝申し上げたいと思います。その中には第5版には加わっていただかなかった方もいらっしゃいますが，その方々のこれまでの貢献は，本書の重要な基盤となっています。

　Jossey-Bass社のスタッフの皆さんには，初版から第5版に至るまで，一貫して，その改良，制作，マーケティング面などで多大な支援をいただきました。本書の責任編集者であるAndy Pasternack氏とSeth Schwartz氏は，終始激励し，援助してくださいました。2013年にAndy氏が逝去されたことは，大変悲しい出来事でしたが，本書第3版からこの第5版に至る出版は，彼の支えなくしてはあり得ないものでした。また，本書の編集に素晴らしい技術的支援をいただいたAlice Petersen氏にも感謝したいと思います。

　私たちは，多くの同僚や学生たちにも多くを負っています。なぜなら彼らは，長年にわたって，健康行動理論と，それらを分かりやすくかつ正確に表現することの重要性を教え続けてくれたからです。私たちは，ミシガン大学，ノースカロライナ大学チャペルヒル校，ペンシルバニア大学，エモリー大学，ミネソタ大学，オハイオ州立大学，ジョンズホプキンス大学，テンプル大学，フォックスチェイスがんセンター，デューク大学，ハワイ大学，国立がん研究所などで，長年教育と研究に携わってきましたが，その中で，同僚や学生たちは，絶えず学び続け

られる機会を私たちに提供してくれました。その中で，ノースカロライナ大学のLaura Bachとペンシルバニア大学のBeth Stelsonは，本書のために理論の使用に関する最新情報を収集し，提供してくれました。特に記してお礼を述べたいと思います。

ハーバード大学医学部のダナ・ファーバーがん研究所のHana Hayashi氏とRachel McLoud氏は，Vish Viswanath氏の編集作業に非常に貴重な貢献をしてくれました。さらに，ノースカロライナ大学のAngelica Figueroa氏とPamela Lee氏，ダナ・ファーバーがん研究所のNancy Klockson氏，ペンシルバニア大学のAlyssa Yackle氏とDavid Buff氏の献身的な働きにも心から感謝申し上げたいと思います。

監修をお引き受けいただいたChristopher Coutts氏，Brandon M. Eggleston氏，Mary J. Findorff氏，Mir M. Ali氏，Lynn Carol Miller氏，Janine M. Jurkowski氏，Jean Peteet氏，Michelle S. Harcrow氏，John Korkow氏，Laura Carlin Cochran氏，Dan Gerber氏にもここに記して感謝申し上げます。

最後に，本書が出来上がるまで私たちを支え続けてくれた同僚，スタッフ，友人たち，家族の忍耐，思いやり，激励にも心から感謝したいと思います。

本書に関連する指導用の資料や補助教材などは，www.wiley.com/go/glanz5e から，ビデオやポッドキャスト，読本のような追加資料は，www.josseybasspublichealth.com から入手できます。本書へのご意見があれば，publichealth@wiley.com にご連絡ください。

Karen Glanz
Philadelphia, Pennsylvania
Barbara K. Rimer
Chapel Hill, North Carolina
K. Viswanath
Boston, Massachusetts

2015年12月

編集者紹介

Karen Glanz は，George A. Weiss 大学の教授，Perelman 大学医学部の疫学教授，同看護学部の看護学教授で，ペンシルバニア大学予防研究センター・健康行動研究センターの所長を務めています。彼女は，Leonard Davis Institute of Health Economics と Center for Public Health Initiatives の上級研究員，Annenberg Public Policy Center の特別研究員，Penn Institute for Urban Research の研究員でもあります。彼女は，健康行動と健康教育に関する研究により，ミシガン大学公衆衛生学部から公衆衛生学修士号(1977)を，Rackham 大学大学院から博士号(1977)を，それぞれ授与されており，その後，エモリー大学(2004～2009)，ハワイ大学(1993～2004)，テンプル大学(1979～1993)で教職を務めてきました。

世界的影響力を持つ公衆衛生学者として，彼女の業績は心理学，疫学，栄養学を含む広汎な分野に及び，コミュニティやヘルスケアの現場において，肥満，栄養，建造環境，がんの予防とコントロール，慢性疾患の管理とコントロール，健康格差の低減，ヘルスコミュニケーション技法など様々なテーマについて研究を行ってきました。1980 年代から現在に至るまでの，健康的な食事環境についての分析，測定，改善などに関する彼女の業績は広く知られ，評価されてきました。彼女は，U. S. Community Preventive Services Task Force のメンバーであり，これまで出版した論文や書籍の章は，400 以上にも上っています。

Glanz は，長期間にわたってコミュニティをベースとするヘルス研究とプログラムを指導してきており，現在はペンシルバニア大学で以下の重要な職責を担っています。Community Engagement and Research(CEAR) Core of the UPenn Clinical and Scientific Translational Award(CTSA)のディレクター，Pro-CEED Community Engagement and Dissemination Core of the NIMHD-funded P60 Center to Reduce Health Disparities in Prostate Cancer のディレクター，Recruitment, Outcomes and Assessment Resource(ROAR) Core of the Abramson Cancer Center の科学ディレクター，Center for Public Health Initiatives(CPHI)のディレクター。

Glanz は，彼女の業績に対して多くの賞を受賞しており，2013 年には名誉ある米国科学アカデミーの Institute of Medicine(IOM)の会員に選ばれています。それ以外にも，Society for Behavioral Medicine の評議員に任命され，Elizabeth Fries Health Education Award を受賞しました。彼女は，20 年以上にわたって専門領域での論文執筆者のトップ 0.5% に入り，ISIHighlyCited. com から Highly Cited Author と認定されています。

Barbara K. Rimer は，ノースカロライナ大学チャペルヒル校の公衆衛生学部の学部長で，健康行動・健康教育学の Alumni Distinguished Professor です。Rimer は，健康教育と医療機関に関する研究で 1973 年にミシガン大学から公衆衛生学修士号を，また，健康教育に関する研究で 1981 年にジョンズホプキンス大学公衆衛生学部から公衆衛生学博士号を授与されています。これまで彼女は，ノースカロライナ大学チャペルヒル校の Lineberger Comprehensive Cancer

Center at UNC-Chapel Hill の人口学部門の副ディレクター(2003～2005)，国立がん研究所の Division of Cancer Control and Population Sciences のディレクター(1997～2002)，デューク大学の Community and Family Medicine の教授(1991～1997)，フォックスチェイスがんセンターの行動研究のディレクター(1987～1991)を務めてきました．

Rimer は，情報に基づく意思決定，行動変容の長期維持(ダイエット，がん検診，喫煙など)，がんの予防とスクリーニング検査へのアドヒアランスを高めるための介入，エビデンスに基づく介入の普及，情報提供・支援・行動変容のための新しい技術の活用など，様々な分野での研究をリードしてきました．

Rimer は，査読付き論文を 265，書籍の章を 55，本を 6 冊執筆し，いくつかの雑誌の編集委員を務めています．彼女は多数の賞を受賞しており，2013 年にはそのがん研究が 20 年以上にわたって国の研究・実践・政策を導いてきた功績により，American Cancer Society's Medal of Honor を授与されています．

Rimer は，大統領の任命による国立がん研究所の National Cancer Advisory Board を指導した最初の女性の行動科学者として知られています．Rimer は，2008 年に Institute of Medicine (IOM)のメンバーに選出され，2011 年にはオバマ大統領によって President's Cancer Panel の会長に指名され，現在もその地位にあります．

K. Vish Viswanath は，ハーバード大学公衆衛生大学院(HSPH)の Department of Social and Behavioral Sciences およびダナファーバーがん研究所の McGraw/Patterson Center for Population Sciences のヘルスコミュニケーション学の教授です．

Viswanath の研究は，コミュニケーション科学，社会疫学，社会・健康行動科学の文献に基づいて，公衆衛生的政策や実践に影響を与えるためのトランスレーショナルコミュニケーション科学に焦点を当てたものです．彼の主な研究テーマは，コミュニケーションの不平等と健康格差の間の関係と，健康格差の解消に必要なナレッジトランスレーション knowledge translation を明らかにすることで，これまでに，コミュニケーションの不平等，健康格差，ナレッジトランスレーション，公衆衛生におけるコミュニケーションキャンペーン，e-Health，デジタルデバイド，公衆衛生プリペアードネス，社会的に恵まれない人々に対するヘルスコミュニケーション介入の提供などに関して，170 以上の学術論文と書籍の章を執筆しています．加えて，彼は，Mass Media, Social Control, and Social Change(Iowa State University Press, 1999)，The Role of Media in Promoting and Reducing Tobacco Use(National Cancer Institute, 2008)，そして本書の共同編集者であり，また，12 巻から成る International Encyclopedia of Communication(Blackwell Publishing, 2008)の，社会・行動研究の巻の編集者でもあります．

Viswanath は，これまで，米国予防がん学会から Joseph W. Cullen Memorial Award for Excellence in Tobacco Research(2014)，米国コミュニケーション学会から Dale E. Brashers Distinguished Mentorship Award(2013)，国際コミュニケーション学会と米国コミュニケーション学会から Outstanding Health Communication Scholar Award(2010)，そして健康教育に関する研究と理論への功績により，米国公衆衛生学会から，Mayhew Derryberry Award を授与されています．また彼は，国際コミュニケーション学会(2011)，行動医学会(2008)，Midwest Association for Public Opinion Research(2006)の評議員に選出されており，その他

2007～2010年の間，アトランタの米国疾病管理予防センター(CDC)の Board of Scientific Counselors for the National Center for Health Marketingの議長を務め，Institute of Medicine (IOM)の3つの委員会の委員を務めました。彼は現在，米国保健福祉局の National Vaccine Advisory Committee(NVAC)の委員で，NVAC's Working Group on Vaccine Acceptance の議長，そして CDC の Board of Scientific Counselors と Office of Public Health Preparedness の委員を務めています。

執筆者紹介

Alice Ammerman：ノースカロライナ大学チャペルヒル校の Gillings School of Global Public Health の教授で，Center for Health Promotion and Disease Prevention のディレクター

David Asch：ペンシルバニア大学医学部と Wharton School の教授で，Penn Medicine Center for Health Care Innovation の事務局長

Magdalena Avila：ニューメキシコ大学の Department of Health, Exercise, and Sports Sciences の助教

L. Kay Bartholomew：テキサス大学公衆衛生大学院の教授で，教務部副部長

Noel T. Brewer：ノースカロライナ大学チャペルヒル校の Gillings School of Global Public Health の Department of Health Behavior の准教授

Ross C. Brownson：ワシントン大学セントルイス校の Brown School of Social Work と医学部の公衆衛生学の教授

Lori Carter-Edwards：ノースカロライナ大学チャペルヒル校の Center for Health Promotion and Disease Prevention の研究・運営部門の副所長

Victoria L. Champion：インディアナ大学の看護学部の特別教授で，IU Simon Cancer Center の副ディレクター

Ashley Duggan：ボストンカレッジの Communication Department の准教授

Kerry E. Evers：ロードアイランドにある Pro-Change Behavior Systems 社の研究開発部門の上級副社長

María E. Fernández：テキサス大学公衆衛生大学院の Division of Health Promotion and Behavioral Sciences の准教授

John R. Finnegan Jr.：ミネソタ大学公衆衛生大学院の教授で院長

Sarah Gollust：ミネソタ大学公衆衛生大学院の Division of Health Policy and Management の助教

Catherine A. Heaney：スタンフォード大学の Stanford Prevention Research Center の Department of Psychology と Program in Human Biology の(教育)准教授

Ronald Hess：Johns Hopkins Center for Communication Programs のメンバーで，2003〜2010 年はエジプトにおける Communication for Healthy Living(CHL)のプロジェクトチームのチーフ

Deanna Hoelscher：テキサス大学公衆衛生大学院の Health Promotion の教授で，Michael and Susan Dell Center for Healthy Living のディレクター

Julianne Holt-Lunstad：ブリンガムヤング大学の心理学の准教授

Danuta Kasprzyk：ワシントン大学看護学部の Department of Family and Child Nursing の准教授

Steven H. Kelder：テキサス大学公衆衛生大学院の Spirituality and Healing の教授で，

Michael and Susan Dell Center for Healthy Living の共同ディレクター

George Loewenstein：カーネギーメロン大学の Department of Social and Decision Sciences の経済学と心理学の教授

Christine Markham：テキサス大学公衆衛生大学院の Division of Health Promotion and Behavioral Sciences の准教授

Meredith Minkler：カリフォルニア大学バークレー校の公衆衛生大学院の健康行動学・社会的行動学の教授

Daniel E. Montaño：ワシントン大学看護学部の Department of Family and Child Nursing の准教授

Pat Mullen：テキサス大学公衆衛生大学院の Division of Health Promotion and Behavioral Sciences の教授

Neville Owen：オーストラリアのメルボルンにある Baker IDI Heart and Diabetes Institute の Behavioral and Generational Change Program の教授でディレクター

Cheryl L. Perry：テキサス大学公衆衛生大学院のオースティンキャンパスの教授で院長

James O. Prochaska：ロードアイランド大学の Cancer Prevention Research Center の教授でディレクター

Colleen A. Redding：ロードアイランド大学の Cancer Prevention Research Center の研究教授

Gary Saffitz：Gary Saffitz Consulting のメンバー

James F. Sallis：カリフォルニア大学サンディエゴ校の Family Medicine and Public Health の特別教授

Victoria Sánchez：ニューメキシコ大学の公衆衛生学の准教授

Marc D. Schwartz：ジョージワシントン大学の Lombardi Comprehensive Cancer Center の Cancer Prevention and Control program の腫瘍学教授で共同責任者

Celette Sugg Skinner：テキサス大学の Southwestern Medical Center の Harold C. Simmons Cancer Center の臨床科学の教授で，行動科学・コミュニケーション科学の部門長，そして人口科学の副ディレクター

Katherine A. Stamatakis：セントルイス大学の College for Public Health and Social Justice の Departments of Epidemiology and Behavioral Science and Health Education の准教授

J. Douglas Storey：ジョンズホプキンス大学公衆衛生大学院の Center for Communication Programs のコミュニケーション科学と研究部門の部門長

Richard L. Street Jr.：テキサス A&M 大学の Department of Communication の教授で，Baylor College of Medicine の医学教授，そしてヒューストンにある Michael E. DeBakey VA Medical Center の Health Decision-Making and Communication Program の所長

Rachel G. Tabak：ワシントン大学セントルイス校の George Warren Brown School of Social Work と Prevention Research Center の研究教授

Jasmin Tiro：テキサス大学の Southwestern Medical Center の Department of Clinical Science の助教

Bert N. Uchino：ユタ大学の心理学の教授

Thomas W. Valente：南カリフォルニア大学医学部の Department of Preventive Medicine

の教授で，Master of Public Health Program のディレクター

Kevin Volpp：ペンシルバニア大学医学部教授で，Wharton School の health care management の教授。そして，Center for Health Incentives and Behavioral Economics のディレクター，Department of Medical Ethics and Health Policy の health policy の副分野長

Nina Wallerstein：ニューメキシコ大学アルバカーキ校の Public Health Program の教授で，Center for Participatory Research のディレクター

Elaine Wethington：コーネル大学の Departments of Human Development and Sociology の教授で Brofenbrenner Center for Translational Research の副ディレクター

献 辞

本書を，父，Michael Glanz に捧げる。彼は幸いにも健康で長寿を全うし，その無条件の愛とサポートがなければ，私の人生と仕事の成功はあり得なかった。

K.G.

本書を，父，Irving Rimer に捧げる。彼は喫煙問題に情熱を傾け，米国における喫煙率の減少に大きく貢献した。彼の愛，励まし，良心，創造力は私を含む多くの人々の光となった。そして夫，Bernard Glassman は一貫して私を支え続けてくれた。私が私1人では恐らく不可能だった仕事を成し遂げられたのは，彼の支えなしには考えられない。

B.K.R.

本書を両親とその両親たちに捧げる。彼らは，正直，勤勉，親切を，家族の誇るべき伝統として私たちに受け渡してくれた。

K.V.

注 意

本書に記載した情報に関しては，正確を期し，一般臨床で広く受け入れられている方法を記載するよう注意を払った。しかしながら，著者，訳者ならびに出版社は，本書の情報を用いた結果生じたいかなる不都合に対しても責任を負うものではない。本書の内容の特定な状況への適用に関しての責任は，医師各自のうちにある。

著者，訳者ならびに出版社は，本書に記載した薬物の選択，用量については，出版時の最新の推奨，および臨床状況に基づいていることを確認するよう努力を払っている。しかし，医学は日進月歩で進んでおり，政府の規制は変わり，薬物療法や薬物反応に関する情報は常に変化している。読者は，薬物の使用にあたっては個々の薬物の添付文書を参照し，適応，用量，付加された注意・警告に関する変化を常に確認することを怠ってはならない。これは，推奨された薬物が新しいものであったり，汎用されるものではない場合に，特に重要である。

目　次

第 I 部　健康行動：基礎　1
第 1 章　健康行動のスコープ　2
第 2 章　健康行動の理論，研究，実践　20
第 3 章　健康行動の生態学的モデル　38

第 II 部　個人レベルの健康行動理論・モデル　59
第 4 章　個人に焦点を当てた健康行動理論　60
第 5 章　健康信念モデル　68
第 6 章　合理的行動理論，計画的行動理論，および統合的行動モデル　87
第 7 章　トランスセオレティカルモデル　116

第 III 部　個人間における健康行動理論・モデル　141
第 8 章　健康行動の個人間影響に関するモデル　142
第 9 章　個人，環境，健康行動の間の相互作用　150
第10章　ソーシャルサポートと健康　172
第11章　ソーシャルネットワークと健康行動　193
第12章　ストレス，コーピング，および健康行動　211
第13章　健康と病気における個人間コミュニケーション　231

第 IV 部　健康行動変容のコミュニティ・グループモデル　253
第14章　健康行動変容のグループ，組織，コミュニティレベルのモデル　254
第15章　コミュニティエンゲージメント，コミュニティオーガニゼーション，コミュニティビルディングによる健康の向上　260
第16章　公衆衛生的介入の実施，普及および拡散について　285
第17章　変貌するメディア環境におけるコミュニケーションと健康行動　309

第Ⅴ部　研究と実践における理論の利用　331

 第18章　研究と実践における理論の応用：イントロダクション　332
 第19章　理論に基づくヘルスプロモーション介入のためのプラニング
    モデル　338
 第20章　行動経済学と健康　364
 第21章　ソーシャルマーケティング　384

索　引　411

表・図一覧

表

表 2.1　理論の定義　23
表 3.1　過去および現代の生態学的モデル　41
表 5.1　健康信念モデルの主な構成概念，その定義，および介入戦略　70
表 5.2　健康信念モデルの構成概念に関する主な4つのレビュー論文における測定値のまとめ　73
表 5.3　健康信念モデルの構成概念の測定とHPVワクチン接種開始に関する15の研究のまとめ　80
表 6.1　合理的行動理論，計画的行動理論，統合的行動モデルの構成概念と定義　93
表 6.2　質的インタビューにおける質問の一覧　101
表 6.3　レギュラーパートナーとのコンドーム使用についての行動意図，行動，行動信念，規範信念，効力信念との相関，および信念の変化の平均値　104
表 6.4　包皮切除への行動意図と統合的行動モデルの信念との関連　107
表 7.1　トランスセオレティカルモデルの構成概念　118
表 7.2　行動変容の進展を媒介する変容プロセス　123
表 9.1　社会的認知理論の主な構成概念　152
表 9.2　CATCHプロジェクトの介入と評価における社会的認知理論の構成概念の応用　163
表 10.1　社会的関係の評価に用いられる測定方法　173
表 10.2　機能的ソーシャルサポートの定義と事例　174
表 11.1　行動変容の理論的メカニズムに基づいたネットワーク介入の例　205
表 11.2　ネットワーク分析に関するインターネットリソースの一部　206
表 12.1　ストレス・コーピング対処モデルとその拡張：概念の定義と説明　215
表 13.1　医療者-患者コミュニケーションに関する代表的な理論やモデル　242
表 15.1　コミュニティエンゲージメントの鍵となる概念と原則　267
表 16.1　D&I研究と実践でよく用いられる用語　288
表 16.2　モデルの例：引用回数，重要な構成概念，効果評価研究の例　289
表 16.3　イノベーションの拡散：その概念，定義，そして公衆衛生，医療への応用　293
表 16.4　Pool Cool Diffusion Trialから得られた問題点と教訓　295
表 16.5　統合的インプリメンテーション研究フレームワークの構成領域：定義とインプリメンテーション研究への応用　297
表 16.6　「普及プログラムのデザイン」の原則　301
表 17.1　主なコミュニケーション理論と分析のレベル　311
表 17.2　アジェンダ設定の概念と定義と応用　317
表 17.3　知識格差の定義と公衆衛生キャンペーンにおける応用の可能性　319
表 17.4　MobileMumsのコンテンツの例　322
表 19.1　理論や構成概念を用いるフレームワークとしてのプリシード・プロシードモデル　342

表 19.2　理論に基づく介入法(テクニック)の例　349
表 19.3　ステップ 2:「It's Your Game…Keep It Real」の行動アウトカム, 環境アウトカム, パフォーマンス目標　356
表 19.4　行動アウトカムに関するマトリクスの一部:生徒がセックスをしないという選択をする。　357
表 20.1　古典的経済学と行動経済学　366
表 20.2　主な意思決定エラーとそれに対する対処法　369
表 21.1　ソーシャルマーケティングと商業マーケティングの比較　386
表 21.2　ソーシャルマーケティングにおける主な理論と研究の活用　394

図

図 3.1　活動的な生活に関する生態学的モデル　47
図 5.1　健康信念モデルの要素　71
図 6.1　合理的行動理論と計画的行動理論　90
図 6.2　統合的行動モデル　97
図 7.1　行動変容介入プログラムの違いによる効果の違い　132
図 10.1　ソーシャルサポートと身体的健康との関連(ストレス予防, ストレス緩和, 直接効果)に関する理論的モデル　176
図 10.2　ソーシャルサポートと他のリスク要因の死亡率の減少に及ぼす大きさのオッズ比による比較　181
図 11.1　ある生徒の友人ネットワーク(仮想データ)　196
図 11.2　サンプルサイズが 37 で, 密度 density 0.14 の 4 つのネットワーク　199
図 12.1　ストレス・コーピング対処モデルとその拡張　216
図 13.1　医療者-患者コミュニケーションが健康アウトカムに影響を与える直接的, 間接的系路　241
図 15.1　コミュニティオーガニゼーションとコミュニティビルディングの分類　273
図 16.1　拡散の S 字曲線　287
図 19.1　プリシード・プロシードモデル　340
図 19.2　介入マッピング(IM)の概要　345
図 19.3　変化の論理モデル　347
図 19.4　若者のメンタルヘルス認知向上プログラムへのプリシード・プロシードモデルの応用　353
図 20.1　インセンティブを受けた群とコントロール群における体重減少　375
図 21.1　Communication for Healthy Living(エジプト)で用いられた資材　400
図 21.2　UHMG ソーシャルマーケティングキャンペーン　406

第 I 部

健康行動：基礎

第 1 章
健康行動のスコープ

編集者

　ここ数年来，米国ではウェアラブル端末がよく使われるようになってきました。こうした装置のおかげで，消費者は，歩数を数えたり，消費カロリーや歩行距離を算出したり，長時間座りっぱなしでいることに気づいたり，データを他の人々と共有したり，経時的な変化を追うことができるようになり，以前であれば保健医療関係者からしか得られなかったような，自分の健康行動 health behavior や健康リスクについての情報を得ることができるようになってきました。例えば，最近マサチューセッツ工科大学によって，てんかん発作の発生を予知して患者に警報を送るセンサー付きのバンドが開発されましたが(Poh ら，2012)，これは，こうした進歩のほんの一例にすぎず，25 年前に私たちが本書の初版を執筆したときには想像すらできなかったことです。

　行動変容 behavioral change は興味のつきない研究分野ですが，おそらく，以前は健康行動に興味を持つ人々はそれほど多くはなく，また，とり得る行動の選択肢も今ほど多くはなかったと思われますが，今日では，目的が再入院率の低下であれ，小児肥満の予防であれ，その達成に行動変容が必要であることは，すっかり常識化した感があります。そして，介入の対象が組織であれ個人であれ，また，どのような行動変容戦略(グループ単位の介入，あるいは個別カウンセリング)を用いるにしても，持続的な行動変容を導くためには，マルチレベルでの複合的な介入が必要なことが認識されるようになってきました。また，つい最近まで，健康行動の専門家も，直感や経験，文献の知識などに頼っていましたが，今では，エビデンスに基づくことが当然とみなされるようになっています。1990 年に本書の初版を出版した頃に比べると，行動変容に関するエビデンスは劇的に増大しており，行動変容理論の利用やその評価への関心も大きく高まっています。

　理論に基づいて開発された介入が，そうでない介入よりも効果的かどうかを検証するための，多くの系統的レビュー systematic review が行われています(Glanz ら，2010；Michie ら，2014)。これらのレビュー間では，理論が使われているかどうか，どの理論が使われているかについての定義が様々で，効果についての解釈も様々ですが，結論もまた様々で，あるレビューでは有意に大きな効果があったとされる一方(Albada ら，2009；Ammerman ら，2002；Legler ら，2002；Noar ら，2007，2009；Taylor ら，2011)，あるレビューでは有意差なし，あるレビューでは効果には一貫性はなかったと結論されています(Gardner ら，2011；Prestwich ら，2013)。

こうした系統的レビューやメタアナリシスの文献が増えるにつれて，様相はますます複雑化しています。これまでのレビューから判断すると，理論が完璧に適用される場合に，介入効果が高まるように思われますが，これはまだ確実な結論とまでは言えないものです。しかし，それにもかかわらず，研究者も実践者も，十分に使いこなせるほどに理論に精通しておくことが望まれます。上述したレビューでの結論の曖昧さには，個々の研究における理論の選択と検証の不備が原因と思われる部分があるため，理論と疫学的検証法に精通しておくことは特に大切です。

現在では，健康行動理論の役割についての理解に役立つ多くの教材や解説書があり，webサイトからも容易に入手できるようになっています。その上，行動変容の研究と実践が行われる舞台も，世界の相互の結びつきが強まるにつれ，これまでのように地域や国に限定されたものではなく，ローカルかつグローバルなものへと変化しつつあります。

こうした変化はある意味でタイムリーに生じていると言えます。なぜなら，医学分野でのイノベーション，エビデンスの蓄積，健康向上に役立つ技術革新が急速に進む一方で，グローバリゼーション，都市化，工業化，不平等の拡大という逆流もまた生じ，効果的な行動変容のニーズが高まっているからです。主な課題としては，その販促に毎年何十億ドルもの資金が投入されているタバコや加糖飲料の問題，さらには，運動不足，環境汚染の増大，貧困に関連した健康問題，人口過密，安全な飲料水の不足，安全でない居住空間，医療機関受診の困難さなどがあります。

不健康な行動は，相変わらず，世界の多くの国々で重要な死亡の原因となっています。そして，非感染性疾患 noncommunicable disease (NCD) が世界的に増加するに伴って，多くの人々を貧困に追いやる原因ともなっています (Choi, 2012；Lueddeke, 2015)。健康政策は，国レベル，グローバルレベルを問わず，人々の健康行動を多角的な観点から促進し支援するものでなくてはなりません (Lueddeke, 2015)。なぜなら，健康の向上は，医学や医療だけで達成できるものではなく，多様な社会レベルにおける多様な要因が絡むものだからです。

健康問題の世界的な拡大と変化に伴って，医療や健康行動の専門家の関心の対象となる問題も拡大し変化してきました (Fisher ら，2011)。一例をあげるだけでも，HIV感染予防のための安全な性行動の推進，子どもたちの喫煙・飲酒・薬物使用の防止，成人の禁煙支援，慢性疾患患者に対する疾患管理・対処法の指導，健康向上の促進を目的としたコミュニティオーガナイゼーション，政策変更ためのアドボカシーなど，様々な問題があります。安全な飲料水や大気の確保も重要な問題です。今後も全世界で，基本衛生の向上と清潔な飲料水の使用の促進を目的とした，個人あるいはコミュニティレベルでの多くの行動変容介入や (Briscoe ら，2012)，非感染性疾患 (NCD) の減少に向けた多くの取り組みが行われることでしょう。前者 (衛生と水の問題) は，多くの場合，貧困と劣悪な生活環境にその原因があるのに対して，後者 (NCD) は発展途上国の経済発展や先進国の影響の拡大にその一部の原因があります。

健康向上を目指す活動は，世界中のいたるところで，しかも学校，職場，非政府組織 (NGO)，医療機関，コミュニティなど非常に多様な場で展開されていますが，後述するように，そうした活動には，保健医療以外の分野も深く関係していることを認識しておく必要があります。

本書の初版以来，通信技術の進歩によって，情報やアイデアの普及が加速したため，世界は急速に縮小し，世界の一部の地域での出来事がグローバルな影響を持ち得ることが次第に認識されるようになってきました。つまり，今や，パブリックヘルスはグローバルヘルス，グロー

バルヘルスは同時にローカルでもあるということであり，その意味において，本書の出版を通して健康行動理論の普及を世界的に促進し，ある地域で得られた教訓を，他の地域に応用する可能性について論じることは大きな意味のあることと考えられます。本書で紹介する事例の多くは，米国で行われたものですが，おそらくその経験は，グローバルにも通用すると確信しています。

7年前に本書の第4版が出版されて以来，情報通信技術(ICT)の急速な発達によって，行動変容プログラムには，非常に多様な手段が利用可能となってきました。インターネット，携帯機器，ウェアラブル端末などを通じて，人々は世界中どこにいても，健康行動変容のための介入が受けられるようになり，その結果，数百人，数千人といった規模ではなく，数百万人という以前は想像すらできなかったような規模で，健康や健康行動にポジティブな変化を起こすことが可能となってきました。

しかしその一方で，研究の成果が必要な人々に届くまでには長い時間がかかる，という問題への認識も高まりつつあり(Glasgowら，2007；Viswanath，2006)，そのため最近では，エビデンスに基づいた介入の普及拡大 dissemination の重要性や，そして最近発展し始めたインプリメンテーション科学 implementation science への注目が高まりつつあります。本書の意義の1つは，理論の使用についての知識の普及を加速し，世界中で健康行動への介入を開発し実施している人々にそうした情報を伝えることにあります。

保健医療の専門家の役割は，最善の知識を社会に普及することにありますが，必要があれば，公衆衛生，健康教育，医療における研究や実践の促進につながる理論を開発し，検証しなければなりません。本書の前提となっている考えは，行動変容のための最善の方法を確立していくためには，理論，研究，実践の間のダイナミックなやり取りが不可欠だということです。理論と実践は別々のものではなく，健全な相互作用を行うべき関係にあるというのが私たちの変わらない信念です。最善の理論が，実践の教訓から創造されるように，最善の実践は，適切な理論に基づかなければならないのです。

Kanferら(1988)は，「科学と技術が進歩しても，宇宙あるいは大自然の最大の神秘として残されているのが人類であり，その行動と経験である」と述べています。健康行動に関する研究は，過去四半世紀に急速に発展し，行動変容は，米国ならびに世界全体における公衆衛生対策や医療の向上に不可欠であるとの認識が次第に強まりつつあります。しかし研究論文が増えたことによって，健康行動に関する科学的知識が増えた反面，知識の管理が新たな差し迫った重要課題として浮上してきています。

健康行動と行動変容の科学とアート science and art は多様かつダイナミックで，心理学，社会学，人類学，コミュニケーション学，経済学，マーケティング，看護学，疫学，統計学，医学など，社会科学と健康科学にわたる様々な専門分野の理論，研究方法，ツール，アプローチ，戦略を融合した形で，急速に発展しつつあり，ビッグデータも，今や健康行動を含む領域において有効な研究手段となっています。そして，エビデンスに基づいた介入の開発・検証，その普及拡大がますます重視されるようになってきており(Rimerら，2001)，コクラン共同計画 Cochrane Collaboration(http://www.cochrane.org)やCDCのGuide to Community Preventive Services(http://www.thecommunityguide.org)のような，エビデンスを分析・蓄積するプロジェクトによって，行動介入についての定期的な系統的レビューが行われ，その中には効果評価の変数として行動理論の構成概念を用いているものも含まれています。

健康行動の研究と介入プログラムは，様々な領域の専門家によって担われていますが，これらの異なる専門家間の緊密な連携がなければ，研究にも実践にもその発展はありえません。最近では，学際的な教育プログラムの重要性が強調されており，うまく進めば，分野を超えた専門家間の連携の基礎が築かれることになると思われます。健康行動の分野では，従来から学際的なアプローチがとられることが少なくありませんでしたが，最近では学際的連携 interdisciplinary（アカデミア内での分野間連携），あるいは超学際的連携 transdisciplinary（アカデミア内の連携＋アカデミアを超えた連携）による教育研究の重要性がますます強調されるようになってきています（Turkkanら，2000）。心理学は，個人差，モティベーション，学習，説得 persuasion，態度・行動変容などについての100年以上にわたる研究と実践の豊富な蓄積と（Matarazzoら，1984），組織心理学やコミュニティ心理学の視点を健康教育にもたらし，内科医も，行動変容を導く上で大切な役割を担っています（Grolら，2007）。同じように，看護師やソーシャルワーカーも，その専門技能を通して，患者や患者家族の学習・問題解決・行動変容の支援や，生活の質（QOL）の向上に貢献しており，それ以外にも，健康，教育，サービス分野の専門家，そして情報科学やその関連領域の専門家，そして，遺伝カウンセラー，神経科学者も，この急速に発展しつつある健康行動学の領域に貢献し，かつ相互の連携を強めつつあります。

1. 健康，疾患，健康行動：その文脈の変化

　米国でも世界全体でも，最大の死因は，心疾患，がん，呼吸器疾患，糖尿病などの慢性疾患であり（Lozanoら，2012），行動要因，特に喫煙，食事，運動習慣，飲酒，性行動，そして外傷などがその重要な原因となっています（Fisherら，2011）。そして今後20年間の予測によれば，世界全体で非感染性疾患（NCD）とタバコ関連疾患による疾病負荷 disease burden が増大し，また，HIV/AIDSによる死亡が劇的に増加すると考えられており（Abegundeら，2007；Mathersら，2006），2030年までにはHIV/AIDS，うつ病，心疾患が世界全体の主な死因になると予測されています（Mathersら，2006）。

　しかし，同時に，世界の多くの地域で，特に乳幼児，高齢者，免疫機能が低下した人々において，感染症は依然深刻な脅威であり，世界の最も貧困な地域では，マラリア，下痢症，そして，AIDS，エボラ出血熱，SARS（重症急性呼吸器症候群），MERS（中東呼吸器症候群），結核などの脅威が増大すると考えられています（PLoS Medicine Editors, 2007）。そして，慢性疾患の場合と同様に，それらの流行は，健康の社会的決定要因 social determinants of health のみならず，効果的な健康行動介入によっても影響を受け，実際，多くの疾患，早期死亡，それらに伴う医療費などは，様々なレベルでの行動変容によって回避することができます。

　過去20年間に，生活習慣の変化や検診プログラムを通して，罹病や死亡の予防に対する，個人や社会，そして専門家の関心が劇的に高まってきました。そしてそうした戦略の核心となるのが「健康目標 health goals」であり，それぞれの国のみならず世界全体で目標が設定されています（例：米国のHealthy PeopleやWHOの健康目標）。こうした動向の背景には，感染症から慢性疾患への主要死因の移行（疫学転換 epidemiological transition）や，世界的な人口の高齢化，医療費の急速な膨張，個人の行動と罹病・死亡をリンクできるデータベースの登場，そし

て，乳がんや結腸・直腸がんのような頻度の高い疾患も早期発見によって救命できるというエビデンスの蓄積，AIDSの流行などがあります。加えて，世界の至るところで，肥満問題が深刻化する一方で，感染症や栄養失調が存在するという状況の複雑化も，その背景と考えられます(Abegundeら，2007)。

1970～1980年代にかけて，カナダと米国で画期的な報告書が作成され，健康教育とヘルスプロモーションにおける政府の役割の重要性が示されました(Epp, 1986；Lalonde, 1974；米国保健教育福祉省, 1979)。米国では, Health Objectives for the Nation(米国保健福祉省[DHHS], 1980)とその後継文書であるHealthy People 2000：National Health Promotion and Disease Prevention Objectives(DHHS, 1991)，Healthy People 2010(DHHS, 2000)，Healthy People 2020(DHHS, 2014b)によって，公衆衛生教育と国民の行動パターンのモニタリング(データ収集)に関する連邦政府の取り組みが大きく発展しました。同じように，国際的な機関も世界的な疾病負荷と健康格差に関心を寄せ(WHO, 2014b)，こうした行動変容の行動的・社会的決定要因についての関心の高まりを背景に，数多くのトレーニングプログラムや，公的あるいは商業的なサービスプログラムが創出されてきました。

国民の行動パターンのモニタリングやサーベイランス事業の充実によって，今では米国を含む多くの先進国において，リスク要因，健康行動，健康に関わる環境や政策の動向をモニターできるようになり，一部の国では，そうした動向と疾患の発生率や死亡率とを関連づけられるようにもなっています(WHO, 2014a)。その結果，一部の健康問題については，ポジティブな変化が生じていることが明らかになってきました。例えば，米国では，人種間格差や経済格差が依然存在するにもかかわらず，冠動脈疾患とがんによる死亡率の減少，血圧管理の向上，国民の平均血中コレステロール値の低下などが生じており，飲酒に関連した交通事故死，交通事故による死亡者総数，溺死も減少しつつあります。また，タバコ産業に対する大規模な訴訟が一部の州で決着したことに伴い，タバコ広告の規制と未成年者へのタバコ販売を禁止する法律の強化が行われています(Glanzら，2007)。米国では，タバコ製品を使用している成人は減少しつつあり，1965～2012年の間に，成人喫煙率は42.4％から18.1％へ低下しました(CDC, 2014)。これは，過去1世紀における公衆衛生の最大の業績として讃えられています。その他，米国では，HIV/AIDSの発生率は横ばいとなり，輸血によるHIV感染は著しく減少しました。また，2010年には，40歳以上の女性のうち，過去2年以内に乳房X線検査を受けた人の割合は67.1％に達しています(DHHS, 2013)。こうした進歩は，医療，健康教育，公衆衛生の分野での努力の結集によるものです。

しかし，こうした進歩にもかかわらず，米国を含む多くの国は，まだ多くの課題に直面しています。例えば，大人や子どもの肥満はむしろ増加しており，糖尿病は，流行と言ってよい規模に拡大し，思春期の若者は性的により活発化し，3歳以下の子どもの10％は，ポリオ，麻疹，ジフテリア，その他の基本的な予防接種を受けていません。健康保険に加入していない65歳以下の成人の割合は近年減少したものの，それでも15％を超えており，少数民族や貧しい人々は，本来予防可能な疾患や障害に今でも不当に苦しめられており，予防サービスの利用面でも，富裕層と貧困層との間には大きな格差があります(National Commission on Prevention Priorities, 2007)。

世界全体の疾病負荷を減少させることは，地球の未来にとって非常に重要です。Popkinら(2007)のデータによると，タバコ使用のみならず，肥満の流行が世界規模で拡大しています。

また，23の低・中所得国における慢性疾患の発生を調べた研究によれば，2005年時点で慢性疾患がすでに全疾患の50％を占めるに至っており，このまま慢性疾患に対する取り組みが進まなければ，2006～2015年にかけて，約840億米ドルもの経済損失が生じると推定されています（Mathersら，2006）。

米国では，医療制度の変化によって，行動変容に新たな可能性がもたらされつつあります。「患者保護ならびに医療費負担適正化法（U. S. Patient Protection and Affordable Care Act）」（いわゆるオバマケア）には，患者のエンゲージメント（関わり）を高め，その達成度を測定することが盛り込まれていますが，患者の権利が尊重され，参加型で患者中心のコミュニケーションがもっと普及するようになれば，健康アウトカムの向上も期待できると思われます（Aroraら，2007）。また，人々はますますインターネットを介して，自らの健康に関する情報を得るようになっていますが（例：Hesseら，2005；Rimerら，2005），社会経済レベルの高い層と低い層との間には，情報格差が存在します（Ramanadhanら，2006）。臨床の場における予防や行動介入は，費用対効果の高い取り組みと考えられていますが，普遍的に実施されているものではなく，また，人種や社会経済的な格差を超えて誰もが公平にアクセスできるものでもありません（Gostinら，2006；Schroeder, 2007）。

新しい情報通信技術や，携帯電話などの出現とその急速な発達からも，新たな機会が生まれると同時に問題も生じています。ほんの数年前までは，双方的なヘルスコミュニケーションのための"新しい"電子媒体と言えば，インターネット，CD-ROM，PDA（個人情報端末）がその主なものでしたが，今では，ソーシャルメディア，タブレット，Wi-Fi，パーソナルモニタリング装置などが広く普及し，健康情報，アラーム機能，行動変容のためのソーシャルサポートなどを個々人に特化して提供することが可能となってきました（第17章参照）。これらの新しい技術によって，健康に関して同じ関心を持つ人々が国境を越えて結びつくことが可能となり（Bukachiら，2007），これは稀な疾患や偏見に晒されやすい疾患を抱える人々にとっては特に重要な機会となっています。しかし残念なことに，情報通信革命によって生まれたこうした新たな機会や可能性も，誰もが平等にアクセスできるものではなく，社会経済レベルによる格差が存在します（Viswanath, 2006）。

eHealthやmHealthも，行動変容の重要な戦略となりつつあります。インターネットやコンピュータで利用可能な健康プログラムが数多く開発され，無線技術の発達とともに，行動変容に新たな機会がもたらされつつあります。そして，こうした新しい戦略に大切なことは，健康行動の理論に基づいて開発され，評価されることであり（Webbら，2010），特に健康アウトカムへの効果の有無が重視される必要があります。

しかし，こうした新しい技術には，負の側面もあり得ることに注意が必要です。なぜなら，まだエビデンスは十分ではありませんが，誤った情報や虚偽の情報を拡げたり，不適切な自己管理を促進したり，患者と医療従事者との関係を妨げたりすることによって有害な影響を与える可能性があるからです。双方向的なヘルスコミュニケーションは，行動医学と予防医学に新しい可能性を拓くものであり，その発展やその効果についての検証が進むに伴って，健康行動と健康教育に変化をもたらしつつありますが（Hesseら，2005），Viswanathら（第17章）が警告しているように，新しい技術が逆に健康格差を増大させる可能性があることについても留意する必要があります。

2. 健康行動と行動変容

健康行動

　情報に基づくポジティブな健康行動の変化は，行動変容プログラムの究極の目標と言うべきものですが，行動は変化したにもかかわらず，その後の健康アウトカムに改善が見られないとすれば，それはパラドクスであり，行動と健康アウトカムに想定されていた関係自体が誤りだった可能性，あるいは行動もしくは健康アウトカムの測定方法が不適切だった可能性などについて検討しなければなりません。「情報に基づく意思決定 informed decision making」は，不確実性を含む医療における問題解決の望ましいあり方であり，「意思決定の共有 shared decision making」は，患者の満足度と健康アウトカムの改善につながることがいくつかの研究から示唆されています（Rimer ら，2004）。同じように，健康行動の社会環境的決定要因を変化させるために行われる環境的あるいは構造的介入も，行動変容を通して健康アウトカムの改善を目指すものであり（Smedley ら，2000；Story ら，2008），その効果は，最終的に健康行動と健康アウトカムへの影響の有無によって評価されなければなりません。政策が変わったにもかかわらず，行動に測定できるほどの変化が見られないとすれば，それは，行動の変化が小さすぎた，一過性の変化だった，介入の実施方法に問題があった，行動の決定要因としてはあまり重要なものではなかった，などの可能性を検討する必要があります。

　健康行動 health behavior とは，最も広義には，個人，集団，組織の行動と，それらの行動の決定要因，関連要因，そして，社会的な変化や政策の開発と実施，コーピングスキルの向上，生活の質（QOL）の改善などのアウトカムまでを含む概念です（Parkerson ら，1993）。これは，Gochman が提唱した健康行動の作業定義に近く，"個人"を強調している点に違いはあるものの，彼の定義にも，観察可能な行動だけではなく，その帰結として生じる測定可能な精神的出来事や感情の状態が含まれています。Gochman は健康行動を，「信念・期待・動機・価値・認識などの認知的要素，情緒的・感情的な状態や素質などの人格的特性，そして健康の維持・回復・向上に関連する行動パターン・活動・習慣」と定義しました（Gochman, 1982, 1997）。

　Gochman の定義は，Kasl らがその有名な論文（1966a, 1966b）で提唱した，健康行動のカテゴリーの定義と一致し，それらを内包するものです。Kasl らは，健康行動として以下の3つのカテゴリーを定義しています。

予防的健康行動 preventive health behavior：自分自身を健康と考えている個人が，症状がない段階で，病気の予防や早期発見を目的として行うあらゆる行動。
病気関連行動（病者行動）illness behavior：自分が罹病していることを認識している個人が，健康状態を明らかにし，適切な治療法を見出すために行うあらゆる行動（Kasl ら，1966a）。
病者役割行動 sick-role behavior：自分が罹病していることを認識している個人が，その治癒を目的として行うあらゆる行動。ここには，治療を受けることを含め，一般にあらゆる依存的行動が含まれ，それによって個人は通常の責任からある程度免除されることになる（Kasl ら，1966b）。

行動変容における社会的視点の高まり

　行動変容には，健康教育，公衆衛生，心理学，ソーシャルワークなど様々な領域の専門家から大きな関心が寄せられてきました。しかし，ソーシャルワークの関心は，社会や家族という文脈における"個人"であり，臨床心理でも，伝統的に"個人"の変化に焦点が置かれ，健康教育の分野でも，今でこそ社会的決定要因が注目されていますが，1970〜1980年代には"個人"の行動に焦点が置かれていました。こうした傾向に対して，健康向上にはシステムレベルの変化が重要と考える研究者たちは，健康教育とヘルスプロモーションを広い視点から見直すことを主張し(Minkler, 1989；第3章参照)，これよって，健康教育のソーシャルアクションへの接近が始まり，健康教育は公衆衛生の幅広い分野との結びつきを強めていくことになりました。こうして，健康教育は，長年にわたって健康への社会的・経済的・政治的要因の影響を重視してきた公衆衛生学とその方向を一にすることになったのです。流れの下流downstream(個人)に焦点を当てすぎると，上流upstream(社会や環境)の問題を見逃すことになり，健康向上のための重要な機会を逸し，むしろ健康の悪化を招くことになるという考え方(McKinlayら, 2000)は，公衆衛生，健康教育，ヘルスプロモーションの分野ではもはや目新しいものではありませんが，注目が高まり続けています。

　行動変容を社会変革の手段と考える見方は，過去10年の間に進化し，勢いを増しつつあり，政策，アドボカシー，組織変革は，公衆衛生と健康教育の中心的な活動として認知されるに至っています。最近では，健康に関係する社会的・行動的要因に対する介入は，個人レベルから，個人間，組織，コミュニティ，政策のレベルに至る様々なレベル(マルチレベル)の介入と関連づけて実施されるべきだとする見解が，専門家たちによって明確に支持されるようになりました(Smedleyら, 2000)。こうした背景から，本書では，個人レベルの理論に加えて，行動に対するコミュニティ，社会レベルの影響に関する章と，コミュニティ，社会レベルの政策変化に影響を与える戦略に関する章をあえて含めています(McLeroyら, 1988；第3章参照)。

3. 行動変容のセッティングとオーディエンス

　過去100年の間，特に過去数十年の間に，行動変容戦略の範囲と方法は，劇的に広がり多様化しました。この節では，今日，どのようなセッティング(場)で，どのようなオーディエンス(対象)に対して行動変容戦略が行われているか，その範囲について概説します。

セッティング：行動変容戦略が展開される場

　現代の健康行動には，以下に述べる7つのセッティング，つまり，学校，コミュニティ，職場，医療機関，家庭，消費市場(マーケット)，コミュニケーション環境が最も深く関係しています。

■学　校

　学校における行動変容プログラムには，授業，教師への研修，そして健康的な行動を支援する学校環境の整備などがあります(Franksら，2007；Luepkerら，1996)。学校における包括的な喫煙防止プログラムの採用や持続的な健康向上の取り組みを促すためには，普及 dissemination と実施(実装)implementation に関する諸理論(第16章参照)が役に立ちます。また，オランダでは，学校でAIDS予防カリキュラムの採用に関連する要因を分析するために，イノベーション拡散理論 Diffusion of Innovations Theory と合理的行動理論 Theory of Reasoned Action が用いられてきました(Paulussenら，1995)。

■コミュニティ

　コミュニティにおけるヘルスプロモーションでは，多くの人々に行動変容を促すために，社会関係や組織が活用されます。こうしたセッティングでは，コミュニティエンゲージメント community engagement やコミュニティモビライゼーション community mobilization のモデル(第15章参照)が，メッセージの開発とその普及方法の考案や，プログラムに対するコミュニティの支援を得る上で有効です。コミュニティレベルの介入プログラムとしては，健康的な食生活の普及，心血管系疾患のリスクの低減，マイノリティ女性の乳がん検診の促進などを目的とするプログラムが，教会，クラブ，レクリエーションセンター，地域などで行われてきました。

■職　場

　1970年代半ば以降，職場でのヘルスプロモーションが発展し，行動変容のための新たな機会が生まれています。人々は人生の長い時間を仕事に費やすため，職場はストレスの原因ともなる一方で，社会的支援の場ともなり(Israelら，1990)，効果的なプログラムを実施することができれば，ストレスを緩和することができ，その結果労働者の健康と健康行動を向上させることができます。現在では多くの会社，特に大企業では，従業員のためのヘルスプロモーションプログラムが提供されており，米国の「医療費負担適正化法 U. S. Affordable Care Act」では，職場における行動変容をさらに促進するために，行動を変えた従業員にインセンティブを提供する仕組みが導入されています(第20章参照)。職場における行動変容プログラムでは，慢性疾患のリスク要因を低減させるために，ハイリスクアプローチとポピュレーションアプローチの両者を含む戦略が用いられていますが，肥満に対する職場プログラムを分析した系統的レビューからも，様々な戦略を用いることの有効性が示唆されています(Andersonら，2009)。

■医療の場

　今日の医療においては，リスクの高い個人，患者，その家族，コミュニティに対する行動変容プログラムや医療従事者のための現場教育は，不可欠の要素となっています。医療供給のあり方の変化に伴って，診察室，メディカルホーム，健康保険組織(HMO)，公衆衛生クリニック，病院などにおける，行動変容や医療サービスの質向上のための戦略の重要性が増しつつあり(Grolら，2007；Powellら，2012)，特に1次医療は，非常に多くの人々が訪れる場であることから(Campbellら，1994)，集団レベルでの健康向上という目標を達成するための絶好の機会

と考えられます。また，退院した患者をコミュニティヘルスワーカーがケアできれば，再入院率を減少させる有効な戦略になるという考えが次第に広がりつつあります(Kangoviら，2014)。

■家 庭

家庭にいる人々に対しても，行動変容介入は可能であり，その手段としては，伝統的な公衆衛生活動(家庭訪問)以外にも，最近では，インターネット，eメール，ソーシャルネットワークサービス(SNS)，電話，郵便など様々な手段を利用することができます(McBrideら，1999)(第17章参照)。個々人に合わせた内容のメッセージを郵送する(Glanzら，2010)，行動変容を促す，電話で面接を実施する(Emmonsら，2001)といった方法は，人々が行動変容メッセージを受け取りやすくするという意味で，リスクの高い人々だけではなく，一般の人々に対しても有効な戦略と考えられます。家庭環境を行動変容をしやすいものへと改善するための家庭単位の個別指導にも，その有効性が示唆されています(Keglerら，2012)。

■消費市場(マーケット)

消費を刺激するための"健康(ヘルス)"という言葉の使用や，家庭や個人用の健康製品(例：機器，食品，サプリ)の出現は，健康教育の新しい機会を創出する一方で，それらの製品が持つ健康効果について，消費者の間に誤解を拡げる可能性もあることに注意が必要です(Glanzら，1995)。消費者行動理論の応用であるソーシャルマーケティングsocial marketingは，健康メッセージへの人々の関心やその行動変容効果を高めるために，健康教育の分野で次第によく使われるようになっています(第21章参照)。また，料理メニューへのカロリー表示の推奨や(Swartzら，2011)や，タバコのパッケージへの写真付き警告表示の義務化(Huangら，2014)といった，情報に基づく消費者の意思決定を支援する政策は，ここ数年非常に目立つようになってきました。

■コミュニケーション環境

最近の情報通信技術(ICT)の急速な進歩には目を見張るものがあり，マスメディアの変化(例：新聞のオンライン版やラジオ番組のポッドキャスト)から携帯機器による個人レベルでの双方向性メディアの出現，そして，家庭，職場，コミュニティにおける多数の無線機器の普及など，広範囲に及んでいます(第17章参照)。これらのチャネル(媒体)は，いかなるセッティングでも用いることができ，年々その機能は進化し高度になり，新たな介入の機会を提供するものとなっていますが，実際のメッセージの到達度や健康行動への影響については，今後の検証が必要です(Ahernら，2007)。

オーディエンス：行動変容介入の対象

行動変容介入が効果的なものであるためには，その対象となるオーディエンスaudienceの健康状態，文化的背景，社会的特徴，信念belief，態度，価値観，スキル，過去の行動などの十分な理解の上にデザインされなければなりません。オーディエンスは，個人やグループ，組織，コミュニティもしくは社会政治的な集団など，プログラムによって様々であり，具体的には，医療従事者，患者，疾患リスクを有する人々などが対象となります。本節では，オーディ

エンスを，社会人口学的特徴，民族・人種的背景，ライフサイクルステージ，罹病あるいは罹病リスクの4つのカテゴリーに分類して解説します。

■社会人口学的特徴と民族・人種的背景

社会経済的状態は，健康状態と健康行動のいずれとも関連が強く，貧しい人たちほど常に疾患の発生率や死亡率が高いという事実があります(Berkmanら，2000)。社会経済的格差や民族・人種の違いによる罹病率や死亡率の差が認識されるにつれ，そうした健康格差を低減もしくは解消するための努力が払われるようになってきました(Smedleyら，2003；WHO, Commission on Social Determinants of Health, 2007)。例えば，アフリカ系アメリカ人では，白人よりも早期死亡の率が高いことがかなり以前から知られており，アフリカ系アメリカ人男性の平均寿命は，白人男性より約7年も短くなっています。その差は，女性では5年と男性よりは小さいものの，驚くべき違いであることに変わりはありません。しかもこの差は，過去30年の間に拡大しており，学歴や経済レベルが低い層ではさらに大きくなっています(Franks, ら，2006)。

オーディエンスの行動変容に対する反応は，性別，年齢，人種，婚姻状態，居住地域，職業などによって異なります。米国では，新たな移民，特にアフリカやヨーロッパからの移民が急激に増加し，非白人系の少数民族の人口割合が増え続けているという問題があります。これらの要因は，健康教育プログラムによって"修正できる modifiable"要因ではありませんが，対象者にふわさしい介入戦略や教育資材を開発するためには，またヘルスメッセージの普及に最もふさわしいチャネルやメディアを見極めるためには，これらの要因について十分に理解しておく必要があります。行動変容プログラムは，オーディエンスの教育レベル，識字レベル，その民族的・文化的背景に適したものでなければならず(Resnicowら，2002)，また，オーディエンスが利用できるテクノロジー(第17章)や施設などにも配慮が必要です。

■ライフステージ

健康教育は，出産前教育から，高齢者向けの自己管理教育やリハビリテーションに至る，ライフサイクルのあらゆるステージの人々が対象となるため，介入や研究の方法を選択する際には，対象者のライフステージに対する十分な配慮が必要です。例えば子どもは，病気を自分の悪い行いに対する罰であるといった，誤った考え方に捉われていることがありますが(Armsdenら，1993)，子どもの認知発達 cognitive development に関する知識があれば，こうした思い込みにどう対処すればよいかを理解することができます。一方，思春期の若者 adolescent は，自分は事故や病気には無縁だと感じ，あえて危険な行動をとる傾向がありますが，健康信念モデル Health Belief Model(第5章参照)は，若者のそうした危険行動(例：性行動)に関わる要因を理解する上で非常に役立ちます。Healthy People 2020 では，あらゆるライフステージの人々を対象にすること，そしてそれぞれのライフステージに固有な脆弱性 vulnerability に焦点を当てることの重要性が強調されています(DHHS, 2014b)。

■罹病あるいは罹病リスク

生命に関わる疾患と診断された人たちは，身体症状だけでなく，自分の予後についての不安や，治療についての意思決定を迫られることに伴う苦痛に晒されることが少なくありません(第12章参照)。また，病気のために，新しい情報を集める能力や新しいスキルを身につける能

力が損なわれることもあります。したがって，患者教育のタイミングや方法，オーディエンスについては慎重な配慮が必要であり，患者教育が成功するかどうかは，患者側からのものの見方・考え方をいかに的確に理解できるかにかかっています(Glanz ら，2001)。また，罹患リスクの高い人々にとって，リスクの低減は健康上重要な意義があるにもかかわらず(Weinstein ら，2008)，禁煙のように，一時的な行動変容は可能でも，それを長期にわたって維持するのは難しい行動もあります。健康行動のモデルと理論の中には，こうしたリスクの高い人々のリスク行動の再発を予防し，推奨される行動を維持させる上で役立つものがあります(Glanz ら，2001)。

4. 健康行動に関する研究と実践の進歩

過去30年にわたって，最も効果的な行動変容戦略を開発するために，大小様々な規模の研究が行われ(例：Carleton ら，1995；Farquhar ら，1990；Glasgow ら，1995；Luepker ら，1994；Sorensen ら，1996；Winkleby，1994)，また個人の健康行動と健康アウトカムの改善をより正確に定量化する方法が，行動科学や生物医学，そして教育学や情報科学など様々な分野の研究者の連携の中で開発されてきました。

大規模研究の結果は，有意差がない，あっても介入効果が小さいなど，ポジティブな結果に至っていないものが少なくありませんが，いくつかの行動変容プログラムでは，健康向上につながる行動変容が確認されています(Hornik, 2002)。これらの研究の結果から示唆されることは，行動変容プログラムは，丁寧な形成調査 formative research に基づいてデザインされ，かつ理論に基づくものでなければならないということです(Randolph ら，2004；第19章参照)。もちろんランダム化比較試験(RCT)は，介入研究の最も厳格な検証法ですが，ここ20年間の健康教育の動きの中で最も注目されるのは，量的方法と質的方法を組み合わせて慎重にデザインされた評価研究が増えてきたことです。また，コミュニティベースの AIDS 予防プロジェクト(Janz ら，1996)や，アルコール，タバコ，薬物依存に対する連携的予防対策(Butterfoss ら，1996)についての評価は，コミュニティ研究の方法論が評価に応用できることを示しており，同じように，新しい統計学的手法(例：傾向スコア propensity score)やアダプティブデザイン adaptive design(RCTを中間評価に基づいて，より効率的なものへと調整するデザイン)などの登場によって，より早く，より効率的に介入効果を評価することが可能になってきています。

以上述べてきたように，行動変容プログラムに関して，そのエビデンスベースを築くことの重要性に対する認識が高まりつつあります(Rimer ら，2001)。ここ20年余りの間に，系統的レビューとメタアナリシスがよく実施されるようになり，健康行動の分野についても，研究の方向性を示す役割を果たすことが期待されていますが，1994～2003年にかけての健康教育分野の研究をレビューした結果からは，この間，定量的な研究が著しく増えたにもかかわらず，そうした研究の大半は，横断的研究と総説であったことが示されています(Merrill ら，2007)。しかも，そうしたレビュー論文は，健康教育関係のわずか3つの学術誌に限定されていました。研究デザインと統計手法をレビューした他の論文からも，相関研究と記述的研究が大半であることが示されています(Noar ら，2005；Painter ら，2008；Weinstein, 2007)。このように，介入研究はまだその数が非常に限られているのが現状ですが，幸い介入研究に関する論文は増加傾

向にあり，それに伴って，エビデンスベースとその背景にある方法論が世界中の研究者と実践者にアクセス可能となることが非常に重要になっています(Von Elmら，2007)。エビデンスのレビューとは，標準的な手順に従って，介入研究のデータを収集し，重み付けをし，統合するものを言いますが，過去10～15年くらいの間に，系統的ビューとメタアナリシスの分野には重要な進歩が見られています(Hoffmanら，2014；Moher，ら，2009)。米国ではTask Force on Community Preventive Servicesが，集団ベースの予防介入研究のエビデンスの質について，分類，要約，評点を行い，それに基づいて，それぞれの介入を普及する場合の注意点や今後研究が必要とされる点を指摘していますが(Brissら，2000；DHHS, 2014a)，他の国々でも，例えば英国のNational Institute for Health and Clinical Excellence(NICE)(2014)によって，同じ取り組みが行われています。

　McGinnisは，健康行動の理解とその改善は，「科学が未だに直面する最も困難な課題の1つであり，それを達成するためには，・・・研究者たちは，ひらすら努力し，かつ進歩しなければならない」と述べていますが(1994)，これは現在でも，一部の行動研究の重要な分野には当てはまる指摘です。今日の社会は多くの悩ましい健康問題に直面していますが，それらを解決するためには，分野を超えて協調した取り組みが必要です(Smedleyら，2000)。そして，行動変容についての理論，研究，実践から得られる最善の知識をうまく統合することができれば，今後重要な進歩がもたらされるに違いありません。

5．まとめ

　本章では，米国そして世界における疾病パターンの変化と，社会的相互作用，コミュニケーション，医療，健康教育，疾病予防の動向のダイナミックな文脈の中で，現代の健康行動がどのように変化しつつあるかを論じました。そのために，まず健康行動の定義を明らかにし，この成熟しつつある領域に関わる様々な要因や動向について解説しました。本書第4版の出版以来，行動変容に関して数千もの論文が出版されてきましたが，その結果は様々で，期待はずれのものもあり，それによって新たなクエスチョンが生じ，重要な方法論的，理論的課題が提起されています。世界中で健康問題が増大しかつ複雑化しつつある現代において，医療資源が限られるなか，行動変容に関する理論，研究，実践とそれらの相互作用の重要性に対する認識が高まりつつあります。現代の学生，研究者，実践者には，疾病負荷の軽減，効果的で拡大可能な介入法の開発を通じて，世界の健康向上に貢献することが期待されており，本書がその一助になることを心から願うものです。

参考文献

Abegunde, D. O., Mathers, C. D., Adam, T., Ortegon, M., & Strong, K. (2007). The burden and costs of chronic diseases in low-income and middle-income countries. *Lancet*, *370*(9603), 1929–1938.

Ahern, D. K., Phalen, J. M., Le, L. X., & Goldman, R. (Eds.). (2007). *Childhood obesity prevention and reduction: Role of eHealth*. Boston: Health e-Technologies Initiative.

Albada, A., Ausems, M. G., Bensing, J. M., & van Dulmen, S. (2009). Tailored information about cancer risk and screening: A systematic review. *Patient Education and Counseling*, *77*(2), 155–171.

Ammerman, A. S., Lindquist, C. H., Lohr, K. N., & Hersey, J. (2002). The efficacy of behavioral interventions to modify dietary fat and fruit and vegetable intake: A review of the evidence. *Preventive Medicine*, *35*(1), 25–41.

Anderson, L. A., Quinn, T., Glanz, K., Ramirez, G., Kahwati, L. C., Johnson, D. B., . . . Task Force on Community Preventive Services. (2009). The effectiveness of worksite nutrition and physical activity interventions for controlling employee overweight and obesity: A systematic review. *American Journal of Preventive Medicine*, *37*(4), 340–357.

Armsden, G., & Lewis, F. (1993). The child's adaptation to parental medical illness: Theory and clinical implications. *Patient Education and Counseling*, *22*, 153–165.

Arora, N. K. (2003). Interacting with cancer patients: The significance of physicians' communication behavior. *Social Science & Medicine*, *57*(5), 791–806.

Berkman, L. F., & Kawachi, I. (2000). *Social epidemiology*. New York: Oxford University Press.

Briscoe, C., & Aboud, F. (2012). Behaviour change communication targeting four health behaviours in developing countries: A review of change techniques. *Social Science & Medicine*, *75*(4), 612–621.

Briss, P., Zaza, S., Pappaioanou, M., Fielding, J., Wright-De Agüero, L., Truman, B. I., . . . Harris, J. R. (2000). Developing an evidence based Guide to Community Preventive Services—methods. *American Journal of Preventive Medicine*, *18*(Suppl. 1), 35–43.

Bukachi, F., & Pakenham-Walsh, N. (2007). Information technology for health in developing countries. *Chest*, *132*(5), 1624–1630.

Butterfoss, F. D., Goodman, R., & Wandersman, A. (1996). Community coalitions for prevention and health promotion: Factors predicting satisfaction, participation, and planning. *Health Education Quarterly*, *23*(1), 65–79.

Campbell, M., DeVellis, B. M., Strecher, V. J., Ammerman, A. S., DeVellis, R. F., & Sandler, R. F. (1994). Improving dietary behavior: The effectiveness of tailored messages in primary care settings. *American Journal of Public Health*, *84*(5), 783–787.

Carleton, R., Lasater, T. M., Assaf, A. R., Feldman, H. A., & McKinlay, S. (1995). The Pawtucket Heart Health Program: Community changes in cardiovascular risk factors and projected disease risk. *American Journal of Public Health*, *85*(6), 777–785.

Centers for Disease Control and Prevention. (2014). Current cigarette smoking among adults—United States, 2005–2012. *Morbidity and Mortality Weekly Report*, *63*(2), 29–34.

Choi, B. C. (2012). The past, present, and future of public health surveillance. *Scientifica*. doi: 10.6064/2012/875253

Emmons, K. M., & Rollnick, S. (2001). Motivational interviewing in health care settings: Opportunities and limitations. *American Journal of Preventive Medicine*, *20*(1), 68–74.

Epp, L. (1986). *Achieving health for all: A framework for health promotion in Canada*. Toronto: Health and Welfare Canada.

Epstein, R. M., & Street, R. L., Jr. (2007). *Patient-centered communication in cancer care: Promoting healing and reducing suffering* (NIH Publication No. 07-6225). Bethesda, MD: National Cancer Institute.

Farquhar, J. W., Fortmann, S. P., Flora, J. A., Taylor, C. B., Haskell, W. L., Williams, P. T., . . . Wood, P. D. (1990). Effect of communitywide education on cardiovascular disease risk factors: The Stanford Five-City Project. *JAMA*, *264*(3), 359–365.

Fisher, E. B., Fitzgibbon, M. L., Glasgow, R. E., Haire-Joshu, D., Hayman, L. L., Kaplan, R. M., . . . Ockene,

J. K. (2011). Behavior matters. *American Journal of Preventive Medicine*, *40*(5), e15–e30.

Franks, A., Kelder, S. H., Dino, G. A., Horna, K. A., Gortmaker, S. L., Wiecha, J. L., & Simoes, E. J. (2007). School-based programs: Lessons learned from CATCH, Planet Health, and Not-On-Tobacco. *Preventing Chronic Disease*, *4*(2), A33.

Franks, P., Muennig, P., Lubetkin, E., & Jia, H. (2006). The burden of disease associated with being African-American in the United States and the contribution of socio-economic status. *Social Science & Medicine*, *62*(10), 2469–2478.

Gardner, B., Wardle, J., Poston, L., & Croker, H. (2011). Changing diet and physical activity to reduce gestational weight gain: A meta-analysis. *Obesity Reviews*, *12*(7), e602–e620.

Glanz, K., & Bishop, D. (2010). The role of behavioral science theory in development and implementation of public health interventions. *Annual Review of Public Health*, *31*, 399–418.

Glanz, K., Jarrette, A. D., Wilson, E. A., O'Riordan, D. L., & Jacob Arriola, K. R. (2007). Reducing minors' access to tobacco: Eight years' experience in Hawaii. *Preventive Medicine*, *44*(1), 55–58.

Glanz, K., Lankenau, B., Foerster, S., Temple, S., Mullis. R., & Schmid, T. (1995). Environmental and policy approaches to cardiovascular disease prevention through nutrition: Opportunities for state and local action. *Health Education Quarterly*, *22*(4), 512–527.

Glanz, K., & Oldenburg, B. (2001). Utilizing theories and constructs across models of behavior change. In R. Patterson (Ed.), *Changing patient behavior: Improving outcomes in health and disease management*. San Francisco: Jossey-Bass.

Glanz, K., Schoenfeld, E. R., & Steffen, A. (2010). Randomized trial of tailored skin cancer prevention messages for adults: Project SCAPE. *American Journal of Public Health*, *100*(4), 735–741.

Glasgow, R. E., & Emmons, K. M. (2007). How can we increase translation of research into practice? Types of evidence needed. *Annual Review of Public Health*, *28*, 413–433.

Glasgow, R. E., Terborg, J. R., Hollis, J. F., Severson, H. H., & Boles, S. M. (1995). Take Heart: Results from the initial phase of a work-site wellness program. *American Journal of Public Health*, *85*(2), 209–216.

Gochman, D. S. (1982). Labels, systems, and motives: Some perspectives on future research. *Health Education Quarterly*, *9*, 167–174.

Gochman, D. S. (1997). Health behavior research: Definitions and diversity. In D. S. Gochman (Ed.), *Handbook of health behavior research: Vol. I. Personal and social determinants*. New York: Plenum Press.

Gostin, L. O., & Powers, M. (2006). What does social justice require for the public's health? Public health ethics and policy imperatives. *Health Affairs*, *25*(4), 1053–1060.

Grol, R., Bosch, M. C., Hulscher, M. E., Eccles, M. P., & Wensing, M. (2007). Planning and studying improvement in patient care: The use of theoretical perspectives. *Milbank Quarterly*, *85*(1), 93–138.

Hesse, B. W., Nelson, D. E., Kreps, G. L., Croyle, R. T., Arora, N. K., Rimer, B. K., & Viswanath, K. (2005). Trust and sources of health information: The impact of the Internet and its implications for health care providers: Findings from the first Health Information National Trends Survey. *Archives of Internal Medicine*, *165*(22), 2618–2624.

Hoffman, T. C., Glasziou, P. P., Milne, R., Moher, D., Altman, D. G., Barbour, V., . . . Michie, S. (2014). Better reporting of interventions: Template for Intervention Description and Replication (TIDieR) checklist and guide. *BMJ*, *348*, g1687.

Hornik, R. (2002). Public health communication: Making sense of contradictory evidence. In R. Hornik (Ed.), *Public health communication: Evidence for behavior change*. Mahwah, NJ: Erlbaum.

Huang, J., Chaloupka, F. J., & Fong, G. T. (2014). Cigarette graphic warning labels and smoking prevalence in Canada: A critical examination and reformulation of the FDA regulatory impact analysis. *Tobacco Control*, *23*(Suppl. 1), i7–i12.

Israel, B., & Schurman, S. (1990). Social support, control, and the stress process. In K. Glanz, F. M. Lewis, & B. K. Rimer (Eds.), *Health behavior and health education: Theory, research, and practice*. San Francisco: Jossey-Bass.

Janz, N. K., Zimmerman, M. A., Wren, P. A., Israel, B. A, Freudenberg, N., & Carter, R. J. (1996). Evaluation of 37 AIDS prevention projects: Successful approaches and barriers to program effectiveness. *Health Education Quarterly*, *23*(1), 80–97.

Kanfer, F. H., & Schefft, B. (1988). *Guiding the process of therapeutic change*. Champaign, IL: Research Press.

Kangovi, S., Mitra, N., Grande, D., White, M. L., McCollum, S., Sellman, J., . . . Long, J. A. (2014). Patient-centered community health worker intervention to improve posthospital outcomes: A randomized clinical trial. *JAMA Internal Medicine*, *174*(4), 535–543.

Kasl, S. V., & Cobb, S. (1966a). Health behavior, illness behavior, and sick-role behavior: I. Health and illness behavior. *Archives of Environmental Health*, *12*(2), 246–266.

Kasl, S. V., & Cobb, S. (1966b). Health behavior, illness behavior, and sick-role behavior: II. Sick-role behavior. *Archives of Environmental Health*, *12*(4), 531–541.

Kegler, M. C., Alcantara, I., Veluswamy, J. K., Haardorfer, R., Hotz, J. A., & Glanz, K. (2012). Results from an intervention to improve rural home food and physical activity environments. *Progress in Community Health Partnerships: Research, Education, and Action*, *6*(3), 265–277.

Lalonde, M. (1974). *A new perspective on the health of Canadians: A working document*. Toronto: Health and Welfare Canada.

Legler, J., Meissner, H. I., Coyne, C., Breen, N., Chollette, V., & Rimer, B. K. (2002). The effectiveness of interventions to promote mammography among women with historically lower rates of screening. *Cancer Epidemiology, Biomarkers and Prevention*, *11*(1), 59–71.

Lozano, R., Naghavi, M., Foreman, K., Lim, S., Shibuya, K., Aboyans, V., . . . Memish, Z. A. (2012). Global and regional mortality from 235 causes of death for 20 age groups in 1990 and 2010: A systematic analysis for the Global Burden of Disease Study in 2010. *Lancet*, *380*(9859), 2095–2128.

Lueddeke, G. (2015). *Global population health and well-being in the 21st century*. New York: Springer.

Luepker, R. V., Murray, D. M., Jacobs, D. R., Mittelmark, M. B., Bracht, N., Carlaw, R., . . . Blackburn, H. (1994). Education for cardiovascular disease prevention: Risk factor changes in the Minnesota Heart Health Program. *American Journal of Public Health*, *84*(9), 1383–1393.

Luepker, R. V., Perry, C. L., McKinlay, S. M., Nader, P. R., Parcel, G. S., Stone, E. J., . . . Verter, J. (1996). Outcomes of a trial to improve children's dietary patterns and physical activity: The Child and Adolescent Trial for Cardiovascular Health (CATCH). *JAMA*, *275*(10), 768–776.

Matarazzo, J. D., Weiss, S. M., Herd, J. A., Miller, N. E., & Weiss, S. M. (Eds.). (1984). *Behavioral health: A handbook of health enhancement and disease prevention*. New York: Wiley.

Mathers, C. D., & Loncar, D. (2006). Projections of global mortality and burden of disease from 2002 to 2030. *PLoS Medicine*, *3*(11), 2011–2030.

McBride, C. M., & Rimer, B. K. (1999). Using the telephone to improve health behavior and health service delivery. *Patient Education and Counseling*, *37*(1), 3–18.

McGinnis, J. M. (1994). The role of behavioral research in national health policy. In S. Blumenthal, K. Matthews, & S. Weiss (Eds.), *New research frontiers in behavioral medicine: Proceedings of the national conference*. Bethesda, MD: NIH Health and Behavior Coordinating Committee.

McKinlay, J. B., & Marceau, L. D. (2000). Upstream healthy public policy: Lessons from the battle of tobacco. *International Journal of Health Services*, *30*(1), 49–69.

McLeroy, K. R., Bibeau, D., Steckler, A., & Glanz, K. (1988). An ecological perspective on health promotion programs. *Health Education Quarterly*, *15*(4), 351–377.

Merrill, R. M., Lindsay, C. A., Shields, E. D., & Stoddard, J. (2007). Have the focus and sophistication of research in health education changed? *Health Education & Behavior*, *34*(1), 10–25.

Michie, S., West, R., Campbell, R., Brown, J., & Gainforth, H. (2014). *ABC of theories of behaviour change*. London: Silverback.

Minkler, M. (1989). Health education, health promotion, and the open society: A historical perspective. *Health Education Quarterly*, *16*(1), 17–30.

Moher, D., Liberati, A., Tetzlaff, J., Altman, D. G., & the PRISMA Group. (2009). Preferred reporting items for systematic reviews and meta-analyses: The PRISMA statement. *Annals of Internal Medicine*, *151*(4), 264–269.

National Commission on Prevention Priorities. (2007). *Preventive care: A national profile on use, disparities, and health benefits.* Washington, DC: Partnership for Prevention.

National Institute for Health and Clinical Excellence. (2014). [Home page.] Retrieved from http://www.nice.org.uk

Noar, S. M., Benac, C. N., & Harris, M. S. (2007). Does tailoring matter? Meta-analytic review of tailored print health behavior change interventions. *Psychological Bulletin, 133*(4), 673–693.

Noar, S. M., Black, H. G., & Pierce, L. B. (2009). Efficacy of computer technology-based HIV prevention interventions: A meta-analysis. *AIDS (London, England), 23*(1), 107–115.

Noar, S. M., & Zimmerman, R. S. (2005). Health behavior theory and cumulative knowledge regarding health behaviors: Are we moving in the right direction? *Health Education Research, 20*(3), 275–290.

Painter, J. E., Borba, C. P., Hynes, M., Mays, D., & Glanz, K. (2008). The use of theory in health behavior research from 2000 to 2005: A systematic review. *Annals of Behavioral Medicine, 35*(3), 358–362.

Parkerson, G., Connis, R. T., Broadhead, W. E., Patrick, D. L., Taylor, T. R., & Tse, C. K. (1993). Disease-specific versus generic measurement of health-related quality of life in insulin dependent diabetic patients. *Medical Care, 31*(7), 629–637.

Paulussen, T. G., Kok, G., Schaalma, H. P., & Parcel, G. S. (1995). Diffusion of AIDS curricula among Dutch secondary school teachers. *Health Education Quarterly, 22*(2), 227–243.

The *PLoS Medicine* Editors. (2007). Thirty ways to improve the health of the world's poorest people. *PLoS Medicine, 4*(10), e310.

Poh, M. Z., Loddenkemper, T., Reinsberger, C., Swenson, N. C., Goyal, S., & Picard, R. W. (2012). Convulsive seizure detection using a wrist-worn accelerometer biosensor. *Epilepsia, 53*(5), e93–e97.

Popkin, B. M. (2007). The world is fat. *Scientific American, 297*(3), 88–95.

Powell, B. J., McMillen, J. C., Proctor, E. K., Carpenter, C. R., Griffey, R. T., Bunger, A. C., . . . York, J. L. (2012). A compilation of strategies for implementing clinical innovations in health and mental health. *Medical Care Research and Review, 69*(2), 123–157.

Prestwich, A., Sniehotta, F. F., Whittington, C., Dombrowski, S. U., Rogers, L., & Michie, S. (2013). Does theory influence the effectiveness of health behavior interventions? Meta-analysis. *Health Psychology, 33*(5), 465–474.

Ramanadhan, S., & Viswanath, K. (2006). Health and the information non-seekers: A profile. *Health Communication, 20*(2), 131–139.

Randolph, W., & Viswanath, K. (2004). Lessons from mass media public health campaigns: Marketing health in a crowded media world. *Annual Review of Public Health, 25*, 419–437.

Resnicow, K. K., Braithwaite, R. L., DiIorio, C., & Glanz, K. (2002). Applying theory to culturally diverse and unique populations. In K. Glanz, B. K. Rimer, & F. M. Lewis (Eds.), *Health behavior and health education: Theory, research, and practice* (3rd ed.). San Francisco: Jossey-Bass.

Rimer, B. K., Briss, P. A., Zeller, P. K., Chan, E. C., & Woolf, S. H. (2004). Informed decision making: What is its role in cancer screening? *Cancer, 101*(Suppl. 5), 1214–1228.

Rimer, B. K., Glanz, K., & Rasband, G. (2001). Searching for evidence about health education and health behavior interventions. *Health Education & Behavior, 28*(2), 231–248.

Rimer, B. K., Lyons, E. J., Ribisl, K. M., Bowling, J. M., Golin, C. E., Forlenza, M. J., & Meier, A. (2005). How new subscribers use cancer-related online mailing lists. *Journal of Medical Internet Research, 7*(3), e32.

Schroeder, S. A. (2007). We can do better—improving the health of the American people. *New England Journal of Medicine, 357*, 1221–1228.

Smedley, B. D., Stith, A. Y., & Nelson, A. R. (Eds.). (2003). *Unequal treatment: Confronting racial and ethnic disparities in health care.* Committee on Understanding and Eliminating Racial and Ethnic Disparities in Health Care. Washington, DC: National Academies Press.

Smedley, B. D., & Syme, S. L. (Eds.). (2000). *Promoting health: Intervention strategies from social and behavioral research.* Washington, DC: National Academies Press.

Sorensen, G., Thompson, B., Glanz, K., Feng, Z., Kinne, S., DiClemente, C., . . . Lichtenstein, E. (1996). Working Well: Results from a worksite-based cancer prevention trial. *American Journal of Public Health, 86*, 939–947.

Story, M., Kaphingst, K., Robinson-O'Brien, R., & Glanz, K. (2008). Creating healthy food and eating environments: Policy and environmental approaches. *Annual Review of Public Health, 29*, 253–272.

Swartz, J. J., Braxton, D., & Viera, A. J. (2011). Calorie menu labeling on quick-service restaurant menus: An updated systematic review of the literature. *International Journal of Behavioral Nutrition and Physical Activity, 8*, 135.

Taylor, N., Conner, M., & Lawton, R. (2011). The impact of theory on the effectiveness of worksite physical activity interventions: A meta-analysis and meta-regression. *Health Psychology Review, 6*(1), 33–73.

Turkkan, J. S., Kaufman, N. J., & Rimer, B. K. (2000). Transdisciplinary tobacco use research centers: A model collaboration between public and private sectors. *Nicotine and Tobacco Research, 2*(1), 9–13.

U.S. Department of Health, Education, and Welfare. (1979). *Healthy people: The surgeon general's report on health promotion and disease prevention* (Public Health Service Publication No. 79-55071). Washington, DC: U.S. Government Printing Office.

U.S. Department of Health and Human Services. (1980). *Promoting health and preventing disease: Health objectives for the nation.* Washington, DC: U.S. Government Printing Office.

U.S. Department of Health and Human Services. (1991). *Healthy People 2000: National health promotion and disease prevention objectives* (DHHS Publication No. PHS 91-50213). Washington, DC: U.S. Government Printing Office.

U.S. Department of Health and Human Services. (2000). *Healthy People 2010: Understanding and improving health.* Washington, DC: U.S. Government Printing Office.

U.S. Department of Health and Human Services. (2013). *Health United States, 2013.* Table 83. Washington, DC: U.S. Government Printing Office.

U.S. Department of Health and Human Services. (2014a). *The community guide.* Retrieved from http://www.thecommunityguide.org

U.S. Department of Health and Human Services. (2014b). *Healthy People* 2020. Retrieved from http://www.healthypeople.gov

Viswanath, K. (2006). Public communications and its role in reducing and eliminating health disparities. In G. E. Thomson, F. Mitchell, & M. B. Williams (Eds.), *Examining the health disparities research plan of the National Institutes of Health: Unfinished business* (pp. 215–253). Washington, DC: Institute of Medicine.

Von Elm, E., Altman, D. G., Egger, M., Pocock, S. J., Gøtzsche, P. C., & Vandenbroucke, J. P., for the STROBE Initiative. (2007). The Strengthening of Reporting of Observational Studies in Epidemiology (STROBE) statement: Guidelines for reporting observational studies. *Annals of Internal Medicine, 147*(8), 573–577.

Webb, T. L., Joseph, J., Yardley, L., & Michie, S. (2010). Using the Internet to promote health behavior change: A systematic review and meta-analysis of the impact of theoretical basis, use of behavior change techniques, and mode of delivery on efficacy. *Journal of Medical Internet Research, 12*(1), e4.

Weinstein, N. D. (2007). Misleading tests of health behavior theories. *Annals of Behavioral Medicine, 33*(1), 1–10.

Weinstein, N. D., Sandman, P. M., & Blalock, S. J. (2008). The precaution adoption process model. In K. Glanz, B. K. Rimer, & K. Viswanath (Eds.), *Health behavior and health education: Theory, research, and practice* (4th ed., pp. 123–147). San Francisco: Jossey-Bass.

Winkleby, M. A. (1994). The future of community-based cardiovascular disease intervention studies. *American Journal of Public Health, 84*(9), 1369–1372.

World Health Organization. (2014a). *Data and statistics.* Retrieved from http://www.who.int/research/en

World Health Organization. (2014b). *Global burden of disease.* Retrieved from http://www.who.int/healthinfo/global_burden_disease/gbd/en

World Health Organization, Commission on Social Determinants of Health. (2007). *Achieving health equity: From root causes to fair outcomes* (Interim report). Retrieved from http://whqlibdoc.who.int/publications/2007/interim_statement_eng.pdf

第2章
健康行動の理論，研究，実践

編集者

　「理論 theoria」と「実践 praxis」の区別は，アリストテレス Aristotle に遡り，理論とは知識自体を得るために行われる科学と活動のことを，実践とは，行動あるいは実際に動くことを意味していました。そして，この理論と実践を対比させる考え方（Bernstein, 1971）は，アリストテレスからマルクス Marx，デューイ Dewey とその同時代（20世紀）の哲学者に至るまで，西洋の哲学的，科学的思考に綿々として受け継がれてきました。つまり，2000年以上もの間，理論と実践は相（あい）対する概念と考えられてきたということです（二元論 dichotomy）。そして，アカデミアの領域では，しばしば実践は理論より軽んじられ，理論的研究を行っている人々と実践的活動を行っている人々との間にいわば"格付け"がなされることも少なくありませんでした。プラグマティズムの哲学者として知られるデューイは，理論と実践との間にある，判断と探求の類似点と連続性に焦点を当てることによって，こうした二元論の解消を試みました。彼は，実験知 experimental knowing（経験を通した学び）とは，本質的に，対象や状況の意識的で意図的操作（＝実践）を伴う営みである，と述べています。Bernstein（1971）は，「職人は，自分のアートを何らかの"理想的な"モデルとの比較ではなく，それまでの経験―試行と検証を繰り返し常にリスクと新規性を伴うプロセス（＝実践）―の蓄積によって完成させる」と述べていますが，デューイも，実証的探求 empirical investigation，つまり研究とは，理論と実践を媒介するプロセスであり，その役割は理論の検証にあると述べています。

　アカデミアには，理論と実践を二元論的に捉えようとする長い伝統がありますが，本書ではデューイの考え方に沿って，両者の違いよりも類似点と連続性に焦点を当てます。"理論と研究と実践"は，連続したものであり，熟練した専門家なら容易にその間を行き来できるはずです。そしてこれらは，関連し合っているだけではなく，健康行動と行動変容を理解するためには，そのどれをも欠くことはできません。理論と実践との間には，絶えず緊張があり，常に調整が必要ですが，だからといって，両者は対立するものではなく，ダイナミックな相互作用によってお互いに高め合うべき存在です。最良の理論は実践に基づき，最良の実践は理論に基づくものでなくてはなりませんが，残念ながら，健康行動の分野ではこうした相互作用はまだ非常に希薄と言わざるを得ません。Green（2006）が強調しているように，実践に基づくエビデンスはまだ十分とは言えないのが現実です。研究者と実践者では，優先される目標は異なるかもしれませんが，研究と，その応用である実践との関係は，相互に高め合う関係でなければならず，両者を結び付けられる実践者の存在が今強く求められているのです（Schön, 1983）。

私たちが直面している最も重要な課題は，健康行動を理解すること，そしてその知識に基づいて，健康向上に効果のある介入プログラムを創り出していくことです。健康行動に関する研究の価値は，最終的にはそれが人々の健康向上にどれほど役に立ったかで判断されます。基礎的な行動研究も，理論の開発のためには必要ですが，その理論も最終的には現実世界における実践の中でその効果が検証されなければならず(Green, 2006)，そうして初めて，"理論と研究と実践"は真に一体化することができるのです。本書では，常に理論をその応用可能性の観点から検討していますが，それによって，理論と実践の二元論を打破しようとしているのです。

　"理論と研究と実践"との関係は，単純でも一方向的なものでもありません。健康向上と疾患の予防は大きく見れば，基礎研究(健康の決定要因や方法論の開発)，介入研究(変化を起こすこと目的とした研究)，サーベイランス研究(集団の動向を追跡する研究)，その研究成果を応用したプログラムの実施といった様々な取り組みが相互に作用し合う循環的プロセスであり(Hiattら，1999)，その核心を成すのが，「知識の統合 knowledge synthesis」です。文献のレビューを定期的に行い，批判的に評価することは，普及拡大に値する有効な介入法を同定する上で非常に重要です(Rimerら，2001)。Greenが述べたように，「エビデンスに基づいた実践を望むなら，実践に基づいたエビデンスが必要」なのです(Greenら，2006)。

　本書の目的は，医療，公衆衛生，行動変容，教育など，様々な分野の研究者や実践者に，最も重要な健康行動理論に関する理解と，研究や実践におけるそれらの応用を促進することにあります。「優れた理論ほど役に立つものはない」というのが私たちの変わらぬ信念であり(Lewin, 1935)，本書ではすべての章で，理論の実用的価値，優れた研究と実践から得られた教訓，そして"理論と研究と実践"との結びつきについて論じています。

　健康行動を改善するには，一般的には"介入 intervention"，つまり健康行動を変えるための活動(プログラム)が必要であり，これは，対象が個人かコミュニティかにかかわらず，常にそうです。したがって，行動や環境あるいは政策を変えようと思えば，研究者も，介入の開発と実行という，実践者と全く同じことをする必要があります。また，実践者も研究者も，プログラムに対する参加者の満足度，意識の変化，知識・態度・信念・健康行動などの変化，意思決定の向上，組織における規範，コミュニティの統合の程度，あるいは罹病率や死亡率，生活の質(QOL)など，測定内容は異なっても，介入の効果評価をしなければならないという点では違いはありません。違いは，それを単に当てずっぽに判断するか，質的方法を用いて行うか，厳格な定量的方法を用いて行うかの違いだけです。

　効果的な介入をデザインできるかどうかは，行動変容理論に対する理解と，それを研究と実践にいかに巧みに応用できるかにかかっています(Grolら，2007)。公衆衛生の教育や行政に関わる人々や，行動医学の専門家は，ほとんどの場合，限られた資源の中で活動しており，そのため，効率の面でも成功率を高めるという面でも，介入の選択はエビデンスに基づくものでなくてはなりません。

　"理論と研究と実践"の統合は，健康行動についての知識を深める上でも不可欠です。理論や研究の裏付けもなく介入を実施するのは，いわば故障した機械をやみくもに修理するようなものであり，理論と研究への十分な理解がなければ，問題の原因を踏まえた，最も適切な介入法(修理法)をデザインすることはできません。健康行動は，オーディエンスやセッティング(場)の特性，資源，目標，阻害要因などを含む環境の中で行われますが(Bartholomewら，2006)，こうした環境を踏まえ，どの問題や要因に的を絞ればよいか，あるいは環境の中で特に鍵を握

る要因は何かを判断するには，適切な理論やモデル（フレームワーク）を用いる必要があります（第19章参照）。

理論を学べば，介入の効果を，より慎重にかつ系統的に評価できるようにもなります（Glasgowら，2008；Grolら，2007）。また介入の成功事例や公表されているエビデンス（研究や実践）から学ぶことも大切であり，そのようにして個々の専門家における理論・研究・実践に関する知識の蓄積が進めば，行動変容に関する知識ベース全体が底上げされていくことになります。

例えば，健康保険組織（HMO）に属する保健専門家が，トランスセオレティカルモデル（行動変容ステージモデル）Transtheoretical Model や社会的認知理論 Social Cognitive Theory（SCT）を熟知していれば，患者の体重減少や禁煙促進により有効な介入法をデザインでき，コミュニティヘルスワーカーが，ソーシャルマーケティングやメディアコミュニケーションの原理を理解していれば，マスメディアを効果的に活用することができます。また，看護師が，SCTの観察学習 observational learning の概念を認識していれば，糖尿病患者への自己注射の指導をより効果的に行うことができ，また，健康教育の専門家にコミュニティオーガニゼーションについての実務的知識があれば，ヘルスプロモーションプログラムの開発・持続の鍵を握る重要個人やグループを特定し，プログラムの協力者として動員できるようになります。そして，医師が，個人間（対人）相互作用の重要性を理解していれば，患者とのコミュニケーションをより円滑かつ有効にできるようになり，また，健康心理学者 health psychologist が，トランスセオレティカルモデル（行動変容ステージモデル）を理解していれば，患者の行動ステージに適した禁煙や運動に対する介入をデザインできるようになります。

1．理論とは何か？

「理論 theory」とは，相互関係を持つ概念からなるステートメント（言明）のことで，事象や状況に系統的な見方を与え，その解釈や予測を可能とすることを目的とするもので，一般化可能性（応用可能性）generalizability と検証可能性 testability がその重要な要件となります（van Rynら，1992）。理論は，本質的に抽象的なものであり，そこに特定の内容やトピックは含まれません。たとえて言えば，空のコーヒーカップであり，形と境界だけがあって，中には何も入っていません。つまり，公衆衛生と健康行動の理論も，実際の話題や目標や問題点で満たされて初めて意味を持つということです。

形式理論 formal theory とは純粋に観念的かつ演繹的で，現象の本質を規定しようとするものですが（Blalock，1969；Kerlinger，1986），物理学や化学の分野とは異なり，社会科学，ヘルスプロモーション，健康教育の分野にはそのような純粋な意味での理論は存在せず，それに"近似した"ものがあるに過ぎません（Blalock，1969）。理論の定義には色々なものが提案されていますが，表2.1はその一部で，いずれも1970～1980年代にかけて提案され，時の評価に耐えてきたものばかりです。これらは，最近の研究で詳しく検討されていますが，特に大きな変更は行われていません（Isaacら，1995；Sussman，2001）。

理論は，介入の計画立案，実行，評価の様々な段階で役立ちます。プログラムの立案においては，「なぜ？」，「何を？」，「どのように？」といった問いに直面しますが，理論はそれらの問

表 2.1 理論の定義

定義	出典
現象を系統的に説明し予測する目的で作られた構成概念(概念),定義,命題間の関係	Kerlinger, 1986, p.9
生活のある側面に関連して観察された事実と法則に関する系統的な説明	Babbie, 1989, p.46
広範囲の経験に適用できるように,一般性のある抽象概念の形で表現された知識	McGuire, 1983, p.2
経験的世界のある側面を説明するための,比較的抽象的で一般的な命題	Chafetz, 1978, p.2
真実と考えられるものの抽象的,象徴的表現—現実世界のある側面を説明できるように作られた命題	Zimbardo ら,1997, p.53

いに答えを与えてくれます。例えば,なぜ人は公衆衛生や医学のアドバイスに従おうとしないのか,なぜ自分の健康管理を怠るのか,といった問いです。理論はまた,介入プログラムを開発する際には何を知っておくべきか,プログラムがより多くの人々や組織に届きかつ効果を発揮するためにはどうすればよいか,また,プログラムを評価する際には何をモニターし,何をアウトカムとして測定し,何を比較すべきかといった問いに対して,明確な視点を与えてくれます(Glanz ら,1996;Glanz ら,2002;Glasgow ら,2008)。

理論は,「説明の理論 explanatory theory(＝問題の理論 theory of problem)」と「変革の理論 change theory(＝行動の理論 theory of action)」に大別されます。前者は,なぜ問題が存在するのかを"説明する"理論で,ある条件下での行動の予測や,知識,態度,自己効力感,ソーシャルサポート,資源の不足など,"修正可能な"要因を同定するのに役に立ち,後者は,介入法の開発に役立つ理論で,またプログラムの作用機序についての仮定を提示することで,評価の基礎を与えてくれます。「インプリメンテーション理論 implementation theories」と呼ばれるものもありますが,これは「変革の理論」の1つで,特定の問題,対象者,概念などに特化されたものを言います(Institute of Medicine, 2002;第16章も参照)。「説明の理論」と「変革の理論」は,焦点は異なりますが,相補い合う関係にあります。

健康行動については数多くの理論が開発されていますが,これらの理論では,同じ概念を表す場合でも,それぞれ異なる用語が用いられている上に,概念的な完成度や実証的裏付けの程度も,理論によってまちまちです。Bandura(1986)は,「理論は,研究分野の発達の程度によって解釈され方が異なり,まだ未熟な分野では,理論は現象の決定要因を表わすにとどまる」と強調しています。本書では,理論を後者の意味で用いています。なぜなら,健康行動はまだ比較的歴史の浅い分野だからです。

後述するように,健康行動の分野では,新しい理論やモデルが次々に提案されていますが(Michie ら,2014),それが問題を複雑にしています。つまり,こうした理論やモデルが採用に足るものかどうかをどう判断すればよいのかという問題です。Lakatos ら(1970)は,物理学の理論を参考にしながら,以下のような経験則を提示しています。つまり理論は,①既存の理論が説明できることをすべて説明できる上に,既存の理論では説明できなかったことを説明でき,かつその理論が当てはまらない条件を明確に定義できる場合,そして,②他の多くの研究者によって検証され支持される場合に,新たな理論として認められるということです。

概念，構成概念と変数

「概念 concept」とは，理論を構成する主な要素で，それが，ある特定の理論の中で特定の意味用いられる場合には，特に「構成概念 construct」と呼ばれることがあります(Kerlinger, 1986)。例えば，"主観的規範 subjective norm"は，Ajzen ら(1980)の合理的行動理論 Theory of Reasoned Action の構成概念の１つで(第６章参照)，これは，この理論の文脈の中で正確に定義されています。"罹患可能感 perceived susceptibility"は，健康信念モデル Health Belief Model の構成概念の１つです(第５章参照)。

「変数 variables」とは，構成概念の量的な表現形式のことで，一般的には尺度として明確に定義されます。しかし，変数が構成概念をどれほど正確に反映しているかは，尺度の質にかかっており，理論に基づいてプログラムを評価する場合には，その点に特に注意が必要です。

原則

「原則 principle」とは，理論までには至らない，活動 action のための一般的なガイドラインのことを言います。原則は，経験や歴史，あるいは研究に基づいて作られるもので，その幅広い非特異的な性格から，研究に基づいた事実や結果をゆがめてしまうこともあります。最良の原則は，研究の蓄積に基づくもので，その場合には，仮説，デューイ Dewey の言う「有力なアイデア leading idea」の土台となり，また，介入プログラムから望ましいアウトカムを得るために何をどうすればよいかといった問いに対して情報に基づく判断をするのに役立ちます。原則は，多様な解釈を招いて混乱を招くものであってはならず，また何(誰)にでも当てはまるような曖昧なものでは意味がありません。

モデル

「モデル model」とは，ある状況や文脈において，そこにある問題を理解するために作られた，複数の理論を含むフレームワークのことをいいます(Earp ら，1991)。モデルは，経験的な知見と，複数の理論から作られますが，それは，健康行動とそれに影響を及ぼす要因の関係は複雑過ぎて，１つの理論だけで説明するのは困難だからです。ヘルスプロモーションや健康教育の分野では，プログラムの立案を支援するためのモデルがいくつか開発されて広く使われており，例えば，Green らのプリシード・プロシードモデル PRECEDE-PROCEED Model(2005；第19章も参照)，ソーシャルマーケティング social marketing(第19章参照)，生態学的モデル ecological model(McLeroy ら，1988；第３章も参照)などがあります。

2. 健康行動における理論と研究のパラダイム

「パラダイム paradigm」とは，私たちのものの見方が形成される基本的な体系のことを言います(Babbie, 1989)。パラダイムは，それまでの科学的成果の総体であり，理論，応用，計測

が含まれ，その時点での問題の解釈や解決方法を，実践者や科学者に提供するものです(Kuhn, 1962)。あるパラダイムが他のパラダイムよりも優れているかどうかは，問題をどちらがよりよく解決できるかによって決まりますが(Kuhn, 1962)，古いパラダイムに固執すると，危機的局面 crisis point に陥るまで問題を放置することになり，かえって科学の進歩を遅らせることになります。しかし，こうした危機的局面こそが，科学の革命を引き起こす引き金となるのです。

パラダイムは，科学に枠組みを与え，その内部で問題に対する解答が追及されます。言い換えれば，パラダイムとは，特定の問題への解決を与えるものではなく，解答の探求に一般的な道筋を与えるものだということです(Babbie, 1989)。何が優位なパラダイムであるかは，科学的知見の蓄積によって決定されます(Wilson, 1952)。

(本書を含め)健康行動科学の大半の理論と研究を支える主要なパラダイムは，「論理実証主義 logical positivism」です。これは，1924〜1936 年にウィーン学団 Vienna Circle が発展させた考え方で，①知識は，帰納的プロセス，5 感を通した経験，感情，個人的判断などによって得られる，②理論の立証や確認のための標準的な方法は演繹法であり，理論は実証的方法や現象の系統的観察を通じて検証されなければならない，とする考え方です(Runes, 1984)。論理実証主義では，演繹法と帰納法という両極端のプロセスを結び付け，研究を，理論から演繹した仮説から出発してその検証を行うという過程を反復するプロセスと規定します(McGuire, 1983)。

健康行動科学を支えるもう 1 つの重要なパラダイムは，「構成主義 constructivism」です。これは，帰納法に大きく依存するパラダイムで，事象の構成と意味は，予め規定された概念によって説明されるのではなくて，発見の過程を通じて明らかにされるべきだと考えます。このパラダイムでは，標準化された質問票調査のような予め決められた選択項目を用いたデータ収集方法はあまり使われません。民族学，現象学，グラウンデッドセオリーは，構成主義パラダイムに基づくアプローチの例です(Kendler, 2005；Strauss, 1987)。健康行動領域においては，構成主義パラダイムから出発して，そこで生じた仮説(リサーチクエスチョン)を，論理的実証主義パラダイムの方法論を用いて検証するというスタイルの研究が，普通のことになりつつあり，心理学的研究，その他の社会科学においても，このミクストメソッド mixed methods，つまり質的方法と量的方法の両者を組み合わせたアプローチが優勢となりつつあります(Cacioppo ら，2004；Creswell, 2013)。ただし，理論として受け入れられるには，量的データを欠かすことはできません。

Lewin の「メタ理論 meta-theory」は，優れた理論を作るために従うべき規則を定めたものです。これは，論理実証主義に沿ったものですが，社会心理学の役割は個人と社会環境の相互関係に対する理解を深めることだという Lewin の考え方が反映されたものとなっています(Gold, 1992)。この理論は，公衆衛生問題を社会科学の方法で解決しようした彼の初期の取り組み以来，健康行動理論に大きな影響を与えてきました(Rosenstock, 1990)。「メタ理論」が提示する規則には，包括的な状況分析，同時代性，アプローチの力動性(ダイナミズム)，構成主義的方法，構成概念の数量的表現(変数)，そして内的経験と外的行動をその人の視点から説明する心理学的アプローチなどが含まれますが(Lewin, 1951)，最後の規則(心理学的アプローチ)に従えば，結局は，個人レベルでの"閉じた理論"に行き着くことになり，社会環境が複雑に作用する現代の健康行動の問題を解決するには深刻な限界を持つものとなっています。ここには，「現実性を優先すれば理論的な優美さを犠牲にしなければならない」という，健康行動に関わる

人々がしばしば格闘しなければならない課題があります(Gold, 1992)。

詰まるところ，健康行動を含む領域で研究や実践を行っているのは，社会問題，それも多くの場合，現在の世界が直面している重大な脅威や問題の解決に関心を持っている人たちです。言い換えると，彼らは，健康分野における行動変容の根本的な課題と格闘しているとも言えます。行動変容を起こすための手法の開発には，研究者や実践者によってかなりの努力が払われてきました。こうした努力は，人々の健康向上を願う純粋な気持ちに基づくものですが，ある方向に人々の行動を"導こう"とする戦略は，多くの人々に"操られている"，"選択の自由が奪われる"，"被支配的な力関係に置かれる"といった受け止め方をされてきました(Kipnis, 1994)。これがパラダイムシフトの原因となり，最近では，個人の行動変容を促す手法の多くは，人々に行動を"押しつける"のではなく，行動変容の障害の低減(除去)や，情報に基づく意思決定を促す(例：社会的支援，エンパワーメント)方向にシフトしてきました。

人間の行動については，その理解，研究，知識の応用のあり方を革新する新たなパラダイムが次々と誕生しており，将来，健康行動と健康教育分野の研究や実践に大きな影響力を持つことになると思われます。例えば，米国医学研究所 Institute of Medicine(IOM)の「Committee on Capitalizing on Social Science and Behavioral Research to Improve the Public's Health(公衆衛生向上のための社会科学・行動研究の成果活用に関する委員会)」は，「社会的要因や行動要因への介入は，1つもしくは少数の要因に対してではなく，マルチレベルで行われるべきである」と述べていますが(Smedleyら，2000, P.7)，この考え方は，タバコ規制や肥満予防のような非常に難しい健康問題に取り組む健康教育者や社会科学者に影響を与えており，今日では生態学的モデル ecological model が広く受け入れられ，研究されるようになっています(第3章参照)。

3. 健康行動理論とモデルの使用の動向

支配的な理論が存在する場合には，その理論がその領域を形成し，実践の見通しを規定するばかりか，その領域の専門家の教育や社会との関係にまで影響を与えますが，現在の健康行動の領域では，単一の支配的な理論は存在せず，様々な理論が混在しています。

最も使用頻度の高い理論に関する文献レビュー

本書の初版以来，私たちは，最も使用頻度の高い理論やモデルを明らかにするために，毎回文献レビューを行ってきました。初版の執筆に際しては，1986～1988年に健康教育分野の主要な2誌に発表された116の論文をレビューした結果，51種類の理論が使われていたこと，そのうち最も頻繁に使用されていたのは，社会的学習理論，合理的行動理論，健康信念モデルの3つであったことを明らかにしました(Glanzら，1990)。

第2版では，健康教育，医学，行動科学の分野で，1992～1994年に出版された24誌526編の論文をレビューし，66の理論とモデルが使われていたこと，そして，そのうちの21が8回以上使われていたことを明らかにしました。そして，理論やモデルを用いていた497論文の3分の2で使われていたのが，健康信念モデル，社会的認知理論，自己効力感(Bandura, 1997)，

合理的行動理論/計画的行動理論，コミュニティオーガニゼーション，トランスセオレティカルモデル，ソーシャルマーケティング，ソーシャルサポート/ソーシャルネットワークの8つでした(Glanzら，1996)。

　第3版では，健康教育，健康行動，予防医学の分野で1999～2000年に発行された12誌の論文をレビューし(Glanzら，2002)，10の理論・モデルが最もよく使われていたこと，そのうち社会的認知理論とトランスセオレティカルモデルが突出して多く使われていたことを突き止めました。残り8つの理論は，健康信念モデル，ソーシャルサポート/ソーシャルネットワーク，患者-医療者コミュニケーション，合理的行動理論/計画的行動理論，ストレスコーピング，コミュニティオーガニゼーション，生態学的モデル/社会生態学，イノベーション拡散理論でした。

　第4版では，2000～2005年までの間に発表された論文をレビューし，その結果，最もよく使われている理論は，トランスセオレティカルモデル，社会的認知理論，健康信念モデルであるという(Painterら，2008)，1999～2000年と似た傾向を確認しました。そしてそれまで同様，数十もの理論やモデルが使われていましたが，多くの研究で用いられているものはごく少数にとどまり，他の理論を多少手直ししたものも，いくつか見受けられました。最もよく用いられていたモデルの間には，個々人の世界観の重要性，マルチレベルの影響，プロセスとしての行動変容の捉え方，モティベーション/意図 intention，意図/アクション，行動変容/変容維持(Glanzら，2001)など，いくつかの共通した考え方あるいは構成概念が認められました。

最もよく使われる理論の最新のレビュー

　理論やモデルの数は，依然として増加し続けています。そこで第5版では，新たに個々の文献をレビューするのではなく，すでに発表されているレビュー論文に注目し，食生活の改善，がん検診，性行動リスクの低減など，特定の行動領域における理論の使用を検証したレビュー論文を参考にすることにしました(Albadaら，2009；Ammermanら，2002；Gardnerら，2011；Glanzら，2010；Leglerら，2002；Noarら，2007；Noarら，2009；Prestwichら，2013；Taylorら，2011；Webbら，2010)。行動変容理論について最近発表されたコンペンディウム(要約集)では，明確な採用基準のもとに，83の理論・モデルが要約されています(Michieら，2014)。これらのレビューは，主として行動変容介入の健康アウトカムに対する効果を評価したものですが，私たちは，過去20年にわたる，健康や精神保健サービスの"普及 dissemination と実装(実践) implementation (D&I)"(第16章)についてのレビュー(Powellら，2012；Tabakら，2012)と，社会生態学的なヘルスプロモーション介入についてのレビューも含めて検討しました(Goldenら，2012)。

　これらのレビューでは，行動変容研究における理論・モデルの使用に関して，いくつかの共通する結論が認められました。その第1は，利用可能な理論やモデルが非常に多くあることです。例えば，Michieらの著書には83の(定評のある)理論が含まれ(2014)，Powellらのレビューには68の理論・モデル(2012)が，TabakらのD&I(普及と実践)関連研究のレビューには61のモデル(2012)が含まれていました。しかし，実は，これらの理論とモデルには概念的に重なりが多く，Tabakらも，「モデル間にはかなりの重複があり，それらに含まれている構成概念には多々類似性が認められる」と述べています(2012)。このため，理論の分類の仕方は，レビュー

によってまちまちであり，Michieらは83の理論の分析に新たにネットワーク分析法を導入し，理論間の相互関係，パターンなどを調べています。

第2は，数が多いにもかかわらず重要な理論はごく一部に過ぎないことです．様々なレビューを統合した私たちの取り組みと，Michieらのネットワーク分析(2014)の結果から，広く使われているのはごく少数の理論・モデルに過ぎず，それらが，他の多数の理論に影響を与えてきたことが明らかになっています．それらは，本書の第2～4版でも掲載してきた，健康信念モデル，社会的認知理論(および，その前身である社会的学習理論)，計画的行動理論(および，その前身である合理的行動理論)，ソーシャルサポート，イノベーション拡散理論，社会生態学モデルです．

第3は，介入のレベルが，大半が個人もしくは個人間関係のレベルにとどまり，高次レベルの介入が少ないことです．Goldenらは，1989～2008年の間に，Health Education & Behavior誌(および，1997年までその前身であったHealth Education Quarterly誌)に掲載された介入に関する157の論文をレビューし，社会生態学的モデルに従って介入対象を分類した結果，セッティング，理論，トピック，研究時期にかかわらず，ほとんどの介入研究は，個人もしくは個人間レベルであり，組織，コミュニティ，政策レベルの介入研究は数が少ないことを明らかにしています(Goldenら，2012)．これに対し，GoldenらのD&I(普及と実装[実践])関連研究のレビューでは，ほとんどの研究が社会生態学的モデルの全レベルにわたっていました(2012)．GoldenらとTabakらのレビューは，それぞれ焦点と範囲が非常に異なり，前者が1つの雑誌を時間経過に従って分析したものであるのに対して，後者は本来マルチレベルであるD&I研究を広範囲の文献からレビューしたもので，相互に比較することはできませんが，少なくも言えることは，マルチレベルで行動理論を応用した例に行き当たるには，かなり広範囲な文献検索が必要だということです．

健康行動の研究と実践において理論はどのように使われているか？

健康行動分野の研究や実践においては，"どの"理論が使われているかとともに，"どのように"理論が使われているか(あるいは使われていないか)に対する関心が高まりつつあります．そして，それに伴って，健康行動理論の構成概念の測定法や分析法を研究者自身が十分理解していない(Marshら，2001；Rejeskiら，2000)，あるいは，複数の理論から構成概念を寄せ集めて用いられることが多いため，介入法の開発や評価における理論の役割の検証を難しくしているといった批判がよくなされます(Michieら，2014)．実際，研究者にも実践者にも，関連する理論や構成概念の間の相互関係について，かなりの混乱が認められます(Rosenstockら，1988；Weinstein, 1993)．理論の検証ついても，相関研究への過度の偏りや(Weinstein, 2007)，2つ以上の理論を実証的に比較した研究が乏しいといった問題が指摘されてきました(Noarら，2005；Weinsteinら，2005)．しかし，そうは言っても，臨床試験のような厳密な方法で理論の効果を検証することは難しいため，最近では，より現実的な検証法への関心が高まり，また，現実社会(Rothwell, 2005)とコミュニティの場(Rohrbachら，2006)への介入研究結果の一般化可能性やトランスレーションに対する注目が高まりつつあります．こうした問題意識の高まりは，理論をどう使えばよいか，その効果をどう検証すればよいか，理論を介入に転換するにはどうすればよいか，研究からどのような結論を導き出すべきかといった問いを発しやすい状況

を生み出しています。

私たちは，第3版の出版に当たって，理論の使用状況を明らかにするために独自の分類基準(Glanz, 2002, p.546)を作成し，それに基づいて，2000〜2005年の文献をレビューし，健康行動理論を扱った論文を次の4つのカテゴリーに分類しました。①理論の参照 informed by theory：理論に言及はされているが，研究の変数や測定に，理論が全くあるいはほとんど用いられていない，②理論の応用 applied theory：理論的枠組みが明示され，少なくともその一部の構成概念が研究の要素として用いられている，③理論の検証 tested theory：理論的枠組みが明示され，その理論の構成概念の半数以上が測定されて明確に検証されている，あるいは1つの研究の中で2つ以上の理論が相互に比較されている，④理論の開発 building/creating theory：新規，改良，もしくは拡張された理論が開発され，その構成概念が規定され，測定され，分析されている。

この基準に沿って，69の論文(139の理論を使用)を検討した結果，69.1％が「理論の参照」，17.9％が「理論の応用」，3.6％が「理論の検証」，9.4％が「理論の開発」に分類され，大半が「参照」にとどまり，理論の応用，検証，開発に関わる研究は少ないことが明らかとなりました(Painterら，2008)。この結果は，Noarら(2005)やWeinsteinら(2005)の主張を改めて強く支持するものとなっています。つまり，健康行動科学の分野を進歩させるためには，健康行動理論の完全な応用や検証が必要だということです。Michieらも同じ指摘を行っています(2014)。

4．本書における理論の選択

第5版に掲載する理論とモデルは，上述のように，最新のものを含めて，すでに出版されているレビュー論文を参考にして選択されたものです。選択においては，様々な介入レベル(例：個人，個人間，グループ，コミュニティ)の理論やモデルを含めること，そして，最もよく使われる理論やモデル(例：社会的認知理論，トランスセオレティカルモデル，健康信念モデル)を含めることに特に留意しました。その他，ソーシャルマーケティング，介入マッピング，プリシード・プロシードモデル，コミュニティオーガニゼーションなどは，健康行動変容に関わる専門家にとって，実用的価値が高いと判断して採用しました。

本書で扱う理論の中には，悩んだ末に編集上の決断によって選んだものもあります。その場合には，3つの基準が用いられました。その第1は，健康教育の現場で役立つような，研究や実践の適切性についての基本的な基準を満たしていること，第2は，"最近の"健康行動研究でよく使われているというエビデンスがあること(例：Lewinの"場の理論 field theory"ではなく，健康信念モデルを選んだ理由)，第3は，理論の妥当性を支持する実証的なエビデンスが，たとえ十分ではなくても，少なくとも可能性が示されていること，です。もちろん，こうして選んだからと言って，これらの理論のアウトカムが様々で，批判の対象ともなっているという事実を無視しようというのではなく，それはむしろオープンに議論すべきものと考えています。

本書の後半では，理論よりも目的やテーマなどがタイトルになっている章があります。例えば，第13章は，個人間コミュニケーションがタイトルとなっており，個人間コミュニケーションや社会的影響に関する理論と，それらの健康行動に対する有用性について解説しています。

第15章は，コミュニティエンゲージメントとコミュニティオーガニゼーションをタイトルとする章で，コミュニティオーガニゼーションの土台となる理論よりも，コミュニティを重視する介入のアプローチに焦点が置かれています。第Ⅴ部の章では，プログラムプランニングのモデル（介入マッピングとプリシード・プロシードモデル），ソーシャルマーケティング，行動経済学などを扱っていますが，そのいずれもが，健康行動の理解と効果的な介入プログラムの開発に多数の理論を用いています。

　理論の定義と分類に関しては，諸家の見解は様々であり，私たちは，理論に対してはどちらかと言えばリベラルで統合推進派的な立場をとってきました。本書で取り上げた"理論"や"モデル"は，いずれも概念の枠組み，つまりフレームワークであるには違いはありませんが，純粋な意味での理論と呼べるものではありません。それにもかかわらず，私たちは"理論"という言葉をあえて使い続けています。なぜなら，その言葉は本書の精神を正確に表わすものであり，健康教育の研究と実践を向上させるため開発され続けている理論とモデル（フレームワーク）が最終的に到達すべき目標を示しているからです。

5．研究と実践に理論を当てはめる：橋をかけ関連を鍛える

　行動変容介入が効果的かどうかは，状況に最も適した理論と実施戦略を選択できるかどうかにかかっています。個人，グループ，組織と対象が異なれば，最適な理論もまた異なります。例えば，乳房Ｘ線検査（マンモグラフィー）への女性の抵抗感を克服するためには，健康信念モデルが，禁煙のための介入を開発する上ではトランスセオレティカルモデル（行動変容ステージモデル）が特に有用と考えられます。また，医師が乳房Ｘ線検査の受検率を上げるためにリマインダー（督促）システムを組み込もうとする場合には，"D&I（普及と実装［実践］）科学"的アプローチがよりふさわしく，医師が，患者に初めての乳房Ｘ線検査や年１回の検診を勧める場合には，相手の行動ステージに配慮する，トランスセオレティカルモデルが適切と思われます。そして，理論を選択する場合に注意すべきことは，使い慣れているとか，一般によく使われているなどといった理由で選択するのではなく，問題や目標，そして対象とするユニット（例：個人，個人間，グループ，コミュニティ）を明確にすることから始めるべきだということです（Sussmanら，2001；van Rynら，1992）。つまり，Greenら（2005）が指摘しているように，まず問題の論理モデルを構築し，そこから逆算して，その解決法を考えるべきだということです。

　理論の選択は，通常は，以下の３つの基準によって行われます。①論理性あるいは内的一貫性 internal consistency（矛盾した結果を生じないこと），②節約性 parsimony（扱う概念が多すぎないこと），③説得性 plausibility（その領域でよく使われているかどうか）（McGuire, 1983）。

　理論の選択は，実践者や研究者の活動の文脈による場合もあります。例えば，実践者は，理論に「有用性 usefulness」という実用的な基準を当てはめ，その理論が日々の観察結果に整合するかどうかで判断し，一方，研究者は，実証的な検証において，その理論が観察可能な現実とどれほど一致するか（生態学的妥当性 ecological validity）でその有用性を判断することでしょう（McGuire, 1983）。重要なことは，理論は，現実的な文脈（Rosenstock, 1990）と，研究的な条件下の両方で検証されなければならないということです。そうして初めて，理論と研究と実践は一体化し始めることができるのです。

社会科学には，多数の理論的枠組みやモデルが存在し，研究者と実践者はそれらを活用することができますが，それは機会（チャンス）でもあり，困難でもあります。なぜなら，どれを選べばよいか，どうそれらを健康行動の分野で用いればよいかは，すぐには明らかではないからです。本書を読んだ読者の中には，理論の選択はそれほど難しくないと思う方がいるかもしれませんが，残念ながらそうではありません。まだ学習途上にある人々にとっては，理論の選択はとても困難な作業です。適切に理論を選択できるようになるためには，健康行動や健康教育の理論間の共通性と差異を理解し，知識と経験を蓄積していくほかありません。世界中の学生から最もよく受ける質問の1つは，「どの理論を使えばいいのでしょうか？」という質問です。繰り返しになりますが，その答えは本書の中だけではなく，読者が本書から学んだことを応用する実践経験の積み重ねに中にあることを強調しておきたいと思います。本書が，読者がそうした土台を築く一助となれば幸いです。

　科学は本質的に蓄積するプロセスであり，現行の理論が現象を十分に説明することができないという危機的局面に至った場合，稀ですがパラダイムシフトが起こります（Kuhn, 1962）。これは，健康行動科学の分野にも当てはまります。しかしそのためには，理論の開発と検証から，エビデンスに基づく介入の開発と検証，インプリメンテーション科学（実践科学）研究，エビデンスに基づく介入の普及に至る，研究のあらゆるレベルでの，一層の研究の蓄積と成熟が必要とされています（IOM, 2002；Rimer ら，2001；Rohrbach ら，2006；Weinstein, 2007）。

　健康行動の研究と実践に特に求められているのは，測定，媒介変数の評価，理論の構成概念の精緻化を含め，理論の開発と検証における厳格さと精度の向上です（Rejeski ら，2000）。とりわけ，理論検証のプロセス，特に変数の測定法や分析法については，十分な配慮が必要です。研究間を相互に比較できなければ，理論の開発に必要な強固な科学的土台を築くことは非常に難しくなるからです。しかしここで注意すべきことは，理論の検証に厳格さが非常に重要である一方，厳格さを画一的に捉える（例：検証にはランダム化比較試験しかない）べきではないということです。Potter ら（2012）が警告しているように，社会科学と行動科学は，現代の公衆衛生が求めるシステムニーズに理論や方法を提供するという面で他の科学に遅れをとっており，多くの理論や方法が（個人を焦点とする）"心理学"を基礎としていることから，今日必要とされている，健康に影響を与える要因やシステムレベルの介入に対する生態学的理解に十分対応できずにいるのが現状です。

　Medawar（1967）は，「研究は，膨大で論理的に構築された"知の構造"に対する貢献の大きさで評価される。そしてその構造は，まだ完成半ばとは言え，すでに人類の成し遂げた最も輝かしい業績となっている」と述べていますが，理論に基づけば，優れた研究のデザインや，情報に基づく実践が可能となります。

　本書で，私たちが目論んでいるのは，理論のベールを取り払い，理論とは何か，理論を用いた研究とは何か，そしてそれらの実践における意味を明らかにすることです。理論は建設的な批判に曝されなければなりません。なぜなら，理論は，厳密な精査を通じてのみ進歩するものだからです。理論の究極の検証は，実際に使われ，批判的に評価され，改良され，そして応用されるプロセスの中でのみ可能であり，1つの研究では決して完結することのない，循環的なプロセスです。一部の研究者にとっては，理論を扱う目的は，その理論の証明それ自体かもしれませんが，本書のほとんどの読者にとっては，目的は健康の改善です。つまり，理論は健康を改善するための手段であり，私たちは理論と実践を切り離して考えるのではなく，常に両者

を結びつけて考えなければならないのです。Green(2006)は，そのことを，「研究と実践の間のトランスレーションギャップは，長い間論じられてきた問題だが，それはしばしば一方通行的で，実践者に研究についての理解を促し，実践に用いさせようとするものだった」と的確に表現しています。もちろん，実践者が研究を理解することが重要なことは間違いありませんが，その逆，つまり実践に基づいたエビデンスと文脈を研究の中に取り入れることも同じく重要だということを忘れてはなりません。理論と実践を繋ぐ架け橋が必要であり，そしてそのためには，ソーシャルサポート，支援的環境の整備，そして定期的なてこ入れが必要です。これが実現すれば，健康教育の実践者と研究者には大きな利益がもたらされることでしょう。

　第1章でも述べたように，健康行動は，人類全体の福利にとって益々その重要性が高まりつつあり，私たちは，研究者あるいは実践者として，集団あるいは社会における人間行動の複雑性と常に格闘し続けなくてはなりません。この急速に変化しつつある世界で，私たちは，限りある方法論を用いて，知識の蓄積に努めています。その努力は常に報われるわけではありませんが，私たちはひるむことなく，質の高い仕事を追及し続けなければなりません。"理論と研究と実践"の対話には，妥協，創造性，健全な批判，お互いの持つスキルへの敬意，そして共に学び目標を高く設定し合う姿勢などが必要です。Gardner(1984)は以下のように述べています。「私たちは，社会における人間の営みに対して，それがいかにつつましい営みであっても，その美点に敬意を表することを，逆に，いかに高尚に見える営みであっても，粗雑なものはその欠点を蔑むことを学ばなければならない。例えば，優れた配管工は，無能な哲学者よりもはるかに賞賛に値する。配管工事がつつましい仕事だからという理由で優れた配管工事を蔑み，逆に哲学は高尚な学問だからという理由で粗雑な哲学を認めてしまうような社会には，良い配管工事も良い哲学も存在し得ず，そこでは配管パイプも理論も，空虚なものとなってしまうだろう。」

6. 本書の限界

　どのような書物もすべてを書き尽くすことはできず，すべての読者の要望に応えることもできません。それは本書も同じです。本書の旧版に掲載した理論とモデルの一部は第5版では割愛しました。例えば，消費者情報処理モデル consumer information processing model(Ruddら，1990)，多属性効用理論 Multiattribute Utility Theory(Carter, 1990)，帰属理論 Attribution Theory(Lewis ら，1990)，メディアアドボカシー media advocacy(Wallack, 1990)，組織変容理論 organizational change(Butterfoss ら，2008)，警告受容プロセスモデル Precaution Adoption Process Model(Weinstein ら，2008)などがそうです。これらの理論とモデルは，今でもその重要さが衰えることはありませんが，本書で取り上げた理論やモデルに比べると，それほど広くは使われていません。また，本書の第3版にあった，情報通信技術と健康行動変容に関する章(Owen ら，2002)や，文化的に異なる集団の人たちに対する理論の応用に関する章(Resnicow ら，2002)はその後の版では割愛しました。これらの章に含まれていた内容は，他の章に分散して盛り込まれていますが，特に関心のある読者は，本書の第1版，第3版，第4版を参照してください。

　その他にも，ページ数の関係で割愛した，いくつかの重要な理論やモデルがあります。例え

ば，自己制御理論 Self-Regulation Theory(Leventhal ら，1984)，防護動機理論 Protection Motivation Theory(Rogers, 1975)，場の理論 Field Theory(Lewin, 1935)，認知的整合性理論 cognitive consistency theory(Festinger, 1957)などがそうです。このうちの一部については，本書で論じた様々な理論の歴史的起源の一部として記述され，その他については，導入の章で触れています。このうちのいくつかについては，Michie らの最近の著書(2014)にまとめられているので参照してください。

　本書は，健康教育や健康行動分野におけるプログラムの立案や開発のためのガイドブックでもマニュアル本でもありません。健康教育，看護学，医学，心理学，栄養学などの分野にはそうした目的に役立つ書籍があり，実践の細かい点についてはそれらを参照してください。本書は，大学の正規の授業や社会人向けの生涯教育などにおいて，問題指向型の学習プログラム problem-oriented learning(POL)の一環として用いるのが，一番有効な使い方ではないかと思います。本書以外にも，様々な健康アウトカムに理論を応用した研究を評価した多くのレビューが行われているので，興味がある人は参照してください。例えば，CDC の Guide to Community Preventive Services(www.thecommunityguide.org)やコクラン共同研究 Cochrane Collaborative(www.cochrane.org)，特定の分野のプログラムやツールに関しては，Cancer Control P.L.A.N.E.T.(cancercontrolplanet.cancer.gov)，米国国立がん研究所の Research-Tested Intervention Programs(rtips.cancer.gov/rtips/index.do)，「エビデンスに基づくプログラムと実践に関する国家レジストリ National Registry of Evidence-Based Programs and Practices」(nrepp.samhsa.gov)（科学的に検証済みの精神保健と薬物依存への介入法に関する検索可能なオンライン登録システムで）などがあります。

　私たちは，本書の読者には，理論を批判的に評価できるようになるだけではなく，本書に掲載されている理論以外の他の有望な理論を探求する好奇心を持っていただきたいと願っています。つまり，本書は，到達点ではなく，出発点となるべき教科書だということです。

　理論やモデルは，ヘルスプロモーションや健康教育の実践に方向性，スコープ，骨組みを与えるという意味でそうした活動に不可欠です。私たちは，本書を学ぶことによって読者が，「"原因"と"理論"の渦巻く大海から，"結果"と"事実"の確固たる大地へと，スムースに泳ぎ着く」(Churchill, 1898)ことができるようになることを願っています。海がやがて岸辺に出会うように，理論と研究と実践が相互作用しながら統合を強め，「すべての人の健康 health for all」という 1 つの風景（理想）の実現に少しでも貢献することができれば，著者として，それに過ぎる喜びはありません。

参考文献

Albada, A., Ausems, M. G., Bensing, J. M., & van Dulmen, S. (2009). Tailored information about cancer risk and screening: A systematic review. *Patient Education and Counseling*, *77*(2), 155–171.

Ajzen, I., & Fishbein, M. (1980). *Understanding attitudes and predicting social behavior*. Englewood Cliffs, NJ: Prentice Hall.

Ammerman, A. S., Lindquist, C. H., Lohr, K. N., & Hersey, J. (2002). The efficacy of behavioral interventions to modify dietary fat and fruit and vegetable intake: A review of the evidence. *Preventive Medicine*, *35*(1), 25–41.

Babbie, E. (1989). *The practice of social research* (5th ed.). Belmont, CA: Wadsworth.

Bandura, A. (1986). *Social foundations of thought and action: A social cognitive theory*. Englewood Cliffs,

NJ: Prentice Hall.

Bandura, A. (1997). *Self-efficacy: The exercise of control*. New York: Freeman.

Bartholomew, L. K., Parcel, G. S., Kok, G., & Gottlieb, N. H. (2006). *Planning health promotion programs: An intervention mapping approach*. San Francisco: Jossey-Bass.

Bernstein, R. (1971). *Praxis and action*. Philadelphia: University of Pennsylvania Press.

Blalock, H. M., Jr. (1969). *Theory construction, from verbal to mathematical constructions*. Englewood Cliffs, NJ: Prentice Hall.

Butterfoss, F. D., Kegler, M. C., & Francisco, V. T. (2008). Mobilizing organizations for health promotion: Theories of organizational change. In K. Glanz, B. K. Rimer, & K. Viswanath (Eds.), *Health behavior and health education: Theory, research, and practice* (4th ed., pp. 335–361). San Francisco: Jossey-Bass.

Cacioppo, J. T., Semin, G. R., & Berntson, G. G. (2004). Realism, instrumentalism, and scientific symbiosis: Psychological theory as a search for truth and the discovery of solutions. *American Psychologist, 59*(4), 214–223.

Carter, W. (1990). Health behavior as a rational process: Theory of Reasoned Action and Multiattribute Utility Theory. In K. Glanz, F. M. Lewis, & B. K. Rimer (Eds.), *Health behavior and health education: Theory, research, and practice* (pp. 63–91). San Francisco: Jossey-Bass.

Chafetz, J. (1978). *A primer on the construction of theories in sociology*. Itasca, IL: Peacock.

Churchill, W. (1898). *The Malakand Field Force*. London: Longmans Green.

Creswell, J. W. (2013). *Research design: Qualitative, quantitative, and mixed methods approaches*. Thousand Oaks, CA: Sage.

Earp, J. A., & Ennett, S. T. (1991). Conceptual models for health education research and practice. *Health Education Research, 6*(2), 163–171.

Festinger, L. (1957). *A theory of cognitive dissonance*. Stanford, CA: Stanford University Press.

Gardner, B., Wardle, J., Poston, L., & Croker, H. (2011). Changing diet and physical activity to reduce gestational weight gain: A meta-analysis. *Obesity Reviews, 12*(7), e602–e620.

Gardner, J. W. (1984). *Excellence: Can we be equal and excellent too?* (Rev. ed.). New York: Norton.

Glanz, K. (2002). Perspectives on using theory. In K. Glanz, F. M. Lewis, & B. K. Rimer (Eds.), *Health behavior and health education: Theory, research, and practice* (3rd ed.). San Francisco: Jossey-Bass.

Glanz, K., & Bishop, D. (2010). The role of behavioral science theory in development and implementation of public health interventions. *Annual Review of Public Health, 31*, 399–418.

Glanz, K., Lewis, F. M., & Rimer, B. K. (Eds.). (1990). *Health behavior and health education: Theory, research, and practice*. San Francisco: Jossey-Bass.

Glanz, K., Lewis, F. M., & Rimer, B. K. (Eds.). (1996). *Health behavior and health education: Theory, research, and practice* (2nd ed.) San Francisco: Jossey-Bass.

Glanz, K., & Oldenburg, B. (2001). Utilizing theories and constructs across models of behavior change. In R. Patterson (Ed.), *Changing patient behavior: Improving outcomes in health and disease management*. San Francisco: Jossey-Bass.

Glanz, K., Rimer, B. K., & Lewis, F. M. (Eds.). (2002). *Health behavior and health education: Theory, research, and practice* (3rd ed.). San Francisco: Jossey-Bass.

Glasgow, R. E., & Linnan, L. A. (2008). Evaluation of theory-based interventions. In K. Glanz, B. K. Rimer, & K. Viswanath (Eds.), *Health behavior and health education: Theory, research, and practice* (4th ed., pp. 487–508). San Francisco: Jossey-Bass.

Gold, M. (1992). Metatheory and field theory in social psychology: Relevance or elegance? *Journal of Social Issues, 48*(2), 67–78.

Golden, S., & Earp, J. A. (2012). Social ecological approaches to individuals and their contexts: Twenty years of health education and behavior interventions. *Health Education & Behavior, 39*(3), 364–372.

Green, L. W. (2006). Public health asks of systems science: To advance our evidence-based practice, can you help us get more practice-based evidence? *American Journal of Public Health, 96*(3), 406–409.

Green, L. W., & Glasgow, R. E. (2006). Evaluating the relevance, generalization, and applicability of research: Issues in external validation and translation methodology. *Evaluation and the Health*

Professions, 29(1), 126–153.

Green, L. W., & Kreuter, M. W. (2005). *Health promotion planning: An educational and ecological approach* (4th ed.). New York: McGraw-Hill.

Grol, R., Bosch, M. C., Hulscher, M. E., Eccles, M. P., & Wensing, M. (2007). Planning and studying improvement in patient care: The use of theoretical perspectives. *Milbank Quarterly, 85*(1), 93–138.

Hiatt, R. A., & Rimer, B. K. (1999). A new strategy for cancer control research. *Cancer Epidemiology, Biomarkers and Prevention, 8*(11), 957–964.

Institute of Medicine, Committee on Communication for Behavior Change in the 21st Century: Improving the Health of Diverse Populations. (2002). *Speaking of health: Assessing health communication strategies for diverse populations*. Washington, DC: National Academies Press.

Isaac, S., & Michael, W. B. (1995). *Handbook of research and evaluation* (3rd ed.). San Diego, CA: Educational and Industrial Testing Services.

Kendler, H. H. (2005). Psychology and phenomenology: A clarification. *American Psychologist, 60*, 318–324.

Kerlinger, F. N. (1986). *Foundations of behavioral research* (3rd ed.). New York: Holt, Rinehart & Winston.

Kipnis, D. (1994). Accounting for the use of behavior technologies in social psychology. *American Psychologist, 49*(3), 165–172.

Kuhn, T. S. (1962). *The structure of scientific revolutions*. Chicago: University of Chicago Press.

Lakatos, I., & Musgrave, A. (Eds.). (1970). *Criticism and the growth of knowledge*. Cambridge, UK: Cambridge University Press.

Legler, J., Meissner, H. I., Coyne, C., Breen, N., Chollette, V., & Rimer, B. K. (2002). The effectiveness of interventions to promote mammography among women with historically lower rates of screening. *Cancer Epidemiology, Biomarkers and Prevention, 11*(1), 59–71.

Leventhal, H., Zimmerman, R., & Gutmann, M. (1984). Compliance: A self-regulation perspective. In D. Gentry (Ed.), *Handbook of behavioral medicine*. New York: Guilford Press.

Lewin, K. (1935). *A dynamic theory of personality*. New York: McGraw-Hill.

Lewin, K. (1951). Field theory and learning. In *Field theory in social science: Selected theoretical papers* (D. Cartwright, ed.). New York: Harper.

Lewis, F. M., & Daltroy, L. (1990). How causal explanations influence health behavior: Attribution theory. In K. Glanz, F. M. Lewis, & B. K. Rimer (Eds.), *Health behavior and health education: Theory, research, and practice*. San Francisco: Jossey-Bass.

Marsh, K. L., Johnson, B. T., & Carey, M. P. (2001). Conducting meta-analyses of HIV prevention literatures from a theory-testing perspective. *Evaluation and the Health Professions, 24*, 255–276.

McGuire, W. J. (1983). A contextualist theory of knowledge: Its implications for innovation and reform in psychological research. *Advances in Experimental Social Psychology, 16*, 1–47.

McLeroy, K. R., Bibeau, D., Steckler, A., & Glanz, K. (1988). An ecological perspective on health promotion programs. *Health Education Quarterly, 15*, 351–377.

Medawar, P. B. (1967). *The art of the soluble*. New York: Methuen.

Michie, S., West, R., Campbell, R., Brown, J., & Gainforth, H. (2014). *ABC of theories of behaviour change*. London: Silverback.

Noar, S. M., Benac, C. N., & Harris, M. S. (2007). Does tailoring matter? Meta-analytic review of tailored print health behavior change interventions. *Psychological Bulletin, 133*(4), 673–693.

Noar, S. M., Black, H. G., & Pierce, L. B. (2009). Efficacy of computer technology-based HIV prevention interventions: A meta-analysis. *AIDS (London, England), 23*(1), 107–115.

Noar, S. M., & Zimmerman, R. S. (2005). Health behavior theory and cumulative knowledge regarding health behaviors: Are we moving in the right direction? *Health Education Research, 20*, 275–290.

Owen, N., Fotheringham, M. J., & Marcus, B. H. (2002). Communication technology and health behavior change. In K. Glanz, B. K. Rimer, & F. M. Lewis (Eds.), *Health behavior and health education: Theory, research, and practice* (3rd ed., pp. 510–529). San Francisco: Jossey-Bass.

Painter, J. E., Borba, C. P., Hynes, M., Mays, D., & Glanz, K. (2008). The use of theory in health behavior research from 2000 to 2005: A systematic review. *Annals of Behavioral Medicine, 35*(3), 358–362.

Potter, M., & Green, L. W. (2012). *Bridging research and reality: Practice-based evidence and evidence-based practice, a cyber seminar*. National Cancer Institute. Retrieved from https://researchtoreality.cancer.gov/cyber-seminars/bridging-research-and-reality-practice-based-evidence-evidence-based-practice

Powell, B. J., McMillen, J. C., Proctor, E. K., Carpenter, C. R., Griffey, R. T., Bunger, A. C., . . . York, J. L. (2012). A compilation of strategies for implementing clinical innovations in health and mental health. *Medical Care Research and Review, 69*(2), 123–157.

Prestwich, A., Sniehotta, F. F., Whittington, C., Dombrowski, S. U., Rogers, L., & Michie, S. (2013). Does theory influence the effectiveness of health behavior interventions? Meta-analysis. *Health Psychology, 33*(5), 465–474.

Rejeski, W. J., Brawley, L. R., McAuley, E., & Rapp, S. (2000). An examination of theory and behavior change in randomized clinical trials. *Controlled Clinical Trials, 21*(Suppl. 5), 164S–170S.

Resnicow, K., Braithwaite, R. L., DiIorio, C., & Glanz, K. (2002). Applying theory to culturally diverse and unique populations. In K. Glanz, B. K. Rimer, & F. M. Lewis (Eds.), *Health behavior and health education: Theory, research, and practice* (3rd ed.). San Francisco: Jossey-Bass.

Rimer, B. K., Glanz, K., & Rasband, G. (2001). Searching for evidence about health education and health behavior interventions. *Health Education & Behavior, 28*(2), 231–248.

Rogers, R. (1975). A protection motivation theory of fear appeals and attitude change. *Journal of Psychology, 91*, 93–114.

Rohrbach, L. A., Grana, R., Sussman, S., & Valente, T. W. (2006). Type II translation: Transporting prevention interventions from research to real-world settings. *Evaluation and the Health Professions, 29*(3), 302–333.

Rosenstock, I. M. (1990). The past, present, and future of health education. In K. Glanz, F. M. Lewis, & B. K. Rimer (Eds.), *Health behavior and health education: Theory, research, and practice* (pp. 405–420). San Francisco: Jossey-Bass.

Rosenstock, I. M., Strecher, V. J., & Becker, M. H. (1988). Social learning theory and the health belief model. *Health Education Quarterly, 15*(2), 175–183.

Rothwell, P. M. (2005). External validity of randomized controlled trials: "To whom do the results of this trial apply?" *Lancet, 365*, 82–93.

Rudd, J., & Glanz, K. (1990). How individuals use information for health action: Consumer information processing. In K. Glanz, F. M. Lewis, & B. K. Rimer (Eds.), *Health behavior and health education: Theory, research, and practice*. San Francisco: Jossey-Bass.

Runes, D. (1984). *Dictionary of philosophy*. Totowa, NJ: Rowman and Allanheld.

Schön, D. (1983). *The reflective practitioner: How professionals think in action*. London: Temple Smith.

Smedley, B. D., & Syme, S. L. (Eds.). (2000). *Promoting health: Intervention strategies from social and behavioral research*. Washington, DC: National Academies Press.

Strauss, A. L. (1987). *Qualitative analysis for social scientists*. Cambridge, UK: Cambridge University Press.

Sussman, S. (Ed.). (2001). *Handbook of program development for health behavior research and practice*. Thousand Oaks, CA: Sage.

Sussman, S., & Sussman, A. N. (2001). Praxis in health behavior program development. In S. Sussman (Ed.), *Handbook of program development for health behavior research and practice*. Thousand Oaks, CA: Sage.

Tabak, R. G., Khoong, E. C., Chambers, D. A., & Brownson, R. C. (2012). Bridging research and practice: Models for dissemination and implementation research. *American Journal of Preventive Medicine, 43*(3), 337–350.

Taylor, N., Conner, M., & Lawton, R. (2011). The impact of theory on the effectiveness of worksite physical activity interventions: A meta-analysis and meta-regression. *Health Psychology Review, 6*(1), 33–73.

van Ryn, M., & Heaney, C. A. (1992). What's the use of theory? *Health Education Quarterly, 19*(3), 315–330.

Wallack, L. (1990). Media advocacy: Promoting health through mass communication. In K. Glanz, F. M. Lewis, & B. K. Rimer (Eds.), *Health behavior and health education: Theory, research, and practice.* San Francisco: Jossey-Bass.

Webb, T. L., Joseph, J., Yardley, L., & Michie, S. (2010). Using the Internet to promote health behavior change: A systematic review and meta-analysis of the impact of theoretical basis, use of behavior change techniques, and mode of delivery on efficacy. *Journal of Medical Internet Research, 12*(1), e4.

Weinstein, N. D. (1993). Testing four competing theories of health-protective behavior. *Health Psychology, 12*(4), 324–333.

Weinstein, N. D. (2007). Misleading tests of health behavior theories. *Annals of Behavioral Medicine, 33*(1), 1–10.

Weinstein, N. D., & Rothman, A. J. (2005). Commentary: Revitalizing research on health behavior theories. *Health Education Research, 20*(3), 294–297.

Weinstein, N. D., Sandman, P., & Blalock, S. (2008). The precaution adoption process model. In K. Glanz, B. K. Rimer, & K. Viswanath (Eds.), *Health behavior and health education: Theory, research, and practice* (4th ed., pp. 123–147). San Francisco: Jossey-Bass.

Wilson, E. B. (1952). *An introduction to scientific research.* New York: McGraw-Hill.

Zimbardo, P. G., Ebbesen, E. B., & Maslach, C. (1977). *Influencing attitudes and changing behavior* (2nd ed.). Reading, MA: Addison-Wesley.

第3章
健康行動の生態学的モデル

James F. Sallis
Neville Owen

[キーポイント]
- 生態学的モデルの中心概念を定義する。
- 健康行動の生態学的モデルが、どのように多数の理論を統合できるのか、また、健康行動と介入の効果についての理解を向上させる上で、どのように応用できるかを解説する。
- 健康行動の生態学的モデルの5原則を提示する。
  1. 健康行動はマルチレベルの影響を受ける。
  2. 行動環境は健康行動の重要な決定要因である。
  3. 行動への影響はレベルを超えて相互作用する。
  4. 生態学的モデルは行動特異的でなければならない。
  5. 行動変容にはマルチレベルの介入が最も有効である。
- 生態学的モデルに基づくマルチレベルの介入評価の困難について論じる。

　本章では、まず生態学的モデル ecological model が健康行動に適用されてきた歴史を簡単に振り返った後、本書の第Ⅱ～Ⅴ部で概説されている理論とモデルを統合する枠組みとしてのその意義について論じ、次いで、研究と実践にこのモデルを用いる場合の「原則 principles」を提示します。その後、生態学的モデルの事例として、喫煙コントロールプログラムと運動促進プログラムを取り上げ、そこに、それらの原則がどのように反映されているかを検討した後、最後に、生態学的モデルの長所と限界、そしてその応用に伴う困難について解説します。

1. 生態学的モデルの歴史と背景

　「生態学 ecology」は、生物科学に由来する言葉で、生物と環境の相互関係についての学問を意味しますが、行動科学と公衆衛生学の分野では、物理環境と社会環境（注：後述するように、これらを総称して行動環境 behavioral environment［behavior setting］いうことがあります）と人々との相互作用のあり方を意味する用語として用いられています(Stokols, 1992)。こうした様々な環境影響を考慮するという点で、生態学的モデルは、一般に用いられている行動理論・モデルと大きく異なります。なぜなら、従来の行動理論・モデルは、個人の特性やスキル、そして家族や友人といった身近な存在の影響を強調するものの、コミュニティ、組織、政策と

いった高次レベルの要因の影響については全く考慮されないからです。後述するように，生態学的モデルには，健康行動の理解と介入のための研究や実践をデザインする際に様々なレベル（心理的，組織的，社会的など）の理論やモデルを統合するメタモデル（フレーム）としての意義があります。

　健康行動は，健康によい選択を可能とする環境が存在し，かつ個々人にその行動を行う意欲がある場合に，最も効率的に促進されます（Canadian Public Health Association, 1986）。逆に言えば，そうした支援的環境がなければ，健康教育を行っても，行動促進効果は弱くかつ短期的なものにとどまってしまうことになります。つまり，生態学的モデルの中心的な命題は，健康行動を変えそれを維持させるためには，個人レベル，物理環境レベル，政策レベルなど，"マルチレベル"の介入を組み合わせなければならないということです。

　健康行動についての生態学的な見方は現在では広く支持されており，国内外の公衆衛生プログラムの指針と見なされている数多くの権威ある文書に反映されています。例えば，Healthy People 2020 Goals and Objectives（米国健康福祉局，2010），Institute of Medicine Reports on Health Behaviors（IOM, 2001），Childhood Obesity Prevention Findings and Recommendations（Koplanら，2005），Australian National Preventative Health Strategy（2009），世界保健機関のタバコ規制枠組み条約 Framework Convention on Tobacco Control（WHO, 2003），WHO 食事・運動・健康戦略 WHO Strategy for Diet, Physical Activity and Health（WHO, 2004）などがそうです。そして，こうした生態学的モデルに対する支持の広がりにより，研究者と実践者にとって，①生態学的モデルの特質，長所，短所をよく知ること，②マルチレベルでの行動規定要因や介入効果についてのエビデンスを蓄積することが急務となっています。

生態学的モデルの長所と短所

　本書の他章で扱われている理論・モデルは，そのほとんどが単一のレベルに限局されたもので，"そのレベル内"で要因がどのように行動に影響を与え，介入に役立つかを説明するものです。もちろんそうした理論・モデルも，介入の開発には不可欠であり，それぞれにその有効性を示すエビデンスが存在しますが，そうした単一レベルの理論・モデルだけを用いた研究や介入にはそれゆえの限界があります。生態学的モデルは，マルチレベルで行動を捉えるというその包括性のゆえに，行動の全体像の理解や介入に関しては，単一レベルの理論・モデルよりも優れた結果を期待することができます。しかし，その一方で，生態学的モデルには，各レベル内で最も影響の大きい要因やレベル間での行動への影響の大きさの違いを特定できない，研究デザインや測定が複雑となる，全レベルでの同時介入，特に高次レベルの介入（例：政策変更や環境整備）は常に可能とは限らないといった弱点があります。また，生態学的モデルには，前述したような，他の理論やモデルを取り入れるメタモデルとなり得るという利点がある一方で，目的，行動，対象集団に最も適した理論やモデルをどう選択するかが難しいという問題があります。これらの問題は，単に生態学的モデルの問題ではなく，行動科学全体に関わる問題であり，読者には，こうした問題意識を念頭におきながら，本書全体を読み進めていただきたいと思います。

生態学的モデルの歴史

　表3.1に示したように，公衆衛生学分野では近年多くの生態学的モデルが提案されていますが，これは第4版の3章で解説したように(Sallisら，2002)，その背景には行動科学と社会科学における豊かな概念的伝統があります。環境の役割については，環境への認識 perceptions だけを重視した初期の考え方(Lewin, 1951)から，環境の直接的影響を強調する考え方(Barker, 1968)へと大きくシフトしてきました。初期のモデルは，様々な行動に共通する認知的プロセスを説明する目的で作られものでしたが，最近のモデルは，ある行動に特化されたヘルスプロモーションプログラムの開発に役立つように作られています(例：Cohenら，2000；Fisherら，2004；Flayら，1994；Glanzら2005；Glassら，2006；McLeroyら，1988；Stokols, 1992；Stokolsら，2003；Storyら，2008)。行動に影響する要因とその階層構造には，様々な分類が提案されており，例えば，Bronfenbrenner(1979)のマイクロシステム micro-system，メゾシステム meso-system，外部システム exo-system という分類，McLeroyたちの5段階分類(個人内部，個人間，組織，コミュニティ，政策)といったものがあります(McLeroyら，1988)。表3.1の前半は，主として行動を説明するためのモデルを，後半は主として介入法を開発するために作られたモデルを示しています。この中には，多様な健康行動に適用できるようにデザインされたものもありますが(Cohenら，2000；Glassら，2006；Lohrmann, 2010；Stokols, 1992；Stokolsら，2003)，それ以外のモデルは，特定の行動のために特化してデザインされています(Fisherら，2004；Flayら，1994；Glanzら，2005；Storyら，2008)。

　最近では，1つの健康行動に対してのみではなく，複数の健康行動やいくつかの環境特性をターゲットとした生態学的モデルが開発される傾向にあります。例えば，Ogilvieら(2011)のモデルは，ウォーキングやサイクリングのために必要なインフラを明確にする目的，Sugiyamaら(2012)のモデルは，ウォーキングに適したルートと環境の特性をさらに明確にする目的で作られたものです。座位行動 sedentary behavior(座位姿勢を続けること)のマルチレベルモデルは，座位行動は運動不足とは質の異なる行動であり，特有の原因と結果を伴うとの考え方に基づいています(Owenら，2011)。生態学的モデルは，このように多様な行動に特化して用いることができるという意味で，包括性だけではなく，実用性，適応性にも優れていると言えます。

　このように生態学的モデルの有用性は広く認められており，包括的なマルチレベル介入をデザインするためのモデルとして広く使われるようになっています。そして少なくとも，米国とオランダでは，ヘルスプロモーションプログラムの基本的枠組みとして認められています(Kokら，2008)。しかし，Goldenら(2012)が，過去20年間にHealth Education & Behavior誌に掲載されたヘルスプロモーションプログラムに関する157論文について，介入の対象とされた生態学的レベルを検討したところ，高次レベル(組織，コミュニティ，政策)の要因よりも，個人や対人関係レベルの要因を対象とした研究がはるかに多いことが明らかになりました。タバココントロール，HIV/AIDS，肥満などのような重大な公衆衛生上の問題における生態学的視点の重要性は一般に認められてはいますが，全体的に見ると，研究と実践における生態学的モデルの用いられ方は，必ずしも「生態学的」という言葉に見合ったものではないのが現状です。

　なお，本章では，生態学的"理論"ではなく，生態学的"モデル"，"フレームワーク"，"視点(観点)"という表現をあえて用いていますが，それは，生態学的モデルは，影響要因と介入をマ

表 3.1　過去および現代の生態学的モデル

研究者・モデル	中心的概念
[主として行動を説明するためにデザインされたモデル]	
Lewin(1951)：生態学的心理学 ecological psychology	外部環境が人に及ぼす影響に関する学問
Barker(1968)：環境的心理学 environmental psychology	行動のセッティングとは，行動が起こる社会的・物理的状況(場)のこと。人の行動は，その人の特性よりも，その人が置かれている状況によって，より正確に予測できるとする。
Moos(1980)：社会生態学 social ecology	環境要因を，①物理的状況：自然環境(天候など)や建造環境(建物など)，②組織的状況：職場や学校の規模と機能，③文化的状況：環境内部における人々の社会文化的特性，④社会風土：特定の行動に対する社会の態度，の4つのカテゴリーに分類
Bronfenbrenner(1979)：システム理論 systems theory	環境的影響を以下の3つのレベルに分類：①マイクロシステム：家族や職場の同僚との"相互作用"で成立するシステム，②メゾシステム：家族，学校，職場など物理的な環境，③外部システム：経済，文化，政策などの社会システム
Glass ら(2006)：生態社会モデル ecosocial model	生物システムと社会システムの内部における行動影響要因を階層化。影響には，社会的および物理的次元がある。構造的要因は機会(チャンス)と制約を与え，生物学的プロセスが行動の表出を調整する。
[主として行動介入プログラムの開発のためにデザインされたモデル]	
Skinner(1953)：オペラント学習理論 operant learning theory	初期のモデルは，「環境→行動」で，環境中の強化因子ときっかけが行動を直接左右するとしていた。近年，Hovell ら(2002)が行動生態学的モデルを提唱したが，これは多くを Skinner に負っている。
Bandura(1986)：社会的認知理論 social cognitive theories	行動に対する環境要因と個人的要因の影響を提唱した。主として社会的環境に重きが置かれ，物理的環境やコミュニティ，組織の環境にはほとんど触れていない(第9章参照)。
McLeroy ら(1988)：健康行動の生態学的モデル ecological model of health behavior	健康行動に影響を与える要因として，個人内部要因，個人間(対人的)要因，組織的要因，コミュニティ的要因，公共政策の5つをあげた。
Stokols(1992, 2003)：ヘルスプロモーションのための社会的生態学 social ecology model for health promotion	以下の4つの仮説に基づくモデル：①健康行動は，物理環境，社会環境，個人の特性に影響を受ける，②環境は，例えば社会的/物理的，実在的/知覚的など多次元から成る，③人と環境との相互作用は，個人，家族，文化的集団，全人口など様々なレベルで生じる，④人々の行動は自らが存在するセッティング(場，状況)に影響を与え，変化したセッティングは逆に人々の健康行動に影響を与える。
Cohen ら(2000)：構造的-生態学的モデル structural-ecological model	構造的影響を以下の4つに分類：①入手できる製品の質(健康に有益，あるいは有害)，②物理的構造(あるいは，製品の物理的特徴)，③社会構造と政策，④メディアと文化
Flay ら(1994)：三相的影響理論 theory of triadic influence	遺伝子と環境がすべての行動を決定するとする。行動に及ぼす影響を，個人内的，社会的，社会文化的要因に分類
Glanz ら(2005)：社会食物環境モデル model of community food environments	食行動 eating behavior に影響する主要な構成概念(例：栄養についての情報，入手しやすさ，価格，配置，宣伝)を提案している。レストランや食料品店などに適用
Fisher ら(2005)：自己管理モデル self-management model	健康の自己管理は，個人のスキルと選択によるが，それはコミュニティの物理的・政策的環境や社会環境から得られるサポートの影響を受けるとする。

(つづく)

表3.1 （つづき）

研究者・モデル	中心的概念
Lohrmann（2010）	学校における健康教育プログラムの生態学的モデルを提唱。個人内部要因，個人間（対人的）要因，組織的要因，コミュニティ的要因，公共政策の複雑な相互作用を強調している。
Ogilvieら（2011）	ウォーキングとサイクリングのためのインフラの改善に特化した生態学的モデルを提唱。このモデルを用いれば，環境変化の行動に及ぼす影響に関する現行の諸理論を，多様で複雑な介入のセッティングの中で検証することができる。
Sugiyamaら（2012）	目的地（例：近さ，特徴）とルートの特性（歩道，美観，交通，安全性）の観点からレクリエーショナル歩行に対する物理的環境要因を分類することによって，環境影響の特異性の原則を拡張した。
Owenら（2011）	新たに明らかにされた健康上のリスク，すなわち座位行動 sedentary behavior（長時間座っている生活のことで，運動不足とは異なる）に対応するために，生活の活動性について4つの領域（図3.1参照）からなる生態学的モデルを改良することによって，行動特異的な生態学的モデルの原則を拡張した。

ルチレベルで考える上でのガイドのようなものであり，行動理論のような"構成概念 construct"を含まないからです。生態学的モデルが特異性を欠くことは弱点だとも考えられますが，それは特定の行動に特化したモデルの開発を可能とする柔軟性を持つという意味では強みでもあります。以下，健康行動に対して生態学的モデルを適用する場合の基本的原則 principle をまとめてみました。

2. 健康行動に対する生態学的観点：5つの原則

原則1：健康行動はマルチレベルの影響を受ける

　生態学的モデルでは，健康行動は，個人内部，個人間，組織，コミュニティ，公共政策など，マルチレベルの要因の影響を受けるが，各レベルの要因の相対的な影響の大きさは，目標とする行動や状況によって異なると考えます。社会的要因や物理的環境要因も，例えば組織レベルとコミュニティレベルなど，複数のレベルにまたがることがあります。こうしたマルチレベルの影響を考慮することが，従来の行動理論（レベルは1つもしくは2つまで）との大きな違いです。

原則2：環境は健康行動の重要な決定要因である

　環境心理学では（Wicker, 1979），人々の行動は，個々人の特性よりも，人々が置かれている状況からより正確に予測することができると考えます。社会的要因と物理的環境要因を取り入れることが，生態学的モデルの決定的な特徴です。「行動環境 behavioral environment」

(Barker, 1968)とは，行動が生じる社会環境，物理環境を総称する用語で，生態学的モデルでは，行動環境への介入を重視します。Wickerが(1979, p.4)，「"行動環境"の重要性は，特定の行動を促進もしくは強制する一方，他の行動を抑制もしくは抑止することによって，行動の範囲を制限することにある」と述べているように，行動環境は，健康行動の個人的あるいは個人間（対人的）決定要因に影響を与えます。

原則3：行動への影響はレベルを超えて相互作用する

「影響の相互作用 interaction of influence」とは，種々の要因が一緒に作用することを意味し，直接的には統計学的相互作用を意味するものではありませんが，レベル間での要因の関係については，相互作用（交互作用）あるいは修飾効果として統計学的にも検討することができます。例えば，ファーストフード店（環境要因）の前を通り過ぎる時に，体重を減らそうという強い動機（個人的要因）を持った人は，動機の弱い人とは異なる反応を示すと想定されます。これは，環境要因と個人的要因の相互作用の例です。また，医師のカウンセリング，定期的に運動すれば保険料が割引されるというインセンティブ，歩道の整備といったマルチレベルでの条件が整えば，運動を促進する教育には相当の効果が期待できるはずです。ただ，生態学的モデルは，マルチレベルである上に，各レベルに多数の要因が想定されるため，どの相互作用が最も重要かを見極めることは容易ではありません。このようなレベルを超えた相互作用に関する理解を深めることが今後の研究の課題です。

原則4：生態学的モデルは行動特異的でなければならない

生態学的モデルは，特定の健康行動の研究と介入に特化して用いた場合に，その有用性が最も高まるように思われます。環境要因と政策要因は，しばしば特定の行動に特化されます。例えば，ナイトクラブでのコンドーム配布は，食行動とは無関係で，サイクリング専用道路の整備は，飲酒行動とは無関係で，食糧補助に関する政策は，日焼け止め行動とは無関係です。これに対し，自己効力感や結果期待 outcome expectation などの個人あるいは個人間レベルの理論の構成概念は，多くの行動に当てはまります。それぞれの行動に固有の環境要因と政策要因を明らかにすることは，生態学的モデルの開発おいて非常に重要となります。なぜなら，ある行動（例：ジョギングを推奨すること）に関する環境要因と政策要因は，一見似ている行動（例：職場まで歩くこと）にも必ずしも当てはまらないからです。

原則5：行動変容にはマルチレベルの介入が最も有効である

単一レベルの介入よりもマルチレベルの介入のほうが優れていることは，"原則1"（健康行動はマルチレベルの影響を受ける）から自然と導かれる原則です。個人だけを対象とし，短期的でわずかな効果しかなかったような介入研究の例は枚挙にいとまがありません。信念と行動スキルを変えるような個人レベルの教育的介入は，政策や環境レベルでの支援があるときに，より大きく持続的な効果を期待することができます。同じように，環境レベルの変化だけでは，行動を変えるには必ずしも十分ではありません。例えば，コンビニエンスストアに置く果物や野

菜の量を増やしても，価格政策や健康な食事を促進するキャンペーンが伴わなければ，効果はほとんど期待できません。個人レベルでは，強力な介入ができるため，プログラム参加者にはある程度の効果が期待できますが，その行動を支援する環境や政策がなければ，せっかくの変化も一時的なものにとどまってしまいます。逆に，たとえ個々人の変化は小さなものであっても，高次レベル（組織，環境，政策）での変化を起こすことができれば，多くの人々に持続的な影響を与えることができます。

3. 健康行動への生態学的モデルの適用

本節では，健康行動の理解と介入への生態学的モデルの適用について解説します。まず，喫煙，次に，身体活動と座位行動に関する包括的なマルチレベルの介入から得られた教訓について触れ，これらの研究の中にどのように生態学的モデルの"原則"が反映されているかを見て行きます。

タバココントロールにおける生態学的モデル

数十年に及ぶタバココントロールの取り組みは画期的な成功をおさめ，いくつかの先進国では喫煙率が20％以下にまで低下しました。タバココントロールの取り組みに対する系統的研究の結果，医療機関における禁煙プログラムの広汎な普及，マスメディアキャンペーン，喫煙場所に関する法的規制，タバコ価格の引き上げという経済的措置，そしてこれらを組み合わせた包括的でマルチレベルのプログラムが有効な要因であったことが明らかになっています（Borland ら，2010；Mercer ら，2003）。こうしたタバココントロールの経験は，上記の"原則5"（行動変容にはマルチレベルの介入が最も有効である）を強く支持するものです。

タバココントロールは，決して他の健康行動にそのまま適用できるものではありませんが，ヘルスプロモーションプログラムを，個人レベルのアプローチから，もっと幅広い，環境や政策を含めたマルチレベルのアプローチに変えることの有効性を示す強力な事例となっています（Fisher ら，2004）。タバココントロールに関する集団規模の取り組みは，公共教育やマスメディアでの反タバコキャンペーンなどの個々の喫煙者をターゲットとしたプログラムによって始まり，これによって，タバコの依存性に関する知識が人々の間に広まりました。そして，タバコ産業がタバコの依存性を高める操作をしているという情報や，受動喫煙の有害性に関する情報が広く行き渡るにつれて，職場の禁煙化を含めた公的措置が大きく広がっていきました。また，タバコ産業が特に青少年に的をしぼって喫煙を促進させようとしていたことが明るみに出たことで，タバコ産業の広告に対する規制も進みました（Green ら，2006）。このように，もともと個人レベルでの教育を目的としたマスメディアによる介入が，政策の変化を促していったわけですが，これは"原則3"（行動への影響はレベルを超えて相互作用する）に該当します。

タバココントロールの新たな取り組みが社会的に受け入れられるようになり，それに伴って，タバコ増税やタバコ自動販売機の制限，職場や飲食店の禁煙化のような，多数の人々に影響を与える政策的・環境的介入が法的に規定されるようになっていきました（"原則2"：環境は健康行動の重要な決定要因である）。そして，それに合わせて教育キャンペーンが強化されたこ

と，喫煙のデノーマライゼーション（非正規化＝正常な行動とみなさないこと）が進んだこと，そしてタバコ産業の欺瞞が明るみに出たことが，政策変更を後押ししました（"原則5"：行動変容にはマルチレベルの介入が最も有効である）。

これらの健康行動の生態学的モデルの原則に一致する形で，Borlandら（2010）は，喫煙の社会的生態を検討する上での枠組みについて論じ，非合法ではなくても依存性の強い物質の販売規制に適した戦略として，タバコの値上げ，喫煙の禁止，販売制限などの規制的措置の重要性を強調しています。

このように，タバココントロールは，生態学的モデルの有効性について多くの教訓をもたらしましたが，残念ながら他の健康行動への対策について，直接のモデルを提供するものではありません。例えば，食品，テレビゲーム，自動車など，肥満の増加に寄与しているように思われる産業は，タバコ産業のように，完全な悪者扱いされることはまずあり得ないため，タバコとは異なるアプローチが必要となります（Sallisら，2012）。しかしそれでも，タバココントロールは，極めて大規模かつ長期間にわたる健康行動変容をもたらした包括的アプローチのモデルであり，マルチレベルの介入の役割の重要性を明確に示すものです。タバココントロールは，多くの国々で成果をあげ，他の健康行動に以下の3つの重要な教訓をもたらしています（Greenら，2006）。

・個人あるいはグループをターゲットとした教育や動機付けだけでは，大規模な行動変容を起こすことはできない。
・行動や集団のタイプによっては，あるレベルの介入が特に強い影響を持つことがある。タバココントロールでは，価格政策がそれに当たる。
・その行動がいかに深刻な健康影響をもたらし，かつそれがよく知られていても，社会規範が大きく変化し，環境的，政策的取り組みへの支持が広がるまでには何十年もかかる。

身体活動と座位行動と生態学的モデル

身体活動 physical activity の分野では，まず環境要因の重要性が広く認識されるようになり，その後，行動に特化した生態学的モデルの開発と検証へと発展してきました。本節では，身体活動の生態学的モデルを論じますが，併せて，モデルの評価や介入の開発における最近の進歩について解説します。

■マルチレベルの介入とマルチセクターのアプローチ

Lancet Physical Activity Series において，Leeら（2012）は，あらゆる所得レベルの国々で，身体活動の不足が非感染性疾患 noncommunicable disease（NCD）の主な原因になっており，年間500万人以上もの死亡をもたらしていると述べています。また，Baumanら（2012）は，①人々が運動をする理由，しない理由の包括的理解が，エビデンスに基づくマルチレベル介入の立案に役立つこと，②身体活動の不足に影響する多くの要因を同時にターゲットするプログラムが最も有効であることを指摘し（"原則1"：健康行動はマルチレベルの影響を受ける），さらに，③人々の運動環境を視野に含む生態学的モデルが適切なモデルであること，そして，④従来健康とは関係がないと思われてきた部門，つまり，都市計画，交通，公園や道路，建築物などの

環境を管轄する部門や，教育部門などとの連携が重要であると論じています（"原則2"：環境は健康行動の重要な決定要因である）。

■身体活動の生態学的モデル

身体活動に特化したいくつかの生態学的モデルが報告されており，その中にはラテンアメリカで開発されたものもあります（Matsudoら，2004）。図3.1は，公衆衛生，行動科学，交通と都市計画，政策研究と経済学，レジャー科学などの諸分野からの知見と概念をまとめたものです（Sallisら，2006）。この図では，マルチレベルの要因が，「玉ねぎ」型の層構造で示されていますが，ここに3つの重要な特徴を指摘することができます。その第1は，このモデルでは身体活動を，積極的な移動，職業上の活動，家庭内での活動，積極的なレクリエーションという4つの領域に区分していることです（網かけの部分）。これは，"原則4"（生態学的モデルは行動特異的でなければならない）を反映したものです。第2は，関連する要因の中には，行動が起こる場（セッティング）とは直接の関係がないものが含まれていることです。例えば，情報環境や医療の場でのカウンセリングなどがそうです。そして第3は，社会環境がマルチレベルで作用することです。こうした生態学的モデルを，それぞれの身体活動（例：徒歩登校，公園の利用）や特定の人口集団（例：貧困層，農村の住民）について作成することができます。

■低身体活動に関する生態学的モデル

図3.1に示したモデルを，低身体活動 physical inactivity に適用したモデルが開発されています（Owenら，2011）。最近の研究によって，過度の座位行動 sedentary behavior（＝座っている時間が長過ぎること。運動量が少な過ぎるということではない）が，2型糖尿病，心血管系疾患，乳がん，大腸がんなどのリスクを高めることが明らかにされています（Owen，2012）。座位行動に関連する要因についての研究はまだ多くありませんが，オーストラリアにおける研究からは，歩きやすい地域に住んでいる女性では，歩きにくい地域に住んでいる女性に比べて，テレビ視聴時間が短いことが示されています（Sugiyamaら，2007，Dingら，2012）。

■生態学的モデルを支持する実証的エビデンスの必要性

生態学的モデルは，身体活動の研究や介入に広く用いられてきましたが，生態学的モデルの原則 principle を実証的に検証することが大切です。例えば，Baumanら（2012）は，文献を系統的にレビューし，あらゆる生態学的レベルの要因が身体活動と関連することを報告していますが，これは"原則1"（健康行動はマルチレベルの影響を受ける）を支持するものです。以下，生態学的モデルの原則を評価した研究の事例を見ていくことにしましょう。

健康行動はマルチレベルの影響を受けることを理解する

個人的要因，社会要因，環境要因の身体活動に対する相対的影響の大きさの違いを比較検証した研究は非常に数が限られていますが，初期に行われた研究では，歩道の存在や散歩の目的となるような場所の有無といった建造環境要因 built environment factor は，関連が小さいことが報告されています（De Bourdeaudhuijら，2003；Giles-Cortiら，2002）。これに対し，オーストラリアの研究では，建造環境要因は，転居の理由などの個人的要因を調整した後でも，"移

3．健康行動への生態学的モデルの適用　47

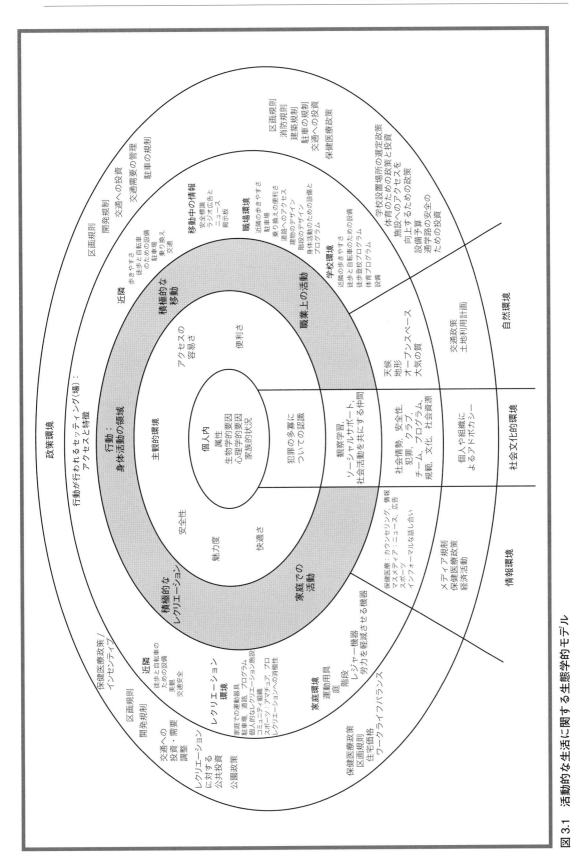

図 3.1 活動的な生活に関する生態学的モデル
出典：J. F. Sallis, R. B. Cervero, W. Ascher, K. A. Henderson, M. K. Kraft, and J. Kerr (2006). "An Ecological Approach to Creating Active Living Communities." *Annual Review of Public Health*, 27, 297-322. Annual Review of Public Health の許可を得て転載.

動のための歩行 walking for transport"と強い関連を示しました（Owen ら，2007）。また，米国の研究では，総身体活動量は，個人的要因（年齢，性別，自己効力感）と物理的環境要因とは有意な相関が認められましたが，他の社会要因との相関は認められていません（Saelens ら，2012）。この研究で興味深いのは，建造環境の客観的指標の1つである店舗床面積比 retail floor area ratio（区画面積に対する店舗の床面積の比率）と総身体活動量の間に，性別と同じほどの強い相関が認められたことです。店舗床面積比を変数に用いた研究はほとんどありませんが，この比が大きいということは，駐車スペースが小さく，客が歩道から直接店に入ることが多いことを，比が小さいということは，駐車スペースが大きく，客が店に車で乗り付けることが多いことを意味すると考えられます。つまり，この変数には，人々が買い物に関係して歩行する程度が反映されているということです。

"原則2"（環境は健康行動の重要な決定要因である）に関する研究は，地理情報システム（GIS）の活用で，環境条件の客観的測定が可能となったことによって，近年大きな進歩が見られています。環境測定は，生態学的モデルの身体活動への応用を発展させる上で極めて重要です。都市計画には，「歩きやすさ walkability」という概念がありますが，これは，地域住民が自宅から商店や学校のような日常的な外出先までを歩きやすくするためのデザインのことです。"歩きやすさ"に関する研究は，GISを用いて，居住密度，土地利用状況（例：住宅，商店，公共施設の位置関係），道路のつながり方（道路がつながっていれば，歩行者が通ることができる），店舗床面積比など，歩きやすさに関わる多様な要因を測定することによって発展してきました（Frank ら，2010）。またGISの活用によって，地域全体の歩きやすさに関する評価やマッピングが可能になり，特定の地区の改善を目的とした計画を作ることが可能となってきました。

生態学的レベル間の相互作用を探求する

"原則3"（行動への影響はレベルを超えて相互作用する）は重要です。なぜなら，レベルを超えた要因間の相互作用を理解することによって，効果的な介入のデザインが可能となるからです。レベル間の相互作用に関する研究は，最近盛んになりつつありますが，参加者の特性によっては異なった相互作用が生じる可能性があることに注意が必要です。例えば，米国で行われた研究では，20～65歳の成人における総身体活動量や"移動のための歩行 walking for transport"に関しては，心理社会的要因と環境要因の間に有意な相互作用はほとんど認められず，"レジャーのための歩行 walking for leisure"についても，結果はほぼ同じでした（Ding ら，2012）。しかし，66歳以上の成人では，総身体活動量や"移動のための歩行"，"レジャーのための歩行"に関して，心理社会的要因と環境要因の間に相互作用が認められました（Carlson ら，2012）。つまり，高齢者にとっては，歩きやすい，歩道がある，近くに公園がある，景色の美しいところがあるといった支援的な環境要因が，ソーシャルサポートや自己効力感といった心理社会的要因とともに重要と思われるということです。言い換えれば，高齢者においては環境レベルと個人レベルの介入の組み合わせが有効であることが推測されますが，それを確実な知見とするためにさらなる研究が求められます。

研究デザインを改良する：前向きの準実験的研究

　生態学的モデルに基づく，建造環境と身体活動に関する研究は，横断的研究に偏っているという批判があります。また，歩くことが好きな人は，歩きやすい環境のある土地に住む傾向が高いでしょうから，自己選択バイアス self-selection bias の可能性もあります。文献的には，自己選択バイアスは，居住地域の環境と身体活動との関連のすべてを説明するほど強い交絡要因ではないことが指摘されていますが(Caoら，2009)，より因果関係に近いエビデンスを得るには，より強力な研究デザインを使う必要があります。例えば，最近の前向き研究(コホート研究) prospective study では，身体活動や座位行動 sedentary behavior と環境要因との間に関連が報告されており，Shimuraら(2012)は，4年以上にわたる前向き研究の結果，歩行環境が整備された地域では，整備されていない地域に比べ，"移動のための歩行"をする中高年者の減少の度合いが小さかったと報告しています。Dingら(2012)も，同じコホート研究から，オーストラリア成人のテレビ視聴時間の変化について，周辺の歩行環境と個人レベルの特性との間に相互作用が認められたことを報告しています。

■オーストラリア，パースでの RESIDE プロジェクト

　この領域での最も野心的な前向き研究は，オーストラリアのパースで実施された RESIDE プロジェクトで，「歩きやすい地域デザイン walkable community design」の考え方と一致する「住みやすい地域づくり政策 livable neighborhood policy」を評価するために行われたものです(Giles-Cortiら，2013)。この研究は，約1400人の成人について，新しい居住地域へ転居する前と転居1年後の時点での比較調査で，"住みやすい地域づくり政策"のもとに建設された地域と，歩行に適さない昔ながらの自動車優先の政策のもとに建設された地域とに分けて比較されました(準実験的研究デザイン quasi-experimental design)。転居による居住環境の変化については，自己申告と客観的な方法の2通りの方法で評価され，その結果，"転居前"と"転居後"の居住環境の変化は，いずれの居住地域でも，移動とレジャーのための歩行量の変化と有意に関連し，新しい居住地における食料品店，洋装店，図書館など，それぞれの新たな行先への"移動のための歩行"時間が，住民1人当たり1週間で約6分長くなり，公園やヘルスクラブなどの新たなレクリエーション施設への"レジャーのための歩行"時間が住民1人当たり1週間で約17分長くなったことが明らかになりました。これらの結果は，居住地域の環境が身体活動を促す力を持つというこれまでの多くの観察的横断研究の知見をサポートするものですが(Baumanら，2012；Mumfordら，2011)，政策の異なる地域間で差が見られなかったことは，"住みやすい地域づくり政策"を実施しても，その地域で様々な施設がすべて完成するまでには数年かかるため，完全な評価が可能となるには，何年間も追跡する必要があるという問題を示唆しています。

国際的な研究からの教訓

　環境要因を含めた生態学的研究の抱える1つの問題は，1つの国の中だけで行われる研究では，社会要因，環境要因，政策要因に多様性が小さ過ぎることです(Giles-Cortiら，2002；Kerr

ら，2013）。例えば，米国の都市では，"移動のための歩行 walking for transport"に対するソーシャルサポートは一般に乏しく，歩きやすい地域もほとんどないのが現状で，住民をランダムに選んでも，自力（徒歩や自転車）で移動する成人は極めて少ないと思われます。対照的に，ヨーロッパの多くの都市では，自力で移動する人々のための様々なソーシャルサポートがあり，歩きにくい地域はほとんどなく，住民をランダムに選んでも，自力（徒歩や自転車）で移動することにネガティブな人々はほとんどいないと思われます。つまり，1つの地域内では，公園資源や土地区画法に関連した政策はほぼ均一で，そうした環境要因と身体活動の関連に関する仮説を検証することはできません。したがって，環境要因や政策要因の効果を評価しようと思えば，そうした要因に多様性を持たせるように研究をデザインしなければなりませんが，その1つの方法が，国際的な比較研究を実施することです。

　Sallis ら（2009）は，主観的環境要因 perceived environmental factor（自分の置かれた環境についての認識）と総身体活動量との関連を検証するために，環境的に多様な11か国のデータを統合した相関研究を実施しています。その結果，7つの主観的環境要因のうちの5つが身体活動ガイドラインを満たす運動量と有意な関連を示し，国際的に認められている，複合的土地利用 mixed land use，歩道，公園への往来といった建造環境要因との関連も認められました（Sallis ら，2009）。この研究では，1か国内の研究で認められていたものよりも強い関連が認められましたが，それは多数の国々の間では，1か国内よりも環境要因の多様性が大きいことによるものです。

　一方，米国，オーストラリア，ベルギーのデータを用いた一連の研究では，成人のレクリエーション的身体活動（Van Dyke ら，2013），移動のための歩行や自転車使用（Van Dyke ら，2012b），座位時間（Van Dyke ら，2012a），レジャー活動などの身体活動は主観的環境要因と関連すること，そしてその関連は心理社会的要因による修飾を受けることが明らかにされています（Van Dyke ら，2014）。この一連の研究では，身体活動関係のアウトカムと主観的環境要因との関連の強さは，米国とオーストラリアではほぼ同等でしたが，ベルギーでは異なっていました。例えば，Van Dyke ら（2013）は，米国，オーストラリアでは，レクリエーショナル歩行親和指数とレジャー時身体活動親和指数は，それぞれレクリエーショナル歩行 recreational walking，レジャー時身体活動 leisure-time physical activity と正の相関をすることを見出しましたが，ベルギーでは相関は認められませんでした。このように，この研究では3か国間に環境要因の意義に重要な違いがあることを明らかになりましたが，それも生態学的モデルに基づいたことによるものです。

身体活動介入に用いられる生態学的モデル

　生態学的モデルは，明示的でない場合もありますが，6か国の身体活動増進計画をまとめた論文に示されているように，多くの身体活動介入プログラムの立案に用いられています（Bornstein ら，2009）。この6か国の国家計画では，生態学的モデルに基づいてマルチレベルの介入を推奨しており，環境的戦略と政策の戦略を重視し，社会の様々なセクターを介入の対象としています（例：教育，医療，交通，公園）。コミュニティをベースとする身体活動介入プログラムでは，生態学的モデルの使用はごく普通となっており，例えば，米国全土25のコミュニティ（ほとんどが低所得か少数民族のコミュニティ）で介入プログラムを展開している Active Living by Design がその例です(Borsら，2009)。このプログラムは「5P」モデルに基づいて，各コミュニティで，関係者による連携 coalition が構築されています。「5P」とは，準備 preparation(パートナーシップの確立)，促進 promotion(意識と知識の変革)，プログラム program(個人もしくは組織を対象)，政策 policy(通常は組織または地方自治体レベル)，物理的プロジェクト physical project(建造環境)の頭文字をとったもので，マルチレベルのアプローチを意味しています。

　マルチレベルの介入の評価の難しさは，自転車に関する研究によく示されています。交通研究 transportation research による2つの最近のレビュー論文において，自転車専用レーン，自転車道，駐輪場，輪行(公共交通機関で自転車を運ぶこと)，レンタル自転車，信号，教育・宣伝，インセンティブ，自転車と自動車の衝突事故に対する罰則強化などの自転車政策の効果が評価されていますが，こうした政策が自転車利用率を増やすという明確なエビデンスはほとんど認められないと結論されています(Pucherら，2010；Yangら，2010)。しかし，世界の約20都市において，多様で長期にわたる自転車施策の実施前後での，自転車利用に関する未公表のデータを集めて分析したPucherら(2010)の研究では，ほぼすべての都市で，施策の実施によって，自転車利用の顕著な増加が認められており，それは元々の自転車利用率が1%でも，20%でも同じでした。これらの事例研究は，ランダム化されておらず，また，都市名も公表されていないため，その解釈には注意が必要ですが，少なくとも言えることは，(単一レベルの介入は一般には無効ですが)，マルチレベルの介入には有効性を示すエビデンスが存在するということであり，"原則5"(行動変容にはマルチレベルの介入が最も有効である)を支持するものとなっています。ただ，単一レベルの介入とマルチレベルの介入とを比較した研究がないため，"原則5"については，まだ十分な検証ができていないのが現状です。

4. 生態学的モデルへの批判

長所と限界

　ここ数十年間，生態学的モデルは，ヘルスプロモーション活動の中心的位置を占めてきました。健康に関わるグループや行政機関では，重要な健康問題の解決に，マルチレベルの介入を用いることが次第に増えつつあります。タバコ対策の成功も一役買って，肥満問題の解決にも，身体活動や食習慣の向上を促す環境整備や政策を含むマルチレベルの介入の効果が期待されており，米国医学研究所 Institute of Medicine(2001)，Koplanら(2005)，WHO(2004)は，政策と環境の変化による肥満問題の解決策を提案しています。このように生態学的モデルへの期待が高まる中で，その長所と短所をしっかり検討する必要が生じています。なぜなら，生態学的モデルへの期待が大きくなったとは言え，マルチレベルの介入の利点と限界の理解，生態学的モデルから生じた仮説の検証，生態学的モデルに基づく研究や実践に用いられる概念や方法の改良などの必要性が減じるわけではないからです。

　生態学的モデルの大きな長所は，マルチレベルの要因に焦点を当てることで，介入方法の選択の幅が大きく広がることです。個人レベルにのみ限局されたプログラムとは異なり，政策レ

ベルと環境レベルでの変化は，事実上すべての人々に影響を及ぼすことができ，また，行動変容の持続を可能とする物理的・社会的環境を創出する効果があります。これらは，個人レベルでの介入では困難なことです。ただこうしたマルチレベルでの介入の効果は，単一レベルの介入効果との直接的な比較検証が行われているわけではないことに留意しておく必要があります。

　一方，生態学的モデルの弱点は，特定の要因の影響の大きさについての仮説検定ができないため，介入のデザインにおいて，どれが必須の要因なのかを見極めるのが難しいことです。しかし，図3.1にあるように，行動に影響する要因が明確なモデルもあります。もう1つの弱点は，ある行動に特化されたモデルであっても，各レベルで要因がどのように作用するのか，あるいは，要因がレベル間でどのように相互作用するのかについての情報が不足していることです。これとは対照的に，健康行動に関する個人レベルの理論やモデル（心理社会的理論）では，構成概念と，その構成概念が行動に影響を与えると想定されるメカニズムが明示されています（本書第Ⅱ部を参照）。したがって，生態学的モデルを介入に用いる場合には，仮説検証ができ，かつ介入デザインの枠組みとなるような優れたモデルをいかに開発するかが大きな課題となります。マルチレベルで同時に介入することは，予算面のみならず，環境整備や政策の変更など，研究者の権限を超えた問題のために，実施が困難な場合が少なくありません。しかし，一部のレベルでしか介入ができない場合でも，生態学的モデルを用いて，その行動に関わる要因の多層的で総合的な体系の中にその介入を位置付けることによって，その可能性と限界を俯瞰することができます。

"原則"の検証の進展

　身体活動に関する項で述べたように，ここ数年の間に，一部の行動については，生態学的モデルのほとんどの"原則 principle"に対する実証的な検証が進んできました。"原則1"については，多くの領域で，健康行動への影響は（少なくとも健康行動との関連は）マルチレベルであることが示されています。生態学的モデルに基づく研究では多くの場合，環境要因を含んでおり，環境的背景は健康行動の重要な決定要因であるという"原則2"を支持するものとなっています。"原則1"と"原則2"が正しければ，マルチレベルモデルの必要性も自明であり，研究と介入をデザインする際には，個人レベル以外に，組織レベル，建造環境レベル，政策レベルの影響を考慮しなければならないことになり，また，他の理論とモデルを生態学的モデルに組み込むことも正当化されます。

　"原則3"（行動への影響はレベルを超えて相互作用する）は，身体活動の分野では，まだ本格的なエビデンスは得られていません（Carlsonら，2012；Dingら，2012）。相互作用の仮説（要因がレベル間でどのように影響し合うかに関する仮説）は，効果的なマルチレベルの介入をデザインする上で非常に重要ですが，まだ作られておらず，レベルを超えた相互作用については，今後のさらなる研究が望まれます。少なくとも身体活動の分野では，"原則4"（生態学的モデルは行動特異的でなければならない）は強く支持されており，心理社会的要因とレジャー時身体活動との関連や，レジャーのための身体活動と移動のための身体活動とでは，環境との関連性が異なるということについては，十分なエビデンスが存在します（Baumanら，2012；Saelensら，2008；Sugiyamaら，2012）。"原則5"（行動変容にはマルチレベルの介入が最も有効である）は，最も重要でありながら，最もエビデンスの乏しい原則です。生態学的モデルは，行動変

容力が最も強いと考えられるにもかかわらず，先に述べた自転車利用への介入の事例で示されたように，エビデンスはまだすべて状況証拠の段階にとどまっています(Pucherら，2010)。マルチレベルの介入が効果的であることを示すだけでは不十分であり，単一レベルの介入とマルチレベルの介入の比較が必要ですが，その複雑性が大きな課題です。

生態学的モデルの応用と評価の課題

　生態学的モデルの"原則"が示すように，行動は，個人，社会，コミュニティなどマルチレベルの要因の複雑な作用を受けますが，これを実験的デザインで検証するのは困難です。なぜなら，一般に実験的研究では，文脈を無視して，アウトカムに対する1つの要因のみの効果が評価されるため，要因間の相互作用を前提とする生態学的考え方とは，根本的に発想が異なるからです。しかし，最近では，それを補うために，頑健な分析的手法の活用が進んでいます(Bullら，2006)。例えば，小児喘息の管理方法を改善するために，個人，コミュニティ，社会レベルの要因に介入した，コミュニティコホートを用いた介入プログラムがあります(Fisherら，2004)。このプログラムでは，構造方程式モデリング structural equation modeling を用いた非ランダム化デザインが用いられ，その結果，喘息に対する両親の態度といった個人レベルの要因は，子どもの医療機関受診と関連し，喘息サポーター(非医療職)や喘息管理講習会といったソーシャルサポートは，救急治療室や病院での治療の減少と関連することが明らかとなりました。この結果は，マルチレベル介入から妥当なアウトカムが得られることを示すものです。

　生態学的モデルに基づいた研究は，当然ながら，単一レベルでの行動研究よりも複雑になります。マルチレベルでの要因の測定法の開発，データ収集，様々な専門領域の研究者からなる研究チームを編成する必要性，マルチレベルの介入の開発と実施，より高度な統計学的戦略を用いる必要性，これらはすべて生態学的モデルに用いる研究者やプログラム評価者に難しい課題を投げかけています。しかし，だからといってマルチレベルの研究を行わなければ，効果的なマルチレベルの介入法の開発に必要な知識を蓄積することはできません。

　マルチレベルの介入を実施する際の実際的な困難についても，正しい理解が必要です。政策や環境への介入にはかなりの労力と時間を要し，プログラムのリーダーは，議員のスケジュールや助成金の申請期日などに振り回される苦労を負わなければなりません。問題となる環境要因や政策のほとんどは，健康の専門家が自分でコントロールできる範囲を超えているため，それらを変えるには政治的プロセスが必要ですが，その時期や結果がどうなるかは通常は予測不可能です。したがって，マルチレベルの介入を実施するには，公衆衛生の専門家は，アドボカシーや政治の手法を自ら身に着けるか，そのようなスキルを持っている人と協力する必要があります。しかしこうした困難にもかかわらず，21世紀の差し迫った健康問題(例：タバコ，肥満，糖尿病，低身体活動，不健康な食生活，アルコール依存，薬物依存，暴力，HIV/AIDS)の解決にはマルチレベルの介入が不可欠で，その必要性は広く認められており，健康に関わる政府組織や非政府組織は，マルチレベル介入のデザインや実施に取り組んでいます。公衆衛生の専門家にとって今非常に重要なことは，困難な研究にあえて取り組み，マルチレベルの介入法の持続的改善に役立つエビデンスを蓄積することです。

多数の要因の健康行動と介入への影響を概念化する複雑系モデル

　生態学的モデルは，健康行動の原因と解決方法のスコープを広げるのに役立ち，世界各地でマルチレベルの介入の開発に用いられています。そして過去10年間に，少なくとも肥満のような一部の健康行動や健康問題にパラダイムシフトを促してきました。生態学的モデルは，要因がレベルを超えて相互作用することを示唆しますが，要因がどのように相互作用するのか，あるいはどの要因同士が相互作用するのかについては，何も教えてくれません。これは重大な限界であり，概念的モデルの改良に新たなステップが必要なことを示しています。
　「複雑系モデル complex system」は，非線形相関する多様な要素からなるシステムを理解するのに有用で，フィードバックループを持ち，文脈の変化にも対応できるという特徴があり(Finegood, 2011；Hammond, 2009)，ほとんどの健康行動や慢性疾患に関連する多様な要因の関係をモデル化するのに適しています。複雑系モデルは，長年にわたって，天候パターンや気候変動の予測や感染症のアウトブレークを理解するのに用いられてきました。慢性疾患に複雑系モデルを応用した例として最もよく知られた事例は，英国で開発された肥満のダイアグラムで，100以上の生物学的，心理学的，行動的，環境的，経済的，政策的要因と，要因間の関係を表わす300本の矢印，100のフィードバックループから構成されています(UK Government Office for Science, 2007)。複雑系モデルを開発するには，研究者は関連する要因をすべて調べ上げ，要因同士がどのように相互作用するのかについて明確な仮説を設ける必要があります。複数の要因の変化が，他の要因とアウトカムに及ぼす効果を評価するには，コンピュータを用いるのが便利です(Hammond, 2009)。このようなモデルができれば，どの要因への介入あるいはどのような要因への介入の組み合わせが行動変容に有効かを予測できるため，意思決定の助けとなるばかりではなく，介入間の相互作用，予期しなかった効果，時間的推移に伴うシステムの変化などを明らかにするのに役立ちます。このように，複雑系モデルは，生態学的モデルの数学的モデル化に役立ち，マルチレベルの介入の妥当性に理論的サポートを与えるものと期待されます。
　しかし，肥満への複雑系モデルの適用は，これまでのところまだ試験的なものにとどまっており，モデルに用いられた変数と変数間の相互作用は，研究者の仮定による部分を多く含んでいます。著者が知る限り，このモデルが現実世界でどれほどアウトカムの予測に役立つかはまだ検証されていません。次のステップは，マルチレベルでの系統的なモデルを作成することで，それによって様々な要因(介入)間の相互作用が，どれほど現実のアウトカムを予測できるかを検証することです。複雑系モデルには大きな期待が寄せられていますが，健康行動やアウトカムの研究に実際どれほど役立つかは今後の研究を待たねばなりません。

5. まとめ

　生態学的モデルは，人がどのように環境と相互作用するのかを理解する上で，非常に有用なモデルで，身体活動，栄養，日焼け予防，薬物使用のような，長期間持続し，多くの要因が関わる行動を理解する際に特に重要と思われます。生態学的モデルは，健康行動へのマルチレベ

ルの要因(コミュニティレベル,環境レベル,政策レベル)の影響を考慮することの重要性を示唆してくれますが,従来の個人レベルでの健康行動モデルにはこうした観点はほとんど含まれていません。生態学的モデルをよく理解することによって,健康行動の向上により効果的なマルチレベルの介入を開発できるようになります。個人的,社会的,組織的レベルでの要因と介入を扱う理論やモデルが個々に開発されていますが,これらをマルチレベルの生態学的枠組みの中に組み込むことによって,包括的な介入プログラムを開発できると思われます。そしてマルチレベルの介入は,単一レベルの介入よりも,より強力でより長期的な健康行動変容を起こすことが期待され,現在多くの健康行動の公衆衛生的対策にその発想が取り入れられています。ただ,マルチレベルの研究と介入の実施にあたっては,ロジスティクスの面での困難があるため,マルチレベルの介入が単一レベルの介入よりも優れていることを確実に証明することは容易ではありません。

　生態学的視点の基本的な前提は単純です。つまり,環境や政策が健康な行動の選択を妨げている場合には,いくら個人レベルで行動変容へのモティベーションを高めたりスキルを提供しても,効果はないということです。そうした場合に必要なことは,まず行動の選択が容易で,魅力的で,費用もかからないような環境と政策を作り出すことであり,その上で個人レベルでの介入プログラムを実施しなければなりません。

参考文献

Bandura, A. (1986). *Social foundations of thought and action: A social cognitive theory*. Englewood Cliffs, NJ: Prentice Hall.

Barker, R. G. (1968). *Ecological psychology*. Stanford, CA: Stanford University Press.

Bauman, A. E., Reis, R. S., Sallis, J. F., Wells, J. C., Loos, R. J., & Martin, B. W., for the Lancet Physical Activity Series Working Group. (2012). Correlates of physical activity: Why are some people physically active and others not? *Lancet*, *380*(9838), 258–271.

Borland, R., Young, D., Coghill, K., & Zhang, J. Y. (2010). The tobacco use management system: Analyzing tobacco control from a systems perspective. *American Journal of Public Health*, *100*(7), 1229–1236.

Bornstein, D. B., Pate, R. R., & Pratt, M. (2009). A review of the national physical activity plans of six countries. *Journal of Physical Activity and Health*, *6*(Suppl. 2), S245–S264.

Bors, P., Dessauer, M., Bell, R., Wilkerson, R., Lee, J., & Strunk, S. (2009). The Active Living by Design national program: Community initiatives and lessons learned. *American Journal of Preventive Medicine*, *37*(6, Suppl. 2), S313–S321.

Bronfenbrenner, U. (1979). *The ecology of human development*. Cambridge, MA: Harvard University Press.

Bull, S., Eakin, E., Reeves, M., & Kimberly, R. (2006). Multi-level support for physical activity and healthy eating. *Journal of Advanced Nursing*, *54*, 585–593.

Canadian Public Health Association. (1986). *Ottawa Charter for Health Promotion*. Ottawa: Author.

Cao, X. Y., Mokhtarian, P. L., & Handy, S. L. (2009). Examining the impacts of residential self-selection on travel behaviour: A focus on empirical findings. *Transport Reviews*, *29*, 359–395.

Carlson, J. A., Sallis, J. F., Conway, T. L., Saelens, B. E., Frank, L. D., Kerr, J., … King, A. C. (2012). Interactions between psychosocial and built environment factors in explaining older adults' physical activity. *Preventive Medicine*, *54*(1), 68–73.

Cohen, D. A., Scribner, R. A., & Farley, T. A. (2000). A structural model of health behavior: A pragmatic approach to explain and influence health behaviors at the population level. *Preventive Medicine*, *30*, 146–154.

De Bourdeaudhuij, I., Sallis, J. F., & Saelens, B. E. (2003). Environmental correlates of physical activity in a sample of Belgian adults. *American Journal of Health Promotion, 18*, 83–92.

Ding, D., Sallis, J. F., Conway, T. L., Saelens, B. E., Frank, L. D., Cain, K. L., & Slymen, D. J. (2012). Interactive effects of built environment and psychosocial attributes on physical activity: A test of ecological models. *Annals of Behavioral Medicine, 44*(3), 365–74.

Ding, D., Sugiyama, T., Winkler, E., Cerin, E., Wijndaele, K., & Owen, N. (2012). Correlates of change in adults' television viewing time: A four-year follow-up study. *Medicine & Science in Sports & Exercise, 44*, 1287–1292.

Finegood, D. T. (2011). The complex systems science of obesity. In J. Cawley (Ed.), *The Oxford handbook of the social science of obesity* (pp. 208–236). New York: Oxford University Press.

Fisher, E. B., Brownson, C. A., O'Toole, M. L., Shetty, G., Anwuri, V. V., & Glasgow, R. E. (2005). Ecologic approaches to self management: The case of diabetes. *American Journal of Public Health, 95*(9), 1523–1535.

Fisher, E. B., Brownson, R. C., Heath, A. C., Luke, D. A., & Sumner, W., II. (2004). Cigarette smoking. In J. Raczynski, L. Bradley, & L. Leviton (Eds.), *Health behavior handbook* (Vol. 2, pp. 75–120). Washington, DC: American Psychological Association.

Flay, B. R., & Petraitis, J. (1994). The theory of triadic influence: A new theory of health behavior with implications for preventive interventions. In G. S. Albrecht (Ed.), *Advances in medical sociology: A reconsideration of models of health behavior change* (Vol. 4, pp. 19–44). Greenwich, CT: JAI Press.

Frank, L. D., Sallis, J. F., Saelens, B. E., Leary, L., Cain, K., Conway, T. L., & Hess, P. M. (2010). The development of a walkability index: Application to the Neighborhood Quality of Life Study. *British Journal of Sports Medicine, 44*, 924–933.

Giles-Corti, B., Bull, F., Knuiman, M., McCormack, G., Van Niel, K., Timperio, A., … Boruff, B. (2013). The influence of urban design on neighborhood walking following residential relocation: Longitudinal results from the RESIDE study. *Social Science & Medicine, 77*, 20–30.

Giles-Corti, B., & Donovan, R. J. (2002). The relative influence of individual, social, and physical environment determinants of physical activity. *Social Science & Medicine, 54*, 1793–1812.

Glanz, K., Sallis, J. F., Saelens, B. E., & Frank, L. D. (2005). Healthy nutrition environments: Concepts and measures. *American Journal of Health Promotion, 19*, 330–333.

Glass, T. A., & McAtee, M. J. (2006). Behavioral science at the crossroads in public health: Extending horizons, envisioning the future. *Social Science & Medicine, 62*(7), 1650–1671.

Golden, S. D., & Earp, J. A. (2012). Social ecological approaches to individuals and their contexts: Twenty years of health education & behavior health promotion interventions. *Health Education & Behavior, 39*(3), 364–372.

Green, L. W., Orleans, C. T., Ottoson, J. M., Cameron, R., Pierce, J. P., & Bettinghaus, E. P. (2006). Inferring strategies for disseminating physical activity policies, programs, and practices from the successes of tobacco control. *American Journal of Preventive Medicine, 31*(Suppl. 4), S66–S81.

Hammond, R. A. (2009). Complex systems modeling for obesity research. *Preventing Chronic Disease, 6*(3), A97.

Hovell, M. F., Wahlgren, D. R., & Gehrman, C. A. (2002). The behavioral ecological model: Integrating public health and behavioral science. In R. J. DeClemente, R. A. Crosby, & M. Kegler (Eds.), *Emerging theories in health promotion practice and research: Strategies for improving public health* (pp. 347–384). San Francisco: Jossey-Bass.

Institute of Medicine. (2001). *Health and behavior: The interplay of biological, behavioral, and societal influences.* Washington, DC: National Academies Press.

Kerr, J., Sallis, J. F., Owen, N., De Bourdeaudhuij, I., Cerin, E., Reis, R., … Bracy, N. (2013). Advancing science and policy through a coordinated international study of physical activity and built environments: IPEN methods. *Journal of Physical Activity and Health, 10*(4), 581–601.

Kok, G., Gottlieb, N. H., Commers, M., & Smerecnik, C. (2008). The ecological approach in health promotion programs: A decade later. *American Journal of Health Promotion, 6*, 437–442.

Koplan, J. P., Liverman, C. T., & Kraak, V. I. (Eds.). (2005). *Preventing childhood obesity: Health in the balance.* Washington, DC: National Academies Press.

Lee, I.-M., Shiroma, E. J., Lobelo, F., Puska, P., Blair, S. N., Katzmarzyk, P. T., for the Lancet Physical Activity Series Working Group. (2012). Effect of physical activity on major non-communicable diseases worldwide: An analysis of burden of disease and life expectancy. *Lancet*, *380*(9838), 219–229.

Lewin, K. (1951). *Field theory in social science: Selected theoretical papers* (D. Cartwright, ed.). New York: Harper.

Lohrmann, D. K. (2010). A complementary ecological model of the coordinated school health program. *Journal of School Health*, *80*(1), 1–9.

Matsudo, S. M., Matsudo, V. R., Andrade, D. R., Araújo, T. L., Andrade, E., de Oliveira, L., & Braggion, G. (2004). Physical activity promotion: Experiences and evaluation of the Agita São Paulo program using the ecological mobile model. *Journal of Physical Activity and Health*, *1*, 81–97.

McLeroy, K. R., Bibeau, D., Steckler, A., & Glanz, K. (1988). An ecological perspective on health promotion programs. *Health Education Quarterly*, *15*(4), 351–377.

Mercer, S. L., Green, L. W., Rosenthal, A. C., Husten, C. G., Khan, L. K., & Dietz, W. H. (2003). Possible lessons from the tobacco experience for obesity control. *American Journal of Clinical Nutrition*, *77*(Suppl. 4), 1073S–1082S.

Moos, R. H. (1980). Social-ecological perspectives on health. In G. C. Stone, F. Cohen, & N. E. Adler (Eds.), *Health psychology: A handbook* (pp. 523–547). San Francisco: Jossey-Bass.

Mumford, K. G., Contant, C. K., Weissman, J., Wolf, J., & Glanz, K. (2011). Changes in physical activity and travel behaviors in residents of a mixed-use development. *American Journal of Preventive Medicine*, *41*(5), 504–507.

National Preventative Health Taskforce. (2009). *Australia: The healthiest country by 2020: National Preventative Health Strategy—the roadmap for action*. Canberra: Australian Government, Preventative Health Taskforce.

Ogilvie, D., Bull, F., Powell, J., Cooper, A. R., Brand, C., Mutrie, N., . . . iConnect Consortium. (2011). An applied ecological framework for evaluating infrastructure to promote walking and cycling: The iConnect study. *American Journal of Public Health*, *101*(3), 473–481.

Owen, N. (2012). Sedentary behavior: Understanding and influencing adults' prolonged sitting time. *Preventive Medicine*, *55*(6), 535–539.

Owen, N., Cerin, E., Leslie, E., duToit, L., Coffee, N., Frank, L. D., . . . Sallis, J. F. (2007). Neighborhood walkability and the walking behavior of Australian adults. *American Journal of Preventive Medicine*, *33*(5), 387–395.

Owen, N., Sugiyama, T., Eakin, E. E., Gardiner, P. A., Tremblay, M. S., & Sallis J. F. (2011). Adults' sedentary behavior: Determinants and interventions. *American Journal of Preventive Medicine*, *41*(2), 189–196.

Pucher, J., Dill, J., & Handy, S. (2010). Infrastructure, programs, and policies to increase bicycling: An international review. *Preventive Medicine*, *50*(Suppl. 1), S106–S125.

Saelens, B. E., & Handy, S. L. (2008). Built environment correlates of walking: A review. *Medicine & Science in Sports & Exercise*, *40*(Suppl. 7), S550–S566.

Saelens, B. E., Sallis, J. F., Frank, L. D., Cain, K. L., Conway, T. L., Chapman, J. E., . . . Kerr, J. (2012). Neighborhood environmental and psychosocial correlates of adults' physical activity. *Medicine & Science in Sports & Exercise*, *44*(4), 637–646.

Sallis, J. F., Bowles, H. R., Bauman, A. E., Ainsworth, B. E., Bull, F. C., Craig, C. L., . . . Bergman, P. (2009). Neighborhood environments and physical activity among adults in 11 countries. *American Journal of Preventive Medicine*, *36*, 484–490.

Sallis, J. F., Cervero, R. B., Ascher, W., Henderson, K. A., Kraft, M. K., & Kerr, J. (2006). An ecological approach to creating active living communities. *Annual Review of Public Health*, *27*, 297–322.

Sallis, J. F., & Green, L. W. (2012). Active Living by Design and its evaluation: Contributions to science. *American Journal of Preventive Medicine*, *43*(5, Suppl. 4), S410–S412.

Sallis, J. F., & Owen, N. (2002). Ecological models of health behavior. In K. Glanz, B. K. Rimer, & F. M. Lewis (Eds.), *Health behavior and health education: Theory, research, and practice* (3rd ed., pp. 462–484). San Francisco: Jossey-Bass.

Shimura, H., Sugiyama, T., Winkler, E.A.H., & Owen, N. (2012). High neighborhood walkability mitigates declines in middle-to-older aged adults' walking for transport. *Journal of Physical Activity and Health*, *9*(7), 1004–1008.

Skinner, B. F. (1953). *Science and human behavior*. New York: Macmillan.

Stokols, D. (1992). Establishing and maintaining healthy environments: Toward a social ecology of health promotion. *American Psychologist*, *47*(1), 6–22.

Stokols, D., Grzywacz, J. G., McMahan, S., & Phillips, K. (2003). Increasing the health promotive capacity of human environments. *American Journal of Health Promotion*, *18*(1), 4–13.

Story, M., Kaphingst, K., Robinson-O'Brien, R., & Glanz, K. (2008). Creating healthy food and eating environments: Policy and environmental approaches. *Annual Review of Public Health*, *29*, 253–272.

Sugiyama, T., Neuhaus, M., Cole, R., Giles-Corti, B., & Owen, N. (2012). Destination and route attributes associated with adults' walking: A review. *Medicine & Science in Sports & Exercise*, *44*, 1275–1286.

Sugiyama, T., Salmon, J., Dunstan, D. W., Bauman, A. E., & Owen, N. (2007). Neighborhood walkability and TV viewing time among Australian adults. *American Journal of Preventive Medicine*, *33*, 444–449.

UK Government Office for Science. (2007). *Tackling obesities: Future choices–project report* (2nd ed.). Retrieved from https://www.gov.uk/government/publications/reducing-obesity-future-choices

U.S. Department of Health and Human Services. (2010). *Healthy People 2020*. Retrieved from https://www.healthypeople.gov

Van Dyck, D., Cerin, E., Conway, T. L., De Bourdeaudhuij, I., Owen, N., Kerr, J., ... Sallis, J. F. (2012a). Associations between perceived neighborhood environmental attributes and adults' sedentary behavior: Findings from the USA, Australia and Belgium. *Social Science & Medicine*, *74*(9), 1375–1384.

Van Dyck, D., Cerin, E., Conway, T. L., De Bourdeaudhuij, I., Owen, N., Kerr, J., ... Sallis, J. F. (2012b). Perceived neighborhood environmental attributes associated with adults' transport-related walking and cycling: Findings from the USA, Australia and Belgium. *International Journal of Behavioral Nutrition and Physical Activity*, *9*, 70.

Van Dyck, D., Cerin, E., Conway, T. L., De Bourdeaudhuij, I., Owen, N., Kerr, J., ... Sallis, J. F. (2013). Perceived neighborhood environmental attributes associated with adults' leisure-time physical activity: Findings from Belgium, Australia and the USA. *Health & Place*, *19*, 59–68.

Van Dyck, D., Cerin, E., Conway, T. L., De Bourdeaudhuij, I., Owen, N., Kerr, J., ... Sallis, J. F. (2014). Interacting psychosocial and environmental correlates of leisure-time physical activity: A three-country study. *Health Psychology*, *33*(7), 699–709.

Wicker, A. W. (1979). *An introduction to ecological psychology*. Monterey, CA: Brooks/Cole.

World Health Organization. (2003). *WHO Framework Convention on Tobacco Control*. Geneva: Author.

World Health Organization. (2004). *Global strategy on diet, physical activity and health*. Geneva: Author.

Yang, L., Sahlqvist, S., McMinn, A., Griffin, S. J., & Ogilvie, D. (2010). Interventions to promote cycling: Systematic review. *BMJ*, *341*, c5293.

第Ⅱ部

個人レベルの健康行動理論・モデル

第4章
個人に焦点を当てた健康行動理論

Barbara K. Rimer
Noel T. Brewer

　第Ⅱ部の章では，健康信念モデル(HBM)，計画的行動理論(TPB)/合理的行動理論(TRA)/統合行動理論(IBM)，そしてトランスセオレティカルモデル(行動変容ステージモデル)(TTM)について解説します。これらの理論・モデルは，研究者や実践者が健康行動のメカニズムを考えたり，行動変容のための効果的な介入法をデザインしたり評価したりする際に役立ちます。第Ⅱ部で扱う理論は，いずれも時の試練を経てきたものばかりで，行動は「期待(予期)expectancy」と「価値 value」に基づいて決定されるという仮定(期待-価値モデル)に基づき，また，明示的か否かは別にして，行動変容の促進要因と阻害要因の概念が含まれています。そのため，構成概念 construct には理論間に共通するものもありますが，その長所や弱点については異なるところもあります。いずれもかなり確立された理論ばかりですが，まだ未解決の興味深い疑問も多く含まれています。

1. 個人レベルの理論を詳細に検討する

健康信念モデル

　健康信念モデル Health Belief Model(HBM)(第5章参照)は，非常に現実的な疑問，つまり，結核検診を受ける機会が提供されているのに，なぜ人々はそれを利用しようとしないのかという疑問から開発されたもので，明解な考え方と論理に特徴があります。このモデルでは，人は，今の行動を続けると健康が損なわれる恐れがある，しかも深刻な結果を招く可能性が高いと思ったときに初めて，健康に良い行動や推奨された活動を実施するようになると仮定されています。「期待-価値モデル」で言えば，健康上の「脅威感 threat」(罹病可能感とその深刻感)が「期待(予期)」に相当し，健康行動(その行動を実践するに当たっての利益感とコスト感)が「価値」に相当します。またこの理論には，期待や価値に基づかない構成概念もあり，例えば「行動の

本章の初稿に，貴重なコメントを寄せていただいた，Seth Noar 博士と Neil Weinstein 博士，そして出版前の原稿を見せていただいた Pascal Sheeran 博士に心から御礼申し上げます。

きっかけ cue to action」(例：医師のアドバイス，医療保険から郵送されてくる書類，メディア・キャンペーン)や「自己効力感 self-efficacy」がそうで，自己効力感は，このモデルに後から追加された構成概念です。Skinner らが第 5 章で述べているように，この概念が多くの健康行動の強力な予測因子であることは多くの研究で示されていますが(第 9 章参照)，健康信念モデルに「自己効力感」を付け加えることによってどれほど予測が向上するかを検証した研究は，実はまだありません。

　Skinner らが論じているように，健康信念モデルの構成概念については，横断的研究において，そしてある程度は介入研究においても，その行動予測力にはかなりのエビデンスが蓄積されてきました(Albarracín ら，2005)。中でも，「行動のきっかけ cue to action」という構成概念はユニークで，同じ構成概念を含んでいるのは，健康信念モデル以外では，コモンセンスモデル Common Sense Model(Leventhal ら，2003)だけです。

　健康信念モデルは，簡素なモデルで，主要な構成概念を評価するために要する質問はわずか 6 つしかありません。このモデルは，行動の理解や介入法のデザインや評価に役立つ，エビデンスの裏付けのある理論ということができます。

合理的行動理論，計画的行動理論，統合行動理論

　この 3 つの理論(第 6 章)はいずれも，「態度」，「主観的規範(規範意識)subjective norm」，「行動コントロール感(主観的行動コントロール)perceived behavioral control」が，「行動意図 behavioral intention」への影響を通して，行動に影響を与えると仮定しています。一般に「態度」は，変化させることが可能なため，その意味では介入の目標にもなります。この 3 つの理論の中で最初に開発されたのは，合理的行動理論 Theory of Reasoned Action(TRA)で，コンドーム使用，臓器提供，投票行動といった，健康に関連する行動も関連しない行動も含めた，行動一般を幅広く説明するための理論として開発されました。この一般性は，その後開発された計画的行動理論 Theory of Planned Behavior(TPB)と統合的行動モデル Integrated Behavioral Model(IBM)にも引き継がれています。

　この 3 理論は，人がある行動の実行を決意する際のプロセスを系統的に理解する上で非常に有用です。ただ，これらの理論の構成概念を適切に測定するためには，測定手段(尺度)に高い精度が必要であり，また介入対象とする集団についての十分な事前調査が必要で，特に「行動意図」の測定は，目的とする行動に適合するものでなければなりません。こうした準備作業には，かなりの時間がかかる可能性がありますが，国内外を問わず，新しい行動への介入や異なる文化的背景を持った集団への介入を行うときにはこうした下準備が不可欠です。

　縦断的な相関研究では，「行動意図」と行動との間に強い関連が見出されています(Sheeran, 2002)。より厳密な実験的研究では，関連は軽度から中等度にとどまっていますが，しかしそれでも統計学的に十分に有意な効果が示されています(Webb ら，2006)。「行動意図」は，行動変容に至る経路の要となるステップに位置づけられていますが，「行動意図」が高くても必ずしも行動変容が生じるとは限らないため，「行動意図」を，行動変容の代用にすることはできません。計画的／合理的行動理論(TPB／TRA)の妥当性は，実験的規模の研究や行動介入研究のデータによって強く支持されていますが，Fishbein(2000)は，HIV 感染リスクを低減するための大規模な行動介入研究を実施する必要性から，これらの理論を拡張した，統合的行動モデル Integrated Behavioral Model(IBM)を考案しています。このモデルには，「個人的能力 human agency」という「行動コントロール感 perceived control」と「自己効力感 self-efficacy」を含む構成概念が導入され，さらに，「行動意図」と行動に影響を与える要因として，「環境的制約」と「スキル」が新たに付け加えられています。このモデルの妥当性についてはさらなる研究が必要ですが，有望なモデルであるように思われます。

トランスセオレティカルモデル（行動変容ステージモデル）

トランスセオレティカルモデル（行動変容ステージモデル，汎理論モデル）Transtheoretical Model(TTM)は，精神分析理論から発展してきたモデルで，それまでに開発された様々な理論を統合し，人々がどのようなステップを経て行動変容に至るかを説明しようとするものです。この理論は，開発後すぐに，最もよく用いられる行動変容モデルの1つになりました。

トランスセオレティカルモデル（TTM）では，人々はいくつかの質的に異なるステージ（行動段階）を経て行動に至ると考えます。そして，ステージは，人（あるいはグループ，集団）によって異なる可能性があるため，そのステージに適した介入を受ける必要があると考えます。しかし，果たしてステージに合致した介入が，合致していない介入よりも効果的かどうかという疑問は以前から存在しますが（例：Dijkstraら，2006），未だにその回答は，"場合によって"としか言えない状況にあり，ステージに合致した介入の方がそうでない介入よりも効果が高いという研究もあれば（Robinsonら，2012），明確な結論に至らなかった研究もあります（例：Aveyardら，2009）。

果物摂取をアウトカムとしたコホート研究において，行動変容のステージと「行動意図」との間には強い関連が認められていることから，これらの2つの構成概念の間にはかなりの重なりがあることが示唆されています（de Vetら，2007）。また，相関研究からも，ステージと「行動意図」は，行動予測力がほぼ等しいことが示されています（Abramsら，2000）。トランスセオレティカルモデル（TTM）も含めた，行動段階モデルのさらに詳しい解説については，他の文献を参照してください（Sutton, 2001；Weinstein, 2007；Weinsteinら，2005；West, 2005）。「行動意図」と同じように，ステージの関心期あるいは準備期は，行動と有意な相関を示しますが，必ずしも行動に結びつくわけではないため，行動変容の代替にはなりません。このため，今日ではほとんどの研究分野において，行動自体がアウトカムでなければならないとされています。

「変容プロセス change processes」，つまり行動に至るまでの自然なプロセスの中で行われる様々な活動を含んでいることがトランスセオレティカルモデル（TTM）の特別な強みで，変容プロセスに関するデータは，介入法の開発に重要な示唆を与えてくれます。しかし，このモデルを用いた研究や実践では，「変容プロセス」が考慮されていない場合が多く，すべてのプロセスを用いた場合と一部のプロセスを用いた場合で介入効果がどのように異なるかについてはまだ明らかではなく（Marshallら，2001），さらなる研究が求められます。

2. 理論間の共通性と差異

　第Ⅱ部で扱う理論には多くの共通性があります。健康信念モデル(HBM)と合理的行動理論/計画的行動理論/統合的行動モデル(TRA/TPB/IBM)には、「障害感 perceived barrier」に相当する概念があり、「リスク感 perceived risk」は、健康信念モデルの重要な概念ですが、場合によっては計画的行動理論でも重要なことがあります。また、トランスセオレティカルモデル(TTM)における「変容プロセス」の分析は、行動の障害要因を明らかにし、それを克服するための戦略を検討する上で有用です。「自己効力感 self-efficacy」は、TTM と統合的行動モデル(IBM)に取り入れられており、健康信念モデルと計画的行動理論の改訂版にも入れられています。また、TTM における、行動変容の利益とコストの斟酌を反映する「意思決定のバランス decisional balance」という構成概念は、全く同一ではありませんが、健康信念モデルにおける「利益 benefit」と「障害 barrier」の概念に似ており、行動変容に伴う「障害感(不利益感)」が「利益感」を上回る場合には、行動変容が起こりにくいことは、どちらの理論でも認識されています。「行動意図 behavioral intention」は、合理的行動理論/計画的行動理論/統合的行動モデル(TRA/TPB/IBM)では明示的ですが、健康信念モデル(HBM)と TTM のステージの概念の中にも、行動変容の実施や維持への「意欲(動機)motivation」の高まりといった形で含まれています。この「意欲」は、様々な状況や集団で、程度の違いはあれ行動の背景となっており、もっと関心が払われるべきと思われます(Webb ら、2006)。

　各理論における主要な構成概念(変数)の測定には十分な注意が必要です。理論を使う場合には、可能であれば、標準的な質問票とフォーマットを用いるべきであり、最近では、用いた質問票がインターネットで公開されることが増えてきました。そうすることによって、他の研究者が理論を検証し改良する機会が与えられることになります。測定方法が異なれば、研究相互間の結果を比較することは難しくなってしまいます。

3. どの理論を用いるべきか？

　健康行動は第3章で解説したように、マルチレベルの要因の影響を受けます。ここでは、個人レベルの理論に限定して、その選択の仕方を解説しますが、読者には、積極的に理論を使用し、そして、何よりも、理論に対して常に批判的な姿勢を保っていただきたいと思います。

　選択に当たってはまず、研究もしくは介入の対象としようとする行動についてよく検討することです。予防接種(例：HPV ワクチン)、検診(例：大腸がん検診)、症状が出てからの受診行動などは、理論開発のいきさつや構成概念に「行動のきっかけ cue to action」を含んでいることを考えると、健康信念モデル(HBM)がよく合致します。一方、禁煙などの習慣的行動は、もともと禁煙に成功した人の行動に関する研究から開発されたこともあって、トランスセオレティカルモデル(TTM)に特によく合致します。また、TRA/TPB/IBM は、意図と行動との関連が特に強い行動や、行動を起こすまでに熟慮する段階を伴う行動に適していると思われます(Webb ら、2006)。例えば、HIV 感染予防のためのコンドーム使用などがその例です。しかし、いずれのモデルも汎用性があることから、上記の行動に限らず、様々な行動に応用することができます。

これらの理論の中には，明確に定義された構成概念constructの組み合わせから成るものがあり，比較的使用が簡単なものがあります。健康信念モデル（HBM）は，その1つです。それ以外の行動理論には，様々な行動を測定するための優れた尺度が開発されていますが，それらを使うには，十分な事前調査が必要であり，それ自体が重要な研究の一部と言えます。行動理論によって行動の理解が進めば，次には行動変容介入に向かうことになりますが，その段階では，トランスセオレティカルモデル（TTM）などが用いられます（Noarら，2005）。

　理論の構成概念の選択は，理論の選択と同じ程度に重要です。第Ⅱ部で扱う理論には多くの構成概念が含まれますが，行動の予測力は，構成概念によって違いがある可能性があります。例えばSheeranら（2014）は，行動変容における様々な構成概念の役割を検証し，「深刻感perceived severity」を高めても行動にはわずかな変化しか生じないのに対し，「罹患可能感perceived susceptibility」が高まると行動により大きな変化が生じ，「自己効力感」を高めれば，さらに大きな行動変容が生じることを報告しています。

　個人レベルの理論の中から選択する際には，社会的決定要因social determinants of healthを含めた，より高次レベルの要因も含めて考慮することも大切です。第3章で論じたように，マルチレベルの介入を組み合わせることによって，より強力な行動変容をもたらすことができます。研究や実践においては，複数の理論の組み合わせは普通に行われており，これが系統的にかつ慎重に行われれば，より効果的に行動変容を起こすことができます。そのための重要なアプローチが，「論理モデルlogic model」の構築です（第19章参照）。構成概念を適切に組み合わせることができれば，単一の理論に基づく介入よりも，より大きな効果を期待することができます。

　もう1つの有効な戦略は，介入マッピングIntervention Mapping（第19章参照）です（Michieら，2008）。例えば，乳房X線検査を普及させるためのある臨床試験では，介入の開発にいくつかの理論の構成概念が組み合わせて用いられましたが（DeFrankら，2009；Gierischら，2010），すべての構成概念に対して確実に介入がなされるようにするために，この研究では，用いた構成概念のリストが作成され，各構成概念に対応した介入が設定されているかどうかが確認されています。

4. 課題

　個人レベルの主な健康行動理論は，過去50年間，ほとんど変更されないままに用いられ，理論相互を比較する研究もほとんど行われてきませんでした（Brewerら，2012）。それは，複数の理論間を比較しようとすれば，1つの理論だけを用いる場合よりも多くの測定を行う必要があり，研究が複雑化するからです。しかし，理論間あるいは構成概念間における行動予測力の違いを理解するためには，比較研究を欠かすことはできません。

　「情動（感情）emotion」は，健康行動に重要な影響を与えると考えられますが，第Ⅱ部で扱う理論には，その要素は含まれていません。情動（感情）が，行動に，独立かつ中心的な影響を与えると主張する研究者もいます（Fredrickson, 2000）。彼らの研究によれば，情動（感情）は，行動の意思決定に，①健康への脅威に対する注意を喚起する，②行動の選択を促す，③アウトカムの選択（例：健康かお金か）を促す，④行動を決断させるといった，少なくとも4つの側面で影響を与えることが示唆されています（Petersら，2006；Sandbergら2008）。勧められた健康行動を実践しなかったら後で後悔するかも知れないといった感情も，健康行動に影響を与える

ことがあり，これについては本書の行動経済学に関する章(第20章参照)で論じられています。

行動変容の実行とその維持は，介入による効果が期待できる部分です。Gollwitzerが1999年に提唱した，「実行意図 implementation intention」の概念は，行動変容介入の効果を高める可能性があることが最近の多くの研究から示唆されています(Barghら，2010；Gollwitzerら，2006；Webbら，2005, 2006)(訳注：ただし本書では扱われていません)。「実行意図」への介入では，いつ，どのような状況でその行動を実行すればよいかが正確に定義されます(例：もしある状況が発生したら，何を実行すべきかを，「if-then文」で定義する)。「実行意図」は，条件に特化された「行動意図」であるため，一般的な「行動意図」に対するよりも強い介入効果を期待することができます(Webbら，2006)。「実行意図」には，コミュニティの文脈のように，行動に影響を及ぼす可能性のある他の要因を含めることもできます。この概念は，行動理論の行動予測力を高める上で特に重要と思われます。なぜなら，「実行意図」は，一般的な「行動意図」よりも行動に一歩近いと考えられるからです。

トランスセオレティカルモデル(TTM)は行動変容の「維持」の概念を明確に含んでいますが，第Ⅱ部で扱う他の理論もそれを排除するものではありません。しかし，これらの理論における「維持」の概念化と予測力を向上させるためには，構成概念とその測定法の改良，あるいは他の理論の融合が必要と思われます(Rothman, 2000)。ある研究では，健康診断の受診の予測に計画的行動理論(TPB)が役立つと報告されていますが，その研究では，受診が遅れた人と，一度受診してその後受診しなくなった人とを確実に区別することはできていません(Sheeranら，2001)。こうした微妙な違いを区別することは，健康行動の分類や記述を正確にする上で重要なだけでなく，効果的な介入法の開発にとっても重要です。最適な健康状態を保つためには，多くの健康行動を維持することが必要で，また，乳房X線検査のように，反復を要するものの頻度は高くない行動は，その必要性についての判断や過去の経験の影響を受けやすいため，行動実行の基本を理解することが重要となります(Gierischら，2010)。健康信念モデル(HBM)と合理的行動理論/計画的行動理論/統合的行動モデル(TRA/TPB/IBM)は，「罹患可能感」・「深刻感」，「障害感」・「利益感」，「自己効力感」，「行動意図」といった行動変容の動機付けをする要因が含まれており，統合的行動モデル(IBM)には，多くの行動を実践する上での重要な前提となる「スキル」も含んでいます。インターネットを用いて行われた介入のメタアナリシスでは，Webbら(2010)は，理論が使用された研究では，そうでない研究よりも効果量が大きいこと，そして，合理的/計画的行動理論(TRA/TPB)を用いた介入の方が，トランスセオレティカルモデル(TTM)を用いた介入より介入効果が大きいこと，後者の介入効果は社会的認知理論(SCT)に基づいた介入よりも大きいことが報告されています。

第Ⅱ部で扱う行動理論は，最近開発された目標指向行動モデル Model of Goal-Directed Behavior(訳注：本書では扱われていません)によって補強できる可能性があります(Barghら，2010)。このモデルは，「意欲(動機)motivation」を行動に転換させる戦略や，習慣的行動(例：定期的な運動)と頻度の低い行動(例：乳房X線検査)とを区別する戦略，また，ある行動を実践した場合に得られる利益としなかった場合に生じる不利益の詳細な検討など，他の理論には含まれていないアプローチが含まれています。最後に，Webbらが強調しているように，理論の構成概念は，介入技術や実際の介入に転換される必要がありますが，どれほど効果的なものを開発できるかが，介入のアウトカムを左右することになります。

5. まとめ

　個人レベルでの健康行動に関する理論は，人の健康をどうすれば向上できるかを理解する上で重要ですが，すべての健康問題に解決を与えてくれるわけではありません。また，第3章の生態学的モデルの章で論じたように，多くの健康問題は複雑で，マルチレベルの介入が必要なものが少なくありません。しかし，それでも個人レベルでの行動の理解が必要であることには変わりありません。

　不幸にしてよくあることですが，ほかに清潔な水を得る手段がない村で，新しい家庭用浄水装置の使用が村人に推奨されている状況を想像してみてください。その装置は下痢症の予防に効果があり，安価でしかも簡単に使用できるものです。しかし，現実には，住民たちは，それを使わないか，最初は使ってもすぐにやめてしまいます。無料で支給しても長続きせず，コミュニティワーカーが家庭を訪問すると，その装置が戸外に放置されているのを目にすることも少なくありません。そしてついにワーカーたちは，個々の住民の信念 belief と意欲 motivation を変えるだけでなく，ピア介入やソーシャルマーケティングなどによって，コミュニティの規範自体を変えなければならないことを悟るのです。行動の心理社会的要因は，"変化の方程式"の必要条件ではありますが，十分条件ではありません。人々の持つ信念が何に由来するのかを理解し，その信念と外的要因を変える方法を見出すためには，私たちは，関連する社会的文脈とコミュニティの文脈を考慮しなければなりません。もちろん人々は，多くの場合，問題となる健康行動を気にし，それを変えようと努力します。それをどのように支援して行動変容に結びつけるかが，理論の強みであり役割でもあります。今後健康行動介入を考えている人々には，いきなり理論に飛びつくのではなく，健康問題の本質，あるいは介入しようとしている状況について，よく検討し考えて欲しいと思います。そうすれば，単一レベルであれマルチレベルであれ，介入に最もふさわしい理論と，それに対応する構成概念を選択することができるに違いありません。

参考文献

Abrams, D. B., Herzog, T. A., Emmons, K. M., & Linnan, L. (2000). Stages of change versus addiction: A replication and extension. *Nicotine Addiction Research*, 2(3), 223–229.

Albarracín, D., Gillette, J. C., Earl, A. N., Glasman, L. R., Durantini, M. R., & Ho, M. H. (2005). A test of major assumptions about behavior change: A comprehensive look at the effects of passive and active HIV prevention interventions since the beginning of the epidemic. *Psychological Bulletin*, 131(6), 856–897.

Aveyard, P., Massey, L., Parsons, A., Manaseki, S., & Griffin, C. (2009). The effect of transtheoretical model based interventions on smoking cessation. *Social Science & Medicine*, 68(3), 397–403.

Bargh, J. A., Gollwitzer, P. M., & Oettingen, G. (2010). Motivation. In S. T. Fiske & G. Lindzay (Eds.), *Handbook on Social Psychology* (5th ed.). Hoboken, NJ: Wiley.

Brewer, N. T., & Gilkey, M. B. (2012). Comparing theories of health behavior using data from longitudinal studies: A comment on Gerend and Shepherd. *Annals of Behavioral Medicine*, 44(2), 147–148.

DeFrank, J. T., Rimer, B. K., Gierisch, J. M., Bowling, J. M., Farrell, D., & Skinner, C. S. (2009). Impact of mailed and automated telephone reminders on receipt of repeat mammograms: A randomized controlled trial. *American Journal of Preventive Medicine*, 36(6), 459–467.

de Vet, E., de Nooijer, J., De Vries, N. K., & Brug, J. (2007). Comparing stage of change and behavioral intention to understand fruit intake. *Health Education Research*, 22(4), 599–608.

Dijkstra, A., Conijn, B., & De Vries, H. (2006). A match-mismatch test of a stage model of behaviour change in tobacco smoking. *Addiction*, 101(7), 1035–1043.

Fishbein, M. (2000). The role of theory in HIV prevention. *AIDS Care, 12*(3), 273–278.

Fredrickson, B. L. (2000). Cultivating positive emotions to optimize health and well-being. *Prevention and Treatment, 3*(1).

Gierisch, J. M., DeFrank, J. T., Bowling, J. M., Rimer, B. K., Matuszewski, J. M., Farrell, D., & Skinner, C. S. (2010). Finding the minimal intervention needed for sustained mammography adherence. *American Journal of Preventive Medicine, 39*(4), 334–344.

Gollwitzer, P. M., & Sheeran, P. (2006). Implementation intentions and goal achievement: A meta-analysis of effects and processes. *Advances in Experimental Social Psychology, 38*, 69–119.

Leventhal, H., Brissette, I., & Leventhal, E. A. (2003). The common-sense model of self-regulation of health and illness. In L. D. Cameron & H. Leventhal (Eds.), *The self-regulation of health and illness behaviour* (pp. 42–65). New York: Routledge.

Marshall, S. J., & Biddle, S. J. (2001). The transtheoretical model of behavior change: A meta-analysis of applications to physical activity and exercise. *Annals of Behavioral Medicine, 23*(4), 229–246.

Michie, S., Johnston, M., Francis, J., Hardeman, W., & Eccles, M. (2008). From theory to intervention: Mapping theoretically derived behavioural determinants to behaviour change techniques. *Applied Psychology, 57*(4), 660–680.

Noar, S. M., & Zimmerman, R. S. (2005). Health behavior theory and cumulative knowledge regarding health behaviors: Are we moving in the right direction? *Health Education Research, 20*(3), 275–290.

Peters, E., Lipkus, I., & Diefenbach, M. A. (2006). The functions of affect in health communications and in the construction of health preferences. *Journal of Communication, 56*(Suppl. 1), S140–S162.

Robinson, L. M., & Vail, S. R. (2012). An integrative review of adolescent smoking cessation using the transtheoretical model of change. *Journal of Pediatric Health Care, 26*(5), 336–345.

Rothman, A. J. (2000). Toward a theory-based analysis of behavioral maintenance. *Health Psychology, 19*, 64–69.

Sandberg, T., & Conner, M. (2008). Anticipated regret as an additional predictor in the theory of planned behaviour: A meta-analysis. *British Journal of Social Psychology, 47*(4), 589–606.

Sheeran, P. (2002). Intention-behavior relations: A conceptual and empirical review. *European Review of Social Psychology, 12*(1), 1–36.

Sheeran, P., Conner, M., & Norman, P. (2001). Can the theory of planned behavior explain patterns of health behavior change? *Health Psychology, 20*(1), 12–19.

Sheeran, P., Harris, P., & Epton, T. (2014). Does heightening risk appraisals change people's intentions and behavior? A meta-analytic review of the experimental evidence. *Psychological Bulletin, 140*(2), 511–543.

Sutton, S. (2001). Back to the drawing board? A review of applications of the transtheoretical model to substance use. *Addiction, 96*(1), 175–186.

Webb, T. L., Joseph, J., Yardley, L., & Michie, S. (2010). Using the Internet to promote health behavior change: A systematic review and meta-analysis of the impact of theoretical basis, use of behavior change techniques, and mode of delivery on efficacy. *Journal of Medical Internet Research, 12*(1), e4.

Webb, T. L., & Sheeran, P. (2005). Integrating goal theories to understand the achievement of personal goals. *European Journal of Social Psychology, 35*, 69–96.

Webb, T. L., & Sheeran, P. (2006). Does changing behavioral intentions engender behavior change? A meta-analysis of the experimental evidence. *Psychological Bulletin, 132*(2), 249–268.

Webb, T. L., & Sheeran, P. (2010). A viable, integrative framework for contemporary research in health psychology: Commentary on Hall and Fong's temporal self-regulation theory. *Health Psychology Review, 4*, 79–82.

Weinstein, N. D. (2007). Misleading tests of health behavior theories. *Annals of Behavioral Medicine, 33*, 1–10.

Weinstein, N. D., & Rothman, A. J. (2005). Revitalizing research on health behavior theories. *Health Education Research, 20*(3), 294–297.

West, R. (2005). Time for a change: Putting the transtheoretical (stages of change) model to rest. *Addiction, 100*, 1036–1039.

第5章
健康信念モデル

Celette Sugg Skinner
Jasmin Tiro
Victoria L. Champion

[キーポイント]
- 健康信念モデル(HBM)の起源および心理社会的理論との関連について論じる。
- 健康信念モデル(HBM)の主な構成概念と重要な仮定について論じる。
- 健康信念モデル(HBM)に関する実証的なエビデンスを提示する。
- 大腸がん検診およびヒトパピローマウイルス(HPV)ワクチン接種への健康信念モデル(HBM)の応用例を提示する。

　健康信念モデル Health Belief Model(HBM)は，1950年代の開発以来，健康行動の研究において最も広く使用されている理論の1つで，健康に関連した行動変容の理解と介入開発のガイドとしての役割を果たしてきました。そしてこの間，このモデルは拡張され，他の理論との比較も行われ，行動変容介入に多くの教訓をもたらしてきました。

　本章では，このモデルの開発の歴史，その中心的な構成概念 construct，仮説，構成概念相互の関係，特定の健康行動との関係，そして実証的エビデンスについて概説します。このモデルは，これまで多くの行動に対して用いられてきましたが，本章では，大腸がん検診に関する介入研究や HPV ワクチン接種に関する記述的/相関研究を含め，いくつかの事例を紹介します。そして最後に，このモデルの行動予測力や行動変容介入への有用性をさらに高めるための今後の研究の方向と，この理論の限界についても論じます。

1. 健康信念モデルの背景

健康信念モデルの起源

　健康信念モデル(HBM)は，米国の多くの国民が疾患のスクリーニングプログラムにあまり参加しようとしない理由を説明するために，1950年代に米国公衆衛生局(U.S. Public Health Service)の社会心理学者たちによって開発されたものです(Hochbaum, 1958；Rosenstock, 1960)。当時，移動式のX線検診車が近所まで来るのに，ほとんどの住民が結核検診を受けよ

うとしないため，研究者や保健専門職の人たちは不思議に思っていました。その後，このモデルは，まだ治療(治癒)可能な時点での検診行動や，病気診断後の行動の研究などに応用され，後者については，特に治療へのアドヒアランスがその研究対象とされてきました(Becker, 1974；Kirscht, 1974)。健康信念モデル(HBM)の構成概念は，下記に概説するように，認知理論 Cognitive Theory の考え方に基づいて開発されたものです。

20世紀の前半，社会心理学者たちによって，行動を説明するために2つの重要な理論が開発されました。つまり，刺激-反応理論 Stimulus-Response Theory(Watson, 1925)と認知理論 Cognitive Theory(Lewin, 1951；Tolman, 1932)です。刺激-反応理論の提唱者たちは，イベント(強化 reinforcement と呼ばれる)が行動につながる心の動きに影響を与えると考えました。Skinner は，行動の頻度は，「強化」(その行動によって生じる結果)によって決まる，という有名な仮説を提唱しました(Skinner, 1938)。彼は，行動が反復されるようになるためには，行動とその直後に得られる報酬との関係があれば十分と考えました。この理論に従えば，行動は"自動的"なものであって，理由付けや思考といった"認知的"プロセスは必要ないことになります。

逆に，認知理論の提唱者たちは，「強化」は行動に直接作用するのではなく，「期待(予期) expectation」に影響することによって作用すると考えました。思考，理由付け，仮定，期待といった認知的プロセスは，認知理論の必須の要素で，しばしば「価値-期待モデル value-expectancy model」とも呼ばれますが，それは，この理論では，行動は，人が"結果"に置く「価値」とその行動によってどの程度望む結果が得られるかという「期待」によって決まると考えるからです(Kohler, 1925；Lewin ら，1944)。健康関連行動にとって，「価値」とは，病気にかからずに健康でいられること，あるいは健康になることを意味し，「期待」とは，脅威と感じる病気や健康状態をその行動が予防(あるいは改善)してくれるだろうという思いを意味します。

健康信念モデルの主要な要素

健康信念モデル(HBM)には，人々が病気の予防，発見，コントロールに必要な行動を行うかどうか，なぜ行うのかの予測に役立ついくつかの基本的な要素(＝構成概念 construct)が含まれています。つまり，「罹患可能感 perceived susceptibility」，病気の「深刻感 perceived severity」，行動に伴う「利益感 perceived benefits」と「障害感 perceived barriers」，「行動のきっかけ cue to action」，「自己効力感 self-efficacy」がそうです。「自己効力感」は，Bandura の社会的認知理論 Social Cognitive Theory(SCT)に由来するもので，SCT は他の純粋な個人レベルの理論とは異なり，行動における「学習 learning」と「個人的能力 human agency」の役割を重視し，行動は，認知的要因だけでなく，物理的要因や社会的要因によっても引き起こされると考えます(Bandura, 2005)(自己効力感についての詳細は第9章を参照)。結核検診の受診に関する Hochbaum(1958)の初期の研究結果は驚くべきもので，結核への「罹患可能感」が高く，早期発見に対する「利益感」を有する人々では，その82％が少なくとも1回は自発的にX線検査を受けたことがあるのに対して，それらがいずれも低い人々では，その割合はわずか21％に過ぎませんでした。

健康信念モデル(HBM)では，人々が次のように認識している場合に行動を起こす可能性が高いと仮定しています。

表 5.1 健康信念モデルの主な構成概念，その定義，および介入戦略

構成概念	構成概念の定義	構成概念に影響を及ぼす介入戦略
罹患可能感 perceived susceptibility	病気や何らかの不健康な状態に自分が陥る可能性についての本人の認識	・リスク要因，リスクの高い集団とそのリスクの程度を明らかにする。 ・個々人の性格や行動に基づいて，リスクをパーソナライズ(個別化)する。 ・個々人の主観的リスク認識を，客観的なリスクに合致させる。
深刻感 perceived severity	病気や何らかの不健康な状態に陥った際の重症度やそれを無治療のまま放置した場合の結果の深刻さについての本人の認識	・行動を変えずに放置した場合に生じる結果の重大性を理解させる。 ・生じる事態の重大性をイメージさせ，苦痛や後悔のような感情を引き起こす。
利益感 perceived benefits	脅威を減らすために推奨されている行動から得られる利益についての本人の認識	・運動のポジティブな効果についての他の人々の経験を伝え，利益感を高める。 ・その行動を推奨する根拠となる知識やエビデンスを提示する。
障害感 perceived barriers	行動を起こすことの妨げとなるものに関する認識のことで，行動によって生じる悪い結果も含む概念	・保証，誤った情報の修正，インセンティブやサポートの提供によって，障害感を軽減する。
行動のきっかけ cue to action	行動の引き金となり得るような内的あるいは外的な要因	・行動変容の必要性についての認識を拡げる。 ・適切なリマインダーや想起法を用いる。
自己効力感 self-efficacy	推奨されている健康行動を自分はうまく実行できるという自信	・推奨されている行動を実行するためのトレーニングとアドバイスを提供する。 ・設定目標を徐々に上げていく。 ・言葉で励ます。 ・望ましい行動を示すか，ロールモデルを提示する。 ・行動を起こすことへの不安感を軽減する。

1. ある病気に罹る可能性がある(罹患可能感)。
2. その病気に罹ると深刻な結果を招く恐れがある(深刻感)。
3. 自分にもできる活動(行動)によって，病気に罹る可能性や深刻さを減少できる可能性がある(自己効力感)。
4. その行動を起こすことによって利益が得られる(利益感)。
5. 障害感(またはコスト感)が，行動を妨げるほど強くなく，利益感のほうが上回っている。

このモデルは，病気に罹るリスクを減らす可能性のある行動だけではなく，罹っている病気の影響を減らす行動(例：治療へのアドヒアランス)にも応用することができます。表 5.1 は，健康信念モデル(HBM)の各構成概念 constructs の定義をまとめたもので，図 5.1 は，構成概念間の関係を示したものです。

「罹患可能感 perceived susceptibility」：これは，病気や何らかの不健康な状態に陥る可能性についての本人の認識と定義されるもので，例えば，ある女性が大腸がん検診を受けようと思ったとすれば，その女性には自分が大腸がんにかかるリスクがあると考えていることになり

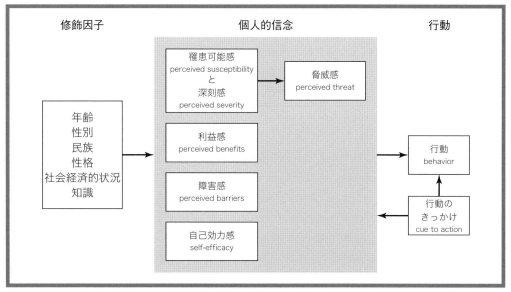

図5.1 健康信念モデルの要素

ます。

「深刻感 perceived severity」：これは，病気や何らかの不健康な状態に陥った際の重症度やそれを無治療のまま放置した場合の結果の深刻さについての本人の認識のことで，身体的な結果（例：死亡，後遺症，痛み）だけではなく，社会的な結果（例：職務能力の喪失，他の人たちとの関係への影響，差別・偏見）も含む概念です。

「脅威感 perceived threat」：これは，罹患可能感と深刻感を掛け合わせた構成概念です。そのため，2つの要素のいずれかがゼロであれば，脅威感はゼロになります。

「利益感 perceived benefits」：これは，推奨されている行動から得られると考えられる利益についての本人の認識のことで，病気の脅威を減らすという利益だけではなく，健康とは無関係の利益（例：禁煙によるお金の節約）や社会的利益（例：自分の健康を気遣ってくれている家族を喜ばせられる）も含まれます。

「障害感 perceived barriers」：これは行動への妨げとなるものについての認識のことで，行動によって生じる悪い結果も含まれます。「障害感」があると，行動の開始や持続が妨げられます。妨げになるものとしては，面倒，費用，検診への恐怖感などが考えられ，悪い結果には，実際に生じる可能性のあるもの（例：自分が禁煙したら，友人たちから仲間外れにされる）もあれば，単に心理的なものもあります（例：禁煙すると，いらいらするようになるかも知れない）。

「行動のきっかけ cue to action」：これは，健康信念モデル（HBM）に初めから含まれていた概念で，行動の引き金となるような出来事のことを言います。例えば，Hochbaum(1958)は，「罹患可能感」と「利益感」は，彼が「きっかけ cue」と名付けた他の要因によって活性化されて初めて意味を持つと考えました。「行動のきっかけ」には，内的なもの（例：「脅威感」を増大させるような症状の出現）もあれば，外的なもの（例：メディアの報道，医療機関を受診した際の医師からの勧め，友人の罹病）もあります。「行動のきっかけ」は，まだきちんと定義された概念ではなく（Hochbaum, 1958），系統的な研究も行われていません。この点は，健康信念モデル（HBM）の1つの欠点と言えます。

Strecherら（1997）は，「行動のきっかけ」は，主に「脅威感」を介して作用すると考えました。例えば，日焼けの痛み（＝きっかけ）は，人に皮膚がんへの恐れを抱かせ（＝脅威感），日焼け止めクリームを買うという行動を起こさせるといったことです。Hochbaumは，「行動のきっかけ」が信念を経ることなく，直接に行動を促すというパターンも提唱しています。例えば，彼が授業でよく使った例ですが，ドラッグストアの陳列広告を見て，反射的に日焼け止めクリームを買ってしまうといったことです。逆に言えば，日焼け止めクリームが有効と信じている人でも，それがすぐ目につくところに置いてなければ（＝きっかけがなければ），買わずに店を出てしまう可能性があるということでもあります。

　「自己効力感 self-efficacy」：健康信念モデルが開発されて数年後，Banduraは，「自己効力感」と「結果効力期待 outcome efficacy expectation」という構成概念を提唱しました（自己効力感については第9章を参照）。結果効力 outcome efficacyとは，ある行動によって結果が生じる度合に関する信念（認識）のことで（Bandura, 1997, 1999），健康信念モデル（HBM）の「利益感」に似た概念です。しかし，「自己効力感」（自分はある行動をうまく実行できるという自信）という概念は，健康信念モデル（HBM）では明瞭に表現されてはいませんでした（ただし，自己効力感の欠如は，障害の一部と考えられたこともあります）（Mahoneyら，1995）。そこで, Rosenstockらは，1988年に，「自己効力感」を独立した構成概念としてこのモデルに加えることを提唱しました。

　その他の変数：上記の構成概念以外にも，このモデルでは，属性的要因，構造的要因，心理社会的要因が構成概念（信念 belief）に影響を与え，間接的に健康行動に影響する可能性があると考えます。例えば，学歴のような属性要因は，「罹患可能感」，「深刻感」，「利益感」，「障害感」に影響することによって，間接的に行動に影響を及ぼす可能性があります（Rosenstock, 1974；Sallowayら，1978）。しかし，このモデルは，そうした要因がどのようにしてこれらの構成概念に作用するのかについては，明らかにしていません。この点は健康信念モデル（HBM）の大きな問題と考えられます。

健康信念モデルの操作化（重要な仮定と仮説）

　図5.1は，健康信念モデル（HBM）の構成要素を示したものです。矢印は，構成概念相互の関係と，また構成概念と行動との関係を示しています。ここに示されているように，年齢，性別，人種，学歴といった属性要因，あるいは社会経済的要因（例：保険の加入状況）は，健康信念 health belief（構成概念）と健康行動との関係に影響を与えます。例えば，がんは高齢者に多いため，高齢者は若い人よりもがんに罹るリスクが高いと考え，かつがんを深刻な病気と捉える結果，年齢は「脅威感」とがん検診の受診行動との関係に影響すると考えられます。また，性別は，HPVワクチン接種に関する「罹患可能感」と「利益感」に影響を及ぼす可能性があります。なぜなら，男性はHPV感染が肛門がん，陰茎がん，口腔咽頭がんなどの男性のがんの原因にもなることを知らないことが多いのに対し，女性は一般に，HPV感染と子宮頸がんとの関連についてよく知っているからです。「行動のきっかけ」は，直接的に，あるいは他の構成概念への影響を介して間接的に，健康行動に影響を与える可能性があります。

　健康信念モデル（HBM）では，これらの健康信念（構成概念）が総合的に行動に影響を及ぼすと考えますが，構成概念間の組み合わせ，構成概念間の重みの違い，構成概念間の関係性につ

表5.2 健康信念モデルの構成概念に関する主な4つのレビュー論文における測定値のまとめ

レビュー （発表年）	研究の選択手順	研究数/ 参加者数	要約指標[2]	罹患 可能感	深刻感	利益感	障害感
Janz ら (1984)	1974〜1984年に発表された横断的研究と縦断的研究で，健康信念モデルの構成概念の少なくとも1つを測定したもの	46/ 記載なし	有意率[2]	30/37 (81%)	24/37 (65%)	29/37 (78%)	25/28 (89%)
Zimmerman ら(1994)	1980〜1991年に発表された横断的研究と縦断的研究で，健康信念モデルの構成概念の少なくとも1つを測定したもの	30[1]/ 記載なし	有意率[2]	9/25 (36%)	6/22 (27%)	10/18 (56%)	10/17 (59%)
			重みづけ平均効果量[2]（βあるいはピアソンのr）	0.37^3	0.18^3	0.13^3	0.52^3
Harrison ら (1992)	1966〜1987年に発表された横断的研究と縦断的研究で，健康信念モデルの4つの構成概念すべてを測定したもの	16/成人 3515人	重みづけ平均効果量[2]（βあるいはピアソンのr）	0.15	0.08	0.13	−0.21
Carpenter ら(2010)	1982〜2007年に発表された縦断的な非介入研究で，健康信念モデルの構成概念の少なくとも2つを測定したもの	18/成人 2702人	重みづけ平均効果量[2]（βあるいはピアソンのr）	0.15^3	0.05^3	0.27^3	0.30^3

注：これらのレビュー論文では，調査時期が重複しており，いくつかの研究は，複数のレビュー論文に含まれている。
[1]このレビュー論文に含まれているいくつかの研究では，健康信念モデル（HBM）の構成概念の一部しか測定されていない。
[2]このレビュー論文では，健康信念モデル（HBM）の構成概念の行動予測力を評価するために2つの要約指標を用いている（有意率と平均効果量）。有意率とは，各構成概念と行動との関連が統計学的に有意になった研究の数を，その構成概念を含んだ全研究数で割った値である。平均効果量とは，全研究で得られた構成概念と行動のアウトカムとの関連の大きさの平均値で，各研究の参加者数で重み付けしたもの。
[3]メタアナリシスの対象となった18の研究のうち，要約指標の計算に用いられた研究数は，「罹患可能感」18，「深刻感」17，「利益感」15，「障害感」17である。

いては明確にしていません（Abrahamら，2005）。この曖昧さのために，このモデルの応用のされ方は様々で，例えば，健康信念（構成概念）とある健康行動への結びつきを直接検討した研究が数多く見られる一方で，このモデルではもともと想定されていなかった，構成概念の数学的な組み合わせを検討した研究もあります。

「利益感」から「障害感」を差し引くべきかどうかを検討した研究もあります（Beckerら，1975）。この研究では，人は無意識に一種の費用対効果分析を行い，行動の実施に伴う「利益感」と「障害感」を天秤にかける主張しています。例えば，「その行動は利益をもたらすかもしれない

が，費用がかかり，痛く，不快で，不便だ」と考えるといったことです。こうした利益と障害の組み合わせは，トランスセオレティカルモデル（TTM）の考え方，つまり，人は，意思決定をする上で「メリット pros」と「デメリット cons」を天秤にかけるという考え方に似ています（注：この点についての詳しい議論は第7章を参照）。これに対し，Weinstein(1988)は，「利益感」と「障害感」とは質的に異なり，他の構成概念や行動との関係が異なる別々の構成概念として扱うべきだ（したがって，単純な足し引きはできない）と論じました。この見解は，「障害感」と「利益感」の尺度についての計量心理学的研究から生まれたもので，「障害感」と「利益感」はそれぞれ独立した次元を持つ要因であることを示しています（Champion, 1984, 1993, 1999；Championら，1997；Tiroら，2005）。多数のパスウェイを検証する構造方程式モデリングを使った最近の研究でも，「障害感」と「利益感」は，行動に対してそれぞれ独立した効果を及ぼすことが示されています（Gerendら，2012；Murphyら，2014）。

　健康信念モデル（HBM）は，もともと，人の行動を，行動予測力のある構成概念によって説明することを目的に作られたものです。確かに，これらの構成概念は，健康行動に影響を与えることが一貫して認められたため，ずっとそのまま使われ続けてきました（Painterら 2008）。しかし，このモデルが登場してから今日までに，理論の開発と検証のための分析手法は，非常に高度化してきたため，そうした手法を用いたモデルの検証が今後さらに深められる必要があります。また，今日では，このモデルの単独使用ではなく，このモデルの構成概念を他の理論の構成概念とを組み合わせることが一般的となりつつあります（Brewerら，2008；Glanzら，2010）。

健康信念モデルの実証的エビデンス

　健康信念モデル（HBM）が妥当なモデルかどうかを決定するためには，①このモデルの構成概念は健康行動と関連があるか？　②このモデルの構成概念を標的とした介入によって，健康行動を変化させることができるか？　という2つの問いに答えなくてはなりません。このモデルが開発されて以来の研究をすべてレビューすることは，本章の範囲を超えるため，ここでは，この2つの重要な問いへの回答に焦点を当て，それに関連する系統的レビューとメタアナリシスについて紹介するとともに，このモデルの適用の限界についても解説します。

■健康信念モデルの構成概念は，健康行動と関連があるか？

　健康信念モデル（HBM）の予測妥当性 predictive validity に関する重要な4つのレビュー論文が出版されていますが，これらはそれぞれ異なる時期に出版され，レビューの対象となった論文も異なり，また，レビューの方法も多少異なっています（訳注：表5.2の脚注にあるように，時期，対象論文には多少の重複があります。）（Carpenter, 2010；Harrisonら，1992；Janzら，1984；Zimmermanら，1994）。Janzら（1984）とZimmermanら（1994）は，各構成概念の"有意率"を計算しています。これは，それぞれの構成概念について，統計学的に有意な関連が見出された研究の数を，その構成概念を使用したすべての研究数で割った値です。一方，Zimmermanら（1994）は，このモデル全体としての（全構成概念を合計した場合の）行動予測力を検証し，Carpenterは，1982〜2007年の文献について，修飾要因 moderator に焦点を当てた分析を行っています。これら4つのレビュー論文のうちの3つ（Carpenter, 2010；Harrisonら，1992；Zimmermanら，1994)では，重み付けした平均効果量が計算されていますが，これは各構成概念と行動との関連の強さを表す指標で，研究のサンプル数やデザインの違いも考慮に入れた値です。これらのレビューは，いずれも各構成概念の行動に対する直接的効果を定量化したもので，他の要因を介した間接的効果については，検討されていません。

これらのレビューから，前向き研究からも後ろ向き研究からも，健康信念モデル(HBM)の構成概念と行動との関連には膨大な実証的裏付けが存在することが明らかですが，同時に，各構成概念の効果が比較的小さなことも知ることができます(表5.2の各概念の平均効果量を参照)。すべての研究で，また対象となったすべての行動において，「障害感」が最も強力な行動予測力を持つことが示されています(Carpenter, 2010；Harrisonら，1992)。それに次ぐのが「利益感」で，治療行動(服薬アドヒアランス)よりも，予防行動やリスク低減行動(例：インフルエンザの予防接種，チャイルドシート)で，より効果が大きいことが示されています。同じように「罹患可能感」も，治療行動よりも，予防行動の予測により優れており(Janzら，1984)，しかも，禁煙や運動のように長期間にわたって持続する必要のある行動よりも，検診受診のような1回だけの，あるいは定期的な行動の予測に優れています。Janzら(1984)とHarrisonら(1992)は，予測力が最も弱いのは「深刻感」だと結論していますが，Carpenter(2010)は，「罹患可能感」が最も予測力が弱いと述べています。

「罹患可能感」と「利益感」の予測力の大きさが研究によってなぜ異なるのか，その理由は明らかではありませんが，「脅威感」という構成概念を作成するのに，「罹患可能感」と「深刻感」の組み合わせは，足し算(加算的)であるべきか，掛け算(乗算的)であるべきかという議論の中に，1つの答えがあるように思われます。Lewis(1994)は，「深刻感」はある閾値に到するまで行動に影響を与えず，それを超えると「罹患可能感」と相乗的に作用するというモデルを提案し，しかも，「深刻感」は一旦その閾値に到達すると(値は一定となるため)，「罹患可能感」のみが行動を予測することになると説明しました(脅威＝罹患可能感＋[罹患可能感×深刻感])。この仮説は，健康信念モデル(HBM)の構成概念の行動に対する直接効果を検討した研究において，「深刻感」の予測力が弱い(ない)といった結論がなされてきた理由を説明してくれる可能性があります(Carpenter, 2010；Janzら，1984)。「深刻感」については，それが人々の間で大きな違いがない(例：ほとんどの人は，がんは非常に深刻な疾患と考えている)ために，効果量が小さいと考えている研究者もいます(Harrisonら，1992)。「行動のきっかけ cue to action」の寄与を評価したレビューはありませんが，おそらくそれは，介入に「行動のきっかけ」を使ったかどうか，使った場合にそれをどう測定したかを説明した研究がほとんどないことにその原因の一部があると考えられます(Abrahamら，2005)。最後に，前述したように，「自己効力感」は後から健康信念モデルに付け加えられた概念ですが，それによって健康信念モデル(HBM)の予測力が向上したかどうかを検証したレビューはありません。これは今後の大きな課題の1つです。

■健康信念モデルを使った介入に行動変容効果があるか？

健康信念モデル(HBM)の構成概念は直感的に分かりやすく，そのためこのモデルは，教育や社会的サービスの機会に恵まれて来なかった人々に対するコミュニティレベルでの介入によく用いられ，一般のヘルスワーカーが住民に介入する際に，「あなたがその行動を行う/行わない主な理由は何ですか？」といった質問で，住民の健康信念を評価し，それを介入の参考にするといった形でよく使われてきました(Campbellら，2004；Earpら，2002)。このモデルの構成概

念は，比較的定義が簡単で，実生活での経験に基づいているために，おそらく他のモデルの構成概念よりも直感的に分かりやすいという良さがあります。健康信念モデル(HBM)の構成概念は，対面コミュニケーションだけでなく，対象とするアウトカムや個人の特性などに非常に特化されたコンピュータベースの介入などでも，特化変数 tailoring variables として用いられてきました(Kreuter ら，2000, p.277)。対象に特化した印刷物によるコミュニケーションに関する Noar らの 2007 年のレビューでも，個人的特化のために利用される理論としては，健康信念モデル(HBM)はトランスセオレティカルモデル(TTM)(第7章参照)に次ぐとされています。

行動に対する「障害感」の評価は，それほど難しいものではありません。「障害感」の原因が特定されたら，それを除去もしくは減らすように介入がデザインされます。介入は，各個人それぞれの固有の「罹患可能感」，「利益感」，「障害感」，「自己効力感」などにターゲット化されて初めて効果を発揮するというのが，健康信念モデル(HBM)の前提であり，介入は，それぞれの人の健康信念(構成概念)の状況に合うように工夫されます。例えば，がんを発症するリスクが高いと信じている人には，がんの「罹患可能感」を高めるメッセージは必要なく，HIV検査が無料で受けられることもどこで検査が受けられるかも知っていて，ただそこへどう行けばよいかがわからない人には，費用ではなく，交通手段に特化した介入が必要といった具合です。こうして個々人のニーズに特化することによって，最も適切な構成概念に焦点を当てた介入が可能となります。例えば，Noar ら(2007)は，「自己効力感」に合わせた介入は，行動変容への効果量が最も大きく，「罹患可能感」に合わせた介入は，それよりも効果はずっと劣ると報告しています。それについて彼らは，「多くの保健分野で，健康行動に対してポジティブな考え方や感情(例：態度)あるいは行動を実行する自信(例：自己効力感)にターゲットしたメッセージは，"脅威感"を高めるメッセージよりも，行動変容への動機を高める」，あるいは，「ほとんどの人が高い"罹患可能感"を有しているにもかかわらず，行動を変えていないような場合には，"罹患可能感"には変わる余地があまりないため，介入の適切なターゲットではない」と述べています(Noar ら，p.15)。残念なことに，この研究では，「利益感」や「障害感」については，それらをターゲットした介入の効果は検証されていません。

以上の他にも，健康信念モデル(HBM)のエビデンスに関するレビューからは，いくつかの重要な問題が指摘されています。その第1は，横断的研究や後ろ向き研究では，前向き研究に比べ，すべての構成概念について効果量が著しく大きくなることが判明したことであり，横断的研究については特に注意深い解釈が必要なことが示唆されています。このモデルの構成概念と行動との関連の強さが横断的研究で過大評価となる理由についての議論は，Weinstein(2007)を参照してください。また，このモデルの構成概念の数学的な組み合わせを用いるとか，あるいは構成概念同士をつなぐもっと複雑なパスウェイを検討するという提案もなされていますが，ほとんど検証は行われていません(Becker ら，1975；Lewis，1994；Strecher ら，1997)。多数の研究から，このモデルの構成概念と様々な健康行動との関連が示されていますが，構成概念がどのように健康行動に影響を及ぼすのか，その作用については，まだ分かっていません。

■健康信念モデルの構成概念の測定

健康信念モデル(HBM)を使用した研究(記述的研究と介入研究)の最も重大な限界の1つは，その主な構成概念の測定法が不統一なことです(Carpenter, 2010；Harrison ら，1992；Janz ら，1984)。概念の測定にはいくつかの重要な原則があります。その第1は，構成概念の定義は，健

康信念モデル(HBM)の本来の概念と合致していなければならないことで，第2は，測定は，対象とする行動に適合しているだけではなく(例：乳房X線検査に対する「障害感」は，大腸内視鏡検査に対する「障害感」とはかなり異なる)，測定対象となる人々にも適合していなければならないことです(例：健康意識が低い人々と高い人々)。測定の内容妥当性 content validity も確保しなければなりませんが，そのためには，行動に影響を及ぼす可能性のある要因を漏れなく測定する必要があります。そしてそのためには，形成調査 formative research が必要であり，対象とする集団の，特定の状況における，対象行動に特化した「利益感」,「障害感」,「罹患可能感」に影響している要因を明確にしなければなりません。それらが明確になったら，次には，それらを組み込んで，各構成概念についての多項目からなる測定尺度を開発します。1項目よりも多項目を含む尺度を用いる方が，関連要因をすべて含められるだけではなく，測定誤差が減少するために，測定の妥当性や信頼性を高めることができます。しかし，ここで注意すべきことは，他の研究で信頼性と妥当性があったからといって，検証もなしに，他の集団に用いてはならないことです。集団によって，価値観や文化が異なるため，検証なしに用いると，測定誤差の原因となります。一部例外もありますが(Champion, 1984, 1993；Championら, 1997；Kingら, 2012；Rawlら, 2001；Rawlら, 2000；Russelら, 2003；Vernonら, 1997)，健康信念モデル(HBM)を用いた研究では，ほとんどの場合，事前の測定の信頼性と妥当性の十分な検証は行われていません。このモデルを用いた研究におけるこうした測定の科学的な厳密さの欠如は，モデルの構成概念間の関係が不明確であることにその原因の一部があります。理論では一般に，構成概念間の相互関係と，構成概念による行動の予測力が，構成概念妥当性 construct validity の主な要件となりますが健康信念モデルを用いた研究の多くには，この点に弱点が見られます。

2. 健康信念モデルの適用

本節では，2つの健康行動，すなわち，大腸がん検診の受診率を向上させるための介入研究と，ヒトパピローマウイルス(HPV)ワクチンの接種に関する記述的研究に，健康信念モデル(HBM)がどのように応用されてきたかについて論じます。

健康信念モデルと大腸がん検診

2010～2012年の間に，大腸がん検診に関するいくつかのレビュー論文が出版されています。Morrowら(2010)は，コミュニティベースの介入研究を，Naylorら(2012)は，マイノリティの人々を対象とした介入研究を，Rawlら(2012)は，すべてのランダム化比較試験を，そしてHoldenら(2010)は，検診の適切な利用とその質に関連する要因に関する研究をレビューしています。その中で，介入に用いられた理論について報告しているのは，Rawlら(2012)の論文だけで，それによると，1997～2007年の間に，便潜血検査と大腸内視鏡検査の受検率の向上に効果のあった介入において，最も広く使われていた理論は，健康信念モデル(HBM)であったことが示されています。

この結果に基づいて，Rawlら(2012)は，このモデルに基づく，タブレットを使った，大腸

がん検診を促進するための双方向性で個別性の高い介入プログラムを開発し，アフリカ系アメリカ人の患者が外来診療を待っている時間を利用して介入を試みました．ランダム化比較デザインで行われたこの研究では，医師の診察を待っている患者を，タブレットベースの個別性の高い介入プログラムを用いる群と，米国がん協会が作成した一般的な（個別仕様ではない）大腸がん検診の情報を受け取る群とに割り付けました．

　"Colon Testing：Celebrate Life for Years to Come"と命名されたこの介入プログラムは，50歳の誕生日パーティという設定で友人とのやり取りが物語風に仕立てられています．50歳の誕生日を迎えた男性が最近主治医を受診し，大腸がん検診を勧められた，という設定です．最初のシーンでは，テーブルを囲んだ友人たちが，年齢と誕生日や健康のことを語り合っています．その男性の妻が，火のついたロウソクを立てたバースデーケーキを夫の前に置いたところで，ナレーターが語り始めます．

　　　Robert Gibson氏は，今日50歳の誕生日を家族や友人たちとともに祝っています．Robertの健康状態は良好で，食べるものに注意し，運動もよくし，降圧薬もきちんと内服しています．でも，これからもずっと健康を保つためには，もう1つ今からしなければいけないことがあります．そうです，大腸がん検診です．Robertの年齢になったら，これは誰もが考えなければならないことです．彼の友人や家族の中には，すでに大腸がん検診を受けた人もいますが，それ以外の人は，Robertのように，そんなことを考えたこともありません．あなたはどうですか・・・？．

　その後このプログラムは，健康信念モデル（HBM）の構成概念に基づいた多くの質問を対象者に投げかけます．そして，それに対する対象者の反応に応じて，プログラムはそのライブラリーの中から，適切なナレーション，図，ビデオを選択して対象者に提示します．そのプログラムには健康信念モデル（HBM）の構成概念の測定尺度が組み込まれていますが，その信頼性と妥当性は，Rawlらの以前の研究（2000）で確認されています．プログラムのメッセージと図は，徹底した形成調査やコミュニティのアドバイザーたちの意見，そして，外来を受診したアフリカ系アメリカ人患者を対象に行った事前調査（例：メッセージが構成概念を正しく反映しているか，理解可能か，文化的に適切かなど）の結果に基づいて改良が加えられました．"Colon Testing：Celebrate Life for Years to Come"については，他書（Rawlら，2012）に詳しく紹介されているので参照してください．以下に，このプログラムのライブラリーからいくつかの個別化されたメッセージを紹介しましょう．

　まずは，「罹患可能感」が非常に低く，検診を受ける必要がないと思っている人へのメッセージです．こうした人々に対しては，その人に特化したリスク要因を強調したメッセージが送られます．例えば，近い親戚が大腸がんと診断された人に対するメッセージでは，大腸がんにかかった親戚の人数をx軸に，自分が大腸がんにかかる確率（％）をy軸に示したグラフが提示されます．y軸の6％のところにすでに横線が引かれていますが，これが大腸がんの家族歴がない人のリスクレベルです．その後，2本目の直線が原点から伸び始め，18％（近い親戚が60歳以前に大腸がんと診断されたという人のリスク）まで伸びて行きます．対象者がこの2本目の直線の伸びを見ているときに，ナレーターが，「この図は，あなたの家族の誰かが大腸がんに罹った場合に，あなたも大腸がんに罹る率がどの程度になるかを示しています」と語りかけます．一

方，大腸がんの家族歴がない人に対しては，年齢や人種といった一般のリスク要因のことが説明されます。つまり，メッセージは，語りに加えて，パーセント，リスクの大きさのグラフ化などで，対象者に個別化したものとなっているのです。

このプログラムでは，「障害感」，「利益感」，「自己効力感」に向けたメッセージもあります。例えば，仮に病気があっても，それを知りたくないから検診を先延ばしにすると考えている人には，以下のような，2人の登場人物の会話が提示されます。

James 「どこか悪いところを見つけるために検査を受けたいなんて思う？ わざわざ厄介なものなんか見つけたくないよ。壊れてないなら，直す必要なんてないだろ？」
Emmett 「僕も以前はそう思ってたよ。でも検査を受けてみたんだ。今言えることは，もしあの時検査を受けてなければ，2つのポリープは見つかってなくて，それががんになってたかもしれないということさ」

大腸内視鏡は痛くて面倒だと言っている対象者には，次の会話が提供されます。

Mary 「大腸カメラって痛そうだし，何だか恥ずかしいわ」
Patricia 「そうよね，Mary。私もそう思っていたわ。でも行ってみたら，お薬を飲んで，うとうとして，目が覚めたら終わっていたの。恥ずかしいどころか，何があったのかもわからないくらいだったわ」

ランダム化比較試験の結果，健康信念モデル（HBM）に基づく個別性の高い介入プログラムを受けた群（介入群）では，別の非個別的なプログラムを受けた群（対照群）よりも，「罹患可能感」と「利益感」が増し，「障害感」が減少したことが示されました（Rawl ら，2012）。介入群では，大腸がん検診について，医療関係者と相談した割合も高く，おそらくその結果として，電子カルテに大腸がん検診を推奨したと記録された割合も高かったものと思われます（Christy ら，2013）。また，介入群では対照群よりも，便潜血検査率も高率でした。

健康信念モデルとHPVワクチン接種

ヒトパピローマウイルス（HPV）感染は，子宮頸がんの原因の大半（全世界の年間60万人の発症者のうち，約40万人）を占め，それ以外にも，男女ともに増加しつつある口腔咽頭がんなどのいくつかのがんの主な原因となっています。最初のHPVワクチンが米国食品医薬品局（FDA）によって2006年に承認される以前から，一部の研究者によって，母親たちがこのワクチンを受け入れるかどうか，娘に受けさせるかどうかを，健康信念モデル（HBM）の観点から検証していました（Brewer ら，2007）。そして，2006年に思春期から若年の女性に対してHPVワクチンの定期接種が推奨され（Markowitz ら，2007），2011年に同年齢層の男性にも範囲が拡大されると，それ以来，このモデルの構成概念と実際のワクチン接種に関して，15の研究が実施されました（Allen ら，2009, 2010；Bastani ら，2011；Brewer ら，2011；Bynum ら，2011；Conroy ら，2009；Gerend ら，2012；Gerend ら，2009；Juraskova ら，2011；Krawczyk ら，2012；Licht ら，2010；Manhart ら，2011；Naleway ら，2012；Reiter ら，2009；Roberts ら，

表 5.3　健康信念モデルの構成概念の測定と HPV ワクチン接種開始に関する 15 の研究のまとめ

測定値	罹患可能感	深刻感	利益感	障害感	行動のきっかけ
有意率[1]	7/10 (70%)	2/9 (22%)	4/10 (40%)	4/7 (57%)	5/7 (71%)

注：すべての研究で健康信念モデル(HBM)の構成概念のすべてが測定されているわけではない。3 つの研究は，方法論の違いのため，有意率の計算には含めていない。Allen ら(2009，2010)は，アウトカムに，トランスセオレティカルモデル(TTM)のアクション期を使用している。Naleway ら(2012)は，ワクチン接種を開始した人だけを対象としている。
[1]有意率は，各構成概念と行動との関連が統計学的に有意となっている研究の数を，その構成概念を測定していた全研究数で割った値である。

2010)。これらの研究のうち 7 つは，このモデルの 5 つの構成概念すべてを用いたものでしたが(Brewer ら，2011；Bynum ら，2011；Gerend ら，2012；Juraskova ら，2011；Krawczyk ら，2012；Manhart ら，2011；Reiter ら，2009)，5 つの研究は，他の理論，例えば計画的行動理論(TPA)，社会的認知理論(SCT)，トランスセオレティカルモデル(TTM)などの構成概念をベースに，一部の健康信念モデル(HBM)の構成概念を用いたものでした(Allen ら，2009，2010；Bastani ら，2011；Gerend ら，2009；Roberts ら，2010)。また，ほとんどは記述的研究で，3 回のワクチン接種のうちの初回接種と構成概念との直接の関連を分析したものもあれば，Manhart ら(2011)のように，3 回接種の完了との関連について検討したものもあります。また，4 つの研究はコホート研究で(Brewer ら，2011；Conroy ら，2009；Gerend ら，2012；Juraskova ら，2011)，健康信念モデル(HBM)の構成概念の測定からワクチン接種までの期間は 2 か月(Juraskova ら，2011)，もしくは 16 か月(Brewer ら，2011)でした。ワクチン接種促進の介入効果を健康信念モデル(HBM)との関係で分析したのは，Gerend ら(2012)と Juraskova ら(2011)の研究だけです。Gerend ら(2012)は，構造方程式モデリングを用いて，「行動のきっかけ」が，「罹患可能感」，「利益感」，ワクチン接種費用に対する「障害感」などを介して間接的に行動に影響を与えたかどうかを検証し，それ以外の研究では，健康信念モデル(HBM)の各構成概念とワクチン接種行動との直接的な関連が分析されています。表 5.3 は，これら 15 の研究における各構成概念の有意率を示したものですが，研究のデザインや，構成概念の測定の質の違いが結果に影響を与えている可能性があることに注意が必要です。

「罹患可能感 perceived susceptibility」は，最もよく測定されていますが，測定方法が一定していないため，結果にばらつきが見られます。半数の研究では，妥当性あるいは信頼性が確認された多項目尺度が使用されていますが(Allen ら，2009；Brewer ら，2011；Bynum ら，2011；Conroy ら，2009；Gerend ら，2012；Juraskova ら，2011；Krawczyk ら，2012)，いくつかの研究では，様々な健康アウトカムに対するリスク感，例えば，HPV 感染リスク(Manhart ら，2011)，HPV を人にうつすリスク(Licht ら，2010)，子宮頸がん発症リスク(Naleway ら，2012)を，様々な状況下，例えば，過去の性行動(Bynum ら，2011)，他者との比較(Bastani ら，2011)，ワクチンを受けた場合と受けなかった場合(Gerend ら，2009；Roberts ら，2010)などで問う，単一の質問項目を使用しています。そして，いくつかの横断的研究では，ワクチン接種後，つまり罹患可能性が減少した後の「罹患可能感」が測定されています(Weinstein, 2007)。これらの研究の結果は様々で，「罹患可能感」とワクチン接種との間には，一定した関連は認め

られていません。有意率は70％（表5.3）で，5つの研究では正の関連が（Gerendら，2012；Gerendら，2009；Juraskovaら，2011；Lichtら，2010；Robertsら，2010），2つの研究では負の関連が認められ（Krawczykら，2012；Reiterら，2009），3つの研究では関連は認められていません（Bastaniら，2011；Brewerら，2011；Bynumら，2011）。

「深刻感 perceived severity」は，11の研究で測定され，HPV感染と子宮頸がんに対する「深刻感」が多項目尺度で測定されています。そのうち9つの研究でHPVワクチンの接種開始との関連が検討されましたが，そのほとんどで，「深刻感」とHPVワクチンの接種開始との間には関連は認められていません（有意率＝22％）。

「利益感 perceived benefits」と「障害感 perceived barriers」は，10の研究で測定されています。利益は，主にワクチンの効果と定義され（有意率＝40％），障害については，例えば，費用，ワクチンを接種できる医療機関を見つけることの困難，副作用や痛みの問題，不妊症になる不安，若者の性行動が活発化するという不安などが測定されました。ほとんどの研究で，これらの「障害感」はそれぞれ，ワクチン接種と独立した関連を示しました。2つの研究では，因子分析を用いて，これらの「障害感」を1つのスコアに合算可能かどうかが検討されましたが，1つの潜在因子では説明がつかないため，尺度としては使えなかったと結論されています（Brewerら，2011；Gerendら，2012）。「罹患可能感」と「利益感」と同じように，「障害感」とワクチン接種との間にも一貫した関連は認められていません（有意率＝57％）。

「行動のきっかけ cue to action」については，6つの研究で測定され，その中の4つでは単一の項目（医師からの勧め）を測定しています。この測定法は，健康信念モデル（HBM）の本来の概念からは不完全なものですが，他の行動（例：がん検診）での測定を参考にしたものです。これらの研究では，医師からの勧めは，直接的あるいは間接的に，ワクチン接種との関連が認められました（Bynumら，2011；Gerendら，2012；Krawczykら，2012；Reiterら，2009）。

健康信念モデルの応用例のまとめ

以上，大腸がん検診とHPVワクチン接種について，健康信念モデル（HBM）を応用した研究を紹介しました。大腸がん検診は，ガイドラインや推奨される検査法が変遷しつつも，1980年代から続けられています（Levinら，2008；Lieberman，2009；McFarlandら，2008；U.S. Preventive Services Task Force，2008；Whitlockら，2008）。その後，これらの大腸がんの検査法に対する「利益感」や「障害感」を含め，検診受診とこのモデルの構成概念との関連に関する研究が様々な集団を対象に実施されてきました。さらに，ランダム化比較試験で，健康信念モデル（HBM）に基づいた介入法の検診促進効果も検証されてきました。これに対し，HPVワクチン接種については，それが認可されたのが女性で2006年，男性ではその後と，歴史がまだ浅いため（Markowitzら，2007），今までに公表された研究のほとんどは，記述的なものにとどまっています。これらの研究では，健康信念モデル（HBM）の構成概念の操作上の定義と測定法は，時期によって大きく異なっており，測定のタイミングも，ワクチン接種の前に「罹患可能感」を測定したものもあれば，接種後に測定したものもあります。現在実施されている介入研究の結果が公表されるのは少なくとも数年後と考えられ，現時点では，HPVワクチン接種を促進するための介入研究に，健康信念モデル（HBM）の構成概念がどのように用いられているのか，そしてそれが成功するかどうかについての情報は存在しません。

3. 健康信念モデル研究の今後の課題

　健康信念モデル(HBM)は，健康関連行動を予測し，行動変容のための介入法を開発するために，半世紀以上にわたって用いられてきました。これまでの解説から明らかなように，このモデルは，がん検診やHPVワクチン接種などの行動を理解し予測する上で有用なことが明らかになっています。概念が直感的に分かりやすいことから，その構成概念(信念)は，多くの介入に利用されてきました。このモデルの構成概念は，個々人の信念を変えることを目的とした「個別化された介入 personalized intervention」にもよく用いられています。例えば，行動への「利益感」が低い人には，それを高める介入を行うといったことです。「障害感」を変えるために個別化された介入も数多く行われており，行動変容効果があることが確かめられています。

　しかし，こうした数多くの研究にもかかわらず，すべての構成概念が行動に直接を与えるのか，あるいは一部の構成概念(信念)は他の信念を介して間接的に影響を与えるのかは，未だに明らかではありません(注目すべき例外は，Gerendら，2009とMurphyら，2014)。さらには，構成概念の行動に対する効果を修飾する要因についても，ほとんど研究は行われていません(例：Liら，2003)。健康信念モデル(HBM)に関しては重要な疑問がまだ残っています。例えば，「自己効力感」は行動の独立した予測要因であるのかどうか，「自己効力感」は，直接に行動に影響を及ぼすのか，それとも「障害感」を介して間接的に作用するのかといった疑問です。構造方程式モデリングのような統計学的手法の進歩によって，健康信念モデル(HBM)の特性を，他の健康行動理論と比較しつつより深く理解できる機会が訪れています。こうした分析によって行動に対する各構成概念の独立した寄与が明らかになり，他の理論との異同が明確になれば(Noarら，2005；Weinsteinら，2005)，健康信念モデル(HBM)の構成概念(信念)が行動に影響を及ぼす機序についての理解はさらに深まると期待されます。そうなれば，このモデルは将来もっと有効な使われ方をされる可能性があります。(注：健康行動理論を研究するためのデザインとの効果の検証法についての詳細は，Brewerら，2012とWeinstein, 2007を参照)

4. まとめ

　この章では，健康信念モデル(HBM)の歴史，その構成概念の定義，構成概念間の関係に関する仮説，このモデルに関する重要なレビューを紹介し，さらに，大腸がん検診とHPVワクチン接種を例に，このモデルがどのように応用されてきたかを解説してきました。健康信念モデル(HBM)は，認知プロセスに焦点を当てたモデルであり，感情的要素は含まれていません。感情的要素は，「行動のきっかけ」や「自己効力感」とともに，もっと系統的にこのモデルの研究に取り入れられる必要があります。

参考文献

Abraham, C., & Sheeran, P. (2005). The health belief model. In M. Conner & P. Norman (Eds.), *Predicting health behavior* (2nd ed., pp. 28–80). Philadelphia: Open University Press.

Allen, J. D., Mohllajee, A. P., Shelton, R. C., Othus, M. K., Fontenot, H. B., & Hanna, R. (2009). Stage of adoption of the human papillomavirus vaccine among college women. *Preventive Medicine, 48*, 420–425.

Allen, J. D., Othus, M. K., Shelton, R. C., Li, Y., Norman, N., Tom, L., & del Carmen, M. G. (2010). Parental decision making about the HPV vaccine. *Cancer Epidemiology, Biomarkers and Prevention, 19*(9), 2187–2198.

Bandura, A. (1997). *Self-efficacy: The exercise of control*. New York: Freeman.

Bandura, A. (1999). *Social learning theory*. Englewood Cliffs, NJ: Prentice Hall.

Bandura, A. (2005). The primacy of self-regulation in health promotion. *Applied Psychology, 54*(2), 245–254.

Bastani, R., Glenn, B. A., Tsui, J., Chang, L. C., Marchand, E. J., Taylor, V. M., & Singhal, R. (2011). Understanding suboptimal human papillomavirus vaccine uptake among ethnic minority girls. *Cancer Epidemiology, Biomarkers and Prevention, 20*(7), 1463–1472.

Becker, M. H. (1974). The health belief model and personal health behavior. *Health Education Monographs, 2*, 409–419.

Becker, M. H., & Maiman, L. A. (1975). Sociobehavioral determinants of compliance with health and medical care recommendations. *Medical Care, 13*(1), 10–24.

Brewer, N. T., & Fazekas, K. I. (2007). Predictors of HPV vaccine acceptability: A theory-informed, systematic review. *Preventive Medicine, 45*(2–3), 107–114.

Brewer, N. T., & Gilkey, M. B. (2012). Comparing theories of health behavior using data from longitudinal studies: A comment on Gerend and Shepherd. *Annals of Behavioral Medicine, 44*(2), 147–148.

Brewer, N. T., Gottlieb, S. L., Reiter, P. L., McRee, A. L., Liddon, N., Markowitz, L., & Smith, J. S. (2011). Longitudinal predictors of human papillomavirus vaccine initiation among adolescent girls in a high-risk geographic area. *Sexually Transmitted Diseases, 38*(3), 197–204.

Brewer, N. T., & Rimer, B. K. (2008). Perspectives on theories of health behavior that focus on individuals. In K. Glanz, B. K. Rimer, & V. Viswanath (Eds.), *Health behavior and health education: Theory, research, and practice* (4th ed., pp. 149–165). San Francisco: Jossey Bass.

Bynum, S. A., Brandt, H. M., Sharpe, P. A., Williams, M. S., & Kerr, J. C. (2011). Working to close the gap: Identifying predictors of HPV vaccine uptake among young African American women. *Journal of Health Care for the Poor and Underserved, 22*(2), 549–561.

Campbell, M. K., James, A., Hudson, M. A., Carr, C., Jackson, E., Oakes, V., . . . Tessaro, I. (2004). Improving multiple behaviors for colorectal cancer prevention among African American church members. *Health Psychology, 23*(5), 492–502.

Carpenter, C. J. (2010). A meta-analysis of the effectiveness of health belief model variables in predicting behavior. *Health Communication, 25*(8), 661–669.

Champion, V. L. (1984). Instrument development for health belief model constructs. *Advances in Nursing Science, 6*(3), 73–85.

Champion, V. L. (1993). Instrument refinement for breast cancer screening behaviors. *Nursing Research, 42*(3), 139–143.

Champion, V. L. (1999). Revised susceptibility, benefits, and barriers scale for mammography screening. *Research in Nursing & Health, 22*(4), 341–348.

Champion, V. L., & Scott, C. R. (1997). Reliability and validity of breast cancer screening belief scales in African American women. *Nursing Research, 46*(6), 331–337.

Christy, S. M., Perkins, S. M., Tong, Y., Krier, C., Champion, V. L., Skinner, C. S., . . . Rawl, S. M. (2013). Promoting colorectal cancer screening discussion: A randomized controlled trial. *American Journal of Preventive Medicine, 44*(4), 325–329.

Conroy, K., Rosenthal, S. L., Zimet, G. D., Jin, Y., Bernstein, D. I., Glynn, S., & Kahn, J. A. (2009). Human papillomavirus vaccine uptake, predictors of vaccination, and self-reported barriers to vaccination. *Journal of Women's Health, 18*(10), 1679–1686.

Dunne, E. F., Markowitz, L. E., Chesson, H., Curtis, C. R., Saraiya, M., Gee, J., & Unger, E. (2011). Recommendations on the use of quadrivalent human papillomavirus vaccine in males—Advisory Committee on Immunization Practices (ACIP), 2011. *Morbidity and Mortality Weekly Report*, *60*(50), 1705–1708.

Earp, J. A., Eng, E., O'Malley, M. S., Altpeter, M., Rauscher, G., Mayne, L., . . . Qaqish, B. (2002). Increasing use of mammography among older, rural African American women: Results from a community trial. *American Journal of Public Health*, *92*(4), 646–654.

Gerend, M. A., & Shepherd, J. E. (2012). Predicting human papillomavirus vaccine uptake in young adult women: Comparing the health belief model and theory of planned behavior. *Annals of Behavioral Medicine*, *44*(2), 171–180.

Gerend, M. A., Weibley, E., & Bland, H. (2009). Parental response to human papillomavirus vaccine availability: Uptake and intentions. *Journal of Adolescent Health*, *45*(5), 528–531.

Glanz, K., & Bishop, D. B. (2010). The role of behavioral science theory in development and implementation of public health interventions. *Annual Review of Public Health*, *31*, 399–418.

Harrison, J. A., Mullen, P. D., & Green, L. W. (1992). A meta-analysis of studies of the health belief model with adults. *Health Education Research*, *7*(1), 107–116.

Hochbaum, G. M. (1958). *Public participation in medical screening programs: A socio-psychological study*. Washington, DC: U.S. Department of Health, Education and Welfare.

Holden, D. J., Harris, R., Porterfield, D. S., Jonas, D. E., Morgan, L. C., Reuland, D., . . . Lyda-McDonald, B. (2010). Enhancing the use and quality of colorectal cancer screening. *Evidence Report/Technology Assessment*, *190*, 1–195.

Janz, N. K., & Becker, M. H. (1984). The health belief model: A decade later. *Health Education Quarterly*, *11*(1), 1–47.

Juraskova, I., Bari, R. A., O'Brien, M. T., & McCaffery, K. J. (2011). HPV vaccine promotion: Does referring to both cervical cancer and genital warts affect intended and actual vaccination behavior? *Women's Health Issues*, *21*(1), 71–79.

King, R. B., Champion, V. L., Chen, D., Gittler, M. S., Heinemann, A. W., Bode, R. K., & Semik, P. (2012). Development of a measure of skin care belief scales for persons with spinal cord injury. *Archives of Physical Medicine and Rehabilitation*, *93*(10), 1814–1821.

Kirscht, J. P. (1974). The health belief model and illness behavior. *Health Education & Behavior*, *2*(4), 387–408.

Kohler, W. (1925). *The mentality of apes*. New York: Harcourt Brace.

Krawczyk, A. L., Perez, S., Lau, E., Holcroft, C. A., Amsel, R., Knauper, B., & Rosberger, Z. (2012). Human papillomavirus vaccination intentions and uptake in college women. *Health Psychology*, *31*(5), 685–693.

Kreuter, M. W., & Farrell, D. (2000). *Tailoring health messages: Customizing communication with computer technology*. Mahwah, NJ: Erlbaum.

Levin, B., Lieberman, D. A., McFarland, B., Andrews, K. S., Brooks, D., Bond, J., . . . American College of Radiology Colon Cancer Committee. (2008). Screening and surveillance for the early detection of colorectal cancer and adenomatous polyps, 2008: A joint guideline from the American Cancer Society, the U.S. Multi-Society Task Force on Colorectal Cancer, and the American College of Radiology. *Gastroenterology*, *134*(5), 1570–1595.

Lewin, K. (1951). The nature of field theory. In M. H. Marx (Ed.), *Psychological theory: Contemporary readings*. New York: Macmillan.

Lewin, K., Dembo, T., Festinger, L., & Sears, P. S. (1944). Level of aspiration. In J. Hunt (Ed.), *Personality and the behavior disorders* (pp. 333–378). Somerset, NJ: Ronald Press.

Lewis, K. S. (1994). *An examination of the health belief model when applied to diabetes mellitus* (Unpublished doctoral dissertation), University of Sheffield.

Li, C., Unger, J. B., Schuster, D., Rohrbach, L. A., Howard-Pitney, B., & Norman, G. (2003). Youths' exposure to environmental tobacco smoke (ETS): Associations with health beliefs and social pressure. *Addictive Behaviors*, *28*(1), 39–53.

Licht, A. S., Murphy, J. M., Hyland, A. J., Fix, B. V., Hawk, L. W., & Mahoney, M. C. (2010). Is use of the human papillomavirus vaccine among female college students related to human papillomavirus knowledge and risk perception? *Sexually Transmitted Infections*, *86*(1), 74–78.

Lieberman, D. (2009). Colon cancer screening and surveillance controversies. *Current Opinion in Gastroenterology*, *25*(5), 422–427.

Mahoney, C. A., Thombs, D. L., & Ford, O. J. (1995). Health belief and self-efficacy models: Their utility in explaining college student condom use. *AIDS Education and Prevention*, *7*(1), 32–49.

Manhart, L. E., Burgess-Hull, A. J., Fleming, C. B., Bailey, J. A., Haggerty, K. P., & Catalano, R. F. (2011). HPV vaccination among a community sample of young adult women. *Vaccine*, *29*(32), 5238–5244.

Markowitz, L. E., Dunne, E. F., Saraiya, M., Lawson, H. W., Chesson, H., Unger, E. R., . . . Advisory Committee on Immunization Practices. (2007). Quadrivalent human papillomavirus vaccine: Recommendations of the Advisory Committee on Immunization Practices (ACIP). *Morbidity and Mortality Weekly Report: Recommendations and Reports*, *56*(RR-2), 1–24.

McFarland, E. G., Levin, B., Lieberman, D. A., Pickhardt, P. J., Johnson, C. D., Glick, S. N., . . . American College of Radiology. (2008). Revised colorectal screening guidelines: Joint effort of the American Cancer Society, U.S. Multi-Society Task Force on Colorectal Cancer, and American College of Radiology. *Radiology*, *248*(3), 717–720.

Morrow, J. B., Dallo, F. J., & Julka, M. (2010). Community-based colorectal cancer screening trials with multi-ethnic groups: A systematic review. *Journal of Community Health*, *35*(6), 592–601.

Murphy, C. C., Vernon, S. W., Diamond, P. M., & Tiro, J. A. (2014). Competitive testing of health behavior theories: How do benefits, barriers, subjective norm, and intention influence mammography behavior? *Annals of Behavioral Medicine*, *47*(1), 120–129.

Naleway, A. L., Gold, R., Drew, L., Riedlinger, K., Henninger, M. L., & Gee, J. (2012). Reported adverse events in young women following quadrivalent human papillomavirus vaccination. *Journal of Women's Health*, *21*(4), 425–432.

Naylor, K., Ward, J., & Polite, B. N. (2012). Interventions to improve care related to colorectal cancer among racial and ethnic minorities: A systematic review. *Journal of General Internal Medicine*, *27*(8), 1033–1046.

Noar, S. M., Benac, C. N., & Harris, M. S. (2007). Does tailoring matter? Meta-analytic review of tailored print health behavior change interventions. *Psychological Bulletin*, *133*(4), 673–693.

Noar, S. M., & Zimmerman, R. S. (2005). Health behavior theory and cumulative knowledge regarding health behaviors: Are we moving in the right direction? *Health Education Research*, *20*(3), 275–290.

Painter, J. E., Borba, C. P., Hynes, M., Mays, D., & Glanz, K. (2008). The use of theory in health behavior research from 2000 to 2005: A systematic review. *Annals of Behavioral Medicine*, *35*(3), 358–362.

Rawl, S., Champion, V., Menon, U., Loehrer, P. J., Vance, G. H., & Skinner, C. S. (2001). Validation of scales to measure benefits of and barriers to colorectal cancer screening. *Journal of Psychosocial Oncology*, *19*(3–4), 47–63.

Rawl, S. M., Menon, U., Burness, A., & Breslau, E. S. (2012). Interventions to promote colorectal cancer screening: An integrative review. *Nursing Outlook*, *60*(4), 172–181.

Rawl, S. M., Menon, U., Champion, V. L., Foster, J. L., & Skinner, C. S. (2000). Colorectal cancer screening beliefs: Focus groups with first-degree relatives. *Cancer Practice*, *8*(1), 32–37.

Rawl, S. M., Skinner, C. S., Perkins, S. M., Springston, J., Wang, H. L., Russell, K. M., . . . Champion, V. L. (2012). Computer-delivered tailored intervention improves colon cancer screening knowledge and health beliefs of African-Americans. *Health Education Research*, *27*(5), 868–885.

Reiter, P. L., Brewer, N. T., Gottlieb, S. L., McRee, A. L., & Smith, J. S. (2009). Parents' health beliefs and HPV vaccination of their adolescent daughters. *Social Science & Medicine*, *69*(3), 475–480.

Roberts, M. E., Gerrard, M., Reimer, R., & Gibbons, F. X. (2010). Mother-daughter communication and human papillomavirus vaccine uptake by college students. *Pediatrics*, *125*(5), 982–989.

Rosenstock, I. M. (1960). What research in motivation suggests for public health. *American Journal of Public Health and the Nation's Health*, *50*, 295–302.

Rosenstock, I. M. (1974). Historical origins of the health belief model. *Health Education Monographs*, *2*, 1–8.

Rosenstock, I. M., Strecher, V. J., & Becker, M. H. (1988). Social learning theory and the health belief model. *Health Education & Behavior*, *15*(2), 175–183.

Russell, K. M., Champion, V. L., & Perkins, S. M. (2003). Development of cultural belief scales for mammography screening. *Oncology Nursing Forum, 30*(4), 633–640.

Salloway, J. C., Pletcher, W. R., & Collins, J. J. (1978). Sociological and social psychological models of compliance with prescribed regimen: In search of a synthesis. *Sociological Symposium, 23*, 100–121.

Skinner, B. F. (1938). *The behavior of organisms.* Englewood Cliffs, NJ: Appleton-Century-Crofts.

Strecher, V. J., Champion, V. L., & Rosenstock, I. M. (1997). The health belief model and health behavior. In D. S. Goschman (Ed.), *Handbook of health behavior research* (Vol. 1, pp. 71–91). New York: Plenum Press.

Strecher, V. J., & Rosenstock, I. M. (1997). The health belief model. In K. Glanz, F. M. Lewis, & B. K. Rimer (Eds.), *Health behavior and health education: Theory, research, and practice* (2nd ed., pp. 41–59). San Francisco: Jossey-Bass.

Tiro, J. A., Diamond, P. M., Perz, C. A., Fernandez, M., Rakowski, W., DiClemente, C. C., & Vernon, S.W. (2005). Validation of scales measuring attitudes and norms related to mammography screening in women veterans. *Health Psychology, 24*(6), 555–566.

Tolman, E. C. (1932). *Purposive behavior in animals and men.* New York: Appleton-Century-Crofts.

U.S. Preventive Services Task Force. (2008). Screening for colorectal cancer: U.S. Preventive Services Task Force recommendation statement. *Annals of Internal Medicine, 149*(9), 627–638.

Vernon, S. W., Myers, R. E., & Tilley, B. C. (1997). Development and validation of an instrument to measure factors related to colorectal cancer screening adherence. *Cancer Epidemiology, Biomarkers & Prevention, 6*(10), 825–832.

Watson, J. B. (1925). *Behaviorism.* New York: Norton.

Weinstein, N. D. (1988). The precaution adoption process. *Health Psychology, 7*(4), 355–386.

Weinstein, N. D. (2007). Misleading tests of health behavior theories. *Annals of Behavioral Medicine, 33*(1), 1–10.

Weinstein, N. D., & Rothman, A. J. (2005). Commentary: Revitalizing research on health behavior theories. *Health Education Research, 20*(3), 294–297.

Whitlock, E. P., Lin, J. S., Liles, E., Beil, T. L., & Fu, R. (2008). Screening for colorectal cancer: A targeted, updated systematic review for the U.S. Preventive Services Task Force. *Annals of Internal Medicine, 149*(9), 638–658.

Zimmerman, R. S., & Vernberg, D. (1994). Models of preventive health behavior: Comparison, critique, and meta-analysis. In G. Albrecht (Ed.), *Advances in medical sociology, health behavior models: A reformulation* (pp. 45–67). Greenwich, CT: JAI Press.

第6章
合理的行動理論, 計画的行動理論, および統合的行動モデル

Daniel E. Montaño
Danuta Kasprzyk

[キーポイント]
- 合理的行動理論(TRA), 計画的行動理論(TPB), 統合的行動モデル(IBM)の歴史的発展過程について述べる。
- これらの理論の主な構成概念について解説する。
- これらの理論の主な構成概念間の類似性と, 他の行動理論の構成概念との類似性について解説する。
- これらの理論の主な構成概念の測定法について述べる。
- 対象とする行動や集団に対する事前の質的調査が, 理論の構成概念の測定内容を決定する上でいかに重要かを解説する。
- コンドーム使用促進がうまくいかなかったジンバブエの事例について, なぜ介入が有効でなかったかを評価・解釈する上で, 統合的行動モデル(IBM)をどのように用いることができるかを説明する。
- ジンバブエの成人男性の包皮切除についての理解や包皮切除促進プログラムに統合的行動モデル(IBM)を用いた事例について説明する。
- これらの理論の長所と短所について解説する。

　合理的行動理論 Theory of Reasoned Action(TRA)と計画的行動理論 Theory of Planned Behavior(TPB)は, 行動の決定要因としての個々人のモティベーションに関連した構成概念に焦点を当てた理論です。これらの理論はいずれも, 行動を最もよく予測するのは「行動意図 behavioral intention」であり, そして「行動意図」はその行動に対する「態度 attitude」や「主観的規範 subjective norm」によって決定されると仮定しています。計画的行動理論(TPB)は合理的行動理論(TRA)に, 「行動コントロール感 perceived behavioral control」という新たな構成概念を追加したものですが, 最近, 私たちと Fishbein らは, それをさらに拡張し, かつ他の主な行動理論の要素を取り込んだ, 統合的行動モデル Integrated Behavioral Model(IBM)(統合的モデル Integrated Model)を開発し提案しています。

　合理的/計画的行動理論(TRA/TPB)は, これまで様々な健康行動や「行動意図」の予測に使われてきました。例えば, 喫煙, 飲酒, 薬物使用, 受診行動, 運動, 日焼け予防, 母乳哺育, HIV/性感染症(STD)予防, 避妊法の使用, 乳房 X 線検査やその他のがん検診, ヘルメット着用, 栄養の選択, 献血, シートベルトの着用などがその例です(Conner ら, 2013；Fishbein ら, 2010；Jemmott ら, 2011；Montaño ら, 2000；Montaño ら, 1997；Wolff ら, 2011)。数百も

の研究を統合したメタアナリシスや系統的レビューからも，これらの理論の妥当性は支持されています(Albarracínら，2001；Albarracínら 2003, 2005；Albarracínら，2004；Armitageら，2001；Downsら，2005；Durantiniら，2006；McEachanら，2011)。この2つの理論(TRA/TPB)については，相関研究(構成概念と行動との関連を見る研究)の結果に基づく批判もなされてきましたが(Weinstein, 2007)，これらの理論は，行動変容プログラムの開発に用いられ(Fisherら，2008；Gastil, 2000；Hardemanら，2005；Jemmott, 2012；Jemmottら，2011；Moslehら，2013)，その構成概念の変化を通して，実際に行動を変化させることができることが多くの研究で報告されてきました(Albarracínら，2003, 2005；Glasmanら，2006；Jemmott, 2012；Johnsonら，2011；Kambら，1998；Moslehら，2013；Rhodesら，2007；Webbら，2006)。

1. 起源と歴史的な発展

　合理的行動理論(TRA)は，「態度」と「規範感 perceived norm」と「行動意図」と行動の間の関係をより深く理解するために開発されたものですが(Fishbein, 1967)，これまでの多くの研究では，「態度」と「行動意図」の間には比較的弱い関連しか認められず，研究者の中には，「態度」を構成概念から削除することを提案した人もいました(Abelson, 1972；Wicker, 1969)。しかし，この理論を開発したFishbeinは，その開発の過程で，行動がもたらすアウトカム(結果)に対する「態度」と，行動自体に対する「態度」とを区別しました。それまで，「態度」に関する研究ではほとんどの場合，行動(例：乳房X線検査受検)の予測に，アウトカム(結果)に対する「態度」(例：がんに対する態度)が用いられていましたが，Fishbeinは，行動自体に対する「態度」(乳房X線検査への態度)は，アウトカム(例：がん予防)に対する態度よりも，その行動をはるかによく予測できる(＝関連が強い)ことを明らかにしています(Fishbeinら, 1975)。これは「適合性の原則 principle of compatibility」として知られており，その後Ajzen(1985, 2012)によって明確に定義されました。

　Fishbeinら(1975, 2010)とAjzenら(1980)は，理論を構成する『信念 belief』(行動信念と規範的信念)，「行動意図」，行動とそれらの測定法を定義し，「態度」，「主観的規範」，「行動コントロール感」，「行動意図」などの測定は，行動のタイプ，目標(例：乳房X線検査)，場所(例：乳がん検査センター)，時間(例：今後12か月の間)などの条件が明確に設定された中で行われなければならないことを示しました。言い換えれば，これらの条件のどれ1つが異なっても，行動は異なったものになるということです。また，これらのどの条件についてであれ，各構成概念の測定が食い違うと，構成概念間の相関は低いものとなってしまいます(Ajzen, 2012；Fishbeinら，2010)。

　合理的行動理論(TRA)の構成概念の操作化 operationalization は，「態度」の測定における長い歴史の中から発展してきたもので，行動アウトカム(結果)あるいは行動自体への態度は，それらの特性 attributes に対する信念(期待，予期)と，それらの特性への評価によって決まるという考え方に基づいています。この「期待－価値モデル」は，学習理論，態度理論，意図決定理論など，心理学の様々な分野で広く用いられてきたものです(Edwards, 1954；Rosenberg, 1956；Rotter, 1954)。

合理的/計画的行動理論（TRA/TPB）以外にも，社会的認知理論（SCT，第9章参照），健康信念モデル（HBM，第5章参照），主観的文化理論（Triandis, 1972），トランスセオレティカルモデル（TTM）（第7章参照）など，いくつかの行動理論やモデルが，健康行動の研究によく用いられています（Glanzら，2008）。これらの理論に含まれる構成概念の多くは，相互に類似していますが，長い間その類似性よりも違いばかりが強調されてきました（Weinstein, 1993）。そうした中，1992年に米国国立精神保健研究所（NIMH）は，それらの構成概念を統合する理論的枠組みを構築するために，これらの理論の主だった研究者を集めたワークショップを開催し，その結果，行動の予測や変容に関わる可能性のある構成概念に関しては，意見の一致が見られました。例えば，「行動意図」，「スキル」，「予想される結果（ポジティブとネガティブ）」，「社会的規範圧力」，「自己イメージ」，「感情的反応」，「自己効力感」，「環境的制約」などがそうです（Fishbeinら，2010）。

それとほぼ同じころ，私たちも，HIV予防行動に関するコホート研究を実施し，その中で，上述のNIMHのワークショップの結論とほぼ一致する統合的モデルの開発に至りました（Kasprzykら，1998）。こうした理論統合への機運の高まりの中，Fishbeinらは，主に「行動意図」の決定要因に焦点を当てた統合的モデルをつくり（Fishbein, 2008；Fishbeinら，2010, 2006），さらに2002年には米国医学研究所［IOM］が「健康に関する声明 Speaking of Health」を出し，健康行動を変えるための介入戦略における，統合的モデルの使用を推奨しました（IOM, 2002）。そして，この声明と過去20年間にわたる経験に基づいて，合理的行動理論（TRA）と計画的行動理論（TPB）をさらに拡張した理論として私たちが開発したのが統合的行動モデル（IBM）であり，本章ではこのモデルも含めて解説します。

2. 合理的行動理論と計画的行動理論

合理的行動理論（TRA）（図6.1の網掛け以外の部分）の基本的な前提は，行動の最も重要な決定因は「行動意図 behavioral intention」だということです。そして，「行動意図」は，その行動に対する「態度 attitude」と，行動に関連した「主観的規範 subjective norm」によって直接規定されると考えます。計画的行動理論（TPB）は，それに，対象行動への「行動コントロール感 perceived behavioral control」（図6.1の網掛けの部分）を付け加えたもので，個人が，何らかの制約によって，推奨行動を自由にコントロールできない状況を考慮に入れたものです。

「態度」は，その行動を実行することによって生じると思われるアウトカム（結果）についての個人の考え（『行動信念 behavioral belief』）によって決まり，そのアウトカムへの評価（『結果評価 outcome evaluation』）の程度によって重み付けされます。（以下，構成概念は「　」で，その下位概念である信念は『　』で示します）。したがって，推奨行動の実行によってポジティブな結果がもたらされるに違いないという強い信念を持った人は，その行動に積極的な「態度」をとり，逆に，ネガティブな結果がもたらされるに違いないという強い信念を持った人は，消極的な「態度」をとることになります。

同じように，個人の「主観的規範 subjective norm」は，その人の『規範信念 normative beliefs』つまり，"重要な他者 important referent"（例：親，友人，パートナー）が，その行動に賛成するか反対するかという思いと，その他者に従おうとする気持ちの程度が掛け合わされた意識

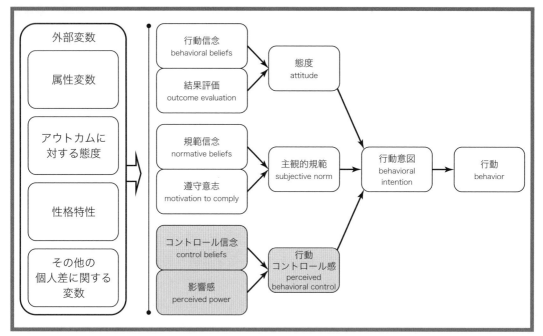

図 6.1　合理的行動理論と計画的行動理論
注：図全体が計画的行動理論(TPB)，網掛けなしの部分が合理的行動理論(TRA)を示す。

（信念）によって決定されます。つまり，"重要な他者"がその行動を支持していると思い，かつそれに従おうという気持ちが強い人は，ポジティブな「主観的規範」を，逆に，"重要な他者"がその行動を支持していないと思い，かつそれに従おうという気持ちの強い人は，ネガティブな「主観的規範」を持つことになります。

　合理的行動理論(TRA)の中心命題は，行動の直接的決定要因で最も重要なものは「行動意図」だという仮定です。しかし，うまく行動を実行できるかどうかは，その行動が個人の意思でコントロール（制御）できるその度合いにかかっており，コントロールできる度合いが小さければ，合理的行動理論(TRA)の構成概念だけでは，行動を十分予測することはできません。そのため，Ajzen(1991)は，個人の意思ではコントロールしにくい要因の影響を考慮するために，この理論に「行動コントロール感 perceived behavioral control」（図6.1の網掛けの部分）を付け加えた，計画的行動理論(TPB)を開発しました。「行動コントロール感」は，行動の実行を促進する要因と妨げる要因の有無に関する思い（コントロール信念 control beliefs）とそれらの要因の影響の強さへの思い（影響感 perceived power）によって重み付けされます。これは，阻害要因と促進要因という健康信念モデル(HBM)の概念に一見似ていますが，健康信念モデル(HBM)の阻害要因と促進要因は，むしろ上述した『行動信念』や『結果評価 outcome evaluation』の概念に近いものです。

　Ajzenが「行動コントロール感」を付け加えたのは，行動の実施は意欲（意図）と能力（行動コントロール）の2つが揃って初めて可能となるという考え方に一部基づいています。行動の実施に対する「行動コントロール感」は，「行動意図」とともに，行動に直接的な影響を与えると考えられており，それは，「行動コントロール感」が現実のコントロール可能性を正確に反映し，かつ個人の意思が及びにくい場合は特にそうです。個人の意思さえあれば行動の実行が可能な状

況では，「行動コントロール感」の影響は小さく，行動は主に「行動意図」によって左右されます（Maddenら，1992）。このように，Triandis(1980)の促進条件の概念に似て，「行動コントロール感」は，「行動意図」の効果を修飾する働きがあります。しかしながら，この相互作用についての実証的エビデンスはほとんど存在しません（Fishbeinら，2010）。

　計画的行動理論（TPB）では，「行動コントロール感」が，行動への「態度」と「主観的規範」とともに，「行動意図」の独立した決定要因であるという仮定も置かれています。「態度」と「主観的規範」が一定であれば，「行動コントロール感」が行動意図に影響を与えることになります。「行動意図」を決定する上でのこの3つの構成概念の重みは，行動や集団の種類によって異なります。「行動コントロール感」は，『コントロール信念』と『影響感 perceived power』という2つの信念 belief の影響を受けますが（図6.1），これらの信念が「行動コントロール感」にどのような影響を与えるかを検討した研究はほとんどなく，ほとんどの場合は，「行動コントロール感」が直接測定されています（Ajzen, 2002）。つい最近，Fishbeinら(2010)は，「行動コントロール感」は，Bandura(1997)が定義した「自己効力感 self-efficacy」と，本質的に同じ構成概念であると論じています。

　合理的/計画的行動理論（TRA/TPB）では，『行動信念 behavioral beliefs』や『規範信念 normative beliefs』，『コントロール信念』などが，「態度」，「主観的規範」，「行動コントロール感」を規定することによって，「行動意図」や「行動」に影響するという因果連鎖 causal chain を想定しています。これらの理論を用いることの大きな利点の1つは，構成概念間の因果仮説が明確で，かつその測定法や計算法が明確に定義されていることです（Bleakleyら，2012；Fishbeinら，2010；Hennessyら，2012）。属性的特徴や環境的特性などの要因は，モデルの構成概念を通じて作用すると想定されており，独立して行動に影響するとは考えられていません。

合理的/計画的行動理論の構成概念の測定

　合理的/計画的行動理論（TRA/TPB）の測定には，5件法もしくは7件法尺度が用いられます。行動の実行によって，あるアウトカム（結果）が生じる可能性に関する『行動信念 behavioral beliefs』は，"可能性はない unlikely―可能性がある likely"（あるいは"同意しない disagree―同意する agree"）を両極とする双極性尺度 bipolar scale で測定され，『結果評価 outcome evaluation』は，"良い good―悪い bad"を両極とする双極性尺度で測定されます。例えば，禁煙を実施した場合のアウトカムとして，"体重が増えてしまう"ことが考えられますが，このアウトカムについての個人の『行動信念』は，"禁煙したら体重が増えると思う―思わない"を両極とする双極性尺度に答えてもらうことで測定され，『結果評価』は，"体重が増えることを良いことと考える―悪いことと考える"を両極とする双極性尺度によって測定されます。『行動信念』と『結果評価』は，それぞれ−3〜+3点までの1点刻みの点数で表わされ，二重否定の心理，つまり，ある行動が悪い結果を招かないだろうという考えは，その人の「態度」にポジティブに影響すると考えます。

　あるアウトカムについての『行動信念』と『結果評価』の点数が得られたら，両者の掛け算値を算出し，同じことをすべてのアウトカムについて実施し，それらの掛け算値を合計します。それがその行動についてのその人の「態度」の間接的な測定値となります。例えば，ある人が，禁煙について，体重増加を招く可能性はほとんどないと考え（『行動信念』スコア＝−3点），かつ

体重増加は非常に悪いことだと評価している場合(『結果評価』スコア＝−3点)は,『行動信念』×『結果評価』の掛け算値は＋9になります。つまり,ある行動の実行によって悪いアウトカム(−3点)がもたらされることは決してない(−3点)という考え(掛け算値＝9点)は,その行動によってある非常に良いアウトカム(＋3点)が必ずもたらされる(＋3点)という考え(掛け算値＝9点)と同じ「態度」を人にとらせる効果があることを意味し,逆に,その行動が良いアウトカム(＋3点)をもたらすことは決してないだろう(−3点)という強い思いは,その人にネガティブな「態度」をとらせることになります(掛け算値＝−9点)。なぜなら,その行動を実行しても,良い結果は何も期待できないからです。禁煙の例では,禁煙に伴って生じると思われるすべての重要なアウトカム(結果)についての『行動信念』×『結果評価』の合計値(もしくは平均値)が,その人の禁煙に対する「態度」の間接的測定値となります。

同じように,『規範信念 normative beliefs』("重要な他者"が,その行動に賛成するか反対するかという思い)も,−3〜＋3点の双極尺度で測定され,『遵守意志 motivation to comply』(その他者に従おうとする個人の意思)は,1〜7点までの単極尺度 unipolar scale で測定されます。例えば,禁煙に関する"重要な他者"の1人が,その人の親友であるとして,その親友についての『規範信念』は,その親友がその人は禁煙すべきだと考えているかすべきでないと考えているかという質問に対する回答で測定され,『遵守意志』は,「あなたは,あなたの親友がそうすべきだと考えていることに従おうと思うか」といった趣旨の質問への回答で測定されます。そして,『規範信念』と『遵守意志』の掛け算した値が,その人の「主観的規範 subjective norm」の間接的な測定値となります。そして,すべての"重要な他者"についての掛け算値の合計(もしくはその平均値)が,推奨行動に対するその人の「主観的規範」の間接的測定値となります。

計画的行動理論(TPB)では,「行動コントロール感 perceived behavioral control」が追加され,この概念は,『コントロール信念 control beliefs』と『影響感 perceived power』という信念の影響を受けます(図6.1)。いずれの信念も,−3〜＋3点までの双極性尺度で測定されます(Ajzen, 1991, 2006)(表6.1)。例えば,ある人の禁煙に関する「行動コントロール感」には,"飲食店での喫煙規制"という要因が影響を与える可能性がありますが,この要因への『コントロール信念』は,その人が"飲食店での喫煙規制"に遭遇する可能性の程度によって測定され,一方,『影響感』は,"飲食店での喫煙規制"が禁煙を容易にするのか困難にするのかといった質問に対する回答で測定されます。こうした評点を,行動を促進あるいは阻害するとその人が考えるすべての要因について実施します。そして,各要因の『コントロール信念』×『影響感』の合計(もしくはその平均値)が,「行動コントロール感」の間接的測定値となります(Ajzen, 2006)。

以上の間接的測定値に加えて,各構成概念(態度,主観的規範,行動コントロール感)の直接的測定値を求めることも重要です。表6.1は,これらの構成概念の直接的測定と間接的測定についてまとめたものです。行動の実行に対する「態度」の直接的測定は,意味差判別尺度 semantic differential scale(例:"快い pleasant―快くない unpleasant")を使って行われ,その合計を直接的測定値とします。「主観的規範」の場合は,"私が大切に思う人々のほとんどが,私がその行動を実行すべきだと考えている"といった1つの質問項目だけが用いられ,"そう思わない disagree―そう思う agree"などの双極性尺度が用いられます。一方,「行動コントロール感」の直接的測定には,"自分の意志でコントロールできない not under my control―できる under my control"や"容易 easy―困難 difficult"などの意味差判別尺度を用います。

直接的測定は,2つの理由から重要です。第1は,通常,間接的測定値よりも直接的測定値

表 6.1 合理的行動理論，計画的行動理論，統合的行動モデルの構成概念と定義

	構成概念	定義	測定
	行動意図 behavioral intention	その行動を実行しようとする意思（意欲）	「あり得ない unlikely—あり得る likely」の双極性尺度：$-3\sim+3$ 点
態度 attitude	感覚的態度 experiential attitude（感情 affect）		
	直接的測定	その行動についての全体的感情	意味差判別尺度（例："快い pleasant—快くない unpleasant"）
	間接的測定		
	行動信念 behavioral beliefs	その行動の実行に何らかのポジティブもしくはネガティブな感情が伴うという思い	「あり得ない unlikely—あり得る likely」の双極性尺度：$-3\sim+3$ 点
	判定的態度 instrumental attitude		
	直接的測定	その行動についての全体的評価	意味差判別尺度（例：良い good—悪い bad）
	間接的測定		
	行動信念 behavioral beliefs	行動の実行が何らかのアウトカムと関連するという思い	「あり得ない unlikely—あり得る likely」の双極性尺度：$-3\sim+3$ 点
	結果評価 outcome evaluation	行動がもたらす可能性のあるアウトカムに対する価値	「悪い bad—良い good」の双極性尺度；$-3\sim+3$ 点
規範感 perceived norm	推奨的規範 injunctive norm		
	直接的測定	その行動をほとんどの人が支持するか支持しないかについての思い	「そう思わない disagree—そう思う agree」の双極性尺度：$-3\sim+3$ 点
	間接的測定		
	規範信念 normative beliefs	その人にとっての"重要な他者"がその行動が支持するか支持しないかについての思い	「そう思わない disagree—そう思う agree」の双極性尺度：$-3\sim+3$ 点
	遵守意思 motivation to comply	"重要な他者"の考えに従おうとする意思	「あり得ない unlikely—あり得る likely」の単極性尺度；$1\sim7$ 点
	状況的規範 descriptive norm		
	直接的測定	その行動をほとんどの人が実行するかどうかについての思い	「そう思わない disagree—そう思う agree」の双極性尺度：$-3\sim+3$ 点
	間接的測定		
	規範信念 normative beliefs	その行動をその"重要な他者"が実行するかどうかについての思い	「そう思わない disagree—そう思う agree」の双極性尺度：$-3\sim+3$ 点

（つづく）

表6.1 （つづき）

	構成概念	定義	測定
個人的能力 personal agency	行動コントロール感 perceived behavioral control		
	直接的測定	その行動を実行するかしないかを自分の意思でコントロールできる感覚	意味差判別尺度（例：自分の意思でコントロールできない not under my control—できる under my control, 容易 easy—困難 difficult）
	間接的測定		
	コントロール信念 control beliefs	ある促進要因あるいは阻害要因が生じる可能性があるかどうかについての思い	「あり得ない unlikely—あり得る likely」の尺度；−3〜+3点あるいは1〜7点
	影響感 perceived power	その要因によって、行動の実行が困難になるかあるいは容易なるかについての思い	「困難になる difficult—容易になる easy」の双極性尺度；−3〜+3点
	自己効力感 self-efficacy		
	直接的測定	行動を実行する能力についての全体としての思い	「自分にはその行動を実行できるとは決して思えない certain I could not—確実にそう思える certain I could scale for overall behavior」の尺度；−3〜+3点あるいは1〜7点
	間接的測定		
	効力信念 efficacy beliefs	ある促進もしくは阻害要因を克服できるかどうかについての思い	「私には決してできない certain I could not—確実にできる certain I could scale」の尺度；−3〜+3点あるいは1〜7点

注：網掛け部分は，合理的行動理論（TRA）と計画的行動理論（TPB）の構成概念

のほうが「行動意図」や行動との結びつきが強いからです。ある行動の説明や予測における「態度」，「主観的規範」，「行動コントロール感」の重みの違いを示す場合には，直接的測定値と「行動意図」との関連が用いられます。間接的測定値を解析する前に，これらの関連を明らかにしておかなければなりません。第2は，間接的測定に適切な信念が含まれていることを確認する上で，直接的測定値との関連が重要だからです。『行動信念』，『規範信念』，『コントロール信念』が理論の各構成概念の適切な測定値であるためには，間接的測定値は直接的測定値と強く関連していなければなりません。いったんその関連が認められると，介入の開発においては，間接的測定値がむしろ大きな意味を持ちます。『行動信念』，『規範信念』，『コントロール信念』は，何が行動を促すのかについての理解や，介入プログラムのターゲットを明らかにするのに役立ちます（Fishbeinら，2006；von Haeftenら，2001）。「行動意図」に最も強く関連した構成概念の同定と，介入メッセージの対象とする信念の選択をどのように行うかについては，本章の後半で事例を引用しながら解説します。

合理的/計画的行動理論の検証のための研究デザインと分析手法

　ある時点で測定された「態度」、「主観的規範」、「行動コントロール感」などの構成概念と「行動意図」、そして一定期間後に測定された行動との関連を明らかにするためには、前向き研究が望ましい研究デザインです。合理的/計画的行動理論(TRA/TPB)の研究には、しばしば横断的デザインが用いられますが、このデザインでは「行動意図」と行動の時間的順序が明らかではないため、行動の理解や予測にはあまり役立ちません。合理的/計画的行動理論(TRA/TPB)における行動と構成概念との関連の分析には、回帰分析や構造方程式モデリングが通常用いられます。これらの分析法は、横断的研究でよく使われていますが、前向き研究デザインで因果関係を評価するために用いるのが最も有効な使い方です(Bleakleyら、2012；Bryanら、2007；Rhodesら、2007)。構成概念の重みづけは、研究対象となっている行動や集団ごとにデータに基づいて決定されますが、この重み付けによって、行動変容を起こす上で、どの構成概念に注力すればいいかが明らかとなります。行動の中には、それぞれ、「態度」が支配的なもの(Albarracínら、2003)、「主観的規範」が支配的なもの(Albarracínら、2004；Durantiniら、2006)、あるいは「行動コントロール感」が支配的なもの(Albarracínら、2005)があり、例えば、40歳以上の成人を対象とした研究では、大腸内視鏡検査への「行動意図」には、「主観的規範」の影響が非常に強く、一方、運動への「行動意図」には、「態度」と「行動コントロール感」の両方の影響が大きいことが示されています(Fishbeinら、2006)。また、同じ行動でも関連の強い構成概念は集団によって異なることがあり、ある集団では「態度」との関連が強く、ある集団では「主観的規範」との関連が強い場合があります。例えば、私たちの研究では、主な性的パートナーとのコンドーム使用は、薬物注射を行っている女性では、「主観的規範」との影響が強く、薬物注射を行っていない女性では、「態度」、「主観的規範」、「行動コントロール感」の影響が認められました(Kenskiら、2001；von Haeftenら、2001)。行動や集団におけるこのような重要な構成概念の違いは、介入メッセージの開発に重要な意味を持ち、例えば、「主観的規範」の影響が強い場合には、「態度」を変えるためのメッセージを送っても意味がありません。重要な構成概念が判明したら、その下位概念である信念を分析することによって、どの『行動信念』、『規範信念』、『コントロール信念』が最も強く「行動意図」や行動と関連しているのかが明らかとなり、介入で重点を置くべきポイントを実証的に明らかにすることができます(後述する事例を参照)。

合理的/計画的行動理論を支持するエビデンス

　合理的行動理論(TRA)という名称のため、この理論は純粋に「合理的な行動 rational behavior」を扱うものという誤った解釈を招いてきましたが(St. Lawrenceら、2007)、これは全くの誤りです。この理論の基本的な仮定は、人間とは情報を処理して合理的に行動する存在であり、背後にある"理由 reasons"が行動実行の動機 motivation を決定するということです。これらの"理由"は、その人の『行動信念』、『規範信念』、『コントロール信念』から成り立っており、これらの信念が客観的に見て合理的か、論理的か、正しいかにはかかわらず、その人の「態度」、「主観的規範」、「行動コントロール感」を規定します(Fishbeinら、2010)。これらの理論の長所は、それぞれの対象集団において、対象行動への動機付けとなる"理由"(信念)を識別、理解するた

めの枠組みを提供してくれることにあります。

近年，計画的行動理論(TPB)は，重い精神障害を持つHIV陰性，HIV陽性患者において，コンドーム使用率を高めるための介入のデザインに使われて成功を収めています。この介入研究では，個々の対象者の固有の行動理由(信念)を突き止めてそれをカウンセリングに生かすことによって，対象者に合理的な決定を促し，行動を変えることができたと報告されています(Blankら，2012)。合理的/計画的行動理論(TRA/TPB)自体には，行動のアウトカム，"重要な他者"，『コントロール信念』などは何も特定されていません。それらは，それぞれの集団，そしてそれぞれの行動ごとに研究者や実践者が実証的に決定しなければならず，集団や行動が異なれば，それらも異なる可能性があります。こうして，この理論に基づく介入では，これらの信念をターゲットするようにデザインすることができ，それによって「態度」や「主観的規範」，「行動コントロール感」などに影響を与え，「行動意図」と行動を変化させるのです。

3. 統合的行動モデル

前述したように，私たちは，合理的/計画的行動理論(TRA/TPB)やその他の有力な理論の構成概念を取り込んだ「統合的行動モデル Integrated Behavioral Model」を提唱しています(図6.2)。このモデルでも，合理的/計画的行動理論(TRA/TPB)と同じように，行動の最も重要な決定要因は，「行動意図 behavioral intention」です。他にも4つの構成概念が行動に直接影響を与えますが(Jaccardら，2002)，「行動意図」が行動の実行に結びつくには，このうちの3つ，つまり，「知識とスキル」，「環境的制約 environmental constraints」(Triandis, 1980)，そして「行動の重要性 salience」が必要です(Becker, 1974)。4つ目の構成概念は「習慣 habit」で，その行動を経験し，それが普通のこととなれば，習慣的なものとなって，「行動意図」の役割はそれほど重要なものではなくなってしまいます(Triandis, 1980)。

つまり，このモデルでは，その人が強い「行動意図」と必要な「知識とスキル」を持ち，その行動を妨げる大きな「環境的制約」がなく，かつその行動が本人にとって重要で，以前にも実行したことがある場合に，最も行動が実行されやすいと考えます。介入プログラムをデザインする際には，これらすべての要因と，それらの相互作用を考慮しなければなりません。例えば，乳房X線検査を受けようという強い「行動意図」を持っている女性の場合には，利用できる健康保険についてきちんとした知識を持っていること，交通機関の不便や受けられる時間帯が合わないなどといった受診の妨げになる「環境的制約」がないことが，行動を促進する上で重要な条件となります。乳房X線検査のように，長いインターバル(1年あるいはそれ以上)を置いて繰り返される行動については，受検を忘れたりスキップしたりすることがないよう，その「行動の重要性」を強調するか，リマインダーを送るなどの対策が必要です。一方，もっと頻繁に実行され習慣になっているような行動については，行動しやすくするように，「環境的制約」を取り除く必要があります。例えば，高脂肪食摂取の低減や禁煙がそうした行動の例です(Middlestadt, 2012)。

行動変容の最も重要なターゲットとなる要因を特定するためには，研究対象である行動と集団のそれぞれについて丁寧な分析が必要です。行動が異なれば戦略も異なり，同じ行動であっても状況や集団が異なれば，戦略は異なります(von Haeftenら，2000)。どこにでも使えるア

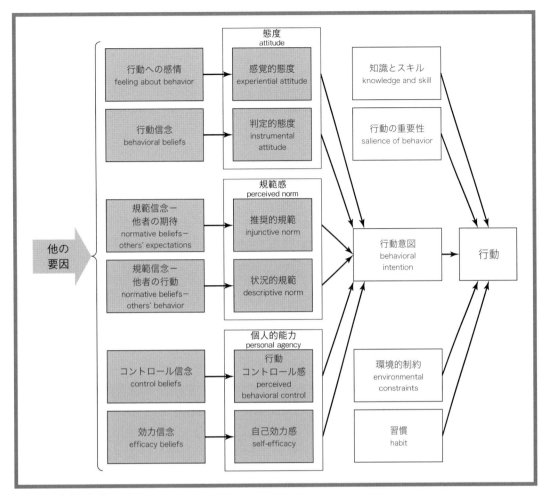

図6.2 統合的行動モデル

プローチ法(one-size-fits-all approach)などというものは存在しないのです。

このモデルによれば,「行動意図」は,表6.1に示された3つの構成概念によって決まります。その1つは,その行動への「態度 attitude」です。多くの研究者によって,「態度」は感情的側面と認知的側面から成り立っていると考えられていますが(Connerら, 2013；Frenchら, 2005；Triandis, 1980),この理論では,前者に対応する「感覚的態度 experiential attitude」と後者に対応する「判定的態度 instrumental attitude」が盛り込まれています。「感覚的態度」とは,推奨行動を実行することに対する個人の感情的反応のことで,その行動に対して強いネガティブ感情を持つ人はそれを実行せず,強いポジティブ感情を持つ人はそれを実行する可能性が高いと考えられます。一方,「判定的態度」は認知に基づく態度で,行動を実行した場合に想定されるアウトカムについての考え方(信念)によって決まります。この「感覚的態度」(感情 affect)の概念は,Fishbein(2007)が,行動によってあるアウトカムが起こる可能性についての認識やそのアウトカムへの評価に影響を与えることによって間接的に「行動意図」に影響を与える可能性があると論じた"気分あるいは覚醒 mood or arousal"とは異なる概念なので注意が必要です。

「規範感 perceived norm」とは,ある行動を実行する(しない)上で,人が感じる社会的圧力を

反映する概念で，「推奨的規範(命令的規範)injunctive norm」と「状況的規範(記述的規範) descriptive norm」から成ります(図6.2)。前者は，その人にとっての"重要な他者"がその行動を支持(推奨)しているという思いのことで，後者は，その人の社会的あるいは個人的ネットワーク内の人々の行動状況についての認識のことです(Fishbeinら，2010；Rivisら，2003)。合理的/計画的行動理論(TRA/TPB)における「主観的規範 subjective norm」は，「推奨的規範」に相当し，「状況的規範」は含まれていません。この「状況的規範」は，文化圏によっては，非常に強い社会的アイデンティティを反映するものとなっており，これを規範的影響の指標とする研究者もいます(Bagozziら，2002；Triandis, 1980；Triandisら，1988)。

　最後に，統合的行動モデル(IBM)には，「行動コントロール感 perceived behavioral control」と「自己効力感 self-efficacy」から成る「個人的能力 personal agency」という構成概念が含まれています。これは Bandura(2006)によって，行動を起こすために人が自分の機能と環境に影響を及ぼす力と定義された概念です(Institute of Medicine, 2002)。「行動コントロール感」は，先述したように，その行動を実施する上で様々な要因がどれほどそれを容易/困難にするかについての，その人の認識によって決まりますが，「自己効力感」は，様々な障害や困難に直面しながらもその行動を実行する自信の程度を表す概念で，"私はできない―私はできる"を両極とする双極性尺度で測定されます(表6.1参照)。これら2つの構成概念の類似点と差異を論じた文献はごくわずかしかありませんが(Ajzen, 2002；Fishbein, 2007；Fishbeinら，2010)，私たちの研究からは，両者を含めることの有用性を示すデータが得られています(Montañoら, 2014)。

　「行動意図」の決定におけるこれら3つの構成概念(態度，規範感，個人的能力)の相対的重要性は，行動や集団によって異なります。したがって，「行動意図」を効果的に変えるための介入をデザインするには，「行動意図」に対する，「態度」(感覚的態度と判定的態度)と「規範感」(推奨的規範と状況的規範)と「個人的能力」(自己効力感と行動コントロール感)の影響の相対的違いをまず把握する必要があります。特定の行動や集団において，これが把握できたら，次に，以下に述べるように，これらの構成概念の決定要因(『信念 beliefs』)の理解に進みます。

　「感覚的態度」と「判定的態度」，「推奨的規範」と「状況的規範」，「自己効力感」と「行動コントロール感」はすべて，その基礎となる信念によって規定されます。図6.2にあるように，「判定的態度」は，合理的/計画的行動理論(TRA/TPB)の場合と同じように，その行動のアウトカムについての捉え方(『行動信念』)に影響を受けます。合理的/計画的行動理論(TRA/TPB)とは異なり，統合的行動モデル(IBM)には『結果評価 outcome evaluation』という信念はありません。それは多くの健康行動に関する研究で，行動のアウトカムについての人々の評価にはほとんど差異がないとされているためで(von Haeftenら，2000, 2001；Kasprzykら，2007)，人々の間に差がなければ，それらを測定するメリットはほとんどないからです。ただし，事前の予備的な研究で，『結果評価』が人々の間でかなり異なるようであれば，その測定を行う必要があります。

　合理的/計画的行動理論(TRA/TPB)の場合と同じように，「規範感 perceived norm」は『規範信念』の影響を受けます。ここでも合理的/計画的行動理論(TRA/TPB)とは異なり，統合的行動モデル(IBM)には，『遵守意志 motivation to comply』("重要な他者"の期待に応えなければならないという気持ち)は含まれていません。これは，『結果評価』の場合と同じように，この信念の測定値には人々の間にほとんど違いがないことが多いからです。ただし，事前の予備的な研究で，『遵守意志』が人々の間でかなり異なるようであれば，その測定を行う必要があります。

「行動コントロール感」は，計画的行動理論(TPB)の場合と同様，その行動を促進もしくは阻害する様々な要因が生じる可能性と，それらがどれほど行動に影響を与えるかについての思いで重み付けされた概念です。そして，最後は，「自己効力感」で，これは何度も出てきたように，阻害要因があってもその行動を実行できるという自信を表す概念です。

統合的行動モデル(IBM)は，介入プログラムでターゲットとすべき信念を明確化する枠組みとして開発されたものですが，これを適用する際に最も重要なことは，合理的/計画的行動理論(TRA/TPB)の場合と同じように，モデルの構成概念はそれぞれに関連する信念によって規定されるということです。そして，1つの構成概念を対象とした介入は，同じモデルの他の構成概念，あるいは他のモデルの構成概念に影響を及ぼす可能性があることにも留意しておく必要があります。例えば，『規範信念 normative beliefs』を変化させることによって，人がその行動を実行し，それからポジティブな経験が得られれば，その行動についてのポジティブな『行動信念』が生まれたり，「自己効力感」が高まったりする可能性があり，それによって，その行動に対する「行動意図」がさらに高まる可能性があるといったことです。

最後に，合理的/計画的行動理論(TRA/TPB)のところでも解説したように，"その他の要因"，つまり，属性(例：年齢，性別)，性格，個人差などの要因は，行動と関連しますが，その影響は間接的で，構成概念を介して作用すると仮定されており，しばしば"遠位変数distal variables"あるいは"外部変数"(図6.2)と呼ばれます。これに対して，信念や構成概念は"近位変数"と呼ばれることがあり，遠位変数は近位変数を介して作用すると考えます。例えば，ある属性集団に属する人々は，ある行動のアウトカムをポジティブに受け止める傾向があり，そのためその行動に対してポジティブな「態度」や強い「行動意図」を示す可能性があるといったことです。こうした外部変数が異なる様々な集団で，信念のパターンがどのように異なるかを理解することが大切です。なぜなら，信念のパターンに明らかな違いがある場合には，それに基づいて集団を区分し，その区分ごとに異なる介入法をデザインする方が有効な介入が行えるからです。

統合的行動モデル(IBM)は，コンドーム使用やその他のHIV/STD予防行動などの「行動意図」や行動を理解するために使われ(Kasprzykら，2007；Kasprzykら，1998；Kenskiら，2001；von Haeftenら，2001)，AIDS Community Demonstration Projects(ICDC, 1999)と，Project Respect(Kambら，1998；Rhodesら，2007)という2つの大規模な多施設共同介入研究にも，その理論的フレームワークとして用いられています。これらのプロジェクトは，全く異なる介入を用いたものですが，このモデルは，いずれの介入においても，ターゲットとすべき信念を同定するために使われました。統合的行動モデル(IBM)は，行動を理解しターゲットにすべき信念を明らかにするための理論的基礎を提供してくれます。そして，ターゲットとすべき信念が同定されたら，その介入プログラムの開発には，他のコミュニケーション理論や行動変容理論などが用いられます。

4. 合理的/計画的行動理論と統合的行動モデルの応用における形成調査の重要性

行動が異なれば，一般には，それに影響する信念(行動信念，規範信念，効力信念，コント

ロール信念)も大きく異なります。例えば,乳房X線検査の受検に関する『行動信念』(例：痛いだろうという思い)は,パートナーとの間でコンドームを使うことに関する『行動信念』(例：コンドームのことを言い出すと彼女(彼)が"自分を信頼していないのか"と怒るかも知れないという思い)とはまったく異なります。また,同じコンドーム使用でも,相手が異なれば(例：恋人 vs. セックスワーカー),『行動信念』が全くことなる可能性もあります(von Haeften ら,2000)。同じように,同じ行動に関連する信念は,集団が異なれば大きく異なる可能性があります。このため,Fishbein が繰り返し強調していることは,"机上"で信念を開発しても,対象とする行動や集団に関係する信念を正しく捉えることはできないということです(Fishbein ら,2010；Fishbein ら,2006)。その行動に関連した各種信念を正しく捉えるためには,対象とする集団のもと(フィールド)へ出向かなければなりません。本章の3理論(TRA/TPB/BM)を用いる場合の重要なステップは,研究対象とするそれぞれの行動や集団について,行動のアウトカム,"重要な他者",行動の促進要因と阻害要因などを明らかにするために,質的インタビュー調査を実施することです。そのタイミングとしては,介入のデザインや改変を行う形成段階が最適です(Craig ら,2008)。

質的インタビューにおいては,以下の4点を明らかにする必要があります。

- その行動を実行することに対するポジティブもしくはネガティブな感情(『行動への感情』)
- その行動の実行によって生じると考えられるポジティブもしくはネガティブなアウトカム(『行動信念』)
- その行動を実行することに対して賛成もしくは反対すると考えられる"重要な他者"(個人もしくはグループ)(『規範信念』)
- その行動を容易もしくは困難にする状況,あるいは他の促進要因と阻害要因(『コントロール信念』と『効力信念』)

表 6.2 は,インタビューを受ける人全員に系統的に尋ねるべき質問の例を示したものです。形成調査 formative research では,対象となる行動について,そのネガティブな特性だけでなく,ポジティブな特性についても明らかにしなければなりません。インタビューは,それぞれの対象集団から少なくとも15〜20人をサンプリングする必要があり,その約半数は対象行動を実行したことがある人々(もしくは実行する意思がある人々),残り半数は実行したことがない人々を選ぶようにします。インタビューは,もう新しい回答が出てこなくなる時点,つまり"飽和 saturation"に達するまで続けるのが理想的です。この方法についての詳細は,Middlestadtらの文献を参照してください(Middlestadt, 2012；Middlestadt ら,1996)。

形成調査で得られた情報は,理論やモデルの構成概念や信念について内容分析 content analysis を行い,その情報は,質問の作成に用いられ,それぞれの対象行動や集団に対する測定法の開発が行われます。その際には,質問が問題を的確に表現したものとなるように,インタビュー対象者の用いた言葉を可能な限り用いるようにする必要があります。質問票が開発されたら,それを使った量的研究を実施して,「行動意図」に最も関連の強い信念(単数もしくは複数)を明らかにします。形成調査が不十分だと,的確な質問票が開発できず,測定が不十分となって,行動の予測が適切にできなくなり,その結果,介入プログラムの開発に必要な情報が得られないことになるので,注意が必要です。

表 6.2　質的インタビューにおける質問の一覧

構成概念	質問の例
感覚的態度 experiential attitude	行動 X を行うことについて，あなたはどう感じますか？ 行動 X のどこが好き/嫌いですか？ 行動 X のどこが楽しい/楽しくないと思いますか？
判定的態度 instrumental attitude	あなたが行動 X を行うとどんな良いことがあると思いますか？ (行動 X を行うとどんな利益があると思いますか？) あなたが行動 X を行うとどんな悪いことが生じると思いますか？ (行動 X を行うとどんな不利益がもたらされると思いますか？)
推奨的規範 injunctive norm	あなたが行動 X を行うことを誰が支持してくれそうですか？ あなたが行動 X を行うことに誰が反対しそうですか？
状況的規範 descriptive norm	あなたは，その人が行動 X を実行すると思いますか？ あなたは，その人が行動 X を実行しないと思いますか？
コントロール感 perceived control	どんなものがあれば，あなたは行動 X を実行しやすいと思いますか？ どんなものがあれば，あなたは行動 X を実行しにくいと思いますか？
自己効力感 self-efficacy	あなたには行動 X を実行するのにどれくらい自信がありますか？ 他のどういう要因が，あなたが行動 X を実行する能力に影響すると思いますか？

　この 3 理論（TRA/TPB/IBM）については，"西欧的"で，他の文化圏には向かないとの批判もありますが（Airhihenbuwa ら，2000），文化圏を超えてこのモデルが使えるようにする上で重要な意味を持つのが，この形成調査です。図 6.2 の構成概念は，これまで 50 以上の先進国や途上国で使われてきましたが（Fishbein ら，2010），ここで注意すべきは，行動や集団には，それぞれ固有の『信念 belief』があるということです。こうした信念を研究対象の集団から直接聞き出すのではなく，研究者の"机上"の思い込みで勝手に信念を想定して測定されることが少なからずあり，それがこのモデルが一部の研究者から，"西欧的"で他の文化圏には使えないという批判がなされている原因であると思われます。このモデルを用いる際には，研究対象とする集団の視点で，その行動を調査し理解することが極めて重要です（Middlestadt, 2012）。

5. ジンバブエにおける HIV 予防への統合的行動モデルの適用

　ここで，統合的行動モデル（IBM）が文化圏を超えて適用可能かどうかを検証するために，私たちが途上国であるジンバブエでこのモデル適用した事例を 2 つ紹介します。1 つ目の事例は，レギュラーパートナーとの間でのコンドーム使用率を上げるための介入研究です。この例では，以下のようなステップでこのモデルが適用されました。①重要な問題を明らかにするために形成調査を行う，②文化的な問題に留意しつつ，モデルの構成概念を測定するための質問票を作成する，③「行動意図」や行動に関連したモデルの構成概念に介入が影響を及ぼしたかどうかを評価するための分析を行う。2 つ目の事例は，男性における包皮切除を促進するための介入のメッセージを実証的にデザインし，かつその効果を検証した事例です。この事例では，介

入のターゲットを明確化するための分析や，メッセージのデザインや検証がどのように行われたかについても解説します。

レギュラーパートナーとの間でのコンドーム使用率を高めるための介入の評価

　2003〜2007年の間，私たちはジンバブエの農村において安全な性行動を推進するためのCommunity Popular Opinion Leader（CPOL）モデルを用いたHIV/STD予防研究を実施しました。CPOLとは，コミュニティで人望のあるオピニオンリーダーに，安全な性行動について村人と話し合うことを依頼するという介入方法です。オピニオンリーダーには，自分自身を例にして，村人へメッセージを伝えるためのトレーニングが提供されましたが，そこではメッセージの内容よりも，会話スキルが重視され，CPOLたちは自ずと行動に影響する話題を取り上げるだろうと想定されていました。CPOLによる介入は，「態度」，「規範感」，「自己効力感」などへの影響を介して作用すると仮定されていましたが（Kelly, 2004），CPOLの介入訓練は，特定の信念や構成概念を特に意識して行われたわけではありませんでした。

　30のコミュニティがCPOL介入群と対照群とにランダムに割り付けられ，5500人以上の住民が24か月以上追跡されました。介入の有無を問わず，研究に参加したすべてのコミュニティには，HIV/STDの検査とカウンセリング，治療可能な感染症の治療，ウイルス感染症の診断，コンドームの配布など，基本的な介入が提供されました。そして，24か月経過した時点で，STD発生率の有意な低下，レギュラーパートナーとの無防備な性行動の同じ程度の減少（自己申告）が，介入群と対照群の両群でほぼ等しく認められました（NIMH Collaborative HIV/STD Prevention Trial Group, 2010）。この例では，CPOLの効果を評価するために，また両群で効果に差が見られなかった理由を解明するために，統合的行動モデル（IBM）がどのように用いられたかを解説します。この事例で目的とされた行動は，「レギュラーパートナーとの間で今後3か月間常にコンドームを使用する」という行動でした。この行動は，行動のタイプ（常に使うこと），目標（コンドーム），文脈（レギュラーパートナーとの間で），時間（今後3か月間）という形で特化されたものでした。

■形成調査

　32の農村において，形成調査の一環として，質的インタビュー調査が行われました。このインタビューの内容は，統合的行動モデル（IBM）の要素に沿って構成されたもので，それぞれの村から18〜30歳までの住民（男女同数）をランダムに8〜10人選び，地元の言葉を使って実施されました。回答者は，レギュラーパートナーとの間でコンドームを使うことについてどう思うかを質問され，次いでこの行動からもたらされるアウトカム（結果）についての感情と考え方（信念），この行動に関する規範意識がどこから来るのか，そして阻害要因と促進要因について尋ねられました。このインタビューでは，表6.2に示した質問と似たものが用いられました。録音されたインタビューデータは逐語録化され，内容分析 content analysis で分析され，レギュラーパートナーとの間でコンドームを使うことに関する様々な感情，それがもたらすアウトカム，その促進要因と阻害要因，行動に賛成もしくは反対する"重要な他者"，阻害要因と促進要因などがリストアップされました。

■質問票の進歩とデータの収集

　内容分析から得られたこれらのリストは，図6.2にある主要な構成概念（「感覚的態度」，「判定的態度」，「推奨的規範」，「行動コントロール感」，「自己効力感」）を直接的あるいは間接的に測定するための質問項目の開発に用いられました。そして開発された質問票は2か所の農村で主な2つの民族集団を対象に予備テストされ，その結果，質問はより明瞭になり，いくつかの質問は除外されました。質問票をデザインしたプロセスについては，他の文献に詳しく記述されているので参照してください（Kasprzykら，2007）。最終的な質問票には，レギュラーパートナーとのコンドーム使用以外の性行動の項目も加えられました（例：他の性的パートナーとコンドームを使用すること，1人のパートナーだけと付き合うこと，セックスワーカーを避けること）。この質問票を用いて，ジンバブエの30の農村で，18〜30歳の住民を約185名ずつサンプリングして（$N=5546$），個別面接形式で質問票調査が行われ，過去1年間にレギュラーパートナーがいたと答えた2212名の住民が，レギュラーパートナーとの間でのコンドーム使用についての質問項目に回答しました。

■統合的行動モデル（IBM）の検討

　分析ではまず，間接的測定（信念の測定）が目的とする構成概念を適切に測定し得ているか，モデルの構成概念が「行動意図」を適切に説明し得ているかが確認されました。つまり，まず「態度」，「規範感」，「自己効力感」といった構成概念の間接的測定値が，それぞれに関連する信念のスコアの平均値として計算されました。具体的には，「態度」は，パートナーとのコンドーム使用に関する13の『行動信念』から，「規範感」は4つの『規範信念』から，そして「自己効力感」は様々な状況下での行動実行の自信に関する11の『効力信念』から計算されました。そして，レギュラーパートナーとの間で常にコンドームを使うという「行動意図」は，「態度」，「規範感」，「自己効力感」，「行動コントロール感」と有意に関連していることが示されました。

■信念と行動意図との関連

　分析の次のステップは，これらの数多くの信念のうち，どれが「行動意図」と最も強く関連しているかを決定することです。分析の結果，表6.3に示したように，『行動信念』，『規範信念』，『効力信念』のすべてが，「行動意図」と行動（レギュラーパートナーとのコンドーム使用）の両方と有意に関連していました。この結果は，「行動意図」と行動を変化させるためには，CPOLは村人との個別のコミュニケーションを通して，これらすべての信念をターゲットとすべきだったことを示しています。しかし，CPOLは，村人との語り合いの中で，これらの信念を中心に話をするようにとは特に指示も訓練もされていませんでした。

■CPOLの介入効果の評価

　介入を始めて24か月後に，効果を確認するための調査が実施されました。前述したように，プロジェクトでは介入群と対照群の間に効果の差が認められなかったため（NIMH，2010），その理由を明らかにする目的で，私たちは介入群と対照群における信念の変化を検討しました。表6.3は，両群における信念スコアの変化量の平均値（24か月後の値からベースライン値を引いた値）を示したものです。両群における変化量の違いをt検定で比較した結果，有意差が示さ

表 6.3 レギュラーパートナーとのコンドーム使用についての行動意図，行動，行動信念，規範信念，効力信念との相関，および信念の変化の平均値

	相関		信念の変化の平均値		
	行動意図	行動	対照群	介入群	有意差
行動信念 behavioral beliefs					
パートナーを怒らせる	−.37	−.30	−.42	−.76	n.s.
パートナー対して失礼だ	−.40	−.32	−.46	−.61	n.s.
パートナーを不潔/病気だとみなしていることになる	−.37	−.37	−.71	−.95	.05
自分が不潔/病気だと言っていることになる	−.37	−.32	−.56	−.80	n.s.
当惑してしまう	−.29	−.23	−.14	−.14	n.s.
愛していないんだとパートナーに思わせてしまう	−.37	−.30	−.72	−.82	n.s.
関係を壊してしまう	−.36	−.29	−.43	−.38	n.s.
信頼していないんだとパートナーに思わせてしまう	−.38	−.30	−.87	−.81	n.s.
セックスの快感が減ってしまうと思う	−.21	−.18	−.70	−.68	n.s.
他に相手がいるんだとパートナーに思わせてしまう	−.39	−.28	−.95	−1.04	n.s.
自分のパートナーには他の相手はいないから（コンドームは）必要ない	−.31	−.21	−.28	−.72	.05
肉体的あるいは性的開放感を得られないと思う	−.24	−.19	−.34	−.42	n.s.
自分のパートナーに性的乱交を促すことになる（訳注：おそらくコンドームを使えば誰と性関係を持ってもいいと思わせるという意味で）	−.29	−.20	−.73	−.75	n.s.
規範信念 normative beliefs（重要な他者）					
あなたの家族	.25	.18	.13	.40	n.s.
あなたの親友たち	.29	.22	−.03	.09	n.s.
ラジオ番組あるいはラジオドラマの出演者	.20	.14	−.12	−.09	n.s.
あなたのパートナー	.56	.39	.42	.59	n.s.
効力信念 efficacy beliefs					
もしも…である場合，レギュラーパートナーと常にコンドームを使えると思いますか？					
あなたもしくはパートナーが興奮して，セックスを待てない場合	.57	.34	.11	.31	n.s.
セックスの前に飲酒していた場合	.52	.34	.36	.46	n.s.
パートナーがセックスの前に飲酒していた場合	.53	.36	.17	.34	n.s.
あなたかパートナーが他の避妊方法を使っている場合	.59	.34	.13	.37	n.s.
パートナーがコンドームを使いたがらない場合	.56	.35	.28	.60	.05
自分は AIDS にかからないとあなたが信じている場合	.43	.24	−.02	.00	n.s.
あなたもしくはパートナーがコンドームを持っている場合	.57	.36	−.17	.09	n.s.
あなたもしくはパートナーがコンドームの使い方を知っている場合	.59	.35	−.12	.03	n.s.
近くでコンドームが入手できる場合	.60	.37	−.13	.06	n.s.
パートナーとコンドーム使用について話し合わなければならない場合	.56	.33	−.14	−.03	n.s.
パートナーに他の相手がいるとあなたが思っている場合	.45	.28	−.37	−.14	n.s.

注：すべての相関は $p<.001$ で統計学的に有意

れたのは，2つの『行動信念』と1つの『効力信念』のみだったことが明らかとなりました。

この結果は，CPOL による介入には，信念や「行動意図」を大きく変化させる効果はなかったことを明瞭に示しています。言い換えれば，信念や「行動意図」や行動変容は，両群の参加者が

等しく曝露(提供)された他の要因，例えばコンドーム入手の容易さ，STD/HIVについてのカウンセリングや検査などに影響された可能性を示唆するものです。この介入では，CPOLたちが会話スキルを学ぶことによって，村民の信念と「態度」などに影響を与えることができるだろうと仮定し，特定の信念をターゲットとした事前の訓練をCPOLたちに行っていませんでした。もしもCPOLたちが，「行動意図」と行動との関連の強い特定の信念をターゲットしたメッセージを送るよう訓練されていたら，もっと効果は違っていたかもしれません。

男性の包皮切除を促進するためのエビデンスに基づいたメッセージのデザイン

成人男性の包皮切除 male circumcision は，男性のHIV感染率を60％減少させることが明らかにされています(Auvertら，2005；Baileyら，2007；Grayら，2007)。このことから，世界保健機関(WHO)と国連合同エイズ計画(UNAIDS)は，HIVが主として異性間感染し，かつ包皮切除の実施率が低い国で，包皮切除をHIV予防戦略の1つに含めることを推奨しました(WHO & UNAIDS, 2007)。ジンバブエ保健省(MOHCC)は，国の政策として男性包皮切除プログラムを開始し，2017年までに成人男性の80％が包皮切除を受けることを目標とし，包皮切除の実施施設の整備のために多額の投資を行いましたが，その実施率は目標よりもずっと低いレベルにとどまっていました。そこで私たちは，包皮切除を受けることに対する男性の「行動意図」を最もよく説明する主要な信念を明らかにするために統合的行動モデル(IBM)を適用し，それらの信念をターゲットにしたメッセージをデザインして，それらの信念に与える効果を検証する研究を行うことにしました。

■重要な問題を同定するための形成調査

この事例での焦点は，「ジンバブエ保健省が包皮切除手術を無料で提供すれば包皮切除を受ける」という行動でした。ジンバブエの都市部と地方部各2か所で，18～30歳の男性合計33名に，統合的行動モデル(IBM)の各構成概念に関する問題を探索するようにデザインされた質的インタビュー調査を実施しました。質問は，①包皮切除を受けることに対するポジティブもしくはネガティブな『行動信念』，②この行動に関する規範意識が何から来るのか，③包皮切除を受けることの阻害要因と促進要因，について行われました。そして内容分析の結果，ポジティブあるいはネガティブな『行動信念』が合計38，規範の由来に関する内容が21，そして14の促進要因と15の阻害要因が同定されました。

■質問票の開発

これらの結果を踏まえて，質問票の開発が行われ，信念の項目すべてが，5段階の双極性尺度によって測定されました。包皮切除を受けることへの「態度」については，『行動信念』項目から成る尺度(合計38のポジティブあるいはネガティブな感情や考えのそれぞれについて，"同意しない―同意する"までの5段階で答える項目群)，「規範感」については，『規範信念』項目から成る尺度(21の規範影響要因のそれぞれについて，包皮切除を促す影響があるかどうかに"同意しない―同意する"までの5段階で答える項目群)，「行動コントロール感」については，『コントロール信念』項目から成る尺度(29の促進要因あるいは阻害要因のそれぞれに対して，包皮切

を受けることを"困難にする―容易にする"までの5段階で答える項目群)，「自己効力感」については，『効力信念』項目から成る尺度(15の阻害要因のそれぞれについて，それに直面しても包皮切除を受けることがどの程度できるかを"絶対にできない―確実にできる"までの5段階で答える項目群)によって，測定されました。最後に，「ジンバブエ保健省が包皮切除術を無料で提供すれば包皮切除を受ける」かどうかについて，対象者の「行動意図」が，"同意しない―同意する"までの5段階で測定されました。調査は，まだ包皮切除を受けていない18～30歳までの男性1085名を対象に行われ，対象者の選択は，ジンバブエの都市部と地方部各2か所に均等に分布するように，家族単位のサンプリングによって行われました。

■「行動意図」と構成概念の関連の検討

分析の結果，上記の各構成概念の尺度のすべてについて，高い内的一貫性 internal consistency(Cronbach α 係数)が認められたため，各尺度の平均スコアをそれぞれの構成概念の間接的測定値としました。

こうして測定された，「態度」，「推奨的規範」，「状況的規範」，「行動コントロール感」，「自己効力感」と包皮切除を受けることへの「行動意図」との関係を検証するために，相関分析とステップワイズの重回帰分析が行われました。重回帰分析では，これらすべての構成概念が包皮切除への「行動意図」と有意に関連していることが示され($R = .71$；$p < .001$)，いずれの構成概念も「行動意図」と行動を変化させる介入の重要なターゲットであることが示唆されました。

■「行動意図」と信念の関連の検討

次に，介入においてターゲットとすべき信念を明確にするための分析を実施しました。その結果，3つの『行動信念』を除くすべての信念が，包皮切除への「行動意図」と有意な相関を示しました。そして次に，有意となった信念をすべて用いて，ステップワイズの重回帰分析を実施したところ，表6.4の最後に示したような結果(最終回帰モデル)が得られました。

■最終回帰モデル

最終回帰モデルは，合計14の信念，つまり，5つの『行動信念』，2つの『推奨的規範』，1つの『状況的規範』，3つの『効力信念』，3つの『コントロール信念』から成り，それぞれが独立に，そして有意に包皮切除への「行動意図」と関連することが示されました。3つの信念は女性と，4つの信念は文化や社会サービスと関係し，最大の回帰係数を示した2つの信念は，兄弟や友人に関するものでした。これらの結果は，包皮切除への「行動意図」は，個人的あるいはソーシャルネットワークによる影響を強く受けることを示唆しています。こうした分析をサブグループごとに行えば，それぞれに特化した介入プログラムをデザインすることができます。私たちが行ったサブグループ解析については，Montaño ら(2014)の論文を参照してください。

■介入メッセージのデザイン

「行動意図」に影響する可能性のある重要な信念が明らかになったら，次に行うことは，介入プログラムを通じて変化させられる信念を選択し，それらをターゲットした有効なメッセージを開発することです。

メッセージはいくつかの段階を経て開発されました。まず，ジンバブエの若い男性たちとグ

表6.4 包皮切除への行動意図と統合的行動モデルの信念との関連

行動信念 behavioral beliefs：包皮切除を受けることに対して	r^*	β ($R=.65$)
友人たちに包皮切除を促す効果がある	.46	.17
気持ちが落ち着く	.44	.15
もうそれを受けるような歳ではない	−.38	−.17
達成感が得られる	.43	.10
術後うまく治らず，傷が残るかも知れない	−.35	−.07
性的快感が高まると思う	.29	.10
自分の宗教の教えに反すると思う	−.37	−.09
ジンバブエでのHIV流行の抑制につながる	.40	.06
術後感染を起こして腫れるかもしれない	−.34	−.06
息子にも包皮切除を勧めやすくなる	.38	.07
ペニスに違和感があると言って女性が自分を避けるかもしれない	−.20	.07
あなたが浮気をするだろうとパートナーが考えるかもしれない	−.29	−.07
性感染症の予防になる	.37	.06

推奨的規範信念 injunctive norm beliefs：包皮切除を受けることを支持してくれる可能性のある人々	r^*	β ($R=.61$)
兄弟	.58	.24
親友	.52	.16
文化	.50	.16
地域の人々	.47	.11
妻	.59	.07[+]
ガールフレンド	.43	

状況的規範信念 descriptive norm beliefs：包皮切除を受けそうな人々	r^*	β ($R=.60$)
親友	.57	.23
兄弟	.56	.17
自分のような人々のほとんど	.52	.11
上記以外の男性親族	.55	.12

コントロール信念 control beliefs：包皮切除を受けることへの促進/阻害要因	r^*	β ($R=.66$)
器具と材料が入手できる	.55	.23
人々が包皮切除は痛いと言っている	.42	.09
包皮切除がどのようにHIVを予防するのかを知らない	.33	.10
地域の指導者/村長が包皮切除を支持してくれる	.52	.13
包皮切除はこれまでこの地域では行われていなかった	.41	.10
包皮切除が無料でない	.31	.09
地域の診療所で包皮切除を受けられる	.44	.07
テレビやラジオで包皮切除が宣伝される	.51	.09
包皮切除を受けたことを他人に知られる可能性がある	.36	.06
どこで包皮切除を受けられるかを知らない	.17	−.06

効力信念 efficacy beliefs：もしも…である場合，レギュラーパートナーと常にコンドームを使えるか	r^*	β ($R=.63$)
包皮切除はこれまでこの地域では行われていなかった	.51	.17
地域の診療所で包皮切除を受けられる	.49	.24
包皮切除は文化的に認められていない	.50	.17
パートナーが反対している[+]	.49	.11
包皮切除を受けたことを他人に知られる可能性がある	.43	.08
診療所に十分な医療用品があるかどうか不安	.34	.06

(つづく)

表6.4 （つづき）

構成概念	信念	β (R=.74)
行動信念	気持ちが落ち着く	.11
	もうそれを受けるような歳ではない	−.09
	性的快感が高まると思う	.09
	ペニスに違和感があると言って女性が自分を避けるかもしれない	.08
	術後うまく治らず，傷が残るかも知れない	−.06
推奨的規範	兄弟	.14
	妻/ガールフレンド	.07
状況的規範	親友	.14
効力信念	包皮切除は文化的に認められていない	.10
	包皮切除はこれまでこの地域では行われていなかった	.07
	パートナーが反対している	.09
コントロール信念	器具と材料が入手できること	.13
	包皮切除はこれまでこの地域では行われていなかった	.06
	地域の診療所で包皮切除を受けられる	.06

注：N＝1,085
＊すべての相関で $p<.001$
＋＝妻とガールフレンドの両方がいる回答者はほとんどいなかったため，回帰分析に際しては妻とガールフレンドの回答を1つの変数にまとめた。

ループ討議を行い，その結果を踏まえて，多数のメッセージ案（1つないし2つのセンテンスから成るフレーズ）が作成され，それぞれのメッセージ案は，その内容が，重回帰分析の結果と整合していることを確認するために，各信念との突き合わせが行われました。最終的に32のメッセージが選ばれ，それらを伝達する手段として，ジンバブエの文化に詳しいプロのグラフィックデザイナーによって，それぞれ写真とメッセージを含む，合計32種類のポスターが作製されました。ポスターが媒体として選ばれたのは，ジンバブエでは都市部でも地方部でもポスターや屋外掲示板が宣伝方法としてよく用いられており，地域社会への浸透力が大きいと考えられたからです。ポスター掲示には，屋外掲示版も用いられました。

■メッセージの検証

メッセージの効果を検証するために，見たメッセージやポスターに対する印象，見たポスターの内容の記憶，ターゲットとした信念に対するメッセージの影響などを検証するための研究が実施されました。参加者は，ジンバブエ大学の18～25歳の学生で，包皮切除キャンペーンの対象層の一部であるという明確な位置づけで対象に選ばれました。32種類のポスター（すべてメッセージが異なる）からランダムに選んだ8種類のポスターを含む，16のポスターセットを作成し（ただし，各ポスターは4つのセットには必ず含まれるように配分），次に8～10人から成る学生検討グループを16組作成して，それぞれのポスターセットに割り付けました。学生たちには，まず，最終回帰モデルにおける14の信念を含む質問票に回答してもらい，その後割り当てられた8種類のポスターそれぞれに30秒間目を通してもらいました。その直後に，参加者にはポスターとメッセージに対する印象と感想を書きとめてもらい，また選択式の評価尺度にも回答を依頼しました。そしてその3日後に，学生たちを再び集め，どのポスターとメッセー

ジの言葉が最も記憶に残っているかを検証するために，それぞれのポスターとメッセージを思い出してもらいました（想起テスト）。そして最後に，ポスターとメッセージへの曝露が，構成概念（「態度」，「規範感」，「個人的能力（行動コントロール感と自己効力感）」）と包皮切除への「行動意図」に影響を与えたかどうか検証するために，8週間後に，再び，14の信念を含む質問票に回答を依頼しました。この研究には合計78名の男子学生が参加しました。

■メッセージ検証研究の結果

ポスターやメッセージへの曝露前と曝露後8週間のデータを用いて，曝露によって，構成概念の測定値に有意な変化が生じたかどうかを，t検定を用いて検証した結果，8週間後に包皮切除への「行動意図」と，包皮切除を受けることに対する「判定的態度 instrumental attitude」と「感覚的態度 experiential attitude」に有意な上昇が認められました。次に私たちは，「態度」を構成する『行動への感情』と『行動信念』の変化を検討し，7つの『行動への感情』と9つの『行動信念』に有意な変化を認めました。これらの結果は，信念をターゲットとしてデザインされた32種類のポスターやメッセージへの曝露が，ねらい通りに，ターゲットとした信念に影響を及ぼし，それが「判定的態度」と「感覚的態度」という構成概念に変化をもたらし，それが，包皮切除への「行動意図」に有意な変化をもたらしたことを示唆しています。

これらの知見は，理論とエビデンスに基づく介入が，行動変容への意思を高める上で有効であったことを示しています。次のステップとしては，ポスターとメッセージを，学生たちの評点と想起テストの結果に基づいて改訂し，それがコミュニティの人々において，同じように信念や「行動意図」を変える効果があるかどうか検証するためのより大規模な研究を実施する必要があります。こうしたプロセスは効果的な介入を開発する上で，重要な意味を持ちます。

調査データの行動変容介入開発への活用

以上の2つのジンバブエでの事例は，統合的行動モデル（IBM）をフレームワークとした，介入対象とする信念の明確化，それらの信念をターゲットとするメッセージの開発，その効果の検証という，介入開発のプロセスを示しています。それを要約すると以下のようになります。

1. 変容させようとする行動を，行動のタイプ，目標，文脈，時間の面から明確に定義する。
2. 対象とする行動について，それを行うことでどういう重要なアウトカム（結果）が生じると考えるか，その行動にどういう感情を抱いているか，その行動への規範的影響が何（誰）からくるか，どのような要因がその行動を阻害もしくは促進すると思うかなどを聞き出すために，質的インタビュー調査を実施する。人々が重要と考えるアウトカム（結果）は，行動や集団によって異なることが多いため，この段階は必要不可欠である。
3. 質的調査の結果に基づいて，統合的行動モデル（IBM）の構成概念を測定するための，文化的に適切な質問票をデザインする。質問項目は，質的調査で明らかになった重要な問題に関する信念を測定できるように作成する。予備テストを行って，質問の言葉遣いと回答の尺度のフォーマットが，信頼性，妥当性，文化的適切性の面で適切かどうかを検討する。
4. モデルの信念と「行動意図」との関連を分析し，どの信念が「行動意図」と最も関連が強いかを明らかにする。

5. 上記の分析結果に基づいて,「行動意図」を高めるための介入の最善のターゲットとなる信念(行動信念,規範信念,効力信念,コントロール信念)を同定する。
6. 「行動意図」と最も関連の強い信念を変化させるためのメッセージと媒体をデザインする。
7. ターゲットとする信念を変化させる上で,メッセージが効果的であったか否か,また構成概念や「行動意図」を変化させる効果があったかどうかを評価する。

　本章で紹介した3理論(TRA/TPB/IBM)は,「行動意図」と行動を説明し,介入のターゲットを明らかにするための理論で,より効果的な介入戦略をデザインするために使われます。重要なことは,質的方法と量的方法の両者を融合したミクストメソッドアプローチmixed methods approachを用いることです。ソーシャルマーケティングを用いた介入の中には,質的データの収集だけに終わっているものが少なくありませんが,質的調査の段階で多くあげられる問題が,必ずしも「行動意図」の高低とは関係ないことがあり,その場合,そうした問題に焦点を当てて介入プログラムをデザインしても,行動変容を期待することは難しいことになります。
　介入プログラム(コミュニケーション戦略)の開発と実行のためには,本章で示したような,質的方法と量的方法を駆使した系統的なアプローチが必要です。本章で紹介した3理論(TRA/TPB/IBM)は,コミュニケーション理論ではありませんが,既存のコミュニケーション理論よりもターゲットとすべきポイントを明らかにし,それに合わせたメッセージをデザインし,かつどのようなチャネルでメッセージを伝えるかという方法論の面では,ここで紹介した3理論の方が明確であると言えます(Fishbeinら,2006;Institute of Medicine, 2002)。

6. 合理的/計画的行動理論と統合的行動モデルの価値

　理論には,研究,介入,分析についての思考と計画を助ける役割がありますが,本章で扱った3理論(TRA/TPB/IBM)も,行動に影響を与える要因の概念化,測定,そして重要な要因の同定に優れた枠組みを提供してくれます。合理的行動理論(TRA)は,「行動意図」を決定する認知的要因(信念と価値観)に焦点を当てた理論で,行動,特に自分の意思でコントロールできる行動を説明する上で非常に有用です。計画的行動理論(TPB)は,「行動意図」と行動を促進もしくは阻害する要因に関する「行動コントロール感」を付け加えることによって,合理的行動理論(TRA)を拡張したもので,本人の意志でコントロールしにくい行動に対して特に有用です。統合的行動モデル(IBM)は,この両者の構成概念を含むとともに,さらに「自己効力感」などの他の行動理論の構成概念を加えたものです。
　これらの3理論(TRA/TPB/IBM)を用いた研究において,介入対象となる人々における質的インタビュー調査の重要性は,いくら強調しても,強調し過ぎることはありません。質的調査は,研究対象である行動や集団に関して,人々が想定する行動アウトカム,"重要な他者",そして行動の阻害要因と促進要因など,行動決定に影響を与える要因を明らかにする役割があり,これによって,理論に基づく測定を,"机上"の測定ではなく,対象とする行動や集団の現実を反映した測定とし,かつ,介入プログラムを最適化することができます。
　これらの理論(TRA/TPB/IBM)は,介入のターゲットとすべき要因を実証的に明らかにする研究の枠組みとなります。これらの理論に基づくアプローチの利点は,対象集団の信念に基

礎を置き，かつ介入のデザインに，質的方法だけではなく量的方法を取り入れているところです。私たちは，質的方法だけでは，真に重要な信念を捉えきれないことを実証的に明らかにしていますが，ソーシャルマーケティングでは質的調査の段階で終わってしまうことが少なくありません。質的調査の段階で頻繁に言及される信念が，必ずしも「行動意図」と最も関連が強いわけではないので注意が必要です。本章で示したように，質的データの収集分析から量的データの収集分析に至る2段階のステップを踏んで初めて，「行動意図」と関連の強い信念を明らかにし，エビデンスに基づく介入プログラムをデザインすることができるのです。

介入のターゲットとする信念の選択は慎重に行う必要があります。数個の信念をターゲットにしても，それらが「行動意図」と関連を有する信念のごく一部に過ぎなければ，恐らく効果はなく，また「行動意図」との関連が弱い信念をターゲットにしても，効果は期待できません。また一部の信念をターゲットにした場合，その信念が期待した方向に変わっても，他の重要な信念が逆の方向に変わることもあり得ます。こうしたことから，介入プログラムを開発する場合には，「行動意図」と関連するすべての信念を同時にターゲットにすることが必要です。例えば，『効力信念』あるいは『コントロール信念』を変えても，その行動に対する「態度」がポジティブでなければ行動変容は起きず，逆に，「態度」を変えても，その人に行動を阻害する要因に対する『コントロール信念』や『効力信念』がなければ，行動変容を期待することはできません。

介入を行う場合には，ターゲットにした信念に対する介入の効果を評価しなければなりません。そして評価を行う場合には，信念を介入の前後で測定して，それらが介入によってどのように変化したか，その変化が「行動意図」や行動の変化と関連しているかどうかを分析する必要があります。そして，これらの理論に基づいて，介入をデザイン・実施する場合には，他のコミュニケーション理論と組み合わせる必要があります。このようにして，統合的行動モデル(IBM)は他の行動変容理論を補完し合い，それによって健康行動の研究と実践を向上させることができるのです。

7. まとめ

本章では，合理的行動理論(TRA)，計画的行動理論(TPB)，統合的行動モデル(IBM)について解説し，合理的/計画的行動理論(TRA/TPB)と他の重要な行動理論の構成概念を統合しながら，どのように統合的行動モデル(IBM)が作られたかを解説し，併せて，これらの理論の構成概念の測定方法についても具体的に解説しました。そして，これらの理論を用いる場合には，"机上"で考えるのではなく，対象とする行動や集団への丁寧な調査(質的調査と量的調査)が非常に重要であることを強調しました。そして最後に，統合的行動モデル(IBM)を他の文化圏(ジンバブエ)に応用した事例を紹介し，測定法をどのように開発したか，信念と「行動意図」との関連をどのように分析したか，介入プログラムのターゲットとすべき信念をどのように選択したか，それらの信念に対する介入メッセージをどのように開発したか，介入によるそれらの信念の変化をどのように分析したかなどを解説しました。

参考文献

Abelson, R. P. (1972). Are attitudes necessary? In B. T. King & E. McGinnies (Eds.), *Attitudes, conflict, and social change*. New York: Academic Press.

Airhihenbuwa, C. O., & Obregon, R. (2000). A critical assessment of theories/models used in health communication for HIV/AIDS. *Journal of Health Communication*, 5(Suppl.), 5–15.

Ajzen, I. (1985). From intentions to actions: A theory of planned behavior. In J. Kuhl & J. Beckman (Eds.), *Action-control: From cognition to behavior* (pp. 11–39). New York: Springer.

Ajzen, I. (1991). The theory of planned behavior. *Organizational Behavior and Human Decision Processes*, 50, 179–211.

Ajzen, I. (2002). Perceived behavioral control, self-efficacy, locus of control, and the theory of planned behavior. *Journal of Applied Social Psychology*, 32, 1–20.

Ajzen, I. (2006). *Constructing a theory of planned behavior questionnaire*. Retrieved from http://www.people.umass.edu/aizen/pdf/tpb.measurement.pdf

Ajzen, I. (2012). Martin Fishbein's legacy: The reasoned action approach. *Annals of the American Academy of Political and Social Science*, 640(1), 11–27.

Ajzen, I., & Fishbein, M. (1980). *Understanding attitudes and predicting social behavior*. Englewood Cliffs, NJ: Prentice Hall.

Albarracín, D., Gillette, J. C., Earl, A. N., Glasman, L. R., Durantini, M. R., & Ho, M. H. (2005). A test of major assumptions about behavior change: A comprehensive look at the effects of passive and active HIV-prevention interventions since the beginning of the epidemic. *Psychological Bulletin*, 131(6), 856–897.

Albarracín, D., Johnson, B. T., Fishbein, M., & Muellerleile, P. A. (2001). Theories of reasoned action and planned behavior as models of condom use: A meta-analysis. *Psychological Bulletin*, 127(1), 142–161.

Albarracín, D., Kumkale, G. T., & Johnson, B. T. (2004). Influences of social power and normative support on condom use decision: A research synthesis. *AIDS Care*, 16(6), 700–723.

Albarracín, D., McNatt, P. S., Klein, C. T., Ho, R. M., Mitchell, A. L., & Kumkale, G. T. (2003). Persuasive communications to change actions: An analysis of behavioral and cognitive impact in HIV prevention. *Health Psychology*, 22(2), 166–177.

Armitage, C. J., & Conner, M. (2001). Efficacy of the theory of planned behaviour: A meta-analytic review. *British Journal of Social Psychology*, 40(4), 471–499.

Auvert, B., Taljaard, D., Lagarde, E., Sobngwi-Tambekou, J., Sitta, R., & Puren, A. (2005). Randomized, controlled intervention trial of male circumcision for reduction of HIV infection risk: The ANRS 1265 trial. *PLoS Medicine*, 2(11), e298. doi: 10.1371/journal.pmed.0020298

Bagozzi, R. P., & Lee, K.-H. (2002). Multiple routes for social influence: The role of compliance, internalization, and social identity. *Social Psychology Quarterly*, 65(3), 226–247.

Bailey, R. C., Moses, S., Parker, C. B., Agot, K., Maclean, I., Krieger, J. N., . . . Ndinya-Achla, J. O. (2007). Male circumcision for HIV prevention in young men in Kisumu, Kenya: A randomised controlled trial. *Lancet*, 369(9562), 643–656.

Bandura, A. (1997). *Self efficacy: The exercise of control*. New York: Freeman.

Bandura, A. (2006). Toward a psychology of human agency. *Perspectives on Psychological Science*, 1(2), 164–180.

Becker, M. H. (1974). The health belief model and personal health behavior. *Health Education Monographs*, 2, 324–473.

Blank, M. B., & Hennessy, M. (2012). A reasoned action approach to HIV prevention for persons with serious mental illness. *Annals of the American Academy of Political and Social Science*, 640, 151–173.

Bleakley, A., & Hennessy, M. (2012). The quantitative analysis of reasoned action theory. *Annals of the American Academy of Political and Social Science*, 640, 28–41.

Bryan, A., Schmiege, S. J., & Broaddus, M. R. (2007). Mediational analysis in HIV/AIDS research:

Estimating multivariate path analytic models in a structural equation modeling framework. *AIDS and Behavior, 11*(3), 365–383.

The CDC AIDS Community Demonstration Project Research Group. (1999). Community-level HIV intervention in 5 cities: Final outcome data for the CDC AIDS Community Demonstration Projects. *American Journal of Public Health, 89*(3), 336–345.

Conner, M., Godin, G., Sheeran, P., & Germain, M. (2013). Some feelings are more important: Cognitive attitudes, affective attitudes, anticipated affect, and blood donation. *Health Psychology, 32*(3), 264–272.

Craig, P., Dieppe, P., Macintyre, S., Michie, S., Nazareth, I., & Petticrew, M. (2008). Developing and evaluating complex interventions: The new Medical Research Council guidance. *BMJ, 337*, 979–983.

Downs, D. S., & Hausenblas, H. A. (2005). Elicitation studies and the theory of planned behavior: A systematic review of exercise beliefs. *Psychology of Sport and Exercise, 6*(1), 1–31.

Durantini, M. R., Albarracín, D., Mitchell, A. L., Earl, A. N., & Gillette, J. C. (2006). Conceptualizing the influence of social agents of change: A meta-analysis of HIV prevention interventions for different groups. *Psychological Bulletin, 132*(2), 212–248.

Edwards, W. (1954). The theory of decision making. *Psychological Bulletin, 51*, 380–417.

Fishbein, M. (Ed.). (1967). *Readings in attitude theory and measurement.* New York: Wiley.

Fishbein, M. (2007). A reasoned action approach: Some issues, questions, and clarifications. In I. Ajzen, D. Albarracín, & R. Hornik (Eds.), *Prediction and change of health behavior: Applying the reasoned action approach.* Hillsdale, NJ: Erlbaum.

Fishbein, M. (2008). A reasoned action approach to health promotion. *Medical Decision Making, 28*(6), 834–844.

Fishbein, M., & Ajzen I. (1975). *Belief, attitude, intention, and behavior: An introduction to theory and research.* Reading, MA: Addison-Wesley.

Fishbein, M., & Ajzen, I. (2010). Predicting and changing behavior. New York: Psychology Press.

Fishbein, M., & Cappella, J. N. (2006). The role of theory in developing effective health communications. *Journal of Communication, 56*(Suppl. 1), S1–S17.

Fisher, J. D., Amico, K. R., Fisher, W. A., & Harman, J. J. (2008). The information-motivation-behavioral skills model of antiretroviral adherence and its applications. *Current HIV/AIDS Reports, 5*(4), 193–203.

French, D. P., Sutton, S., Hennings, S. J., Mitchell, J., Wareham, N. J., Griffin, S., . . . Kinmonth, A. L. (2005). The importance of affective beliefs and attitudes in the theory of planned behavior: Predicting intention to increase physical activity. *Journal of Applied Social Psychology, 35*(9), 1824–1848.

Gastil, J. (2000). Thinking, drinking, and driving: Application of the theory of reasoned action to DWI prevention. *Journal of Applied Social Psychology, 30*(11), 2217–2232.

Glanz, K., Rimer, B. K., & Viswanath, K. (Eds.). (2008). *Health behavior and health education: Theory, research, and practice* (4th ed.). San Francisco: Jossey-Bass.

Glasman, L. R., & Albarracín, D. (2006). Forming attitudes that predict future behavior: A meta-analysis of the attitude-behavior relation. *Psychological Bulletin, 132*(5), 778–822.

Gray, R. H., Kigozi, G., Serwadda, D., Makumbi, F., Watya, S., Nalugoda, F., . . . Wawer, M. (2007). Male circumcision for HIV prevention in men in Rakai, Uganda: A randomized trial. *Lancet, 369*(9562), 657–666.

Hardeman, W., Sutton, S., Griffin, S., Johnston, M., White, A., Wareham, N. J., & Kinmonth, A. L. (2005). A causal modelling approach to the development of theory-based behaviour change programmes for trial evaluation. *Health Education Research, 20*(6), 676–687.

Hennessy, M., Bleakley, A., & Fishbein, M. (2012). Measurement models for reasoned action theory. *Annals of the American Academy of Political and Social Science, 640*, 42–57.

Institute of Medicine, Committee on Communication for Behavior Change in the 21st Century: Improving the Health of Diverse Populations. (2002). *Speaking of health: Assessing health communication strategies for diverse populations.* Washington, DC: National Academies Press.

Jaccard, J., Dodge, T., & Dittus, P. (2002). Parent-adolescent communication about sex and birth control:

A conceptual framework. In S. Feldman & D. A. Rosenthal (Eds.), *Talking sexuality: Parent-adolescent communication* [Special issue]. *New Directions in Child and Adolescent Development, 97,* 9–42.

Jemmott, J. B., III. (2012). The reasoned action approach in HIV risk-reduction strategies for adolescents. *Annals of the American Academy of Political and Social Science, 640,* 150–172.

Jemmott, J. B., III, Jemmott, L. S., O'Leary, A., Ngwane, Z., Icard, L., Bellamy, S., . . . Makiwane, M. B. (2011). Cognitive-behavioural health-promotion intervention increases fruit and vegetable consumption and physical activity among South African adolescents: A cluster-randomised controlled trial. *Psychology & Health, 26*(2), 167–185.

Johnson, B. T., Scott-Sheldon, L.A.J., Huedo-Medina, T. B., & Carey, M. P. (2011). Interventions to reduce sexual risk for HIV in adolescents: A meta-analysis of trials, 1985–2008. *Archives of Pediatrics & Adolescent Medicine, 165*(1), 77–84.

Kamb, M., Fishbein, M., Douglas, J. M., Jr., Rhodes, F., Rogers, J., Bolan, G., . . . Peterman, T. A. (1998). Efficacy of risk-reduction counseling to prevent human immunodeficiency virus and sexually transmitted diseases: A randomized controlled trial. *JAMA, 280*(13), 1161–1167.

Kasprzyk, D., & Montaño, D. E. (2007). Application of an integrated behavioral model to understand HIV prevention behavior of high-risk men in rural Zimbabwe. In I. Ajzen, D. Albarracín, & R. Hornik (Eds.), *Prediction and change of health behavior: Applying the reasoned action approach* (pp.149–172). Hillsdale, NJ: Erlbaum.

Kasprzyk, D., Montaño, D. E., & Fishbein, M. (1998). Application of an integrated behavioral model to predict condom use: A prospective study among high HIV risk groups. *Journal of Applied Social Psychology, 28*(17), 1557–1583.

Kelly, J. A. (2004). Popular opinion leaders and HIV prevention peer education: Resolving discrepant findings, and implications for the development of effective community programmes. *AIDS Care, 16*(2), 139–150.

Kenski, K., Appleyard, J., von Haeften, I., Kasprzyk, D., & Fishbein, M. (2001). Theoretical determinants of condom use intentions for vaginal sex with a regular partner among male and female injecting drug users. *Psychology, Health & Medicine, 6*(2), 179–190.

Madden, T. J., Ellen, P. S., & Ajzen, I. (1992). A comparison of the theory of planned behavior and the theory of reasoned action. *Personality and Social Psychology Bulletin, 18*(1), 3–9.

McEachan, R.R.C., Conner, M., Taylor, N., & Lawton, R. J. (2011). Prospective prediction of health-related behaviors with the theory of planned behavior: A meta-analysis. *Health Psychology Review, 5*(2), 97–144.

Middlestadt, S. E. (2102). Beliefs underlying eating better and moving more: Lessons learned from comparative salient belief elicitations with adults and youths. *Annals of the American Academy of Political and Social Science, 640,* 81–100.

Middlestadt, S. E., Bhattacharyya, K., Rosenbaum, J., Fishbein, M., & Shepherd, M. (1996). The use of theory based semistructured elicitation questionnaires: Formative research for CDC's Prevention Marketing Initiative. *Public Health Reports, 111*(Suppl. 1), 18–27.

Montaño, D. E., Kasprzyk, D., Hamilton, D. T., Tshimanga, M., & Gorn, G. (2014). Evidence-based identification of key beliefs explaining adult male circumcision motivation in Zimbabwe: Targets for behavior change messaging. *AIDS and Behavior, 18*(5), 885–904.

Montaño, D. E., Phillips, W. R., & Kasprzyk, D. (2000). Explaining physician rates of providing flexible sigmoidoscopy. *Cancer Epidemiology, Biomarkers & Prevention, 9*(7), 665–669.

Montaño, D. E., Thompson, B., Taylor, V. M., & Mahloch, J. (1997). Understanding mammography intention and utilization among women in an inner city public hospital clinic. *Preventive Medicine, 26*(6), 817–824.

Mosleh, S. M., Bond, C. M., Lee, A. J., Kiger, A., & Campbell, N. C. (2013). Effectiveness of theory-based invitations to improve attendance at cardiac rehabilitation: A randomized controlled trial. *European Journal of Cardiovascular Nursing, 13*(3), 201–210.

NIMH Collaborative HIV/STD Prevention Trial Group. (2010). Results of the NIMH collaborative HIV/STD prevention trial of a community popular opinion leader intervention. *Journal of Acquired Immune Deficiency Syndromes, 54*(2), 204–214.

Rhodes, F., Stein, J. A., Fishbein, M., Goldstein, R. B., & Rotheram-Borus, M. J. (2007). Using theory to understand how interventions work: Project RESPECT, condom use, and the integrative model. *AIDS and Behavior*, *11*(3), 393–407.

Rivis, A., & Sheeran, P. (2003). Descriptive norms as an additional predictor in the theory of planned behaviour: A meta-analysis. *Current Psychology*, *22*(3), 218–233.

Rosenberg, M. J. (1956). Cognitive structure and attitudinal affect. *Journal of Abnormal and Social Psychology*, *53*, 367–372.

Rotter, J. B. (1954). *Social learning and clinical psychology*. Englewood Cliffs, NJ: Prentice Hall.

St. Lawrence, J. S., & Fortenberry, J. D. (2007). Behavioral interventions for STDs: Theoretical models and intervention methods. In S. O. Aral & J. M. Douglas (Eds.), *Behavioral interventions for prevention and control of sexually transmitted diseases* (pp. 23–59). New York: Springer.

Triandis, H. C. (1972). *The analysis of subjective culture*. New York: Wiley.

Triandis, H. C. (1980). Values, attitudes, and interpersonal behavior. In H. E. Howe & M. Page (Eds.), *Nebraska Symposium on Motivation, 1979* (pp.195–259). Lincoln: University of Nebraska Press.

Triandis, H. C., Bontempo, R., Villareal, M. J., Asai, M., & Lucca, N. (1988). Individualism and collectivism: Cross-cultural perspectives on self-ingroup relationships. *Journal of Personality and Social Psychology*, *54*(2), 323–338.

von Haeften, I., Fishbein, M., Kasprzyk, D., & Montaño, D. E. (2000). Acting on one's intentions: Variations in condom use intentions and behaviours as a function of type of partner, gender, ethnicity and risk. *Psychology, Health & Medicine*, *5*(2), 163–171.

von Haeften, I., Fishbein, M., Kasprzyk, D., & Montaño, D. (2001). Analyzing data to obtain information to design targeted interventions. *Psychology, Health & Medicine*, *6*(2), 151–164.

von Haeften, I., & Kenski, K. (2001). Multi-partnered heterosexual's condom use for vaginal sex with their main partner as a function of attitude, subjective norm, partner norm, perceived behavioural control, and weighted control beliefs. *Psychology, Health & Medicine*, *6*(2), 165–178.

Webb, T. L., & Sheeran, P. (2006). Does changing behavioral intentions engender behavior change? A meta-analysis of the experimental evidence. *Psychological Bulletin*, *132*(2), 249–268.

Weinstein, N. D. (1993). Testing four competing theories of health-protective behavior. *Health Psychology*, *12*(4), 324–333.

Weinstein, N. D. (2007). Misleading tests of health behavior theories. *Annals of Behavioral Medicine*, *33*(1), 1–10.

Wicker, A. W. (1969). Attitudes vs. actions: The relationship of verbal and overt behavioral responses to attitude objects. *Journal of Social Issues*, *25*, 41–78.

Wolff, K., Nordin, K., Brun, W., Berglund, G., & Kvale, G. (2011). Affective and cognitive attitudes, uncertainty avoidance and intention to obtain genetic testing: An extension of the theory of planned behaviour. *Psychology & Health*, *26*(9), 1143–55.

World Health Organization and the Joint United Nations Programme on HIV/AIDS. (2007). *Male circumcision: Global trends and determinants of prevalence, safety and acceptability*. Geneva: WHO/UNAIDS Press.

第 7 章
トランスセオレティカルモデル

James O. Prochaska
Colleen A. Redding
Kerry E. Evers

[キーポイント]
・ステージと，トランスセオレティカルモデル(TTM)の主な構成概念について解説する。
・トランスセオレティカルモデル(TTM)のエビデンスを検討し，その課題を探る。
・集団全体を対象とした禁煙プログラムにおいて，トランスセオレティカルモデル(TTM)を用いて，どのように個々人のニーズに特化したプログラムを開発できるかを解説する。
・様々な集団の様々なリスク行動を変容するために，トランスセオレティカルモデル(TTM)がどのように応用できるかを解説する。

　トランスセオレティカルモデル(理論横断的モデル，汎理論モデル，行動変容ステージモデル)Transtheoretical Model(TTM)は，ステージ概念を導入することで，様々な行動理論における変化のプロセスと原則 principle の統合を試みたモデルで，複数の理論にまたがるという意味で transtheoretical という用語が使われています。このモデルは，心理療法に関する 25 の主要な理論の比較分析から誕生し，300 以上にも細分化されていた心理療法理論を統合する努力の末に作り出されたものです(Prochaska, 1979)。驚くべきことに，それらの理論のほとんどは，人々が"どのように"変化するかではなく，"なぜ"変化するのかに焦点を置いていました。つまり，それらは，"行動変容"の理論というよりも，人格理論や精神病理学理論のような"行動理解(解釈)"のための理論だったのです。

　私たちは，行動の変化には 10 のプロセス(表 7.2 参照)があることを突き止めましたが，そこには，フロイト Freud 派に由来する「意識向上(意識高揚)consciousness raising」(Freud, 1959)や，Skinner 派に由来する「随伴性マネージメント contingency management」(Skinner, 1971)，そして，Rogers 派に由来する「支援関係の構築 forming helping relationships」(Rogers, 1951)などが含まれています。次に私たちは，現喫煙者と喫煙経験者を対象に，独力で行動変容(禁煙)を達成した人と，専門職によるセラピーを受けた人の比較分析を行いました。なぜなら，行動変容の統合的モデルには，外部からの介入による行動変容と，自らの努力による変容の両者を含む必要があると考えたからです。私たちは，それぞれのグループにおいて，10 の各変容プロセス change processes がどれくらいの頻度で用いられていたかを評価しました(DiClementeら, 1982)。その結果，行動変容(禁煙)はステージ(段階)を通過しながら進んで行くこと(Prochaska ら, 1983)，そして異なる時期には異なる変容プロセスが用いられているという，どの

治療理論にも含まれていなかった事実を明らかにすることができました。この意義深い発見によって，私たちは研究の方向性を変え，トランスセオレティカルモデル（TTM）の開発へと向かうことになったのです。

そして，トランスセオレティカルモデル（TTM）は，喫煙行動に始まり，その後，アルコール・薬物乱用，不安障害・パニック障害，いじめ，非行，うつ，摂食障害・肥満，高脂肪食，HIV 感染予防，乳房 X 線検査や他のがん検診，治療アドヒアランス，望まない妊娠の予防，妊娠中の喫煙，放射性ラドンの測定，座位行動，日光曝露，予防医学に従事する医師など，様々な健康行動や健康問題に応用されていきました。さらには，世界中の研究者によって，その核となる構成概念の拡張，妥当性の確認，応用，また問題点の指摘などが行われてきました（Hallら，2008；Noar ら，2007；Prochaska, J. O. ら，2008）。

1. 核となる構成概念

表7.1 はトランスセオレティカルモデル（TTM）の核となる構成概念を示したものです。

ステージ

トランスセオレティカルモデル（TTM）は，変化を，時間経過とともに現れるプロセスとして扱います。変化は6つのステージを通過して進みますが，必ずしも一方向的ではなく後戻りすることもあります。かつては，喫煙をやめる，飲み過ぎを控える，食べ過ぎを控えるといった行動変容は，それぞれバラバラの現象と解釈されていましたが，私たちは，なぜ行動変容に失敗する人々がいるのか，なぜ行動変容に至るまでに何度も試みを繰り返す人がいるのかを理解しようと努め，それによって，変化にステージと決まった「変容プロセス」があることを突き止め，このモデルに到達したのです。

「無関心期 precontemplation stage」とは，近いうち（通常は6か月以内と設定される）には行動を起こす意思がないステージのことです。人々がこのステージに留まっているのは，自らの行動がもたらす結果について十分な情報を与えられていないためかも知れず，あるいは，すでに何度も行動変容を試みて失敗し，やる気をなくしてしまったのかもしれません。いずれのケースも，自分の行動について学習したり，話し合ったり，あるいは考えたりすることを避ける傾向があります。このステージにある人々の特徴は，しばしば抵抗的，やる気がない，介入プログラムに参加する意思がないなどと表現されますが，見方を変えれば，既存のプログラムが，このステージにいる人々に不向きで，ニーズに対応できていないとも言えます。

「関心期 contemplation stage」とは，6か月以内に行動を変える意思を持っている時期のことです。このステージにある人々は，無関心期の人々よりも，行動変容のメリットを意識していますが，同時にデメリットについても強く意識しており，例えば，行動変容に関係する利益とコストのバランスは，強い葛藤を引き起こし，人々を関心期に留めてしまうことがあります。これを，慢性関心期 chronic contemplation あるいは行動遅延（行動の先送り）procrastinationと呼びます。このような人々には，直ちに実行を促すような従来の"実行志向型"のプログラムは向かず，そのようなプログラムに無理に参加させられても，行動変容を起こす可能性は高

表7.1 トランスセオレティカルモデルの構成概念

構成概念	定義
ステージ stage of change	
無関心期 precontemplation	6か月以内に実行する意図 intention がない
関心期 contemplation	6か月以内に実行する意図がある
準備期 preparation	30日以内に実行する意図があり，それに向けて何らかの行動を起こしている
実行期 action	明瞭な行動変容を起こした(6か月未満)
維持期 maintenance	明瞭な行動変容を起こした(6か月以上)
完結期 termination	逆戻りしたいという気持ちはなく，100％の自己効力感がある
変容プロセス processes of change	ステージを進む際に実行された明示的あるいは非明示的行動
意識向上(意識高揚) consciousness raising	不健康な行動をしている理由やその行動がもたらす結果などについて認識を高める(例：喫煙の健康影響についての知識を高める)
感情的体験 dramatic relief	健康的な行動への動機を高めるために，不健康な行動に対するネガティブな感情(例：喫煙から生じる疾患への恐怖心)，もしくは健康的な行動に対するポジティブな感情(例：喫煙しないことのクールさ)を高める
自己再評価 self-reevaluation	不健康な行動を行う自分，または行わない自分の自己イメージを認知的・感情的に再評価する(例：喫煙する自分としない自分のイメージを評価してみる)
環境の再評価 environmental reevaluation	不健康な行動の有無が自分の周辺(人や物)に与える影響についての認知的・感情的評価(例：喫煙が周囲に与える影響を考える―受動喫煙の影響や自分が病気になることの影響)
自己解放 self-liberation	自分は変われるという自信を持ち，行動を変えることを周囲に公約する(例：新年に家族の前で禁煙を宣言する)
援助関係 helping relationship	行動変容のために，他の人から得られる精神的，物理的サポート(例：家族や仲間などからの禁煙への支援)
社会的解放 social liberation	健康増進をしやすい社会的機会や選択肢を増やすこと(例：公共空間での喫煙の禁止)
逆条件付け counter conditioning	不健康な行動の代わりになる健康的な行動について学ぶ(例：喫煙の代わりになるストレス解消法を取り入れる)
刺激コントロール stimulus control	不健康な行動を誘発するきっかけになるものを除去，もしくは健康的な行動を促すものを加える(例：灰皿を除去する)
強化マネージメント reinforcement management	進歩を自分自身でほめる，もしくは他の人から認めてもらう(例：禁煙に対して報償を提供する)
意思決定バランス decisional balance	
メリット pros	行動変容によって得られる利益
デメリット cons	行動変容に伴うコスト(不利益)
自己効力感 self-efficacy	
自信 confidence	様々な難しい状況においても健康的な行動を実行できるという自信
誘惑 temptation	不健康な行動を実行したいという強い衝動あるいは欲求

くありません。

　「準備期 preparation stage」とは，近日中(通常は1か月以内)に行動を起こす意思を持っている時期のことです。多くの場合，それ以前の1年間に何らかの意識の変化があり，今後，禁煙

教室への参加，カウンセラーや主治医への相談，本の購入，自己努力といった，何らかの行動を計画しています。このような人々は，従来の禁煙外来や減量外来のようなアクション志向型のプログラムに向いています。

「実行期 action stage」とは，過去6か月の間に，ライフスタイルに何らかの明らかな"変更 modification"を達成した時期です。"実行（アクション）"は目に見えるため，行動変容はしばしば"実行"と同一視されてきましたが，トランスセオレティカルモデル（TTM）では，"実行"は単に6つのステージの1つの段階に過ぎません。そしてこのモデルでは，すべての行動の"変更"を"実行"とみなすわけではなく，ほとんどの場合，科学者や専門職が，病気のリスクが低下すると認める"基準 criterion"にまで達したものが"実行"と見なされます。例えば，がん検診のような健康行動について言えば，その"基準"は，がん死亡リスクを低下させることが確かなスクリーニング検査（例：乳房X線検査，子宮頸部細胞診検査，大腸内視鏡検査）を受けることであり，喫煙について言えば，それは"完全な禁煙"であることが今では共通認識となっています。なぜなら，不完全な禁煙では，発がんリスクをゼロにすることはできないからです（ただし，最近の電子タバコ e-cigarette の登場によって，この基準の定義はやや複雑になる可能性があります）。したがって，それぞれの行動については，妥当性のある測定法と"基準"を用いることが重要です。

「維持期 maintenance stage」とは，自分のライフスタイルにある明確な持続的な"変更"を達成した時期です。この時期にある人々は，行動が逆戻りしないように努力していて，実行期の人々ほど頻繁には「変容プロセス」を利用することはありません。この段階に達した人々は，行動を後戻りさせようとすることは少なく，その行動変容を持続する自信が次第に強まっていきます。行動が維持される期間は，行動によって差がありますが，6か月間から約5年間であることが自己効力感 self-efficacy に関するデータから推定されており，1990年の米国公衆衛生総監報告書（U. S. Department of Health and Human Services, 1990）の縦断的データによっても，この推定は支持されています。実際，禁煙を12か月間継続した後でも，43％の人が常習喫煙者に戻っており，再喫煙のリスクが7％にまで下がるのは，禁煙5年後と報告されています。これは喫煙の場合ですが，それ以外の行動では，行動によってこの時間の長さは異なる可能性があります。

「完結期 termination stage」とは，もとの行動に戻る気持ちが起こることはもはやなく，「自己効力感」が100％ある時期のことです。この時期にある人々は，たとえ気分が落ち込んだり，不安になったり，退屈したり，孤独になったり，腹が立ったり，ストレスを感じたりしても，以前の不健康な行動に後戻りしないという確信を持っています。それはまるで，その人がもともとそんな行動していたことなど一切なく，初めから新しい行動をしていたかのような状態です。例えば，自動車に乗り込むとすぐにシートベルトを締めるようになった人や，毎日同じ時刻に自動的に降圧薬を内服するようになった人などがそういう状態にある人です。喫煙経験者とアルコール依存経験者を対象とした私たちの研究では，もとの行動に戻る気持ちが全くない人（自己効力感100％の人）は，いずれのグループでも20％未満でした（Snow ら，1992）。この基準は厳し過ぎると思われるかもしれませんが，多くの人々にとって，このステージに達することが目標のはずです。運動，コンドームの常用，体重コントロールのような分野でも，それを生涯にわたって持続させることが現実的な目標となります。なぜなら，後戻りへの誘惑はとても強く，実際後戻りは非常に頻繁に起こるからです。完結期は，他のステージに比べて，研

究や実践の面でこれまで注目されることはほとんどありませんでしたが，それはこのステージに到達するまでには通常非常に長い時間がかかるからです。

変容プロセスと原則

表7.1は，これまでの多くの研究でその妥当性が実証的されてきた10の「変容プロセスchange processes」と，それぞれのプロセスを適用する手法について簡単に解説したものです。前述したように，変容プロセスは，もともとは精神療法とカウンセリングの主要な理論から生まれてきたものです(Prochaska, 1979)。

「決定バランスdecisional balance」は，各個人が行動変容のメリット・デメリットpros&consを斟酌するプロセスのことです。当初のトランスセオレティカルモデル(TTM)では，多くをJanisら(1977)の意思決定モデルに依っていました。このモデルは，メリットに4つのカテゴリー(自分の利益となる，周囲の人々の利益となる，自分自身を評価できる，周囲の人から評価される)と，デメリットに4つのカテゴリー(自分の不利益となる，周囲の人々の不利益となる，自分自身を評価できない，周囲の人から評価されない)を含んでいましたが，数多くの研究を検討した結果，もっと単純な「メリット・デメリット」に落ち着きました。

「自己効力感self-efficacy」は，以前の行動に後戻りする誘惑にうまく対処できるという自信のことです。この構成概念は，Bandura(1982)の社会的認知理論Social Cognitive Theoryから取り入れられたもので，独力で禁煙した人たちの観察結果に基づいて取り入れることになったものです。

「誘惑temptation」は，自己効力感の逆で，困難な状況に直面したときに，元の不健康な行動に戻りたいという衝動の強さを表す概念です。誘惑の引き金として，最も典型的なものは，①ネガティブ感情あるいは精神的苦痛，②誘惑的な社会的状況，③その行動への強い欲求です。

重要な仮定

トランスセオレティカルモデル(TTM)の研究では，行動変容の最初の5つのステージと10の「変容プロセス」，そして行動変容のメリット・デメリット，自己効力感，誘惑が重要視されてきました("誘惑"はこの中では注目度の低い概念ですが)。このモデルでは，行動変容の特質と行動変容を最も効果的に促進できる介入についても重要な仮定が置かれています。それが以下に述べる6つの仮定で，これによってこのモデルに関する理論，研究，実践が発展してきたのです。

1. 行動変容理論と行動理論とは異なる：この違いは，行動理論の統合を促進する目的で行われた1992年の米国国立精神衛生研究所における会議の報告書の中で，社会的認知理論(第9章)のBandura，健康信念モデル(第5章)のBecker，合理的行動理論(第6章)のFishbein，自己制御理論のKanfer，対人関係行動のTriandisなど，5人の先駆的な行動理論研究者によって認められています。彼らは，統合的理論の主な例として，行動変容の理論と統合的行動モデル(IBM)(第6章)と，そして重要な例としてトランスセオレティカルモデル(TTM)をあげています(Fishbeinら，1992；第6章も参照)。行動理論と行動変

容理論との違いの例としては，前者の主な関心が，"将来の行動"をうまく予測する要因（例：過去の行動）に置かれているのに対し，後者の主な関心が"将来の行動変容"をうまく予測する要因（例：行動段階）に置かれていることがあげられ，また，行動理論は，行動の違い（分散）を説明する変数を重視しますが，行動変容理論は，行動変容をコントロールできる変数を重視します。

2. 単一の理論では行動変容の複雑さのすべてを説明することはできない。主要な理論を統合することによって，より包括性の高いモデルを作ることができる。
3. 行動変容は，時間をかけて段階的にステージを経ながら展開するプロセスである。
4. 行動リスクが定常的でかつ変化可能であるのと同じように，ステージも定常的だが変化させることができる。
5. リスクの高い人々のほとんどは，すぐに行動を起こせる（＝実行できる）状態にはない。したがって，こうした人々に対しては，従来の実行志向型の行動変容プログラムはあまり有効ではない。
6. それぞれのステージには，固有の変容プロセスと原則がある。

トランスセオレティカルモデルへのエビデンスと課題

　Prochaska, J. O. ら（2008）は，行動変容の理論を評価するために，著名な科学哲学者にならってエビデンスの階層的評価基準を開発し，推進者と批評者の両方の視点から，それをトランスセオレティカルモデル（TTM）に適用しました。この階層的評価基準は，12の要件からなり，高次になるほど条件が厳しくなっていきます（Meehl, 1978）。

■ステージの分布

　低次の評価基準としては，人々の行動変容への準備状態を明確かつ一貫性を持って記述できる概念（例：ステージ）が用いられているかどうかという基準があります（明確性 clarity と一貫性 consistency）。集団全体における行動変容のニーズを同定するためには，その集団内でのそのリスク行動に対するステージの分布を知らなければなりません。これまでの多くの研究（例：Wewers ら，2003）から，米国の喫煙者で準備期 preparation stage にある人（禁煙の準備をしたり他のタバコ製品を使用している人）は 20％未満，関心期 contemplation stage にある人は約 40％で，残りの約 40％は無関心期 precontemplation stage にあることが示されています。タバコ規制対策の歴史が浅い国では，ステージの分布はまったく異なっており，ドイツでは喫煙者の約 70％が無関心期，約 10％が準備期にあるとされ（Etter ら，1997），中国では喫煙者の 70％以上が無関心期，約 5％が準備期にあると報告されています（Yang ら，2001）。米国の HMO（健康保険の一種：Health Maintenance Organization）の会員 2 万人を対象に，15 のリスク行動について検討した調査でも，準備期にある人は，ごく少数であることが報告されています（Rossi, 1992b）。

■12の健康行動におけるメリットとデメリットの構造

　もう少し高次の評価基準としては，複数の行動に一般化可能な構成概念が使われているかどうかという基準があります（一般化可能性 generalizability）。行動変容のメリット・デメリット

pros&consを，12の行動（禁煙，コカイン使用の中止，体重コントロール，脂肪摂取量の削減，より安全な性行動，コンドーム使用，運動習慣，日焼け止めの使用，放射性ラドンの測定，深酔いの防止，乳房X線検査，医師の予防医学実践）について検討したところ，メリット・デメリットという概念は，すべての行動の変容に適用可能であることが分かりました（Prochaska, J. O. ら，1994）。

■12の行動研究の分析から得られたメリットとデメリットとステージ変化との関係

表7.1は，トランスセオレティカルモデル（TTM）に含まれる構成概念をリストしたものです。しかし，概念をリストしただけでは理論にはなりません。理論には，複数の構成概念の間の系統的な関係が必要であり，それが数学的な関係であれば最も理想的です。例えば，変容ステージは，ときにトランスセオレティカルモデル（TTM）と混同されることがありますが，変容ステージは1つの構成概念であって，理論ではありません。

12のすべての研究において，無関心期の人々では，行動変容のメリット感prosよりもデメリット感consのほうが大きく（Prochaska, J. O. ら，1994），無関心期から関心期に移行するにつれて，メリット感が大きくなり，そして関心期から実行期にかけては，デメリット感はさらに減少していきました。このうちの11の研究では，実行期では，メリット感がデメリット感よりも大きくなっていました。このことから分かるように，無関心期，関心期，実行期，それ以後のステージへと進むにつれて，行動変容のメリット感は大きくなっていきます。そして，関心期から先へ進むためには，デメリット感が小さくなくてはならず，実行期へ移るには，デメリット感よりもメリット感の方が大きくなければなりません。

■48の行動研究の分析から得られた行動変容の数量的原則

理論に数量的な原則を当てはめるのは，理論にとっては，かなりハードルの高い評価基準であり，これまで数量的原則を導入した行動変容理論はほとんどありません。上記の12の研究の分析から，私たちは，行動変容のメリット・デメリットpros&consとステージの進展との間の，数量的関係を検討してみました（Prochaska, J. O. ら，1994）。

その結果，"強い原則 strong principle"は，PC→A≈1 SD↑PROSであることが分かりました。つまり，無関心期（PC）から実行期（A）への移行には，行動変容のメリット感（PROS）が約1標準偏差（SD）分増大しなければならないということです。知能テストでは，1 SDの上昇は15点に相当するため，これはかなりの上昇と言えます。

こうした"強い原則"をもっと広範囲の行動や様々な集団に期待することは，多様性から生じ得る誤差分散を考えれば難しいと思われますが，10か国における48の行動と120のデータセットを分析したメタアナリシスの結果によると，やはり行動変容には1 SD分のメリット感の増大が伴っていることが示され，それも1.00 SDという小数点以下第2位までと非常に正確な値であることが確認されています（Hallら，2008）。

"弱い原則 weak principle"は，PC→A≈0.5 SD↓CONSでした。つまり，無関心期（PC）から実行期（A）への移行の際には，行動変容のデメリット感（CONS）が約0.5 SD分減少しなければならないということです。この"弱い原則"については，メタアナリシスの結果，正確には0.56 SDという値となりました（Hallら，2008）。つまり，この120のデータセットにおける48の行動に関するデータから，2つの数量的原則が導かれたことになります。

表 7.2　行動変容の進展を媒介する変容プロセス

	無関心期	関心期	準備期	実行期	維持期
プロセス	意識向上 感情的体験 環境の再評価				
			自己再評価		
				自己解放	
					逆条件づけ 援助関係 強化マネージメント 刺激コントロール

注：社会的解放は，ステージとの関連が不明確なため割愛した。

これらの原則が示唆することは，人が1つのステージから別のステージへ移行する際には，行動変容のデメリット感が減少するのと同時に，メリット感がその2倍分増大しなければならないということ，言い換えれば，推奨行動を促進するためには，費用と障害などのコストを低減させると同時に，利益感をその2倍以上に増大させる努力をしなければならないということです。例えば，無関心期にあるカウチポテト族（座ってばかりいる人）が，1週間ほぼ毎日運動することのメリットを5つしか考えられなかったとすると，多忙であることは行動変容への大きな障害になると思われますが，もし介入の結果60以上ものメリットを考えられるようになれば，多忙であることの障害は相対的に小さくなります。

■**様々な行動における変容プロセス**

　トランスセオレティカルモデル（TTM）が，人間やその行動について互いに相入れないような仮定に立つ，Freud, Rogers, Skinner らの理論で確立された10のプロセスを導入して構築されたことは，このモデルが"強い原則"の少なくとも一部をクリアしていること，また，人は様々な行動に対して，それらのプロセスを適用できるという仮定が置かれていることを意味しています。これらのプロセスを「感覚的なもの」と「行動的なもの」というカテゴリーに大別したとき，これらのカテゴリーは，多くの行動で共通していることが確認されていますが，個別のプロセスで見ると必ずしもそうではありません（Rossi, 1992a）。喫煙，ダイエット，コカイン使用，運動，コンドーム使用，日焼けなどに関する行動変容では，この10のプロセスすべてが確認されていますが，常にすべてのプロセスが認められるわけではなく，研究によっては，プロセスが10に満たないもの，逆に10のプロセス以外の1つないし2つの付加的なプロセスが認められたものもあります。行動や集団によっては，さらに少数のプロセスしか使われない可能性もあり，例えば，年1回の乳房X線検査のように，定期的ではあっても頻度の低い行動は，長期間持続させるために少数の変容プロセスしか必要ではない可能性があります（Rakowski ら，1998）。

■**行動変容のステージとプロセスとの関連**

　表7.2は，ステージと変容プロセスの間の系統的な関係を示したものです（Prochaska ら 1983；Prochaska, J. O. ら，1992）。これによれば，初期のステージでは，認知的，感情的，評

価的なプロセスの役割が大きく，より行動的なステージでは，維持期や完結期に向かうための，コミットメント，逆条件付け counter conditioning，随伴性（条件付け）マネージメント contingency management，環境コントロール，他からの支援などの役割が大きくなります。

　こうした行動変容のステージとプロセスとの関係は，介入にとって重要な意味があります。例えば，人々を無関心期から関心期へ移行させるためには，「意識向上（意識高揚）consciousness raising」や「感情的体験 dramatic relief」のようなプロセスが用いられるべきで，無関心期に，「強化マネージメント reinforcement management」や「刺激コントロール stimulus control」のようなプロセスを用いることは，理論的にも，実証的にも，実際的にも誤っていますが，実行期にある人々には，逆にそうした戦略が向いています。

　変容プロセスとステージとの関係は，ステージとメリット・デメリットとの関係ほど一貫したものではありません。その一因には，5つのステージで 10 のプロセスを統合することの複雑さがあると思われますが，変容プロセスには，もっと基礎的な研究が必要であり，変容プロセスには行動によって特異性がある可能性もあります。

■応用研究

　行動変容の理論は，応用性が重要となるため，一般化可能性，統合性，予測可能性といった低次の評価基準だけでは不十分で，より高次の評価基準，つまり，様々な行動や集団に対して，大きなインパクトを与え得ることを示さなければなりません。このモデルの最も一般的な使われ方は，介入対象とする人々のステージをまず明らかにし，そのステージや構成概念に沿った介入を開発することで，例えば，無関心期の人々に対して，行動変容のメリット感 pros を増大させるような介入がそれに当たります。

　トランスセオレティカルモデル（TTM）に関連した介入研究は，禁煙（Aveyard ら，1999；Dijkstra ら，1999，2006；Hall ら，2006；Hollis ら，2005；O'Neill ら，2000；Prochaska, J. O. ら，1993，2001；Velicer ら，1999），ダイエット（Beresford ら，1997；Brug ら，1998；Campbell ら，1994；Glanz ら，1998；Horwath，1999），運動（Cardinal ら，1996；Marcus ら，1998；Rossi ら，2005）など，非常に広い範囲の健康行動に及んでいます。その他のランダム化比較試験では，ストレスマネージメント（Evers ら，2006），服薬アドヒアランス（Johnson ら，2006；Johnson, S. S. ら，2006），いじめ予防（Prochaska, J. O. ら，2007）などが対象とされてきました。それ以外にも，アルコール依存（Carbonari ら，2000；Project MATCH Research Group，1997）から，コンドーム使用（CDC，1999；Parsons ら，2000；Redding ら，2007），ドメスティックバイオレンスの加害者（Levesque ら，2008），臓器提供（Robbins ら，2001）など，様々な行動変容（Gold ら，2000；Kreuter ら，1996；Steptoe ら，2001）に拡大されてきました。

　また，トランスセオレティカルモデル（TTM）は，外来（Goldstein ら，1999；Hollis ら，2005），家庭（Gold ら，2000），教会（Voorheers ら，1996），学校（Aveyard ら，1999），キャンパス（Prochaska, J. M. ら，2004），地域社会（CDC，1999），職場（Prochaska, J. O. ら，2008）など，様々なセッティング（場）で応用されてきました。これらの事例の多くでは有意の結果が得られていますが，そうでないものもあります（例：Aveyard ら，1999）。

　対象に特化された印刷物を使った介入プログラムに関する近年のメタアナリシスでは，トランスセオレティカルモデル（TTM）は様々な行動に対して最もよく使われる理論であることが示されています（Noar ら，2007）。分析対象とされた 53 の研究のうち，35 の研究でこのモデル

が使われており，そして，ステージ，メリット・デメリット，自己効力感，変容プロセスなどの構成概念が含まれているときに，介入効果が有意に大きくなっていました。それに対して，「罹患可能感 perceived susceptibility」という健康信念モデルの構成概念を含んでいた介入では，介入効果は有意に劣り，「社会規範」，「行動意図 behavioral intention」などの，トランスセオレティカルモデル（TTM）以外の構成概念に基づいて作られた印刷物では，TTM の構成概念を用いた介入よりも有意に大きい介入効果は認められていません。

　このように，トランスセオレティカルモデル（TTM）の構成概念（ステージ，メリット・デメリット，自己効力感，変容プロセス）が，対象に特化した介入プログラムに用いられたときに，介入効果がより大きいことが観察されていますが，ごく一部の構成概念のみが使われた場合にはどうなるのでしょうか？　Spencer ら（2002）は，トランスセオレティカルモデル（TTM）の 1 つもしくは少数の構成概念を用いた，禁煙を目的とする 23 の介入研究の系統的レビューを実施しています。ほとんどの研究では，ステージだけが用いられていましたが，そのうち有意な効果を示したのは約 40% にとどまりました。5 つの研究では，ステージに加えて，メリット・デメリットあるいは自己効力感が用いられ，そのうち 60% で有意な効果が認められました。そして，残りの 5 つの研究では，このモデルの構成概念のすべてが用いられ，80% で有意な効果が得られていました。この分析の結果から生じる疑問は，"理論に基づく"とは，実際何を意味するのかということです。これらの研究のほとんどでは，理論全体というよりも，その構成概念の一部（例：ステージ）が用いられており，理論全体を用いたときに介入効果が最大になるのか，あるいは，一部であっても同程度の介入効果を生み出せるような構成概念の組み合わせが存在するのかについては，今後さらなる研究が必要と思われます。

■トランスセオレティカルモデルへの挑戦

　研究者の中には，ステージの別の組み立ての可能性を探ったり，構成概念の数を減らしたより簡潔な理論の作成を試みた人もいます。Herzog ら（1999, 2000）や Abrams ら（2000）などがそうです。それ以外にも，変容プロセスやその他のトランスセオレティカルモデル（TTM）の概念がステージの進行を予測することを示した研究もあります（例：DiClemente ら，1991；Dijkstra ら，2006；Evans ら，2000；Prochaska, J. O. ら，1985, 1991, 2004, 2008；Sun ら，2007；Velicer ら，2007）。Evans ら（2000）は，12 か月間よりも 6 か月間という期間を用いた方が，また一部の変容プロセスではなく，10 の変容プロセスのすべてを用いた方が予測力が高いことを示すことによって，過去の研究間の食い違いの一部を説明することに成功しました。

　ステージよりもアディクションレベルの方が長期予後の予測力が高いという批判に対しては，様々な行動において，どのような要因が長期予後に関連するのかを検討するための一連の研究が行われ，これまでに，様々な健康行動において，4 つの要因が確認されています（Blissmer ら，2010；Redding ら，2011）。第 1 の要因は，"リスク強度"で，喫煙，ダイエット，日焼けなどについて，もともとの行動リスクレベルが低い人のほうが 24 か月間の追跡期間中に実行期あるいは維持期に移行しやすいことが報告されています。この効果には，Farkas ら（1996）と Abrams ら（2000）が好んだアディクションレベルも含まれています。第 2 の要因は"ステージ"で，喫煙，ダイエット，日焼けなどについては，準備期の人々は関心期の人々より，また関心期の人々は，無関心期の人々よりも，24 か月間の追跡期間中にステージが向上する可能性が高いことが示されています。このステージ効果こそが，Farkas ら（1996）と Abrams ら（2000）が

批判したものでしたが，ステージ効果は確かに存在します。第3の要因は"治療"で，喫煙，ダイエット，日焼けについて治療を受けている人々は，ランダムに選ばれた対照群の人々よりも，24か月後の改善効果が大きいことが示されています。そして第4の要因は"努力"で，治療群と対照群において，24か月後に実行期や維持期に進んだ人は，ベースライン時点でのメリット・デメリット，自己効力感，変容プロセスなどの構成概念(変数)に対して，それらを改善するためにより大きな努力を払っていたことが示されました。一方，これらの行動(喫煙，ダイエット，日焼け)の変容については，属性要因の影響はありませんでした。以上の結果が示すことは，アディクションモデルかトランスセオレティカルモデル(TTM)かといった二律背反的な考えではなく，理論を超えたより包括的なアプローチが必要だということです。

その他のステージモデル

　トランスセオレティカルモデル(TTM)は，数多くのステージモデルの中の1つに過ぎません。ここで，行動変容に関する他のいくつかのステージモデルについて，簡単に解説しておくことにしましょう

(1) 警告受容プロセスモデル

　警告受容プロセスモデル Precaution Adoption Process Model(PAPM)は，人々が新しいリスクに対する警告を受容するプロセスを説明するために開発されたモデルで(Weinstein, 1988)，高濃度放射性ラドン汚染に関する新たな警告が出された後の家庭における予防行動の受容に対して最初に応用されました。このモデルには以下の7つのステージが設定されています。「ステージ1」：問題を認識していない，「ステージ2」：問題を認識はしているが，予防行動については考えていない，「ステージ3」：予防行動をとろうと考えているがまだ決心していない，「ステージ4」：予防行動をとらないと決心する，「ステージ5」：予防行動をとることを決心したが，まだ実行していない，「ステージ6」：決心に従って実行する，「ステージ7」：行動を持続する(持続が必要な行動の場合)。

　警告受容プロセスモデル(PAPM)では，これらのステージは，行動，信念，経験の面で質的に異なるもので，ステージ間の移行につながる要因は，移行するステージによってそれぞれ異なると考えます(Weinstein ら，1992, 2008)。例えば，「ステージ1」から「ステージ2」への移行には，知識の向上が必要であり，問題がありそうだ(例：ラドンの場合，自分の家庭で)という思いに至れば，人は「ステージ3」，つまり予防行動を実施するかどうかを考える段階へ移行します。しかし，この段階では，人が予防行動をとると決心しないか(ステージ4)，決心するか(ステージ5)を予測することはできません。実行しようという決心は，内的な動機よりも，状況要因(例：便利さ，公的機関からの案内)の影響を強く受けるように思われます。そして，意思決定には知人たちからの影響が大きいことから，人は自分で決めるという困難を回避するために，他の人々の行動や態度を利用することがあるように思われます。(訳注：この理論では，リスクパーソナライゼーション risk personalization，つまり，一般的なリスクではなく，できるだけその人に特化されたリスク情報の提供が行動変容への重要な要因であるという考えが他の理論よりも明示的である点に特徴があります。私たちの長年の経験からも，リスクパーソナライゼーションは介入デザインにおいて極めて重要な概念です。)

(2) 健康行動プロセスアプローチ

　健康行動プロセスアプローチ Health Action Process Approach(HAPA)は，ヨーロッパを代表する健康心理学者の1人である Schwarzer(2008)によって開発された理論で，5つの主要な原則 principles にその特徴があります。"原則1"は，行動変容のプロセスは2つの相，つまり動機付け motivation と決断 volition からなるという原則です。前者は，人々が行動意図 behavioral intention を発展させる相で，後者は，2つの下位の相，つまり，行動意図を行動に移す前の相と，すでに行動に移した相に分けられます。"原則2"は，人は3つのステージ，つまり，行動意図のない人 nonintender，行動意図のある人 intender，実行者 actor に分類できるという原則です。"原則3と4"は，行動意図を行動の実行に転換させるための重要な戦略は計画 planning であるという原則です。実行計画 action planning とは，意図している行動を，いつ，どこで，どのように実行するかという計画のことで，その作成においては，障害になるものを予測することと，たとえ障害があっても目標に到達できるよう代替の行動を準備しておくことが大切です。"原則5"は，自己効力感の性質は相によって異なるという原則です。「実行前自己効力感 pre-action self-efficacy」は人の動機付けに影響を与え，「対処的自己効力感 coping self-efficacy」は障害の処理に，「回復自己効力感 recovery self-efficacy」は再発からの立ち直りに関係します。

　このアプローチでは，相やステージ，あるいは意識 mindset 状態が異なるごとに，介入を特化しなければならないことになります。例えば，行動意図のない人には，行動変容によって得られるメリットや，実行しない場合に生じるリスクについてコミュニケーションすること，行動意図がある人には，行動意図を実行に移すのに役立つ具体的サポートを提供することが必要であり，実行者には特に対策は必要ありませんが，リスクの高い状況への備えや，失敗や再発から回復するための自己効力感の向上などを図る必要があります。

2. トランスセオレティカルモデルの適用：喫煙者への治療

　喫煙者のようなリスクの高い集団をできるだけ広くカバーしてトランスセオレティカルモデル(TTM)を適用するためには，系統的なアプローチが必要で，まずは，対象集団からできるだけ多くの人を募集し，できるだけ長くプログラムに留まらせる必要があります。そして，介入プログラムでは，行動変容の各ステージにある人々のそれぞれのニーズに対応した介入を開発することによって，参加者が行動変容のステージを前進できるように支援しなければなりません。そして，最終的には，その介入によって対象集団の喫煙率を実際どれほど低下させることができたかを検証する必要があります。

ポピュレーションエンゲージメントの流れ

　米国において医療制度の改革が行われ，細分化された医療システムを，人々に最大限健康な生活を保障するためのポピュレーションベースのシステムに作り変えようとしています(訳注：いわゆるオバマケア)。新たなシステムでは，医療を提供する側の人々(保険者や医療者)に対して，集団全体の人々の健康とウェルビーイングに責任を持つようなインセンティブが導入

されています。医療における最も重要な課題の1つは，高額医療，障害，労働力損失の原因となる慢性疾患の予防や管理を向上することであり，そのためのエビデンスに基づく介入に，どのように患者や被雇用者たちの参加を促すかということです。以下の節では，トランスセオレティカルモデル(TTM)を用いた禁煙プログラムを例に，その段階でどのような要因に対処しなければならないかを解説します。

■コンタクトとリクルート

予防介入を行うためには，対象とする集団の人々に，どのようにコンタクトしリクルートするかを考えなければなりません。なぜなら，ポピュレーションベースのプログラムでは，なるべく多くの喫煙者を巻き込む必要があるからです。私たちは，5000人の喫煙者を対象にした2つの家庭ベースのプログラムで，第1段階では電話だけ，あるいはまず郵便で連絡し，必要があれば電話するという方法で，それぞれの対象者に，禁煙についての決意の状況(すでに決意している，決意しつつある，決意していない)と私たちのプログラムが役立ちそうかどうかを話し合い，5つのステージに合致する喫煙者をリクルートしました。そして，それぞれのステージの対象者について，①自助マニュアル self-help manual，②喫煙のメリット・デメリット，変容プロセス，禁煙への自己効力感，誘惑(喫煙の再開への欲求度)などを個々の参加者についてコンピュータプログラムで評価したレポート，あるいはまた，③そのレポートに基づいた電話によるカウンセリングなど，ステージにマッチした介入が行われました。こうした積極的なリクルート法や，ステージに合わせたコミュニケーション法や介入法を用いたことによって，この2つのプログラムへの参加率は80〜85％と前例のない高さに達し(Prochaska, J.O.ら，2001)，この介入は，ポピュレーションレベルでの"インパクト(効力)"を持ち得るものとなったのです。

集団への"インパクト"は，実行率 action rate(ここでは禁煙成功率)と参加率との積と定義されます(Velicerら，1993)。長い間，あるプログラムの実行率(例えば長期禁煙成功率)が30％であれば，率が25％のプログラムよりも優れていると判定されてきました。しかし，たとえ成功率が30％であっても参加率が5％しかなければ，"インパクト"は実は1.5％に過ぎず(30％×0.05)，逆に成功率が25％であっても，参加率が60％であれば，"インパクト"は15％とその10倍にもなります。

こうした背景から，トランスセオレティカルモデル(TTM)では，実行率だけではなく，"インパクト"をアウトカムとして重視しています。高い"インパクト"を達成するためには，応募を"受け身的"に待つのではなく，"積極的"に働きかけることが必要で，そうして初めて，行動変容する意思がまだない人々を含めた，幅広い対象者にコンタクトすることができるのです。そして，これこそが真のポピュレーションベースの戦略ということができます。

雇用者たちは，予防・管理プログラムへの従業員の参加率を高めるために，インセンティブを多用するようになってきています。多くの場合，従業員をプログラムに参加させるためにインセンティブは不可欠です。そして，高い参加率が達成されたら，参加者の多くが脱落しないように，残留率を高く保つことが次の課題となります。

■残留率

心理療法や行動変容プログラムの問題は，残留率 retention rate が比較的低いことで，心理療法に関する125の研究を分析したあるメタアナリシスでは，残留率は平均約50％に過ぎない

ことが報告されています(Wierzbickiら，1993)。このメタアナリシスでは，脱落の原因となる要因については明らかにされていませんが，喫煙，体重コントロール，薬物依存，様々な精神保健問題の心理療法に関する研究では，ステージが脱落を最もよく予測できることが示唆され，早期に脱落した40%の人たち全員の治療前のステージは，無関心期(主治医による判定)であったこと，すぐに禁煙を達成した人々の20%の人たちは実行期であったこと，そして，治療前のステージによって，これらの2つのグループの人々のうち93%が正しく予測できたことが報告されています(Broganら，1999)。

歴史的にみると，残留率を高めるための最良の戦略は，ステージに合った介入を開発することです。この戦略を使って禁煙指導を行った3つの研究では，無関心期の喫煙者も準備期の喫煙者と同じくらい高率に残留していました(Prochaska, J.O.ら，1993, 2001)。行動変容プログラムにおいては，インセンティブの使用が，参加者(患者や被雇用者)を残留させるための手段として用いられることが増えてきました(例：Johnson, J.L.ら，2013)。そして，それにつれて，外的な動機(例：金銭)をどのようにして内的な動機に転換させられるかについての関心が高まりつつあります。その1つの方法は，参加者に対して，彼らが健康とウェルビーイングが高まる方向に進歩しつつあることを絶えずフィードバックすることです。

■進 歩

介入プログラム参加者の進歩progressの程度は，彼らのベースライン時点でのステージに直接の関連があります。私たちの研究では，関心期にあった喫煙者は，無関心期にあった喫煙者に比べて，6か月後，12か月後，18か月後の禁煙成功率は約3分の2高まること(約5/3倍になるということ)，また，準備期にあった喫煙者は，関心期の喫煙者に比べて禁煙成功率がやはり約3分の2高まることが示されました(Prochaska, J.O.ら，2001)。この研究では，トランスセオレティカルモデル(TTM)を基礎にコンピュータプログラムを用いて個人に特化された介入を，インターネットや携帯電話を介して参加者に提供し，ステージが前進したことや今後数か月の間に禁煙できる可能性が2倍に高まったことなどのフィードバックが行われました。このプログラムでは，それ以外の変化にもポジティブなフィードバックを提供し，逆に，参加者に進歩が見られない場合には，代わりの対処法の提案なども行われました。また，参加者がコーチングやコンピュータとのやり取りなどのセッションをやり抜くことができるように，参加者にはインセンティブが提供されました。

この研究の結果は実践にも使うことができます。1つの介入セッションの目標は，ステージの1段階アップに置くのが妥当と思われますが(これによって禁煙成功率は約3分の2高まる)，もしも禁煙指導を受けた喫煙者がステージを2つ進んだとすると，その人はその後のフォローアップでの禁煙成功率が約2～3倍も高まることになります(Prochaska, J.O.ら，2001)。

■成 功

私たちが最初に行った禁煙促進のための大規模臨床試験では，次の4種類の介入を比較しました。ⓐ標準的な自助マニュアル，ⓑそれぞれのステージに適合した自助マニュアル(以下，ステージ適合型自助マニュアル)，ⓒ双方向的コンピュータプログラムのレポート＋ステージ適合型自助マニュアル，ⓓ双方向的コンピュータプログラムのレポート＋ステージ適合型自助マニュアル＋電話によるカウンセリングサービス。739人の喫煙者はステージによって分類され，

各ステージの喫煙者は，上記4つの介入のいずれかにランダムに割り付けられました（Prochaska, J. O. ら，1993）。

　コンピュータプログラムでは，各参加者に対して，40の質問が郵便か電話で依頼され，それに基づいて，フィードバックレポートが作成されました。このレポートは，参加者に，その人のステージ，行動変容のメリット・デメリット pros&cons，その人のステージに適した変容プロセスの使い方などを伝えるものです。ベースライン時点では，参加者は，今実行している努力に対する激励のフィードバックと，ステージアップするために必要な原則と変容プロセスについての指導を受けました。そして，その後の6か月間に，参加者には，進歩状況に関するレポートが2回送られ，また進歩に関連した変数のいずれかに改善が見られるたびに，参加者に激励のフィードバックが送られました。あまりやる気のない喫煙者にも，禁煙までしなくても，またそれほど大変な努力をしなくても，プログラムを始められるような配慮がなされました。例えば，関心期の喫煙者は，小さな取り組み（例：朝一番のタバコを吸うのを30分遅らせる，喫煙本数を減らす）から始められるようにするといったことです（訳注：これをシェイピング shaping と言います）。それによって自己効力感が高まり，禁煙に向けた準備ができると考えられるからです。カウンセリングサービスとしては，6か月間の介入期間の間に，4回の電話サービスが提供されました。

　自助マニュアルを使った2つの群〔上記，ⓐとⓑ〕では，介入効果は，12か月間はほぼ似通ったものでしたが，18か月後にはステージ適合型マニュアルの効果が上回るようになりました。これは，遅延行動効果 delayed action effect の例で，ステージに合わせたプログラムで特によく見られる現象ですが，通常の自助プログラムでも比較的よく認められます（Glynn ら，1991）。初期のステージにある人が，実行期に至るまでには，通常時間がかかることが知られています。このように，"実行"という形で介入効果が観察されるまでには，通常，かなりの時間がかかり，介入が終了して何か月もしくは何年も経ってから治療効果が現われることもあります。

　コンピュータプログラムと自助マニュアルを使った群〔上記ⓒ〕と，それにカウンセリングを追加した群〔上記ⓓ〕では，介入効果は12か月まではほぼ似通ったものでしたが，その後，前者の群での効果が大きくなり，カウンセリングサービスを6か月間行った群では効果が頭打ちとなってしまいました。この原因は明らかではありませんが，後者の群では，カウンセラーからのソーシャルサポートやコントロールにいくぶん依存的になり，遅延効果が12か月目までは認められたものの，カウンセリングの終了とともに，その効果が薄れてしまった可能性があります。禁煙治療外来で以前からよく見られる現象は，治療が終了するとすぐに喫煙が再発することです。その理由の恐らく一部は，カウンセラーや禁煙外来の他の患者からのソーシャルサポートやコントロールが突然なくなってしまうことにあると思われます。

多様な集団における効果

　これまであまり研究もされず，十分なサービスにも恵まれてこなかった集団における介入は，一般集団における介入よりも困難であり，ハードルの高い評価基準と言えます。Velicer ら（2007）は，様々な集団を扱った5つの研究（喫煙者合計2972名）をレビューして，トランスセオレティカルモデル（TTM）に基づいた個別介入とステージ適合型自助マニュアルによる介入効

果の違いを比較しました。それによれば，いずれの集団でも22〜26%の長期禁煙成功率が得られ，平均値は約24%でした。禁煙成功率には，男女間(女性24.6%，男性23.6%)，アフリカ系アメリカ人と白人の間(30.2% vs. 23.9%)に統計学的に有意な差は認められず，ヒスパニック系とノンヒスパニック系の間にも有意差は認められませんでした。高齢(65歳以上)の喫煙者の禁煙成功率(35.2%)は，平均よりも約45%高く，大学卒業者の禁煙成功率(30.1%)も，平均よりも有意に高値でした。

これらの効果は，行動変容が難しい集団が存在するとしてきた従来の考え方に疑問を投げかけるものです。介入プログラムの成否を決定するのは，集団の属性や特性ではなく，介入プログラムの質の高さであると思われます。

3. 介入効果のベンチマーク：トランスセオレティカルモデルと他の介入との違い

理論が有益なものであるためには，ランダム化比較試験(RCT)から得られた結果と教訓を，現実世界に適用できるようにしなければなりません。優れた研究の条件には，優れた理論の条件と同じように，同じ効果が他の多くの研究で確認されること，介入効果が大きいこと，参加率が高いこと，対象とし得る行動の種類が多様であること，研究デザインの厳密度などが含まれます。

私たちは，4つの行動(運動，低脂肪食，果物と野菜の摂取，喫煙)について，Assessment of Health Risks with Feedback(AHRF)と呼ばれる標準的な介入法を用いた53のRCTとケーススタディの包括的レビュー(以下"CDCレビュー")(Solerら，2010)で報告された平均的介入効果(有リスク状態から無リスク状態への変化)を，私たちが実施した，トランスセオレティカルモデル(TTM)を用いた健康行動変容に関するケーススタディ(以下，TTMケーススタディ)の介入効果と比較しました。CDCレビューに含まれた研究には，健康リスク評価 health risk assessment(HRA)の反復実施，AHRF介入の実施(＋少なくとも1回のAHRF以外の追加介入を含む)，そしてある基準に基づく介入効果(有リスク状態から無リスク状態への変化)の判定などが含まれ，平均参加率は約50%，フォローアップ期間は平均約2.75年でした。私たちは，さらに，私たちがTTMを基礎に開発したコンピュータを用いた個別介入プログラム(computer-tailored intervention[CTI])を上記4つの行動とストレス管理とうつ病予防に適用した26のRCT(以下，TTM-CTI/RCTスタディ)の平均の介入効果と，TTMケーススタディとの比較も実施しました(Johnsonら，2013)。これらの研究では，参加率は平均約70%，フォローアップ期間の平均はCDCレビューとほぼ同等でした。

私たちが実施したTTMケーススタディは，3か所の職場の国家公務員を対象としたもので，職員とその成人扶養家族が，毎年健康リスク評価(HRA)と簡単な身体検査を受ければインセンティブを受け取れるという形で開始されました。職員はその後，毎年1つの行動について少なくとも1回のトランスセオレティカルモデル(TTM)に基づいた介入(電話による個別指導とオンラインプログラムのいずれかを本人が選択)を受けることが義務付けられました。そして少なくとも2年間のフォローアップ後に，6544人に対して再びHRAが実施されました。

図7.1には，4つの行動のそれぞれについて，CDCレビュー，TTM-CTI/RCTスタディ，

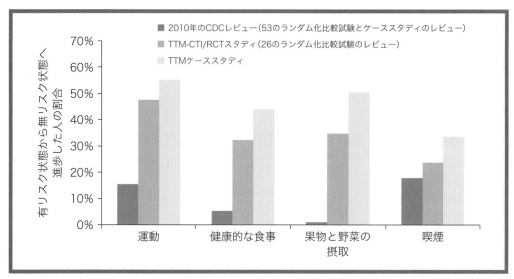

図7.1　行動変容介入プログラムの違いによる効果の違い
出典：Johnson ら, 2013.

TTM ケーススタディの結果を比較したものです。これによれば，TTM-CTI/RCT スタディの結果は，CDC レビューの平均値よりもずっと良好であり，さらには，私たちの予測に反して，TTM ケーススタディの結果はいずれの行動においても，TTM-CTI/RCT スタディの結果を上回っていました。この理由としては，いろいろな可能性がありますが，介入期間の違いもその1つである可能性があります。

いずれにしても，図 7.1 から言えることは，介入プログラムを決定する立場にある人は，どのプログラムを実施するかを決める前に，何らかのベンチマーク（指標）に基づいて，様々な介入プログラムを比較するべきだということです。そうでなければ，効果の小さい介入法を選ぶという不本意な選択に陥ってしまう危険があります。

上記のようなベンチマークがあれば，ヘルスプロモーションにおいて，どの介入プログラムの効果が高く，どのプログラムの効果が低いかを判断することができます。この分野では，ランダム化比較試験（RCT）よりもはるかに多くのケーススタディが行われ，そこで多くの種類の介入やイノベーションが行われてきたため，多様な集団における多様な健康行動について，介入効果のベンチマークづくりに役立つ知識が急速に蓄積されつつあります。

そしてこれらの結果は，トランスセオレティカルモデル（TTM）に基づく個別化された介入が，疾病予防のための様々な行動や健康向上につながる様々な領域のベンチマークづくりに貢献している可能性を示すものです。もしこの結果に再現性が確認されれば，TTM ケーススタディのような比較的デザインの緩やかな介入プログラムでも，集団全体の様々なリスク行動に対して，ベンチマークを超えるような効果を発揮できることになります。そのポイントは以下のようにまとめられます。

1. 実行指向型のプログラムからステージ指向型のプログラムへ
2. 1つの行動だけを対象とするプログラムから複数の行動を対象とするプログラムへ
3. 受け身のリクルートから積極的なリクルートへ

4. プログラムのニーズに参加者が合わせるのではなく，プログラムを参加者のニーズに合わせる。
5. 医療機関ベースの介入プログラムから，集団全体に対して，最も強力で個別化されかつ双方向的な介入を用いるコミュニティベースのプログラムへ
6. アクセスが限られたプログラムから，エビデンスに基づき，かつすべての人々がいつでもどこでも無料でオンラインアクセスができるようなプログラムへ

4. 限 界

トランスセオレティカルモデル(TTM)は，多くの国々で，少なくとも48の行動と集団に適用されてきましたが，限界もあります。これまでのところ，このモデルは，子どもの薬物使用の予防については明らかな効果は認められておらず(Aveyardら，1999；Hollisら，2005などを参照)，例えば，Petersonら(2000)らは，17の取り組みのうちの16で有意差がなかったと報告しています。この領域では社会影響モデルを脱却する必要があると思われ，様々な理論を取り込んだ努力が続けられています。

トランスセオレティカルモデル(TTM)は，子どもや青少年にはあまり当てはまらない可能性があります。意識的な行動変容が始まる年齢がどれくらいかは根本的な問題ですが，小・中・高でのいじめ予防に関する研究では，有効な結果が得られています(Prochaska, J. O.ら，2007)。同じように，青少年の喫煙者にこのモデルに基づく個別的介入を早期に実施したところ，24か月後の禁煙率は有意に上昇し，成人喫煙者に対する効果とほぼ等しい効果が得られており(Hollisら，2005)，青少年に対する日焼け予防介入でも同様の結果が得られています(Normanら，2007)。ただしTTMを用いたこれまでの研究には，リスク防止よりもリスク低減を目的としたものの方がずっと多いという問題があります。

トランスセオレティカルモデル(TTM)が世界的に広く用いられている現状に鑑みれば，このモデルが効果的に適用できる文化と，かなりの変更を加える必要がある文化とを見極めることが重要です。多くの国で行われたステージと行動変容のメリット・デメリットとの関連に関する基礎的なメタアナリシスでは，国による効果の違いは認められていませんが(Hallら，2008)，この研究には世界の10か国しか調べられていないという限界があります。

5. 将来の研究

これまでの研究からは全体として有望な成果が得られていますが，変容プロセスや集団全体にインパクトを与えられる効果的な介入法，そしてトランスセオレティカルモデル(TTM)固有の問題やステージモデル一般の問題についての理解を一層深めるためには，さらなる研究が必要です。その他の，例えば抵抗のプロセス，ウェルビーイング，問題の深刻度といった構成概念が，ステージにどのように系統的に関連しているかを明らかにする研究も実施されなければなりません。

獲得すべき行動(例：運動)と終息すべき行動(例：喫煙)といった幅広い行動における変容プ

ロセスの構造や統合，および行動変容のステージについても，さらなる研究が必要です（Rosen，2000）。また，乳房 X 線検査のように頻度が低いためにプロセス数が少ないと思われる行動とか，日焼け止めの使用のように後戻りしにくい行動のような一部の行動に対して，どのようなモデルの改変が必要なのかについても検証がなされる必要があります。

　これまでの研究から，トランスセオレティカルモデル（TTM）を介入に応用する際には，個別化したプログラムが最も有効と思われますが，その効果，費用対効果，"インパクト"（＝集団全体への正味の効果）について，他の介入法とのさらなる比較検討が必要と思われます。インターネットは，低コストで個々人と双方向のやり取りができる優れた方法ですが，電話による 1 対 1 のコンタクトや医療従事者によるリクルートほどには高い参加率は期待できません（Prochaska J.O ら，2004，2005，2008）。ただ，インターネットによるコンピュータ個別化プログラム computer-tailored intervention（CTI）にメール通信を加えることは有効で，この改良によって禁煙率が 11％向上（44％対 33％）したと報告されています（Jordan ら，2015）。

　トランスセオレティカルモデル（TTM）に基づく，個々人のリスクプロファイルやステージに個別化した CTI（TTM-CTI）は，生物学的レベル（例：投薬），社会的レベル（例：政策）の介入といったマルチレベルの介入の枠組みに位置づけられなければなりません。喫煙の薬物治療は有効な方法ではありますが，その 1 つの限界は，それが準備期にある人々に向けてデザインされていることです。私たちが，ニコチン代替療法と TTM-CTI を組み合わせた治療への参加者を募集したとき，その中には，無関心期の喫煙者はほとんど含まれていませんでした。

　トランスセオレティカルモデル（TTM）に基づく個別化介入は様々な集団に有効であると思われますが，そうした集団に対して行われている他の方法とのさらなる比較検討が必要です。電話，インターネット，地域や教会の指導者，対面的アプローチ，コミュニティプログラムなど，様々な介入の手段が存在しますが，これらのメニューとの組み合わせの中から，多様な集団のニーズに適合した健康向上プログラムが開発できるものと思われます。

　多種類の行動を対象とするプログラムには，参加者の側にもプログラム提供者の側にも，特別な困難を伴います。縦列的アプローチ（一度には 1 つの行動だけを対象とする）や並列アプローチ（複数の行動を同時に対象とする）といった各行動をバラバラに扱うアプローチから脱却する必要があり，それに代わるアプローチとしては，「根底的アプローチ integrative approach」が有望と思われます。例えば，学校でのいじめ予防 bullying prevention のためには，短時間で，多種類の行動（例：なぐる，盗む，仲間はずれにする，悪口を言う，個人の所有物を壊す）と，様々な役割（加害者，被害者，傍観者）への対処が必要となります。例えば，ある介入では，教室で介入に使える時間は 30 分程度しかありませんでした。そのような状況で介入を行うには，1 つひとつの行動や役割にバラバラに対処するのではなく，それらを統合できる高位の構成概念（＝根底となる概念）を探り当て，それに対処するのが効率的であり本質的でもあります。いじめ予防の例では，私たちが突き止めた根底概念は「敬意 respect」でした。私たちはそれに基づく介入をデザインし，前述したように，小・中・高の生徒で，様々な行動や役割に有意な改善が認められています（Prochaska J.O. ら，2007）。どの理論についても言えることですが，それが有意義な研究や効果的な介入に結びつくかどうかは，その理論自体の能力以上に，それを使う私たちの創造性と利用できるリソースにかかっています。

（訳注：私たちも日本における長年の若者の性行動やいじめ等に関する研究の中で，"人間的結びつきの希薄化"，"自己肯定感の低下"といった根底概念にたどり着き，そこから各種行動理論やソーシャル

マーケティングを使って"Well-being of Youth in Social Happiness［WYSH モデル］という根底的アプローチによる予防プログラムを開発し，その普及に努めてきました。詳しくは，木原雅子著「10 代の性行動と日本社会——そして WYSH 教育の視点」2006 年，「あの学校が生まれ変わった驚きの授業：T 中学校 652 日物語」2017 年，いずれもミネルヴァ書房をご参照ください。）

　トランスセオレティカルモデル（TTM）は進化する理論であり，この理論が，ますます多くの研究者や実践者によって，様々な公衆衛生的問題やリスクの高い集団などに適用され，その知見に基づいて，柔軟に改変や改良が続けられていく必要があります。

6. まとめ

　本章では，トランスセオレティカルモデル（TTM）の中心的な 15 の構成概念と，これらの構成概念がどのようにしてステージの中に組み込まれているかを解説し，さらに，このモデルの応用可能性についての実証的なエビデンスを示すとともに，他の研究者からの理論もしくはその応用性に関する批判についても紹介しました。そして，喫煙や他の様々な健康行動を事例に取り上げ，集団全体へのトランスセオレティカルモデル（TTM）に基づく個別化された介入法の効果を，他の介入法との比較の中で検討しました。本章で強調したかったことは，トランスセオレティカルモデル（TTM）を応用した個別化された優れた介入プログラムを開発できれば，集団全体にも大きな"インパクト"を与えることができるということです。

参考文献

Abrams, D. B., Herzog, T. A., Emmons, K. M., & Linnan, L. (2000). Stages of change versus addiction: A replication and extension. *Nicotine & Tobacco Research*, *2*(3), 223–229.

Aveyard, P., Cheng, K. K., Almond, J., Sherratt, E., Lancashire, R., Lawrence, T., . . . Evans, O. (1999). Cluster randomised controlled trial of expert system based on the transtheoretical ("stages of change") model for smoking prevention and cessation in schools. *BMJ*, *319*(7215), 948–953.

Bandura, A. (1982). Self-efficacy mechanism in human agency. *American Psychologist*, *37*(2), 122–147.

Beresford, S. A., Curry, S. J., Kristal, A. R., Lazovich, D., Feng, Z., & Wagner, E. H. (1997). A dietary intervention in primary care practice: The eating patterns study. *American Journal of Public Health*, *87*(4), 610–616.

Blissmer, B., Prochaska, J. O., Velicer, W. F., Redding, C. A., Rossi, J. S., Greene, G. W., . . . Robbins, M. (2010). Common factors predicting long-term changes in multiple health behaviors. *Journal of Health Psychology*, *15*(2), 205–214.

Brogan, M. M., Prochaska, J. O., & Prochaska, J. M. (1999). Predicting termination and continuation status in psychotherapy using the transtheoretical model. *Psychotherapy*, *36*(2), 105–113.

Brug, J., Glanz, K., Van Assema, P., Kok, G., & van Breukelen, G. J. (1998). The impact of computer-tailored feedback and iterative feedback on fat, fruit, and vegetable intake. *Health Education & Behavior*, *25*(4), 517–531.

Campbell, M. K., DeVellis, B. M., Strecher, V. J., Ammerman, A. S., DeVellis, R. F., & Sandler, R. S. (1994). Improving dietary behavior: The effectiveness of tailored messages in primary care settings. *American Journal of Public Health*, *84*(5), 783–787.

Carbonari, J. P., & DiClemente, C. C. (2000). Using transtheoretical model profiles to differentiate levels of alcohol abstinence success. *Journal of Consulting and Clinical Psychology*, *68*(5), 810–817.

Cardinal, B. J., & Sachs, M. L. (1996). Effects of mail-mediated, stage-matched exercise behavior change strategies on female adults' leisure-time exercise behavior. *Journal of Sports Medicine and Physical Fitness, 36*, 100–107.

CDC AIDS Community Demonstration Projects Research Group. (1999). Community-level HIV intervention in 5 cities: Final outcome data from the CDC AIDS community demonstration projects. *American Journal of Public Health, 89*(3), 336–345.

DiClemente, C. C., & Prochaska, J. O. (1982). Self-change and therapy change of smoking behavior: A comparison of processes of change in cessation and maintenance. *Addictive Behavior, 7*(2), 133–142.

DiClemente, C. C., Prochaska, J. O., Fairhurst, S. K., Velicer, W. F., Velasuez, M. M., & Rossi, J. S. (1991). The process of smoking cessation: An analysis of precontemplation, contemplation, and preparation stages of change. *Journal of Consulting and Clinical Psychology, 59*(2), 295–304.

Dijkstra, A., Conijn, B., & De Vries, H. A. (2006). A match-mismatch test of a stage model of behaviour change in tobacco smoking. *Addiction, 101*(7), 1035–1043.

Dijkstra, A., De Vries, H., & Roijackers, J. (1999). Targeting smokers with low readiness to change with tailored and nontailored self-help materials. *Preventive Medicine, 28*(2), 203–211.

Etter, J. F., Perneger, T. V., & Ronchi, A. (1997). Distributions of smokers by stage: International comparison and association with smoking prevalence. *Preventive Medicine, 26*(4), 580–585.

Evans, J. L., Regan, R. M., Maddock, J. E., Fava, J. L., Velicer, W. F., Rossi, J. S., & Prochaska, J. O. (2000). What predicts stage of change for smoking cessation? *Annals of Behavioral Medicine, 22(S173)*. Poster presented at the Twenty-First Annual Scientific Sessions of the Society of Behavioral Medicine, Nashville, TN.

Evers, K. E., Prochaska, J. O., Johnson, J. L., Mauriello, L. M., Padula, J. A., & Prochaska, J. M. (2006). A randomized clinical trial of a population- and transtheoretical model–based stress-management intervention. *Health Psychology, 25*(4), 521–529.

Farkas, A. J., Pierce, J. P., Zhu, S. H., Rosbrook, B., Gilpin, E. A., Berry, C., & Kaplan, R. M. (1996). Addiction versus stages of change models in predicting smoking cessation. *Addiction, 91*(9), 1271–1280.

Fishbein, M., Bandura, A., Triandis, H. D., Kanfer, F. H., Becker, M. H., Middlestadt, S. E., & Eichler, A. (1992). *Factors influencing behavior and behavior change: Final report—theorist's workshop*. Bethesda, MD: National Institute of Mental Health.

Freud, S. (1959). The question of lay analysis. In J. Strachey (Ed. & Trans.), *The standard edition of the complete psychological works of Sigmund Freud* (Vol. 20, pp. 183–250). London: Hogarth Press.

Glanz, K., Patterson, R. E., Kristal, A. R., Feng, Z., Linnan, L., Heimendinger, J., & Hebert, J. R. (1998). Impact of work site health promotion on stages of dietary change: The Working Well Trial. *Health Education & Behavior, 25*(4), 448–463.

Glynn, T. J., Anderson, D. M., & Schwarz, L. (1991). Tobacco-use reduction among high-risk youth: Recommendations of a National Cancer Institute expert advisory panel. *Preventive Medicine, 20*(2), 279–291.

Gold, D. B., Anderson, D. R., & Serxner, S. A. (2000). Impact of a telephone-based intervention on the reduction of health risks. *American Journal of Health Promotion, 15*(2), 97–106.

Goldstein, M. G., Pinto, B. M., Marcus, B. H., Lynn, H., Jette, A. M., Rakowski, W., . . . Tennstedt, S. (1999). Physician-based physical activity counseling for middle-aged and older adults: A randomized trial. *Annals of Behavioral Medicine, 21*(1), 40–47.

Hall, K. L., & Rossi, J. S. (2008). Meta-analytic examination of the strong and weak principles across 48 health behaviors. *Preventive Medicine, 46*(3), 266–274.

Hall, S. M., Tsoh, J. Y., Prochaska, J. J., Eisendrath, S., Rossi, J. S., Redding, C. A., . . . Gorecki, J. A. (2006). Treatment for cigarette smoking among depressed mental health outpatients: A randomized clinical trial. *American Journal of Public Health, 96*(10), 1808–1814.

Herzog, T. A., Abrams, D. B., Emmons, K. M., & Linnan, L. (2000). Predicting increases in readiness to quit smoking: A prospective analysis using the contemplation ladder. *Psychology & Health, 15*(3), 369–381.

Herzog, T. A., Abrams, D. B., Emmons, K. M., Linnan, L. A., & Shadel, W. G. (1999). Do processes of change predict stage movements? A prospective analysis of the transtheoretical model. *Health

Psychology, *18*(4), 369–375.

Hollis, J. F., Polen, M. R., Whitlock, E. P., Lichtenstein, E., Mullooly, J. P., Velicer, W. F., & Redding, C. A. (2005). Teen REACH: Outcomes from a randomized controlled trial of a tobacco reduction program for teens seen in primary medical care. *Pediatrics*, *115*(4), 981–989.

Horwath, C. C. (1999). Applying the transtheoretical model to eating behaviour change: Challenges and opportunities. *Nutrition Research Review*, *12*(2), 281–317.

Janis, I. L., & Mann, L. (1977). *Decision making: A psychological analysis of conflict, chance and commitment*. London: Cassil & Collier Macmillan.

Johnson, J. L., Prochaska, J. O., Paiva, A. L., Fernandez, A. C., Dewees, S. L., & Prochaska, J. M. (2013). Advancing bodies of evidence for population-based health promotion programs: Randomized controlled trials and case studies. *Population Health Management*, *16*(6), 373–380.

Johnson, S. S., Driskell, M. M., Johnson, J. L., Dyment, S. J., Prochaska, J. O., Prochaska, J. M., & Bourne, L. (2006). Transtheoretical model intervention for adherence to lipid-lowering drugs. *Disease Management*, *9*(2), 102–114.

Johnson, S. S., Driskell, M. M., Johnson, J. L., Prochaska, J. M., Zwick, W., & Prochaska, J. O. (2006). Efficacy of a transtheoretical model–based expert system for antihypertensive adherence. *Disease Management*, *9*(5), 291–301.

Jordan, P. J., Evers, K. E., Levesque, D. A., & Prochaska, J. O. (2015). Tailored texting to enhance a stage-based online tailored program for veterans who smoke: A randomized breakthrough and benchmark trial. Article submitted for review.

Kreuter, M., & Strecher, V. J. (1996). Do tailored behavior change messages enhance the effectiveness of health risk appraisal? Results from a randomized trial. *Health Education Research*, *11*, 97–105.

Levesque, D. A., Driskell, M., Prochaska, J. M., & Prochaska, J. O. (2008). Acceptability of a stage-matched expert system intervention for domestic violence offenders. *Violence and Victims*, *23*(4), 432–445.

Marcus, B. H., Bock, B. C., Pinto, B. M., Forsyth, L. H., Roberts, M. B., & Traficante, R. M. (1998). Efficacy of an individualized, motivationally-tailored physical activity intervention. *Annals of Behavioral Medicine*, *20*(3), 174–180.

Meehl, P. E. (1978). Theoretical risks and tabular asterisks: Sir Karl, Sir Ronald, and the slow progress of soft psychology. *Journal of Consulting and Clinical Psychology*, *46*, 806–834.

Noar, S. M., Benac, C., & Harris, M. (2007). Does tailoring matter? Meta-analytic review of tailored print health behavior change interventions. *Psychological Bulletin*, *133*(4), 673–693.

Norman, G. J., Adams, M. A., Calfas, K. J., Covin, J., Sallis, J. F., Rossi, J. S., . . . Patrick, K. (2007). A randomized trial of a multicomponent intervention for adolescent sun protection behaviors. *Archives of Pediatrics & Adolescent Medicine*, *161*(2), 146–152.

O'Neill, H. K., Gillespie, M. A., & Slobin, K. (2000). Stages of change and smoking cessation: A computer-administered intervention program for young adults. *American Journal of Health Promotion*, *15*(2), 93–96.

Parsons, J. T., Huszti, H. C., Crudder, S. O., Rich, L., & Mendoza, J. (2000). Maintenance of safer sexual behaviours: Evaluation of a theory-based intervention for HIV seropositive men with haemophilia and their female partners. *Haemophilia*, *6*(3), 181–190.

Peterson, A. V., Jr., Kealey, K. A., Mann, S. L., Marek, P. M., & Sarason, I. G. (2000). Hutchinson Smoking Prevention Project: Long-term randomized trial in school-based tobacco use prevention—results on smoking. *Journal of the National Cancer Institute*, *92*(24), 1979–1991.

Prochaska, J. M., Prochaska, J. O., Cohen, F. C., Gomes. S. O., Laforge, R. G., & Eastwood, A. L. (2004). The transtheoretical model of change for multi-level interventions for alcohol abuse on campus. *Journal of Alcohol and Drug Education*, *47*(3), 34–50.

Prochaska, J. O. (1979). *Systems of psychotherapy: A transtheoretical analysis*. Homewood, IL: Dorsey Press.

Prochaska, J. O., Butterworth, S., Redding, C. A., Burden, V., Perrin, N., Leo, M., . . . Prochaska, J. M. (2008). Initial efficacy of MI, TTM tailoring and HRI's with multiple behaviors for employee health promotion. *Preventive Medicine*, *46*(3), 226–231.

Prochaska, J. O., & DiClemente, C. C. (1983). Stages and processes of self-change of smoking: Toward an integrative model of change. *Journal of Consulting and Clinical Psychology, 51*(3), 390–395.

Prochaska, J. O., DiClemente, C. C., & Norcross, J. C. (1992). In search of how people change: Applications to the addictive behaviors. *American Psychologist, 47*(9), 1102–1114.

Prochaska, J. O., DiClemente, C. C., Velicer, W. F., Ginpil, S., & Norcross, J. C. (1985). Predicting change in smoking status for self-changers. *Addictive Behaviors, 10*(4), 395–406.

Prochaska, J. O., DiClemente, C. C., Velicer, W. F., & Rossi, J. S. (1993). Standardized, individualized, interactive, and personalized self-help programs for smoking cessation. *Health Psychology, 12*(5), 399–405.

Prochaska, J. O., Evers, K. E., Prochaska, J. M., Van Marter, D., & Johnson, J. L. (2007). Efficacy and effectiveness trials: Examples from smoking cessation and bullying prevention. *Journal of Health Psychology, 12*(1), 170–178.

Prochaska, J. O., Velicer, W. F., Fava, J. L., Rossi, J. S., & Tsoh, J. Y. (2001). Evaluating a population-based recruitment approach and a stage-based expert system intervention for smoking. *Addictive Behaviors, 26*(4), 583–602.

Prochaska, J. O., Velicer, W. F., Fava, J. L., Ruggiero, L., Laforge, R. G., Rossi. J. S., . . . Lee, P. A. (2001). Counselor and stimulus control enhancements of a stage-matched expert system intervention for smokers in a managed care setting. *Preventive Medicine, 32*(1), 23–32.

Prochaska, J. O., Velicer, W. F., Guadagnoli, E., Rossi, J. S., & DiClemente, C. C. (1991). Patterns of change: Dynamic typology applied to smoking cessation. *Multivariate Behavioral Research, 26*(1), 83–107.

Prochaska, J. O., Velicer, W. F., Prochaska, J. M., & Johnson, J. L. (2004). Size, consistency, and stability of stage effects for smoking cessation. *Addictive Behaviors, 29*(1), 207–213.

Prochaska, J. O., Velicer, W. F., Redding, C., Rossi, J. S., Goldstein, M., DePue, J., . . . Plummer, B. A. (2005). Stage-based expert systems to guide a population of primary care patients to quit smoking, eat healthier, prevent skin cancer, and receive regular mammograms. *Preventive Medicine, 41*(2), 406–416.

Prochaska, J. O., Velicer, W. F., Rossi, J. S., Goldstein, M. G., Marcus, B. H., Rakowski, W., . . . Rosenbloom, D. (1994). Stages of change and decisional balance for twelve problem behaviors. *Health Psychology, 13*(1), 39–46.

Prochaska, J. O., Wright, J., & Velicer, W. F. (2008). Evaluating theories of health behavior change: A hierarchy of criteria applied to the transtheoretical model. *Applied Psychology: An International Review, 57*(4), 561–588.

Project MATCH Research Group. (1997). Matching alcoholism treatments to client heterogeneity: Project MATCH posttreatment drinking outcomes. *Journal of Studies on Alcohol, 58*(1), 7–29.

Rakowski, W. R., Ehrich, B., Goldstein, M. G., Rimer, B. K., Pearlman, D. N., Clark, M. A., . . . Woolverton, H., III. (1998). Increasing mammography among women aged 40–74 by use of a stage-matched, tailored intervention. *Preventive Medicine, 27*(5), 748–756.

Redding, C. A., Morokoff, P. J., Rossi, J. S., & Meier, K. S. (2007). A TTM-tailored condom use intervention for at-risk women and men. In T. Edgar, S. M. Noar, & V. Freimuth (Eds.), *Communication perspectives on HIV/AIDS for the 21st century*. Hillsdale, NJ: Erlbaum.

Redding, C. A., Prochaska, J. O., Paiva, A., Rossi, J. S., Velicer, W., Blissmer, B. J., . . . Sun, X. (2011). Baseline stage, severity, and effort effects differentiate stable smokers from maintainers and relapsers. *Substance Use and Misuse, 46*(13), 1664–1674.

Robbins, M. L., Levesque, D. A., Redding, C. A., Johnson, J. L., Prochaska, J. O., Rohr, M. S., & Peters, T. G. (2001). Assessing family members' motivational readiness and decision making for consenting to cadaveric organ donation. *Journal of Health Psychology, 6*(5), 523–536.

Rogers, C. (1951). *Client-centered therapy*. Boston: Houghton Mifflin.

Rosen, C. S. (2000). Is the sequencing of change processes by stage consistent across health problems? A meta-analysis. *Health Psychology, 19*(6), 593–604.

Rossi, J. S. (1992a). *Common processes of change across nine problem behaviors*. Paper presented at the 100th meeting of the American Psychological Association, Washington, DC.

Rossi, J. S. (1992b). *Stages of change for 15 health risk behaviors in an HMO population*. Paper presented at the 13th meeting of the Society for Behavioral Medicine, New York.

Rossi, J. S., Clark, P., Greaney, M., Riebe, D., Greene, G., Saunders, S., . . . Nigg, C. (2005). Effectiveness of transtheoretical model–based interventions on exercise and fruit and vegetable consumption in older adults. *Annals of Behavioral Medicine*, 29, S134.

Schwarzer, R. (2008). Modeling health behavior change: How to predict and modify the adoption and maintenance of health behaviors. *Applied Psychology*, 57(1), 1–29.

Skinner, B. F. (1971). *Beyond freedom and dignity*. New York: Bantam/Vintage.

Snow, M. G., Prochaska, J. O., & Rossi, J. S. (1992). Stages of change for smoking cessation among former problem drinkers: A cross-sectional analysis. *Journal of Substance Abuse*, 4(2), 107–116.

Soler, R. E., Leeks, K. D., Razi, S., Hopkins, D. P., Griffith, M., Aten, A., . . . Task Force on Community Preventive Services. (2010). A systematic review of selected interventions for worksite health promotion. *Journal of Preventive Medicine*, 38(Suppl. 2), S237–S262.

Spencer, L., Pagell, F., Hallion, M. E., & Adams, T. B. (2002). Applying the transtheoretical model to tobacco cessation and prevention: A review of the literature. *American Journal of Health Promotion*, 17(1), 7–71.

Steptoe, A., Kerry, S., Rink, E., & Hilton, S. (2001). The impact of behavioral counseling on stages of change in fat intake, physical activity, and cigarette smoking in adults at increased risk of coronary heart disease. *American Journal of Public Health*, 91(2), 265–269.

Sun, X., Prochaska, J. O., Velicer, W. F., & Laforge, R. G. (2007). Transtheoretical principles and processes for quitting smoking: A 24-month comparison of a representative sample of quitters, relapsers, and non-quitters. *Addictive Behaviors*, 32(12), 2707–2726.

U.S. Department of Health and Human Services. (1990). *The health benefits of smoking cessation: A report of the surgeon general*. Rockville, MD: U.S. Department of Health and Human Services, Public Health Service, Centers for Disease Control, Office on Smoking and Health.

Velicer, W. F., & DiClemente, C. C. (1993). Understanding and intervening with the total population of smokers. *Tobacco Control*, 2(2), 95–96.

Velicer, W. F., Prochaska, J. O., Fava, J. L., Laforge, R. G., & Rossi, J. S. (1999). Interactive versus noninteractive interventions and dose-response relationships for stage-matched smoking cessation programs in a managed care setting. *Health Psychology*, 18(1), 21–28.

Velicer, W. F., Redding, C. A., Sun, X., & Prochaska, J. O. (2007). Demographic variables, smoking variables, and outcome across five studies. *Health Psychology*, 26(3), 278–287.

Voorhees, C. C., Stillman, F. A., Swank, R. T., Heagerty, P. J., Levine, D. M., & Becker, D. M. (1996). Heart, body, and soul: Impact of church-based smoking cessation interventions on readiness to quit. *Preventive Medicine*, 25(3), 277–285.

Weinstein, N. D. (1988). The precaution adoption process. *Health Psychology*, 7(4), 355–386.

Weinstein, N. D., & Sandman, P. M. (1992). A model of the precaution adoption process: Evidence from home radon testing. *Health Psychology*, 11(3), 170–180.

Weinstein, N. D., Sandman, P., & Blalock, S. (2008). The precaution adoption model. In K. Glanz, B. K. Rimer, & K. Viswanath (Eds.), *Health behavior and health education: Theory, research, and practice* (4th ed., pp. 123–165). San Francisco: Jossey Bass.

Wewers, M. E., Stillman, F. A., Hartman, A. M., & Shopland, D. R. (2003). Distribution of daily smokers by stage of change: Current Population Survey results. *Preventive Medicine*, 36(6), 710–720.

Wierzbicki, M., & Pekarik, G. A. (1993). A meta-analysis of psychotherapy dropout. *Professional Psychology: Research and Practice*, 24(2), 190–195.

Yang G., Ma, J., Chen, A., Zhang, Y., Samet, J., Taylor, C., & Becker, K. (2001). Smoking cessation in China: Findings from the 1996 national prevalence survey. *Tobacco Control*, 10(2), 170–174.

第III部

個人間における健康行動理論・モデル

第8章
健康行動の個人間影響に関するモデル

Catherine A. Heaney
K. Viswanath

　人間は社会的な存在で，その社会的つながり social connection が健康に影響を及ぼすという事実は，公衆衛生関連の研究で，最も多くかつ一貫して認められている知見の1つです。過去20年の間に，私たちの社会は多くのそして複雑な変化を遂げてきました。政治学者である Putnam (2000) は，その著書 "Bowling Alone (一人でボーリング)" の中で，様々な伝統的な社会集団や組織 (例：ボーリングクラブ，宗教組織，PTA) に対する人々の参加がいかに減少してきたかを論じています。しかしその一方で，ソーシャルメディアやネット上での仮想のコミュニケーション virtual communication は指数関数的に増大し，今や人々をつなぐ重要な手段となるという現象が生じています (Pew Research Center, 2014)。

　個人の置かれた社会的文脈 social context は，2つの重要な社会的プロセス，つまりソーシャルサポート social support と社会的影響 social influence を介して健康に影響を及ぼします。第Ⅲ部で扱う理論やモデルの基本的前提は，人の認知 cognition (考え，判断，知識)，感情 affect，行動は，一般に，その人が相互作用をする人々によって形成されるというものです。これらの理論やモデルは，その作用のメカニズムを表現するものであり，それゆえに，健康行動を改善する戦略を立てる上で有効な手段となります。本章では，この後に続く章の導入として，これらの個人間影響に関する理論やモデル interpersonal theories and models の特徴を概観し，かつそれらを活用することによって，どのような介入 intervention の開発と評価が可能となるかを解説します。

1. 社会的認知理論

　社会的認知理論 Social Cognitive Theory (SCT) は，人間の行動は，認知プロセス (考え，判断，知識)，行動，社会環境の相互作用によって "動的に dynamic" 決定される (相互規定作用 reciprocal determinism)，つまり社会環境が認知プロセスや行動に影響し，また逆に認知プロセスや行動が社会環境に影響を与えるという理論で，Kelder らが第9章で解説するように，人間には，環境を変える，あるいは環境を創る能力があるとの前提に立った理論です。人の行動と認知プロセス，そして社会環境のこうした動的相互作用を強調することによって，社会的認知理論 (SCT) は，認知プロセスだけを扱う理論の枠を超え，行動理論の中では最も影響の大き

い理論となっています。

社会的認知理論(SCT)の各構成概念と，それらの相互関係については，第9章で詳しく解説しますが，ここで指摘しておきたいのは，多くの研究で，モデル全体ではなく，その構成概念の一部だけが用いられる傾向があることです。特に「自己効力感 self-efficacy」と「観察学習 observational learning」(訳注：“見よう見まね”で行動を修得すること。モデリングとも表現される)にはその傾向が強く見られます。前者は，行動理論を扱う人々(研究者や実践者)が最もよく用いる概念の1つで，多くの健康行動に応用され，また健康信念モデル Health Belief Model(HBM)(第5章)，計画的行動理論 Theory of Planned Behavior(TPB)と統合的行動モデル Integrated Model of Behavior(IBM)(第6章)など，他の行動理論にも取り入れられています。「自己効力感」がこのように重視されるのは，それが，個人の経験，確信，「代理体験 vicarious experience」などで形成される“修正可能 modifiable な”要因だからです。

「観察学習」も，例えば，コンドーム使用(Keller ら，2002)や攻撃的行動(暴力)の抑制など，向社会的な行動変容 prosocial change(Huesmann, 2007)を促進する目的で非常によく用いられています。

メディアを通じた代理体験が，知識，信念，行動に強い影響を与えるであろうことは，例えば，いわゆるエデュテインメント edutainment(例：子ども向けの娯楽性のある教育プログラム)を考えれば，直感的にも明らかなように思われますが，社会的変化には様々な要因が同時に作用するため，その仮説を検証するには，それらの要因の影響を除去しなければなりません。現実世界での“体験”がどのように行動変容に影響を与えるかを説明するための理論は他にもあります。例えば，追体験理論(ナラティブ転移理論)narrative transportation theory というものがありますが，これは，「人の語り(物語，ナラティブ)」に触れることによって，(それが短い宣伝的なものであれドラマのように長いものであれ)，人がその世界にいざわなわれることによって，より強い心の体験をすることができるという理論で(Green ら，2000)，転移(追体験)が起これば，そのメッセージが語り手の人格をまとった生き生きとした形で受け止められ，その結果行動変容につながる可能性があると考えます(Gerbner ら，2002)。ただし，この理論は，社会的認知理論(SCT)の「観察学習」にとって代わるものではなく，観察がどのように行動変容につながるかについて異なる視点からの理解を与えてくれるものです。

2. ソーシャルサポートモデルと健康

第10章では，ソーシャルサポート social support の概念と，その健康との関連が詳しく解説されますが，ここでは，その中で重要な2，3の問題について解説しておきましょう。第10章では，「知覚されたサポート perceived support」と「受けたサポート received support」が区別されています。前者は，必要なときには他の人々が助けてくれるという“期待”のことで，健康との関連がたびたび報告されています。一方，後者は，他者から提供された実際のサポートのことで，健康との関連は，前者ほど単純ではなく，健康向上とポジティブな関連がある場合もあれば，逆にネガティブな関連がある場合もあり(Uchino, 2009)，その効果は，サポートを受けた人がそれを自分が求めていたものだと感じられるかどうかで異なります。

「知覚されたサポート」の健康増進効果の強さを考えれば，“相手の期待に沿うサポート(介

入)"とは何かを探求することには，大きな意味があると考えられます．つまり，介入では，相手に一方的にサポートを提供するのではなく，①介入の受け手がどのようなサポートを最も必要と思っているかを率直に言えるようにする，②行動変容をしようとしている人が必要なときにいつでもサポートが得られると思えるようにする，ことが重要だということです．その意味で，介入の受け手をソーシャルサポートの企画や開発の段階から含めることは，サポートの受け入れ acceptability や効果を高める上で有効と考えられます．

第10章にはもう1つ重要なポイントがあります．それは，社会的関係は，サポートの源であると同時に，衝突(争い)conflict やストレスの原因にもなり得るということです．過去数十年にわたって，社会的不和 social undermining(訳注：家族，知人，同僚などに対するネガティブな感情)に強いネガティブな健康影響があることが示されてきました．最近ではさらに，そうしたネガティブな社会関係が，高血圧，冠動脈疾患，糖尿病のリスクを高める慢性炎症反応を引き起こすことが示されるようになり(Chiang ら，2012)，研究や介入の観点から注目を集めています．

最後に第10章では，その著者らが実施したランダム化比較試験の結果を踏まえて，サポートが健康増進効果を発揮するためには，サポートを受けていることを受け手が認識している必要があるかどうかという，興味深い問題が提起されています．「目に見えないサポート invisible support」の効果に関する研究によれば，目に見えないサポートには，その受け手がストレスに対処するのを助ける効果があるとされています(Bolger ら，2007)．これは，ソーシャルサポートを開発し評価する上で有望な研究分野と思われます．

3. ソーシャルネットワークと健康行動

ソーシャルネットワークの研究は，現在，健康行動領域において最も発展している分野の1つです．ソーシャルネットワーク理論 social network theory(SNT)は，個人が属するソーシャルネットワークの構造や特性に関する理論で，ソーシャルネットワーク分析 social network analysis(SNA)は，社会的文脈がどのように意思決定や行動に影響するかを分析する学問領域です．第11章では，SNTとSNAに含まれる重要な構成要素と，それらがどのように健康行動介入に役立つかが解説されます．

ソーシャルネットワーク分析(SNA)は，個人のネットワークの中で，どれほどの人々が，ある態度を容認したり，ある行動を行っているかを定量化する方法で，その手法を用いた研究によって，人は，自分の同僚や友人が健康に悪い行動(例：喫煙)をしている頻度は過大に，逆に，自分の同僚や友人が健康的な行動をしている頻度は，過小に見積もる傾向があることが明らかになっています．SNAには研究手法としていくつかの優れた点があります．その第1は，ネットワーク内のメンバー間に存在する規範 norm について正確な情報が得られることです．それによって人々の行動をその規範(理想的には健康的な規範)に沿ったものにするのに必要な情報を得ることができます(Berkowitz, 2003)．

その第2は，個人の行動変容にとって最も大きな影響を与えると思われる人々を特定できることです．第11章では，そうした成功例をいくつか紹介します．ソーシャルネットワークをマッピングし，そのネットワークにおける人々の位置付けを分析することによって，多くの

人々と結びついている人々(=ネットワークの中心に位置する人々)や孤立した人々をつないでいる人々を同定することができ，そうした人々をそのコミュニティにおける行動変容の介入者として活用できれば，効果的な介入を行うことができます。

　第3の利点は，どういうときに新しいソーシャルタイ(社会的結びつき)を提供するのが行動変容を起こす上でより効果的かを判断するのに必要な情報が得られることです。ソーシャルネットワーク理論(SNT)では，ネットワーク内のメンバーの大多数が非常に似通った特性を持っているときは，それらの人々に行動変容を引き起こすことは難しいと考えます(Valente, 2010)。例えば，ネットワークのメンバーが喫煙者ばかりの場合には，そこにいる個人に禁煙させるのは簡単でなく，また，過体重や肥満の人々はお互いにネットワークを築きやすいことが知られています。こうしたネットワークに属する人々に対しては，難しい行動変容を試みている外部の人々との新たなつながりを提供することが重要な介入戦略となります。

4. ストレス，コーピングと適応，健康行動

　ストレスは，人々の健康に強く有害な影響を与えることがよく知られています。第12章では，物理的・社会的環境が，個人の認知，感情，行動に与える影響について解説します。この章では，Lazarusらによって1984年に初めて発表された「認知-対処モデルtransactional model of stress and coping」について解説します。このモデルの前提は，人がストレスをどのように経験しそれに対処するかは，ストレスの原因に対するその人の評価と，ストレスに対処するためにその人が利用できる物理的・社会的資源の有無によるということです。ソーシャルサポートと自己効力感(第10章と第9章)は，ストレスを評価するプロセスとストレスへの対処に重要な役割を演じます。

　ストレスには長期的なものもあれば短期的なものもあります。例えば，人種差別の経験は，一般には長期的でかつあらゆる局面にわたり，人に深刻な身体的・心理的影響を及ぼします(Krieger, 2014；Kwateら, 2015)。逆に，交通渋滞に巻き込まれるとか人と諍いになるとかいった日常的によくあるストレスは，程度としては比較的軽く期間も短いのが普通です。これまで長い間，「適応仮説 hypothesis of adaptation」(人はあるストレスに曝されたとき最初に最も強く反応するが，次第にそれに順応していくという仮説)と「蓄積仮説 hypothesis of accumulation」(人はあるストレスに曝されたとき，最初はうまく対処できるが，ストレスが続くと次第に対処能力を失っていくという仮説)が対立してきましたが(Freseら, 1988)，ストレスの身体影響に関する生理学的プロセスに関する最近の研究では(McEwen, 2012)，蓄積仮説を支持する結果が得られています。ただし，あるストレスに対しては適応が生じ，あるストレスに対しては蓄積が起こりやすいなど，ストレスの特性によって反応が異なるという研究結果もあります。第12章では，長期にわたるストレスの健康影響が，いかに依然として重要な研究テーマであるかが論じられており，なかには，ストレスの蓄積の遅延効果を理解するためにライフコースの視点から検討している研究もあります。

　ストレスと健康に関する研究でもう1つ重要な側面は，社会経済的状態 socioeconomic status(SES)と健康格差 health disparitiesとの関係です(Lantzら, 2005)。社会経済レベルの低い人々は高い人々に比べて，ストレスが多く，しかもストレスへの対処に役立つ機会や資源に恵

まれていないため，ストレスの影響を受けやすいという観点での研究が現在進められています．実体的なソーシャルサポートがストレスへの対処に果たす役割に関する研究は，今後研究を深めるべき重要な領域と考えられます．

第12章のもう1つの重要なトピックは，対処戦略は，ストレスの特性やストレスが生じた文脈に適したものであるべきだということです．したがって，人々は多様な対処戦略を持ち合わせている必要があり，かつそれらを柔軟に使えなくてはなりません．例えば，最近の研究では，社会経済レベルの低い人々では「シフト-パーシスト戦略 shift-and-persist strategy」といった対処戦略がとられているとの報告がなされています(Chen ら，2012)．この方法は，過酷な生活状況から来るストレスをあるがままに受け入れて，それを前向きに解釈し楽観的に共存していくという対処法で，ストレス管理戦略として，社会経済階層を超えた重要性を有しています．

5．健康と病気における個人間コミュニケーション

第Ⅲ部の最後となる第13章では，フォーマルな関係，つまり，医療者と患者の間における個人間コミュニケーションを取り扱います．最近この分野の研究は，健康情報の獲得がより容易になったこと，情報通信技術の革命的な進歩(第17章)，消費者アクティビズムの高まりなどによって，その重要性が一段と高まっています．

第13章では，これらの問題の一部を，医療者-患者コミュニケーション provider-patient communication に特に注目しつつ，「関係性重視のヘルスケア relationship-centered health care」の視点から論じます．患者と医療者の間のコミュニケーションには2つの目標があります．つまり，"課題の遂行"と"関係性の構築"です．「関係性重視のヘルスケア」においては，医療者は先入観なく患者とコミュニケーションを行い，それによって，できる限り，共感と尊厳，そして互敬性のある関係性を築こうと努めます．しばしば医療者-患者コミュニケーションの重要なアウトカムと考えられる，「不確実性への対処 uncertainty management」も，理論的には，"課題の遂行"と"関係性の構築"の2つの要素からなると見なされています．

第13章の著者らは，これら2つの要素をモデルに取り込んで，そうしたモデルに基づくコミュニケーションが，直接的あるいは間接的にどのように健康に影響を及ぼすかを解説しています．このアプローチは，コミュニケーションが健康に影響を及ぼすメカニズムの説明力という点で，従来のモデルや理論よりも優れた面があります．また，医療者-患者コミュニケーションの機能とそれが健康に影響するメカニズムは一般性が高いため，他の個人間コミュニケーションの健康影響を理解する上でも役立つと考えられます．例えば，ソーシャルネットワークの中の特に親しい人々とのコミュニケーションが，どのように不確実性への対処や感情の正当化を助け，精神的苦痛 psychological distress の緩和につながるかといった研究が考えられます(Brashersra ら，2002)．

第13章ではまた，患者のケアへの満足度と健康アウトカムの両者を同時に向上できる介入がありうることが示唆されます．例えば，患者の気持ちや患者が必要としている情報に十分配慮できるように医療者をトレーニングするといったことです(Brédart ら，2005)．このモデルは魅力的で現代的意義も高いと考えられますが，そのメカニズムを立証するための厳密な実証研究が必要とされています．

6. 今後の方向

　第Ⅲ部を貫くテーマは，世の中に対する私たちの見方，感情，帰属感，意思決定，そして，ストレスへの対処は，私たちが属している社会的関係の影響を受けるということです。どの章も，個人間の相互作用が健康に与える影響とそのメカニズムについての重要な情報を提供していますが，まだ研究の必要な領域も多く，例えば，ある状況に最も適した対処のあり方，社会階層・人種・民族などの役割，新しいコミュニケーション技術（携帯電話やソーシャルネットワークサービス）がソーシャルサポート，ネットワーク，健康行動に及ぼす影響などが研究される必要があります。

　社会的関係を強める戦略は数多くありますが，①状況に適した戦略のあり方，②ロールモデルを用いる介入戦略と新たな社会的絆を築く戦略のどちらが優れているか，③対象者の属するネットワークの文脈に最も効果的な介入を開発するにはどうすればよいか，といった問題についての研究はほとんど行われていません。個人が置かれる文脈は，例えば，職場，家族，医療ではそれぞれ異なります。ソーシャルネットワークの健康影響に関する知見を，様々なセッティング（場）での具体的な介入の開発に応用していくためにはさらなる研究が必要です。

　社会階層，人種，民族の役割も非常に興味深い研究テーマの1つで，これらは，いずれも個人間の関係，得られる（あるいは得られると期待できる）サポート，経験するストレスなどに影響します。しかし，こうした人種や階層による差別に伴う経験の蓄積がどのように健康に影響するかについての研究はまだ始まったばかりです。社会階層と人種や民族の組み合わせ（＝問題の重なり）が個人間関係や健康にどのような影響を与えるかは特に重要なテーマであり，社会階層や人種それぞれ単独よりも，それらの要因が重なった場合には影響が増強される可能性があります（Williamsら，2012）。

　オンラインの支援グループやソーシャルメディアなどによって，情報や支援へのアクセスや提供に新たな機会が生まれています（Griffithsら，2009；Meierら，2007）。しかし，ネット上でのメールなどのやり取りやソーシャルサポートの提供の効果についての厳密な評価はまだ始まったばかりです。例えば，コンピュータを介した関係にどれほどの健康増進効果があるか，ソーシャルメディアでは，ネットワークの量は増すがその質はどうか，オンラインのコミュニケーションはオンラインでしかできない新たなタイプのサポートを生み出すのかどうか，といった問題が今後研究される必要があります。また，第Ⅲ部で紹介したソーシャルネットワークの健康増進効果が，果たして仮想環境においても発揮されるのかどうか，ネットワーク上で有効な介入法を開発するにはどうすればよいかなども重要な研究課題と言えます。

　ソーシャルネットワークの健康行動への影響に関するモデルや理論は，外部要因である社会環境と内部要因である個人の認知，感情，行動の間を結ぶ，言わば"つなぎ目"の役割を果たすものです。こうしたレベルでの理解が深まれば，個人や社会全般の健康の向上につながる，より効果的な介入や政策の開発に重要な貢献ができると思われます。

参考文献

Berkowitz, A. D. (2003). Applications of social norms theory to other health and social justice issues. In W. Perkins (Ed.), *The social norms approach to preventing school and college age substance abuse: A handbook for educators, counselors, and clinicians.* San Francisco: Jossey-Bass.

Bolger, N., & Amarel, D. (2007). Effects of social support visibility on adjustment to stress: Experimental evidence. *Journal of Personality and Social Psychology, 92*, 458–475.

Brashers, D. E., Goldsmith, D. J., & Hsieh, E. (2002). Information seeking and avoiding in health contexts. *Human Communication Research, 28*, 258–271.

Brédart, A., Bouleuc, C., & Dolbeault, S. (2005). Doctor-patient communication and satisfaction with care in oncology. *Current Opinion in Oncology, 17*, 351–354.

Chen, E., Miller, G. E., Lachman, M. E., Gruenewald, T. L., & Seeman, T. E. (2012). Protective factors for adults from low childhood socioeconomic circumstances: The benefits of shift-and-persist for allostatic load. *Psychosomatic Medicine, 74*, 178–186.

Chiang, J. J., Eisenberger, N. I., Seeman, T. E., & Taylor, S. E. (2012). Negative and competitive social interactions are related to heightened proinflammatory cytokine activity. *Proceedings of the National Academy of Sciences, 109*, 1878–1882.

Frese, M., & Zapf, D. (1988). Methodological issues in the study of work stress: Objective vs. subjective measurement of work stress and the question of longitudinal studies. In C. L. Cooper & R. Payne (Eds.), *Causes, coping, and consequences of stress at work.* New York: Wiley.

Gerbner, G., Gross, L., Morgan, M., & Signorielli, N. (2002). Growing up with television: Cultivation processes. In J. Bryant and D. Zillmann (Eds.), *Media effects: Advances in theory and research* (2nd ed., pp. 43–68). Mahwah, NJ: Erlbaum.

Green, M. (2006). Narratives and cancer communication. *Journal of Communication, 56* (Suppl.), S163–S183.

Green, M., & Brock, T. C. (2000). The role of transportation in the persuasiveness of public narratives. *Journal of Personality and Social Psychology, 79*, 701–721.

Griffiths, K. M., Calear, A. L., Banfield, M., & Tam, A. (2009). Systematic review on Internet Support Groups (ISGs) and depression: What is known about depression ISGs? *Journal of Medical Internet Research, 11*, e41.

Huesmann, L. R. (2007). The impact of electronic media violence: Scientific theory and research. *Journal of Adolescent Health, 41*, S6–S13.

Keller, S. N., & Brown, J. D. (2002). Media interventions to promote responsible sexual behavior. *Journal of Sex Research, 39*, 67–72.

Krieger, N. (2014). On the causal interpretation of race. *Epidemiology, 25*, 937.

Kwate, N. O., & Goodman, M. S. (2015). Cross-sectional and longitudinal effects of racism on mental health among residents of black neighborhoods in New York City. *American Journal of Public Health, 105*(4), 711–718.

Lantz, P. M., House, J. S., Mero, R. P., & Williams, D. R. (2005). Stress, life events, and socioeconomic disparities in health: Results from the Americans' Changing Lives Study. *Journal of Health and Social Behavior, 46*, 274–288.

Lazarus, R. S., & Folkman, S. (1984). *Stress, appraisal, and coping.* New York: Springer.

McEwen, B. S. (2012). Brain on stress: How the social environment gets under the skin. *Proceedings of the National Academy of Sciences, 109*(Suppl. 2), 17180–17185.

Meier, A., Lyons, E. J., Frydman, G., Forlenza, M., & Rimer, B. K. (2007). How cancer survivors provide support on cancer-related internet mailing lists. *Journal of Medical Internet Research, 9*(2), e12.

Pew Research Center. (2014). Internet Project January Omnibus Survey, January 23–26, 2014. Retrieved from http://www.pewinternet.org/Commentary/2012/March/Pew-Internet-Social-Networking-full-detail.aspx

Putnam, R. (2000). *Bowling alone: The collapse and revival of American community.* New York: Simon & Schuster.

Uchino, B. (2009). Understanding the links between social support and physical health: A lifespan perspective with emphasis on the separability of perceived and received support. *Perspectives in Psychological Science, 4*, 236–255.

Valente, T. (2010). *Social networks and health: Models, methods, and applications.* New York: Oxford University Press.

Williams, D. R., Kontos, E. Z., Viswanath, K., Haas, J. S., Lathan, C., MacConaill, L., . . . Ayanian, J. Z. (2012). Integrating multiple social statuses in health disparities research: The case of lung cancer. *Health Services Research, 47*, 1255–1277.

Zillmann, D. (2002). Exemplification theory of media influence. In J. Bryant & D. Zillmann (Eds.), *Media effects: Advances in theory and research* (2nd ed., pp. 19–42). Mahwah, NJ: Erlbaum.

第9章
個人，環境，健康行動の間の相互作用

Steven H. Kelder
Deanna Hoelscher
Cheryl L. Perry

[キーポイント]
- 社会的認知理論(SCT)の歴史を概観し，その概念を定義する。
- 社会的認知理論(SCT)がどのように健康行動の説明と介入のデザインに役立つかを解説する。
- 社会的認知理論(SCT)の概念と原理を応用した2つの事例を紹介する。①米国における子どもの肥満，②インドにおける若者の喫煙の防止

　1960年代に実施された有名な「起き上がりこぼし人形実験Bobo Doll experiment」では，Bandura(バンデューラ)に率いられた心理学と社会科学の研究者たちによって，大人が空気で膨らませたプラスチック製の起き上がりこぼし人形を殴ったり蹴ったりしている映像を見せたところ，子どもたちもそれを真似て人形を殴ったり蹴ったりすることが示されました(Bandura, 2010；Banduraら，1961)。この実験結果の解釈から，Banduraは，人が行動を獲得する新たなメカニズムを着想し，それまで支配的だったPavlov(パブロフ)の条件反射理論(Pavlov, 1927)やSkinner(スキナー)のオペラント条件付け(Skinner, 1953)から決別することになったのです。1977年にBanduraは，革命的な教科書である「社会的学習理論Social Learning Theory」(Bandura, 1977b)とその理論の核心的構成概念である「自己効力感self-efficacy」に関する歴史的論文(Bandura, 1977a)を出版しました。その中でBanduraは，行動の獲得を刺激と反応の繰り返しの結果とするのはあまりにも単純すぎる，行動はモデルとなる人々の観察を通して生じる認知プロセスcognitive process(頭の中での情報処理)にも強く規定されると論じました。認知プロセスは，ロールモデルrole modelの観察によって生じ，その記憶が，その後同じような状況に遭遇したときのその人の行動に影響を与え，そのロールモデルがその人にとって重要な人(例：親，兄弟姉妹，オピニオンリーダー，教師など)である場合や，それに強く心を動かされた場合は，その観察は特に強く記憶されることになると彼は考えました。こうした認知プロセスの役割をさらに強く意識するようになったBanduraは，それを強調するために，1986年に「思考と行動の社会的基礎：社会的認知理論Social Foundations of Thought and Action：Social Cognitive Theory」という著書を出版し，社会的学習理論Social Learning Theoryを社会的認知理論Social Cognitive Theory(SCT)に改名したのです。

　この社会的認知理論(SCT)においては，人間の行動は，3つの要因，つまり行動要因，認知要因，環境要因の相互作用として描かれており，Banduraはそれを「相互規定作用reciprocal determinism」と命名しました。個人の行動はこれらの要因の相互作用の結果だというわけです。この理論は，健康行動の分野で最もよく用いられている理論の1つであり，情報提供や予防介入のデザイン(Bandura, 2004)，人々が健康に悪い行動を学習するメカニズム(例：映画における喫煙シーンの影響)の理解，個人もしくは集団レベルでの行動の獲得・維持・中断の理由の説明などに広く用いられてきました。そしてさらには，慢性疾患や感情障害 emotional disorder の自己管理法の開発，コミュニティレベルでのヘルスプロモーションプログラムの理論的基礎，健康的な行動の普及，保健政策や環境政策の策定などにも用いられてきました。社会的認知理論(SCT)は，特に若者における健康向上のための重要なツールとなっていますが，それは急性・慢性の疾患のリスクを高める行動の多くは幼少期〜思春期早期に始まり，大人になっても続くことが多いこと，また，不健康な行動は固定してしまってから変えるよりも，その始まりを防ぐ方がはるかに簡単だという考えが，その背景にあります(Bandura 1997, 2006a)。

1. 社会的認知理論の主な構成概念

　この数十年の間，社会的認知理論(SCT)を用いて，健康行動の動機となる要因の同定や，同定された要因を用いた介入の開発と評価に関する研究やプログラムが数多く実施されてきました(Bandura, 2004)。

　上述したように，この理論の核心は「相互規定作用 reciprocal determinism」であり，行動は3つの要因，つまり，認知要因，環境要因，行動要因がダイナミックに相互作用することによって規定されると考えます。認知要因 cognitive factors とは，人が行動を自ら決定もしくはコントロールしたり，熟慮したり，経験を分析したりする能力のことで，その中には3つの要素，つまり，①知識 knowledge(行動や行動に伴って生じる問題に関する知識の程度)，②結果予期 outcome expectation(その行動を実施したことで生じる結果に対する期待あるいは不安)，③自己効力感 self-efficacy(行動を実行することへの自信)が含まれます(Bandura, 2004)。環境要因 environmental factors とは，ある行動の実施を促進，受容，あるいは妨げるような物理的あるいは社会的環境のことを意味し，この中には，4つの要素，つまり，①観察学習 observational learning(影響力のあるロールモデルの行動を見ることによる学習)，②規範信念 normative beliefs(その行動の社会的受容度や普及度に関する文化的信念)，③ソーシャルサポート social support(その行動に対する周りからの支援)，④機会と障害 opportunities and barriers(健康行動の実施を促進したり妨げたりする要因)が含まれます。最後に，行動要因 behavioral factors とは，健康行動(健康によい行動と悪い行動)に直接影響を与える要素のことで，その中には，①行動スキル behavioral skills(健康行動を実施する上で必要な様々な能力＝対処スキル)，②行動意図 behavioral intention(行動を変容させようとする気持)，③強化 reinforcement(行動に伴う報償や罰)が含まれます(Perry, 1999)。社会的認知理論(SCT)では，これらの3つの要因(認知要因，環境要因，行動要因)を変えることによって，健康行動を変え，それによって病気や死亡を予防しようとします。表9.1 は SCT の構成概念の定義を示したものです。

表9.1 社会的認知理論の主な構成概念

認知要因：個人が情報を処理する能力，知識を応用する能力，選好を変える能力		
構成概念	定義	説明
自己効力感 self-efficacy	自分には，その行動を実施する能力があるという自信	自己効力感は社会的認知理論(SCT)の核心となる概念。自信は，成功体験 mastery experiences(試行錯誤を経ての成功)，モデリング(他の人の行動を真似ること)，言語的説得 verbal persuasion(言葉による励まし)(訳注："あなたならできる"などの暗示や他の人からの勧めのこと。)
集団的効力感 collective efficacy	ある行動を実施することができるという，"グループとしての"自信	人は個人として行動することも集団として行動することもあるため，効力感には個人レベルのものと集団レベルのものが存在する。集団的効力感は，目標の共有，相互の意思疎通，チームワーク，成功経験などによって強化される。
結果予期 outcome expectations	その行動を行うことによって，ある結果(アウトカム)が生じるという期待感(あるいは不安感)のこと	結果予期も社会的認知理論(SCT)の核心となる構成概念の1つで，予期される結果(アウトカム)には，ポジティブなものもネガティブなものもあり，身体的なもの(例：性感染症予防のためのコンドーム使用)，社会的なもの(例：他の人々からの興味，承認，評価，認知)，自己評価的なもの(例：自分の内的基準に照らした評価)に分類できる。
知識 knowledge	行動が健康に与えるリスクや利益，行動を起こすのに必要な情報についての知識のこと	リスクや利益についての知識は，行動の前提条件であり，情報もまた，行動を起こすために必要なことがある。例えば，健康によい食事を作るには，レシピ，必要な材料が買える場所，調理方法についての情報が必要となる。
環境要因：行動に影響を与える物理的，社会的要因		
構成概念	定義	説明
観察学習 observational learning	他の人々の行動や行動の結果を観察することによって，新しい情報や行動を学ぶ学習の方法	行動は，その人にとって重要なロールモデルの行動やその結果を見ることで学習される。そのため，介入(例：ピアエデュケーション，マスメディア，新聞・雑誌，テレビや映画のドラマ)ではロールモデルが用いられることが多い。
規範信念 normative beliefs	自分が属する集団におけるある行動の受容度や普及度に関する信念	規範信念にはしばしば誤ったものがある(例：思春期の若者による，同じ年代の若者の喫煙率の過大評価)。誤った規範信念を修正するための介入では，思い込みと実際のデータを比較しながら議論する。
ソーシャルサポート	人が，自分が属するソーシャルネットワークの中で得られると考える支援のこと	ソーシャルサポートを提供する介入としては，情報提供(例：フライヤーによる相談先の紹介)，手伝い(例：子守りの提供)，情緒的サポート(共感的会話)などがある。
機会と障害	行動を促進もしくは阻害するような社会的あるいは物理的環境の特性	介入においては，行動が安全に遂行できるような環境(機会)を整え，かつ行動の妨げとなる要因(障害)を除くことによって，行動変容を促進する。

(つづく)

表9.1 （つづき）

行動要因：個人が行う健康行動に直接影響する要因		
構成概念	定義	説明
行動スキル	行動をうまく実施するのに必要な能力	多くの場合，1つの行動を行うには，一連のスキルが必要となる（例：リスクの高い状況を避ける，スポーツをする，健康的な食事を調理する）。行動に必要な知識とスキルを併せて，行動能力 behavioral capability と言う。
行動意図 behavioral intentions	新たな行動を開始する，もしくは今の行動を控えるという意思のこと。短期的な意図と長期的な意図がある。	行動意図は，健康行動に直接つながる構成概念である。行動意図を高める方法には，例えば，自分の目標を書き付ける，それを言葉で表わす，スキルを修得する期日やそのためにするべきことを決める，進捗をモニターするなどがある。
強化 reinforcement	行動は，報償や罰を与えることによって促進したり抑制したりすることができる。	報償と罰とは，目に見える形のもの（例：お金，物，身体障害，体重増加）もあれば，目に見えない形のもの（例：賞賛する，認める，注意する，のけ者にする，ばかにする）もある。

認知要因の行動に対する影響

　社会的認知理論（SCT）は，1970年代に開発されたもので，当時は，行動心理学が，それまで主流だった「刺激-反応モデル」から，認知要因を重視するものへとパラダイムシフトしていた時期でした。

■自己効力感

　「自己効力感 self-efficacy」は，行動の開始や維持の促進もしくは抑制に関わる多くの認知的プロセスが最終的に合流する構成概念で，行動の開始に直結する概念です。自己効力感が強ければ，必要なスキルを積極的に修得し，また，困難や失敗に遭ってもそれに耐えることができます。自己効力感は，心理的なプロセスであるため，「知覚された自己効力感 perceived self-efficacy」と呼ばれることもあり，行動を実施することに対する自信の度合いで定義されます。自己効力感が低い人は，悲観的で，行動の開始や維持ができにくく，行動が必要となる状況を避けようとする傾向がありますが，逆に，自己効力感の高い人は，楽観的で，その行動への自信を持ち，積極的に実行する傾向があります。人は，自分ができそうな仕事や活動を選び，できそうにないものを避ける傾向がありますが，これは自己効力感によって説明することができます。自己効力感の測定法については，Betz（2013）の論文を参照してください。

　社会的認知理論（SCT）を用いる介入では，当然のことながら，自己効力感の向上が重要な目標となります。自己効力感は行動によってそれぞれ固有であり，例えば，健康に良い食事を作ることに対する自己効力感，カロリー制限（＝食べる量を控える）に対する自己効力感などがあり，同じ人の中でも程度に違いがあります。この理論を用いる介入では，対象となる自己効力感に焦点を当てて，それを高める対策を考えます。例えば，貧困なスラム街の女性における，セイフセックス（安全な性行動）を促進するためのHIV予防対策を考えてみましょう。社会的認知理論（SCT）に基づいて介入をデザインするためには，対象集団について，まず，①セイフ

セックスに関するこれまでの経験や知識，②セイフセックスに対する感情（例：不安，ストレス，刺激的），③セイフセックスが必要なときにそれを実行する自信の程度（自己効力感）などを知る必要があります。こうした情報は，論文から得られることもありますが，対象集団に対する直接の質的調査（インタビュー法）や量的調査によって得ることができます。こうした情報が十分得られれば，対象集団の自己効力感を高める効果のある，文化的にも適切な予防プログラムをデザインすることができます。

Bandura は，自己効力感に影響を与える要因として，①過去の行動体験 previous experiences，②代理体験 vicarious experience，③言語的説得 verbal persuasion（社会的説得 social persuasion），④感情喚起 emotional arousal（Bandura, 1997）の 4 つをあげています。ある行動に対する過去の体験（成功，失敗）は，行動をうまく行うためのコツ（スキル）や，行動によってどういう結果（アウトカム）が生じるかを学ぶ（＝結果予期）機会となり，それを通して自己効力感に影響を与えます。つまり，得られた結果が，ポジティブなものなら自己効力感は高まり，ネガティブなものなら低下します。そして一般には，成功体験の積み重ねが将来の行動を決定します（注：例外は，行動に悲惨な結末を伴った場合［例：犯罪による刑罰］や，介入が非常に効果的な場合［例：ニコチン補充療法］で，そういう場合にはそれまでの行動はただちに中断されて新しい行動が開始されます）。このことは，食事や運動などの健康行動（Kelderら, 1994）や禁煙や断酒などに関する研究（Rohrbachら, 2005）で，一貫して証明されています。したがって介入では，行動の達成目標を段階的に上げていく手法（例：徐々に喫煙本数や飲酒量を減らす）が取られることが多く，達成経験を重ねることで徐々に自己効力感を高め，最終的な行動へと導いていきます（訳注：これをシェイピング shaping と言います）。社会的認知理論（SCT）に基づいて余暇の運動実施に対する自己効力感の向上を目的として行われた介入研究のメタアナリシスでは，フィードバックを伴うそうした段階的アプローチが，自己効力感を最も高めることが報告されています（Ashfordら, 2010）。

社会的認知理論（SCT）と刺激-反応理論との違いを最も特徴づける構成概念は，観察学習 observational learning（代理体験 vicarious experience）です。自己効力感は，自分の経験によって形成されるだけではなく，他の人々の行動の成功や失敗を見ること（代理体験）によっても形成されます。代理体験の自己効力感に対する効果は，"他の人々" によって異なり，それが影響力の強いオピニオンリーダーやロールモデルである場合に最も強くなります。したがって介入をデザインする場合は，できるだけ対象層の性別，人種，民族，文化，社会経済階層にマッチした "ロールモデル" を選ぶ必要がありますが，それは，そうすることによって対象層の人々に，自分と同じような人がその行動をするのを見て，「彼らにできるのなら，自分にもできる」と思わせる（＝自己効力感を高める）効果があるからです。もちろん自分自身の体験には劣りますが，こうしたモデルを通した代理体験（特にマスメディアを通す場合）は，その行動を行ったことがない人々や行う自信のない人々にとっては，行動変容の有効なきっかけとなります。

言語的説得 verbal persuasion（社会的説得 social persuasion）も自己効力感の形成に有効です。これは，その人が信頼を置く人からの直接の励ましのことで，例えば，若者のヘルスプロモーションでは，同じ学級の信頼されている生徒をロールモデルとした小グループディスカッションやロールプレイがよく用いられます（米国保健福祉局, 2012）。若者を対象とした多くの喫煙関係のプログラムでは，望ましいロールモデルを見つけて訓練することが最も重要であり，そうすれば，喫煙の有害影響や，喫煙が望ましくないという社会規範，喫煙をしないこと

のメリットなどの情報を他の生徒に効果的に伝える(説得する)ことができます。

　感情喚起 emotional arousal も自己効力感の形成に影響を与えます。感情喚起とは，当該行動を起こそうとするときに伴う感情のことで，それがネガティブな(不快な)場合には，自己効力感が低下し，逆にそれがポジティブな(快い)場合には，自己効力感が高まり，行動の実行に影響を与えます。そして人は強い感情を伴った経験ほど強く記憶する傾向があります(Levineら，2009)。

　これらの4つの要因(過去の行動体験，代理体験，言語的説得，感情喚起)が自己効力感に与える強さはそれぞれ異なります。一般には過去の行動体験が最も強い影響を与えますが(Bandura，1997)，代理体験の影響が強い場合もあり，例えば，スポーツの世界では，自己効力感の概念が広く使われて効果をあげていますが(Shortら，2008)，Ashfordら(2010)は，余暇の運動に対する自己効力感を高める方法についてのメタアナリシスの結果，代理体験 vicarious experiences が最も影響の強い要因であることを明らかにしています。しかしここで注意すべきことは，自己効力感は分かりやすい概念ですが，その形成に関わる4つの要因を操作しても自己効力感が必ずしも高まるわけではないことです。それは，人は，それぞれ固有の"レンズ"を通して出来事を知覚し，それを理解し，記憶するからです。Bandura(1997)は，それを「人は自分固有の心理世界に生きる」と表現しています。つまり，4つの要因による自己効力感の形成には，人それぞれの固有性があるということです。それを前提とした上で，これらの要因は，①その人がどれほどある行動を起こす自信があるかについての目安となる，②自己効力感を高めて健康行動を促す介入プログラムの設計する上で有用である，と言うことができます。

■集団的効力感

　人は，自分の行動だけでは目標を達成できないことがあります(Bandura，2000)。自分の力ではコントロールできない社会的条件や組織(例：PTA，近隣組織，学校，労働組合)の中で行動する場合がそうです。こうした場合には，集団としての連帯意識が生じ，共通する利害のために行動することになり，そして個人が自己効力感を形成するのと同じように，集団も自らの行動経験に学んで，目標や仕事を達成する能力や自信を高めていくことになります。これが，集団的効力感 collective efficacy と呼ばれるものです。

　集団的効力感が向上すれば，集団としてのモティベーションや困難に耐える力が高まり，目的達成のための能力が高まることになります。学校の生徒の成績と集団的効力感との間には強い関連があることが示されています(Goddardら，2004)。

■結果予期

　自己効力感や集団的効力感は，ある仕事(＝行動)の達成に対する自信や能力に関する概念ですが，これに対し，結果予期 outcome expectation は，行動に伴う結果に対する個人の期待を表す概念で，結果(効果)には身体的なものも社会的なものもあります。「身体の結果予期 physical outcome expectation」は，行動の身体影響(例：喜び，痛み，症状の変化)に対する理解に基づくもので，影響にはポジティブなものもあればネガティブなものもあります。例えば，ランニングをする人は，それによって頭が明晰になったり活力がみなぎる感覚を得られる(短期的ポジティブ効果)，慢性疾患のリスクを減らせる(長期的ポジティブ効果)，逆に，無茶なランニングをすると膝を痛める可能性がある(短期的ネガティブ効果)と考えることでしょう。一

方,「社会的結果予期 social outcome expectation」とは,行動変容に伴う社会的反応(例:評価される,評価されない,パワーを得る,賞賛される)を意味します。例えば,ランニングをする人は,健康への気配りやスリムな体型を家族や友人から評価してもらえること(短期的ポジティブ効果)を期待し,逆に,ランニングばかりして家のことを構わずにいると,家庭や社会からネガティブな評価を受けると考えることでしょう。Williamsら(2005)のメタアナリシスでは,特に高齢者では,ポジティブな結果予期が自己効力感と運動に強い関連があることが明らかにされています。

■自己評価的結果予期

Banduraは,自己評価的結果予期 self-evaluative outcome expectation を,ある行動に対して,その個人の内的基準(規範)に照らして生じる期待感と定義しています(Bandura, 1997)。人は,満足感,プライド,喜び,高い自己評価が得られるような行動をしたがり,逆に,後悔,悲しみ,恥,不快感を伴うような行動を避けようとします。例えば,ある生徒が,成績のよいことを重んじる家族や友人グループに属している場合には,それがその生徒の「内的基準」となるため,難しい試験でA評価を受ければその生徒は満足感を感じ,その満足感を得るために勉強に励もうとします。逆にその生徒が,成績に無頓着でむしろそれを馬鹿にしたり,それをもとにいじめたりするような友人グループに属している場合には,あえて勉強することを避けるといったことが起こります。実際,学業に対する内的基準が高い(＝自己評価的結果予期が高い)場合には,学業成績,大学入学,職業的期待のレベルも高くなることが示されています(Bandura, 1997)。

■知 識

Bandura(2004)は,行動に伴う利益やリスクに関する知識は行動変容の必要条件であると述べています。言い換えれば,知識だけでは行動変容を起こすことはできないということです。例えば,Thomasら(2013)は,過去40年間の喫煙予防に関する研究をメタアナリシスし,情報(知識)提供だけでは喫煙開始を防止することはできず,社会的能力 social competence と社会的影響 social influence を組み合わせて初めて防止効果が発揮されることを明らかにしています。したがって,行動変容プログラムをデザインする場合には,知識向上だけではなく,社会的認知理論(SCT)の他の構成概念(自己効力感,結果予期,スキル開発)と組み合わせて用いるのが一般的です。知識とスキルの組み合わせは,通常「行動能力 behavioral capability」と呼ばれます。

行動変容プログラムにおける知識要素をデザインする場合には,通常,①行動の健康に対するリスクと利益を提示する戦略(リスク－利益戦略),あるいは②関係する情報を段階的に提示していく戦略(段階戦略 scaffolding approach)のいずれかが用いられます。「リスク－利益戦略」は喫煙予防プログラムで典型的にみられ,例えば中学生に対する啓発プログラムでは,まずグループで喫煙行動から予期される結果(例:息が臭い,がん,死亡)について自由に話し合わせ,次に,なぜ同じ年齢の子どもがたばこを吸うようになるのかその理由をリストしてもらいます(例:見せびらかすため,大人っぽく見せるため,味がいいから)。その目的は,生徒たち自身に自分の社会的・文化的文脈の中から情報を引き出してもらうことにあり,生徒たちはそれを通して,喫煙のメリット・デメリットや喫煙から生じる結果を理解し,喫煙に対する規範信念

を養うことができるようになります(若者の喫煙防止プログラムの例については,米国保健福祉局の2012年報告書を参照)。「段階戦略」の例としては,まずカロリーバランス(高栄養食品と高カロリー食品)の説明を行った後に,カロリーバランスと肥満の関係についての説明,そして最後に肥満による様々な健康問題の説明という順序で説明を積み重ねていくという方法があります。一度にすべての情報を提供すると情報過多に陥って,知識の理解が消化不良になってしまうからです。

環境要因の行動に与える影響

第3章で説明した生態学的モデル ecological model と同じように,社会的認知理論(SCT)にも,環境が行動に与える影響を表す概念が含まれています。それが,相互規定作用 reciprocal determinism(認知要因,環境要因,行動要因のダイナミックな相互作用のこと)で,この概念によれば,自己効力感も観察学習 observational learning(代理体験 vicarious experience)も,環境要因のサポートがなければ確実な行動変容を起こすことはできません(Bandura, 2008)。環境要因とは,ある行動の実施を促進,承認,あるいは妨げるような物理的,社会的環境のことで,その中には,下位概念として,観察学習,規範信念 normative beliefs,ソーシャルサポート(周囲からの支え),機会(促進要因)と障害(阻害要因)が含まれます(表9.1参照)。

■観察学習

社会的認知理論(SCT)には,人は他の人の行動やその結果から学んで自分の行動を形成することができるという前提があります(観察学習 observational learning/代理学習 vicarious learning)。これは簡単に言えば,人には他の人がある行動から良い結果を得ているのを見ると,同じ結果を期待して,その行動を真似ようとする傾向があり,逆に,悪い結果を得ているのを見ると,その行動を避けようとする傾向があるということです。観察学習の効果は,小さい子どもで特に効果が大きいと考えられており,例えば,Greenhalghら(2009)は,①健康的な食品を食べると良い結果が得られることを見た子どもは,そうした食品を食べるようになる,②健康な食品を食べると悪い結果につながることを見た子どもは,そうした食品を食べなくなる,③健康な食品を食べることで初めに悪い結果を得た子どもは,その後たとえ良い結果を得ても,健康な食品を食べなくなってしまうことを示しています。

このように,観察学習は一見単純な概念に見えますが,そのプロセスには,観察される人(ロールモデル)や観察する人の特性を含む,多くの要因の影響を受けます。多くの研究から示されているように,人は選択肢を与えられたとき,自分と似たロールモデル(自分自身のビデオ画像を含む)の行動を真似ようとし,自分とは共通点のほとんどない人物の行動を無視しようとします(Bandura, 1997, 2004)。例えば,思春期の若者は,自分とは文化や所属階層の異なる若者や親,その他の大人の行動よりも,自分と同年齢もしくは少し年上の若者(=ピア peer)の行動を真似しようとします(例:喫煙や飲酒)(DHHS, 2012)。残念なことに,犯罪や反社会的行動も仲間の行動を真似て行われることが多く,しかもその行動は,その仲間内ではポジティブに評価され強化されて行きます(Gifford-Smithら,2005)。重要なことは,対象となる人々とは社会背景の異なるモデルを介入に用いても,一般にはそれは無視され,何の効果ももたらさないということです。

観察学習は，直接接する人々(家族，親戚，友人)の行動だけではなく，メディア(インターネット，印刷物，テレビ)に登場する人々の行動もその対象となりますが，Bandura(1986, 2006b, 2008)は，そうした観察学習に影響を与える内的プロセスとして，①注目 attention，②記憶(保持) retention，③準備過程 production，④意欲(動機) motivation の4つをあげています。「注目」とは，その行動に対する関心の大きさのことで，他の人の行動を見るときの注目の程度は，その個人の内的価値観に大きく左右され，大して重要と思わない行動にはあまり注意を向けません。一方，「記憶(保持)」とは，ある行動を見た後の記憶のことで，他者の行動を見ても，それを覚えていなければそれを真似ることはありません。記憶(保持)の程度は，その人の知的能力(例：読む力，学習意欲)，発達段階や成熟度，あるいは心理的障害の有無などの影響を受けます。過去にその行動によって起こった結果についての記憶や過去の出来事を思い出し整理する能力も観察学習の源となります。「準備過程 production」とは，その人がある行動に関してすでに有している知識，スキル，自己効力感の程度などを表す総合的な概念です。知識や修得したスキルの数が多ければ多いほど，行動を起こすことが容易となります。最後に，「意欲(動機) motivation」とは，観察された行動に伴うと予期される利益とコストのバランスよって決定される概念で，利益＞コストであれば，意欲は高まります。

■規範信念

社会的認知理論 Social Cognitive Theory(SCT)では，規範信念 normative beliefs は2つの結果予期 outcome expectation，つまり社会的結果予期と自己評価的結果予期を通して，行動に影響を与えます(規範信念については，合理的/計画的行動理論の関係で第6章でも論じました)。例えば，その社会で支配的な社会規範に反する行動は，"社会的結果"をもたらし，逆に，それに沿った行動をすれば，社会的に認められ，評価されます。人はまた，自ら内的な規範を作り，それに照らして自らの行動を制御することもあり，自分に満足感や自己価値(＝"自己評価的結果")を感じさせる行動は実施し，自ら不満を覚えるような行動は実施しない傾向があります。こうした直接の経験や代理体験(観察学習)を通して，人は次第に，新しい社会環境における支配的な規範を学んで行きます。つまり，行動に対する社会的結果(例：賞賛，避難，地位の喪失)が自己評価的結果(例：自身，恥，苦悩)として内面化(＝内的規範化)され，社会規範に沿った行動をしようとする動機が生まれてくるのです。そして，ある行動が重要なロールモデルによって奨励もしくは認められているという思いが強いほど，人は，その行動に従おうとする傾向があります。

規範信念は，行動に直接の影響を与えることが知られており(Borsari ら，2003)，それを踏まえて，規範信念の変容を通した健康行動変容の試みが数多くなされてきました。これらの研究はよく知られた以下の2つの知見を根拠としています。①多くの人が様々な非健康的行動についてその存在率 prevalence を過大評価している(例：若者の間における喫煙率)，②人はピアの間での規範と自分が信じるものに照らして，自分の行動を判断する傾向がある。したがって，社会的認知理論(SCT)に基づく介入では，人に自分の暮らす社会生活環境に存在する"社会規範"を理解させ，その上でその規範に対する誤解を解くことが内容に含まれます。例えば，若者の喫煙防止プログラムでは，喫煙率の過大評価を正し，喫煙が社会的に評価されない行為であることを分かってもらうことに主眼が置かれます(DHHS，2012)。ヘルスコミュニケーションに関する研究からは，規範に対する誤解の解消と望ましい社会規範の提示を目的とする啓発

キャンペーンが行動変容をもたらす可能性が示唆されています。こうしたキャンペーンは，例えば，若者のいじめ行動(Perkinsら，2011)，大学生の飲酒(Neighborsら，2004)，家庭でのエネルギー消費(Schultzら，2007)に応用されています。

■ソーシャルサポート

　望ましい行動変容を持続させる上で，ソーシャルサポート(周りからの支援)の獲得と創出は非常に重要です。広義には，ソーシャルサポートとは，人間関係の中で人のウェルビーイング(安寧)well-being が促進・保護されるプロセスのことを言い，人がストレスに直面しているときに特に力を発揮します(Willsら，2012)。ソーシャルサポートは一般に以下の4つに分類されます。①情緒的サポート emotional support(好意 positive affect，思いやり，愛，友情などを表す)，②評価的サポート esteem support(その人の信念や感情，行動を認める)，③情報的サポート informational support(情報やアドバイスを提供する)，④物的サポート(道具的サポート)instrumental support(行動に必要な物や用具を提供する)。ソーシャルサポートには，新しい行動の維持を促す効果だけではなく，自己効力感 self-efficacy を高める効果もあります。つまり，自己効力感は，すでに述べた観察学習などだけではなく，ソーシャルサポートやソーシャルネットワークによっても強化されるということです。人間関係が強まり，影響力のあるロールモデルの好みや評価(承認や非承認)に直接接するまでに距離感が縮まると，それが人の自己効力感や行動に対する内的価値観に影響を与える可能性があります。例えば，薬物・アルコール・タバコなどをやめようにもやめられないような環境にいる人は，ソーシャルサポートを必要とします。サポートがあれば，ストレスが減り，自己効力感が高まり，行動を維持する上での援助が得られ，また難局を乗り越える力を得ることができます(ソーシャルサポートについては，第10章でさらに詳しく論じます)。

■機会と障害

　障害(阻害要因)がなければ，行動変容ははるかに容易になります。障害は心理要因と社会環境要因に大別されます(注：これに関しては，第5章の健康信念モデルで論じられているので参照してください)。例えば，人によっては，身体活動への障害となるものを克服する自信がなかったり，身体活動に伴うネガティブな結果を過剰に心配することがあります。しかし，こうした心理要因以外にも，社会環境要因が障害になることもあります。例えば，テキサス州とメキシコの境界地域のように，犯罪が多い，公園や遊歩道がないかもしくはあっても荒廃している，道路に歩道がない，野良犬が多く歩き回っているといった地域では，運動をしたくてもすることができません。こうした心理的，社会環境的障害と自己効力感の間には相互作用があり，自己効力感の高い人は，機会(チャンス)に積極的で，多少の障害があってもそれを乗り越えようとし，逆に，自己効力感の低い人は，消極的で障害ばかりに目が行き，困難に合うとくじけやすく，機会があってもそれを活用しようとしない傾向があります(Bandura，1997，2000)。市当局や慈善団体が自転車道や公園を新たに整備しても，驚くほど使用されないことがありますが，それは，運動に対する市民の自己効力感が低いか，あるいは市民が運動に伴うネガティブな結果(例：汗をかく，不快)を嫌がっているためである可能性があります。

行動要因の行動に与える影響

社会的認知理論(SCT)という名称が示すように，これは，健康行動における認知要因の役割を重んじる理論ですが，この理論の中には，認知要因の意義がまだ十分理解されていなかった時代に開発された「刺激-反応理論 stimulus-response theory」の行動要因の要素，つまり，行動スキル，行動意図・目標設定，強化・罰などの概念も含まれています(Perry, 1999)。

■行動スキル

上述したように，「行動能力 behavioral capability」という概念には，知識とスキルが含まれます。つまり，ある行動を実施するためには，その行動に関する知識(重要性やそれに必要な事柄)だけではなく，それを実施するのに必要な行動スキルを学ぶ必要があり，特に複雑な行動を実施するためには，新たなスキルの獲得が必要となることが少なくありません。観察学習などを通して得られた認知的理解(頭での理解)は，行動を習得する上でのガイド，あるいは行動を修正する上での内的標準の役割を果たし，繰り返しの練習を経てスキルは完全なものとなります。

Bandura(1997)は，行動スキルの習得には以下の5つの要素が含まれるとしています。①自己モニタリング self-monitoring(自分の行動の系統的な観察)，②目標設定 goal setting(段階的で長期的な目標設定)，③フィードバック(行動の出来具合やどうすれば向上するかについての他者からのアドバイス)，④報償 reward(目標を達成した場合の自分へのご褒美あるいは有形・無形の他者からの褒美)，⑤自己学習 self-instruction(複雑な行動を実施する前や実施中における学びや自己評価)。指導下の練習 guided practice，コーチング，自助努力，コンピュータプログラムによる学習などを通したスキルの開発は，いずれも社会的認知理論(SCT)の応用と考えることができます。社会的認知理論(SCT)の応用は，教育分野で特に顕著であり，成績を向上させるためのプログラムには，集中力の維持，目標設定，自己反省，時間管理，自己効力感，学習への責任感，宿題をする場所の設定など，社会的認知理論(SCT)の重要な概念が数多く導入・応用されています(Ramdassら，2011)。

■行動意図と目標設定

行動意図 behavioral intentions(第6章参照)は，ある行動を実施する上での個人の準備状態 readiness を表す概念で，行動の重要な前提と考えられています(Ajzen, 2002)。行動意図は，直近もしくは将来における行動についての個人の意思であり(Montañoら，1997)，例えば，タバコを吸う，玉ねぎを食べる，定期的に運動をする，コンドームを使うといった行動を"そのうちしよう"と思う気持ちなどがそれに当たります。行動意図が，比較的短期内に実施される行動に対するものである場合，行動意図の強さはその行動の強い予測因子となります(Ajzen, 2002)。行動意図と行動の関係に関する47の実験的研究を扱ったメタアナリシスからは，個人の行動意図がかなり大きく変わった場合に，行動に若干の変化が生じることが報告されています(Webbら，2006)。

Bandura(1986)は，行動意図は，「深慮 forethought」(将来を計画する能力)と「目標設定」(行動に対する内的基準の設定)を通じて高められると論じています。つまり，目標設定は，行動意

図を高める有効な手段であり，人が自分で自分の行動を管理する上で非常に重要だということです(Bandura, 2005)。そして，自己効力感が高く，行動変容からポジティブな結果が得られると予期できる場合には，行動の達成可能性は高まります(Bandura, 2005)。

■強化と罰

強化 reinforcement と罰 punishment は，古い行動理論である刺激-反応理論やオペラント条件付けの中心的構成概念で(Skinner, 1953)，いずれも刺激の繰り返しによる行動の強化を表すものです。「強化」は，行動を強め，逆に「罰」は行動を弱める作用をします。刺激-反応理論では，強化と罰のいずれにも，積極的なものと消極的なものがあり，「積極的な強化」とは，ある行動を行ったときにそれを促進するために快適な刺激(報償)を与えること(例：1週間決められた運動を続けることができたら，おいしい料理をふるまう)を，「消極的な強化」とは，ある行動を促進するために不快な刺激を除去すること(例：シートベルトを締めたらアラーム音を消す)を意味します。一方，「積極的な罰」とは，ある行動を行ったときにそれを抑制するために，不快な刺激を与えること(例：授業中の態度が悪い学生を教室から追い出す)を，「消極的な罰」とは，ある行動を抑制するために快適な刺激を除去すること(例：授業中の態度が悪い学生は修学旅行に行かせない)を意味します。単純に言えば，強化は運動を促進すること，罰は抑制することで，「積極的」とは，行動に対して刺激を増やすこと，「消極的」とは刺激を減らすことを意味するということです。

刺激-反応理論と社会的認知理論(SCT)の大きな違いは，「結果予期 outcome expectation」という概念の"包括性"の違いにあります。刺激-反応理論では，最初の刺激は何もない条件下で行われますが，その後の刺激は，それまでの刺激-反応の繰り返しで変わった条件下で行われるため，次第に結果予期の強さを高めることになります。その有名な例が，犬で行われた実験で，信号音と同時においしい餌を与えるという操作を何度も繰り返すうちに，犬は信号音を聞くと餌が与えられなくとも(餌を予期して)餌場のところに来るようになります。一方，社会的認知理論(SCT)では，結果予期は，刺激-反応(強化と行動)の反復だけではなく，認知要因や環境要因の影響も受けると考えます。つまり，SCTでは，刺激-反応プロセスに認知プロセスの役割を加えることによって，結果予期の発生についてのより包括的な理解，つまり新しい行動の開始や維持のメカニズムのより完全な理解を可能としているのです。

2. 事例

このセクションでは，社会的認知理論(SCT)を応用した2つのケースを紹介します。最初のケースは，介入と評価への応用，2番目のケースは，この理論を米国外の文化圏で応用した例です。

ケーススタディ1：CATCH

Coordinated Approach to Child Health(CATCH)は，小学生を対象として，運動，健康的な食生活の促進，家庭環境の改善，そして喫煙開始の抑制を目的としたプログラムです(Perryら，1990)。CATCHはもともとは米国国立衛生研究所の国立心肺血液研究所(NHLBI)の研究

助成による Child and Adolescent Trial for Cardiovascular Health として始まったもので，米国で行われた，学校をベースとする最大のランダム化比較試験の1つです。この研究から，対象の児童において，脂肪摂取の減少，運動の増加などの効果があることが確認され(Luepkerら，1996)，さらにその後の追跡研究で，介入が終わった後も，その効果が3年間は持続していたことが明らかとなりました(Naderら，1999)。CATCHプロジェクトは，社会的認知理論(SCT)を理論的枠組みとして開発されたもので，①授業プログラム，②運動プログラム，③カフェテリアプログラム，④家庭プログラムの4つのプログラムで構成されていました。当初の研究は，3～5年生に対象が限定されていましたが，CATCHでは学齢前の子どもと幼稚園から8年生(14歳)までを含むように拡張され(Sharmaら，2011；Springerら，2013)，食事や運動もそれぞれの年齢層に見合った内容に改定されました。CATCHはもともと心血管系疾患のリスク要因の予防を目的に開発されたものですが，最近の低所得層の生徒を対象とした研究では，過体重や肥満の減少にも効果があることが示されています(Colemanら，2005；Hoelscherら，2010a；Hoelscherら，2010b)。

　CATCHでは，相互規定作用 reciprocal determinism を念頭に，肥満予防に関係する行動に影響する認知要因，環境要因，行動要因が介入の対象とされ，コレステロールレベルを低減することを目的とした食事や運動への介入の結果，血中コレステロール値が減少したことが確認されています。また，介入効果を評価するために，目的とする行動と社会的認知理論(SCT)の構成概念 construct に対する効果が測定されましたが，構成概念の測定には，多項目からなる新たな測定尺度が開発され，スコアの合計点でそのレベルが測定されました(表9.2参照)。

■行動能力

　CATCHの授業では，食物を，"ゴーフード GO food"(毎日食べてもいい食品)，"スローフード SLOW food"(あまり頻繁に食べてはいけない食物)，"ウォウフード WHOA food(特別なときなら少しだけ食べていい)に分けて教えます。この GO, SLOW, WHOA は，子どもに分かりやすいように配慮された分類法で，栄養士によって開発されたものです。こうした工夫により，CATCHでは，知識が増えたことが確認されています(Luepkerら，1996)。

■行動意図

　CATCHでは，この GO, SLOW, WHOA を用いることによって，具体的な目標設定が行われました。つまり，ランチに含まれるゴーフードの食物の割合が，スローフードやウォウフードの食物よりも多いランチを"ゴーランチ GO lunch"と呼び，それぞれの子どもに，1週間に何回ゴーランチをとるかの目標を決めさせ，それに近づいて行くことができるかを記録させていったのです。CATCHでは，食事に関する行動意図 behavioral intention が優位に増加することが示されました。ここで示された食物を分類するスキルとそれぞれの食物が健康にいいかどうかの知識が，社会的認知理論(SCT)で言う「行動能力 behavioral capability」に相当します。

■自己コントロール

　自己コントロールは，普段の食事の状態によって評価され，また授業中に好きな軽食を調理させることによって具体的に把握されました。栄養豊かな食物に対するポジティブな結果予期 outcome expectation を高めるために，新しく健康的でおいしい食物が用意されました。家庭

表9.2 CATCHプロジェクトの介入と評価における社会的認知理論の構成概念の応用

構成概念	CATCHにおける応用	測定項目の例	回答の選択肢	測定尺度
行動能力 behavioral capability	食事に関する知識：子どもたちに，食物には，健康に良い(いつ食べてもいい)食物 GO food, あまり良くない(あまり頻繁に食べてはいけない)食物 SLOW food, 良くない(特別なとき少しなら食べていい)食物 WHOA food があることを教える。	どの食物が健康に良いと思いますか？	2肢選択(健康に良い，健康に悪い)	14項目尺度
行動意図 behavioral intention	食事に対する意図：子どもたちにランチを GO, SLOW, WHOA で記録させ，1週間に GO ランチを食べる回数についての目標を立てさせる。	どの食物をランチに食べますか？	2肢選択(健康に良い，健康に悪い)	13項目尺度
自己コントロール self-control	普段よく食べる食物：子ども自身に，健康に良い軽食を作らせる，子どもに食物に貼られたラベルを見てもらい，脂肪分の多い食物を避けるように指導する。	どの食物を最もよく食べますか？	2肢選択(健康に良い，健康に悪い)	14項目尺度
ソーシャルサポート(1)	運動に対するソーシャルサポート：親と子どもに1週間の運動目標を立てさせる，体育の期間に教師からご褒美を提供する。	私の保護者の少なくとも1人は，ランニング，ジョギング，ダンス，スケートなどを一緒にしてくれる。	2肢選択(はい，いいえ)	積極的サポートに関する11項目尺度と消極的サポートに対する7項目尺度
ソーシャルサポート(2)	食物の選択に対するソーシャルサポート：生徒が適切な食物を選択した場合に，皆の前で褒めたり，小さなご褒美を提供する，学校のカフェテリアで職員が果物や野菜の試食を勧める。	以下の人たちのうち，あなたに野菜や果物をたくさん食べて欲しいと思っているのは誰だと思いますか？	2肢選択(保護者，先生，友達について，それぞれ，はい，いいえ)	21項目尺度(保護者，先生，友達について，それぞれ7項目)
自己効力感(1) self-efficacy	食事に対する自己効力感：CATCHのキャラ(ロールモデル)が正しい食事に至る物語を見せる。カフェテリアのランチや朝食を選ぶときに GO ラベルを貼られた食物を食べる自信	ドーナツの代わりにシリアルを食べる自信がどれくらいありますか？	3段階の順序尺度(自信がない，やや自信がある，自信がある)	16項目尺度
自己効力感(2)	運動に対する自己効力感：教師はクラス全員の生徒が運動に参加し身体を動かすようにさせる。毎週決まった回数運動をする自信	週3〜5回運動をする自信がどれくらいありますか？	3段階の順序尺度(自信がない，やや自信がある，自信がある)	5項目尺度

プログラムでもその一部として，新しい食物を試みることが目標設定されました．CATCH プロジェクトでは，最終的に，普段の健康な食品の消費が有意に増加したことが確認されました．

■社会環境

　食事や運動に対するソーシャルサポートは，子どもが適切な食べ物を選んだときに，教師や親が褒めたり認めたりすることなどを通して行われました．加えて，授業プログラムにおいては，健康的な食物を食べることや日常的に運動をすることに対するピア規範の醸成に努力が払われました．

　しかし，CATCH では，運動に対するソーシャルサポートの効果については一貫した結果は得られていません．中間時点の評価では積極的サポートに運動促進効果が認められたものの，終了時点では，コントロール群に対して有意差は認められませんでした．一方，食事に対しては，研究の終了時点で，ピア，教師，保護者からのサポートが食事行動の改善効果を持つことが認められました．そして，それぞれを個別に評価してみると，教師と親からのサポートは，中間時点でも最終時点でも改善効果が認められましたが，ピアからのサポートの効果は，最終時点では有意になりませんでした．

　こうした評価結果は何を意味しているのでしょうか？　少なくとも言えることは，運動を促進するためのソーシャルサポート（教師，ピア，家庭）は，効果を高めるための追加的介入（子どもの運動量は，中学校時代に徐々に低下していくため，それを超えるだけの介入の強化）が必要だということです．この CATCH の事例から分かるように，社会的認知理論（SCT）の各構成概念への効果を評価することによって，介入をより効果的にするためには，どのように介入を修正もしくは強化すればよいかについての示唆を得ることができます．

■自己効力感

　食事や運動に対する自己効力感を高めるためには，観察学習が介入として用いられますが，CATCH プロジェクトでは，生徒のロールモデルとするために，漫画のキャラクター（例：Hearty Heart［健康に良い食事をとるキャラ］，Dynamite Diet［健康に悪い食事をとるキャラ］）が開発され，さらに，生徒たちには，学校のカフェテリアや体育の授業など，安全で支援的な環境の中で，健康的な食物を選んだり，新しい運動を実施したりする機会が提供されました．こうした取り組みの結果，食事と運動に対する自己効力感の上昇が見られましたが，運動の場合と同じように，それは中間時点だけで，研究の終了時点ではコントロール群との違いは見られませんでした（Edmundson ら，1996）．

　ソーシャルサポートの場合と同じように，自己効力感の向上を目的とした CATCH の介入（環境の変化や授業）は，3〜4 年生の生徒には適切だったかも知れませんが，5 年生に対しては，もっと強力あるいは長期の介入が必要だった可能性があります．あるいは，CATCH の介入は適切だったが，思春期の直前である 5 年生にとっては，メディアからの影響や社会からの影響に打ち勝つほどには強い介入ではなかったのかも知れません（Edmundson ら，1996）．

■学校環境

　認知要因や行動要因に加えて，CATCH では，学校の社会的，物理的環境の改善も介入の 1 つとして実施されました．例えば，"Eat Smart" と名付けられた学校の食事プログラムでは，

カフェテリアの従業員が，脂肪・飽和脂肪酸・食塩が少なくかつおいしい食品を提供できるように訓練を受けました。子どもたちは，授業で GO, SLOW, WHOA 分類を用いて，どの食物が脂肪や食塩が多いかを学び，カフェテリアでは，食物は GO, SLOW, WHOA でラベル付けされ，子どもたちは，そのラベルを見て，健康に良い食物を選ぶ練習を行いました。CATCH ではこのようにして，健康な食物はおいしく楽しんで食べられるというポジティブな「結果予期」を提供したのです。これには，健康な食品の選択を強化し，自己効力感を向上させる効果があります。このように，CATCH プロジェクトでは，カフェテリアにおける健康な食物の提供，食物へのラベル付け(GO, SLOW, WHOA)，体育の授業における新しい運動の提供など，物理的な環境の改善が行われ，それぞれ，栄養成分，各ラベルの食品が選ばれた数，新しい運動に費やした時間などが測定されました。これらの環境要因は，CATCH プロジェクトの中で最も確実に変化した要因であり，その中でもカフェテリアでの食事内容や体育の授業における運動促進は，その後も長く継続されました(Hoelscher ら，2004)。

　CATCH プロジェクトにおけるその後の評価では，子どもの肥満の減少が認められていますが(Coleman ら，2005；Hoelscher ら，2010a；Hoelscher ら，2010b)，最近の研究では，子どもの肥満の始まりには，学校外部の社会環境の影響が大きいことが示唆されています(Institute of Medicine，2012)。2005 年に Coleman らは，CATCH プロジェクトを再現したランダム化比較研究である El Paso CATCH を，テキサス州エルパソ地域の低所得層の通う学校で実施し，コントロール群の学校の 3～5 年生では過体重と肥満の生徒が 11％増加したのに対し，介入群の学校では増加が 1.5％に抑えられたことを報告しています(Coleman ら，2005)。この結果を受けて予算措置が行われ，El Paso CATCH は，マスメディアキャンペーンやスーパーでの調理実演，保護者のためのウォーキングクラブ，市民 5 キロ歩行・ランニングプログラムを含む Paso del Norte Community Obesity Program の中に組み込まれることになり，地域全体の 100 以上の学校に拡張されていきました。Hoelscher ら(2010)は，地域全体の学校に介入を実施するとともに，"自然の実験"として地域レベルの環境改善を実施し，4 年間にわたる連続横断調査の結果，4 年生児の過体重や肥満が 7％減少したことを報告しています(同じ時期に，テキサス州全体では 4 年生の肥満は増加)。さらに最近実施された Travis County CATCH 研究では，100 以上の小学校が，①研修＋資材の供給，②研修＋資材の供給＋プログラム促進，③研修＋資材の供給＋プログラム促進＋コミュニティサポート，の 3 つの群に割り付けられました。ここで言う"コミュニティサポート"とは，コミュニティ組織による対象校の支援のことで，コミュニティサポートを十分受けた学校では，あまり受けられなかった学校よりも，生徒の過体重と肥満が 8％少ないことが示されています(Hoelscher ら，2010)。

　こうして CATCH 研究から，認知要因と行動要因以外に，学校の内外における環境要因の改善，そしてこれらの要因間の相互作用の重要性が示唆されました。

ケーススタディ 2：社会的認知理論の文化的適応と Project MYTRI

　1970 年代の始めに，社会的認知理論(SCT)が米国以外の文化的環境にも適用可能かどうかを検討するために，フィンランドのノースカレリア North Karelia で研究が実施されました(Puska ら，1985)。このプロジェクトは成功を収め，①コミュニティの人々や草の根組織からの意見や協力を得て介入の企画・実施が行われたため，介入が文化的に適切で対象層のニーズ

に沿ったものになったこと，②メディアを通して強力なロールモデルを提示したこと，③行動変容のためのソーシャルサポートを提供したこと，④健康な行動を行う機会やサービス提供を強化したことなどが，その成功の要因と考えられています(Puska ら，1985)。

これ以外にも，米国以外の多くの先進国や途上国で社会的認知理論(SCT)の有用性を検討する研究が実施されてきました(Bandura，2006b)。Hofstede(1997)によれば，文化的な違いには，①個人主義 individualism と集団主義 collectivism，②パワーの格差や不公平の程度，③許容可能な不確実性の程度，④文化の男性性や女性性などが含まれますが，こうした文化的違いによって，社会的認知理論(SCT)の構成概念と行動との関係が異なる可能性があります(Oettingen，1995)。例えば，集団としての行動が重視される集団主義的文化では，ソーシャルサポートは，個人よりも集団全体に向けられる方が，逆に個人が競い合う個人主義的文化では，個人に向けられる方がより効果的である可能性があります(Oettingen，1995)。同じように，Klassen(2004)は，一部の非西洋的文化圏では，集団的効力感 collective efficacy が西洋文化における自己効力感と同じように機能することを明らかにしています。つまり，集団主義的な文化では，人は自分を，自分が属する集団の他の人々と分かち難く結びついている(＝個人は集団という全体の一部)とみなす傾向があるため，行動変容に影響する要因は，その人が属する集団の他の人々の行動にも関係しています。これに対し個人主義的文化では，個々人の成功や失敗が極めて重視されます。

文化の違いは，健康行動への介入においても考慮される必要があります。社会問題や健康問題に対して，テレビやラジオの連続ドラマという形式で介入が行われることがありますが(Bandura，2002)，こうしたドラマで用いられるロールモデルは，視聴者が信頼し魅力を感じる人であるべきことは当然ですが，加えて，視聴者が，そのモデルとその行動に感情的親和性を感じられるように，そのモデルの置かれた状況や環境にも十分な配慮が必要です。一般にこうしたドラマでは，現実社会におけるある行動に対する機会(促進要因)や障害(疎外要因)が描写され，さらにロールモデルの行動によるポジティブな結果とネガティブな結果が示された後，その行動が促進された場合に視聴者あるいはコミュニティにどのような未来が予期されるかを示すエピローグで締めくくられます(Bandura，2002)。例えば，メキシコシティで識字プログラムへの参加を促すために作られたドラマでは，ある有名な俳優がエピローグに登場した翌日には，2万5000人もの人々が学習教材を求めて配布所に殺到したことが報告されています(Bandura，2006b)。

社会的認知理論(SCT)を米国以外の文化圏に適用する場合の最大の焦点は，社会的認知理論(SCT)のそれぞれの構成概念が文化によってどのような内容になるかということです。インドのニューデリーとチェンナイ州で私たちが実施した喫煙予防プロジェクトでは，質的調査(フォーカスグループインタビュー)と量的調査(質問票調査)を組み合わせることによって，社会的認知理論(SCT)の各構成概念について，その適切性と妥当性が検討されました(Perry ら，2008；Stigler ら，2006)。フォーカスグループは，ニューデリーで，様々なタイプの学校(公立，私立，男子校，女子校，共学校)の合計435人の6～8年生に対してヒンズー語と英語で行われ(Mishra ら，2005)，その結果，社会的認知理論(SCT)がほぼ成立することが確認されました。このプロジェクトでは，個人の認知要因(知識，結果予期，信念，自己効力感)，行動要因(行動スキル)，環境要因(ロールモデルからの観察学習，機会・障害，ソーシャルサポート，規範)が，思春期の若者における喫煙開始や喫煙率に影響を与えると仮定されました(Mishra ら，

2005)。私たちはこれらの要因を1つひとつ長いフォーカスグループの中で検討し，インドの若者におけるこれらの要因の重要性は米国の若者における重要性と大差がないことを確認しました(DHHS, 2012)。しかし，そうは言っても文化的違いは存在しており，米国に比べ，インドの生徒においては喫煙の健康影響や無煙タバコに関する情報は不十分で，また，生徒たちからは他の生徒にもタバコを吸わないように指導して欲しいという集団的効力感に関係する希望が出されました。こうした検討を経て研究は介入に進み，インドの32の小学校(6～9年生，1万2484名)が介入群とコントロール群にランダムに割り付けられ，2年にわたるピア教育を用いた介入が実施されました。介入は社会的認知理論(SCT)の構成概念を変化させることを目的に，インド都市部の社会文化的文脈に配慮してデザインされたものですが，特に，①喫煙に伴う有害な健康影響に関する知識の向上，②喫煙を支持しない新しく魅力的なロールモデルの採用，③喫煙への誘いを断れるようなスキルトレーニングの提供，④タバコに関する政策の変更，⑤ピア，教師，家族からのソーシャルサポートプログラムの作成などに重点が置かれました。そして，具体的には，2学年にわたるピアによる授業，保護者へのはがきや学校でのポスター掲示などによる啓発，放課後のピアによる活動などが実施されました(Perryら，2009)。介入の結果，喫煙への意図 intention だけではなく，紙巻たばこやビーディ bidi(beedi)(南アジアで吸われるタバコ)の喫煙も有意に減少したことが確認され(Perryら，2009)，さらにその後の媒介分析 mediation analysis では，喫煙の社会や健康に与える効果に関する知識，結果予期，規範信念，自己効力感の変化が，喫煙への意図の減少と関連していることが示されました(Stiglerら，2011)。Project MYTRI 研究からは，社会的認知理論(SCT)の各構成概念についての文化的な意味合いの理解が重要であること，介入のデザインや測定に構成概念が有用であること，途上国でも若者の行動変容を起こす力があることが示されました。

3. 社会的認識理論の今後の方向

　社会的認識理論(SCT)は，人の行動を理解する上での概念的枠組み(構造)を提供するものですが，この理論は基本的には個人レベルでの行動変容を扱うものであるため，環境要因の影響は，介入デザインでしばしば無視されるか，十分に配慮されない傾向があります。また，ヘルスプロモーションや予防プログラムでは，トップダウンでの知識提供に偏りすぎて，行動能力 behavioral capability への配慮に乏しいことが多いため，一過性もしくはわずかな介入効果に留まることが少なくありません。知識提供は簡単ですが，自己効力感，結果予期，ソーシャルサポート，機会などの変化は，かなりの準備や資源，人材が必要であり，様々なレベルでの物理的，社会的環境(例：新しい行動をサポートする政策の導入)に十分な配慮を行う必要があります。社会的認識理論(SCT)を生態学的モデル(第3章)と組み合わせれば，この理論はさらに有効なものとなります。これは例えば，家族，近隣，コミュニティ，学校などの各レベルで，社会的認知理論(SCT)の構成概念に配慮して介入をデザインするといったことです(Perry, 1999)。この理論を使った研究の中には，物理的，政策的環境における，機会(促進要因)や障害(阻害要因)に配慮したものもありますが，環境要因，行動要因，認知要因の相互作用とその効果については，必ずしも十分に，分析も探求もなされていません。文化的文脈によって，社会的認知理論(SCT)の構成概念の意味が微妙に異なることを考えれば，これらの構成概念を各文

化に沿って丁寧に意味づけ，測定し，応用することが，介入を成功させる上で不可欠と言えます。測定の問題も非常に重要であり，対象とする行動に関わる構成概念を高い精度(信頼性と妥当性)で測定できる尺度 scale の開発は，常に優先すべき課題と言えます。Bandura がしばしば述べているように，構成概念の検討が不十分であれば，研究自体の妥当性が損なわれ，全く無意味な研究になってしまう恐れがあります(Bandura, 1999)。最近では，スマートフォンやコンピュータを用いた反復したデータ収集，したがって，社会的認知理論(SCT)の構成概念や行動の継続した測定ができるようになったため，それによって介入を逐次改善し効果を高めていくことが可能となってきました。こうした測定と，前後比較を伴うランダム化比較試験や準実験的研究デザイン quasi-experiment を組み合わせれば，介入効果をより厳密に評価することができ，それに媒介分析 mediation analysis を加えれば，行動変容に寄与した構成概念を確認することもできます。媒介分析には，量的手法によるものと質的手法によるものとがありますが，最近その使用が増えつつあります。

4. まとめ

　社会的認知理論(SCT)は，行動に対する認知要因，環境要因，行動要因の理解と，その理解に立った健康状態の向上のための介入の開発と評価を可能とする理論です。社会的認知理論(SCT)は様々な種類の健康行動に適用可能であり，実際に様々な文化圏において様々な介入に応用されてきました。介入研究の初学者には，この理論を行動変容に用いるのは必ずしも容易ではなく，構成概念の多さに圧倒されてしまうこともありますが，以下のように段階的に行えば，適切な介入をデザインすることができます。

　まず第1のステップは，目的とする行動(例：運動)の変容に社会的認知理論(SCT)を応用した文献を丁寧に読み込むことで，どのような介入内容の組み合わせが最も有効かを検討します。第2のステップは介入対象予定者の調査で，一般的には，質的方法と量的方法を組み合わせて行われ(ミクストメソッド)，目的とする行動に最も重要で，かつ強く関連する社会的認知理論(SCT)の構成概念の同定と，構成概念が対象層の年齢や文化に適したものかどうかの検討を目的として行われます。そして第3のステップは，コミュニティ関係者への説明で，介入の意味を理解してもらうために，社会的認知理論(SCT)の有用性や相互規定作用 reciprocal determinism の意味を，介入を行うコミュニティの関係者に丁寧に説明します。これらのステップで得られたデータを用いて，介入のデザインを行うのです。最後に Bandura(2004)の言葉を引用して，この章を終わることにしましょう。「自分や他の人々の健康を向上させようとする志ある人々の心が，効力感の力で満たされんことを！」。

参考文献

Ajzen, I. (2002). Perceived behavioral control, self-efficacy, locus of control, and the theory of planned behavior. *Journal of Applied Social Psychology, 32*(4), 665–683.

Ashford, S., Edmunds, J., & French, D. P. (2010). What is the best way to change self-efficacy to promote lifestyle and recreational physical activity? A systematic review with meta-analysis. *British Journal of Health Psychology, 15*(2), 265–288.

Bandura, A. (1977a). Self-efficacy: Toward a unifying theory of behavioral change. *Psychological Review, 84*(2), 191–215.

Bandura, A. (1977b). *Social learning theory*. New York: General Learning Press.

Bandura, A. (1986). *Social foundations of thought and action*. Englewood Cliffs, NJ: Prentice Hall.

Bandura, A. (1997). *Self-efficacy: The exercise of control*. New York: Freeman.

Bandura, A. (1999). Moral disengagement in the perpetration of inhumanities. *Personality and Social Psychology Review, 3*(3), 193–209.

Bandura, A. (2000). Exercise of human agency through collective efficacy. *Current Directions in Psychological Science, 9*(3), 75–78.

Bandura, A. (2002). Social cognitive theory in cultural context. *Applied Psychology, 51*(2), 269–290.

Bandura, A. (2004). Health promotion by social cognitive means. *Health Education & Behavior, 31*(2), 143–164.

Bandura, A. (2005). The primacy of self-regulation in health promotion. *Applied Psychology, 54*(2), 245–254.

Bandura, A. (2006a). Adolescent development from an agentic perspective. In F. Pajares & T. Urdan (Eds.), *Self-efficacy beliefs of adolescents* (pp. 1–43). Charlotte, NC: Information Age.

Bandura, A. (2006b). On integrating social cognitive and social diffusion theories. In A. Singhal & J. W. Dearing (Eds.), *Communication of innovations: A journey with Ev Rogers* (pp. 111–135). Thousand Oaks, CA: Sage.

Bandura, A. (2008). Social cognitive theory of mass communication. In J. Bryant & M. B. Oliver (Eds.), *Media effects: Advances in theory and research* (3rd ed., pp. 121–153). New York: Routledge.

Bandura, A. (2010, November 9). Bobo doll experiment [video]. Retrieved from http://www.youtube.com/watch?v=xfG55uY2NSU

Bandura, A., Ross, D., & Ross, S. A. (1961). Transmission of aggression through imitation of aggressive models. *Journal of Abnormal and Social Psychology, 63*(3), 575–582.

Betz, E. (2013). Assessment of self-efficacy. In K. F. Geisinger (Ed.), *APA handbook of testing and assessment in psychology, Vol. 2. Testing and assessment in clinical and counseling psychology* (pp. 379–391). Washington, DC: American Psychological Association.

Borsari, B., & Carey, K. B. (2003). Descriptive and injunctive norms in college drinking: A meta-analytic integration. *Journal of Studies on Alcohol, 64*(3), 331–341.

Coleman, K. J., Tiller, C. L., Sanchez, J., Heath, E. M., Sy, O., Milliken, G., & Dzewaltowski, D. A. (2005). Prevention of the epidemic increase in child risk of overweight in low-income schools: The El Paso coordinated approach to child health. *Archives of Pediatrics & Adolescent Medicine, 159*(3), 217–224.

Edmundson, E., Parcel, G. S., Feldman, H. A., Elder, J., Perry, C. L., Johnson, C. C., . . . Webber, L. (1996). The effects of the Child and Adolescent Trial for Cardiovascular Health upon psychosocial determinants of diet and physical activity behavior. *Preventive Medicine, 25*(4), 442–454.

Gifford-Smith, M., Dodge, K. A., Dishion, T. J., & McCord, J. (2005). Peer influence in children and adolescents: Crossing the bridge from developmental to intervention science. *Journal of Abnormal Child Psychology, 33*(3), 255–265.

Goddard, R. D., Hoy, W. K., & Hoy, A. W. (2004). Collective efficacy beliefs: Theoretical developments, empirical evidence, and future directions. *Educational Researcher, 33*(3), 3–13.

Greenhalgh, J., Dowey, A. J., Horne, P. J., Fergus Lowe, C., Griffiths, J. H., & Whitaker, C. J. (2009). Positive and negative peer modelling effects on young children's consumption of novel blue foods. *Appetite, 52*(3), 646–653.

Hoelscher, D. M., Feldman, H. A., Johnson, C. C., Lytle, L. A., Osganian, S. K., Parcel, G. S., . . . Nader, P. R. (2004). School-based health education programs can be maintained over time: Results from the CATCH institutionalization study. *Preventive Medicine, 38*(5), 594–606.

Hoelscher, D. M., Kelder, S. H., Pérez, A., Day, R. S., Benoit, J. S., Frankowski, R. F., . . . Lee, E. S. (2010). Changes in the regional prevalence of child obesity in 4th, 8th, and 11th grade students in Texas from 2000–2002 to 2004–2005. *Obesity, 18*(7), 1360–1368.

Hoelscher, D. M., Springer, A. E., Ranjit, N., Perry, C. L., Evans, A. E., Stigler, M., & Kelder, S. H. (2010).

Reductions in child obesity among disadvantaged school children with community involvement: The Travis County CATCH Trial. *Obesity, 18*(Suppl. 1), S36–S44.

Hofstede, G. (1997). *Cultures and organizations: Software of the mind.* New York: McGraw-Hill.

Institute of Medicine, Committee on Accelerating Progress in Obesity Prevention. (2012). *Accelerating progress in obesity prevention: Solving the weight of the nation.* Washington, DC: National Academies Press.

Kelder, S. H., Perry, C. L., Klepp, K. I., & Lytle, L. L. (1994). Longitudinal tracking of adolescent smoking, physical activity, and food choice behaviors. *American Journal of Public Health, 84*(7), 1121–1126.

Klassen, R. M. (2004). Optimism and realism: A review of self-efficacy from a cross-cultural perspective. *International Journal of Psychology, 39*(3), 205–230.

Levine, L. J., & Edelstein, R. S. (2009). Emotion and memory narrowing: A review and goal-relevance approach. *Cognition and Emotion, 23*(5), 833–875.

Luepker, R. V., Perry, C. L., McKinlay, S. M., Nader, P. R., Parcel, G. S., Stone, E. J., . . . & Smisson, J. (1996). Outcomes of a field trial to improve children's dietary patterns and physical activity: The Child and Adolescent Trial for Cardiovascular Health (CATCH). *JAMA, 275*(10), 768–776.

Mishra, A., Arora, M., Stigler, M. H., Komro, K. A., Lytle, L. A., Reddy, K. S., & Perry, C. L. (2005). Indian youth speak about tobacco: Results of focus group discussions with school students. *Health Education & Behavior, 32*(3), 363–379.

Montaño, D. E., Kasprzyk, D., & Taplin, S. (1997). The theory of reasoned action and the theory of planned behavior. In K. Glanz, F. M. Lewis, & B. K. Rimer (Eds.), *Health behavior and health education: Theory, research, and practice* (2nd ed., pp. 85–112). San Francisco: Jossey-Bass.

Nader, P. R., Stone, E. J., Lytle, L. A., Perry, C. L., Osganian, S. K., Kelder, S., . . . Luepker, R. V. (1999). Three-year maintenance of improved diet and physical activity: The CATCH cohort. *Archives of Pediatrics & Adolescent Medicine, 153*(7), 695–704.

Neighbors, C., Larimer, M., & Lewis, M. (2004). Targeting misperceptions of descriptive drinking norms: Efficacy of a computer-delivered personalized normative feedback intervention. *Journal of Consulting and Clinical Psychology, 73*, 434–447.

Oettingen, G. (1995). Cross-cultural perspectives on self-efficacy. In A. Bandura (Ed.), *Self-efficacy in changing societies* (pp. 149–176). New York: Cambridge University Press.

Pavlov, I. P. (1927). *Conditioned reflexes.* Oxford, UK: Oxford University Press.

Perkins, H. W., Craig, D. W., & Perkins, J. M. (2011). Using social norms to reduce bullying: A research intervention among adolescents in five middle schools. *Group Processes & Intergroup Relations, 14*(5), 703–722.

Perry, C. L. (1999). *Creating health behavior change: How to develop community-wide programs for youth.* Thousand Oaks, CA: Sage.

Perry, C. L., Stigler, M. H., Arora, M., & Reddy, K. S. (2008). Prevention in translation: Tobacco use prevention in India. *Health Promotion Practice, 9*(4), 378–386.

Perry, C. L., Stigler, M. H., Arora, M., & Reddy, K. S. (2009). Preventing tobacco use among young people in India: Project MYTRI. *American Journal of Public Health, 99*(5), 899–906.

Perry, C. L., Stone, E. J., Parcel, G. S., Ellison, R. C., Nader, P. R., Webber, L. S., & Luepker, R. V. (1990). School-based cardiovascular health promotion: The Child and Adolescent Trial for Cardiovascular Health (CATCH). *Journal of School Health, 60*, 406–413.

Puska, P., Nissinen, A., Tuomilehto, J., Salonen, J. T., Koskela, K., McAlister, A., . . . Farquhar, J. W. (1985). The community-based strategy to prevent coronary heart disease: Conclusions from the ten years of the North Karelia project. *Annual Review of Public Health, 6*(1), 147–193.

Ramdass, D., & Zimmerman, B. J. (2011). Developing self-regulation skills: The important role of homework. *Journal of Advanced Academics, 22*(2), 194–218.

Rohrbach, L. A., Sussman, S., Dent, C. W., & Sun, P. (2005). Tobacco, alcohol, and other drug use among high-risk young people: A five-year longitudinal study from adolescence to emerging adulthood. *Journal of Drug Issues, 35*(2), 333–356.

Schultz, P. W., Nolan, J. M., Cialdini, R. B., Goldstein, N. J., & Griskevicius, V. (2007). The constructive, destructive, and reconstructive power of social norms. *Psychological Science, 18*(5), 429–434.

Sharma, S., Chuang, R. J., & Hedberg, A. M. (2011). Pilot-testing CATCH early childhood: A preschool-based healthy nutrition and physical activity program. *American Journal of Health Education, 42*(1), 12–23.

Short, S., & Ross-Stewart, L. (2008). A review of self-efficacy based interventions. In S. D. Mellallieu & S. Hanton (Eds.), *Advances in applied sport psychology: A review* (pp. 221–280). New York: Routledge.

Skinner, B. F. (1953). *Science and human behavior*. New York: Free Press.

Springer, A. E., Kelder, S. H., Byrd-Williams, C. E., Pasch, K. E., Ranjit, N., Delk, J. E., & Hoelscher, D. M. (2013). Promoting energy-balance behaviors among ethnically diverse adolescents: Overview & baseline findings of the Central Texas CATCH Middle School Project. *Health Education & Behavior, 40*(5), 559–570.

Stigler, M. H., Perry, C. L., Arora, M., & Reddy, K. S. (2006). Why are urban Indian 6th graders using more tobacco than 8th graders? Findings from Project MYTRI. *Tobacco Control, 15*(Suppl. 1), i54–i60.

Stigler, M. H., Perry, C. L., Smolenski, D., Arora, M., & Reddy, K. S. (2011). A mediation analysis of a tobacco prevention program for adolescents in India: How did Project MYTRI work? *Health Education & Behavior, 38*(3), 231–240.

Thomas, R. E., McLellan, J., & Perera, R. (2013). School-based programmes for preventing smoking. *Cochrane Database of Systematic Reviews, 2013*(4), CD001293.

U.S. Department of Health and Human Services. (2012). *Preventing tobacco use among youth and young adults: A report of the surgeon general*. Atlanta: U.S. Department of Health and Human Services, Centers for Disease Control and Prevention, National Center for Chronic Disease Prevention and Health Promotion, Office on Smoking and Health.

Webb, T. L., & Sheeran, P. (2006). Does changing behavioral intentions engender behavior change? A meta-analysis of the experimental evidence. *Psychological Bulletin, 132*(2), 249–268.

Williams, D. M., Anderson, E. S., & Winett, R. A. (2005). A review of the outcome expectancy construct in physical activity research. *Annals of Behavioral Medicine, 29*(1), 70–79.

Wills, T. M., & Ainette, M. G. (2012). Social networks and social support. In A. Baum, T. A. Revenson, & J. Singer (Eds.), *Handbook of health psychology* (pp. 465–492). New York: Psychology Press.

第10章
ソーシャルサポートと健康

Julianne Holt-Lunstad
Bert N. Uchino

[キーポイント]
・ソーシャルサポートとは何かを,その概念と測定法を含めて定義する。
・ソーシャルサポートと健康の関連を検討した歴史的背景を解説する。
・ソーシャルサポートと健康の関連を理解する上での理論的枠組みを解説する。
・ソーシャルサポートの予防的な効果と,有害な効果について概説する。
・ソーシャルサポートを健康向上に用いた2つの事例を紹介する。

　これまでの研究で,ある種の疾患の罹病や死亡とソーシャルサポートとの間に強い関連のあることが確かめられたことから(Holt-Lunstadら,2010),こうした関連が生じるようなサポートのタイプや特性,そのメカニズムの理解が,有効な介入をデザインする上で重要となってきています。まだ多くの未解決の問題が残ってはいますが,これまでの研究から,ソーシャルサポートは多様な概念であり,それが精神的,身体的健康に影響するメカニズムもまた多様であることが示唆されています。本章では,まずソーシャルサポートを概念的に分類し,それらと健康との関連のあり方,そしてその関連に関する主な理論を論じ,そして,最後に,ソーシャルサポートを健康向上の介入として用いた2つの研究を紹介し,介入としてのその意義を論じます。

1. ソーシャルサポートの概念と定義

　ソーシャルサポート,ソーシャルネットワーク(以下,ネットワーク),ソーシャルインテグレーション social integration(以下,インテグレーション)といった用語は,同義語のように用いられることがありますが,実際には,それぞれ異なった概念です。社会的関係 social relationship は,様々に概念化され測定されていますが,大きくは,「構造」と「機能」に分類でき,構造がソーシャルネットワーク,機能がネットワークが提供するサポートに相当します(Berkmanら,2000;Cohenら,1985;Uchino,2006)。より具体的に言えば,「構造」とは,ネットワークにおける個人のインテグレーション(参加/統合)の強さを意味し,個人がつながり合う"場(空間)"を意味する概念で(第11章参照),その密度,大きさ,つながりの数で測定されます。

表 10.1 社会的関係の評価に用いられる測定方法

測定のタイプ	測定内容・方法
機能 functional	ソーシャルネットワークから受けた、あるいは受けられると考えている機能
受けたサポート	本人が受けたと報告した、情緒的、情報的、物的 tangible、連帯的サポート belonging support
知覚されたサポート	本人が受けられると考えている（＝知覚している）、情緒的、情報的、物的、連帯的サポート belonging support
孤独の自覚	孤独、孤立、どこにも属していないという感覚
構造 structural	様々な社会的つながりや役割のありようとその相互関係
婚姻状態	結婚している vs. その他（結婚したことがない、離婚、死別）
ソーシャルネットワーク	ネットワークの密度、拡がり、社会的つながりの数
ソーシャルインテグレーション	様々な社会的活動や関係を含む広範な社会的関係への積極的な関わり、連帯意識、自分の社会的役割に関する自覚
ソーシャルインテグレーションに関する複合的測定	婚姻状況、ネットワークの大きさ、ネットワークへの参加といったインテグレーションの様々な要素を測定する尺度
独居	独居 vs. 他の人々との居住
社会的孤立	社会的つながりやコミュニケーション、社会的活動への参加、信頼のおける人間関係の広汎な欠如
構造と機能	構造と機能の同時測定
多面的測定	ネットワークの構造と機能にわたる様々な概念の測定

インテグレーションとは、社会的関係への個人の"参加の程度"を表す概念で、様々な社会的活動や社会的関係への積極的な関わり、連帯意識 sense of communality、自分の社会的役割に関する知覚 perception を含みます。一方、社会的関係の「機能」とは、そこから得られるサポートのことで、実際に「受けたサポート received support」、あるいは「知覚されたサポート perceived」（その個人が受けられると考えているサポート）によって測定されます。こうして、社会的関係については、3つの要素を測定することができます。つまり、①ネットワークにおける参加（統合）の程度、②実際に受けたサポート、③知覚されたサポートの3つです。この中で、①は社会的関係の「構造」、②と③は「機能」に対応するものです。多くの疫学研究で、社会的関係と死亡との関係を検討した研究が行われていますが、それらは用いられた測定の種類によって、表 10.1 のように分類することができます。

こうした社会的関係に対する構造と機能の両面からのアプローチは、それぞれの側面がどのように健康に影響を与えるか、それら（構造と機能）がどう相互に関連するのかについての理解を可能としてくれますが、その一方で、不適切に使われれば、ソーシャルサポートが健康に関係するメカニズムを曖昧にしてしまう恐れがあり、また、様々な尺度を用いた測定間に矛盾が生じて、その解釈が難しくなってしまうこともあります。そこで本章では、社会的関係の機能的な側面、つまりソーシャルサポートに重点を置いて解説することとします。

「機能的ソーシャルサポート functional social support」とは、社会的関係が提供される特別な機能のことを言います。支援的な人々からは、人は、情緒的サポート（例：思いやりや気遣い）、情報的サポート（例：ストレス緩和に役に立つ情報の提供）、物的サポート（例：何らかの物の提供）、連帯的サポート（例：社会的活動に一緒に参加する）などを得ることができます（表 10.2）（Cohen ら、1985；Cutrona ら、1990）。因子分析の結果、これらの各種サポートは、ソーシャルサポートという大きな概念を構成する下位概念であることが明らかにされており

表10.2 機能的ソーシャルサポートの定義と事例

サポートの種類	定義	例
知覚されたサポート perceived support	必要なときに他の人々から受けられると個人が考えている(知覚している)サポートのこと	どういう状況でも友人が自分を助けてくれるに違いないという思い。
受けたサポート received support	他の人々から実際に受けたサポートのこと	深刻な問題で困っていたときに,友人が助けてくれた。
情緒的サポート emotional support	思いやりや気遣いを示すこと	困ったときに友人に相談に乗ってもらって気持ちが和らいだ。
連帯的サポート belonging support	一緒に社会的活動を行ったり,仲間意識を表すこと	あなたには,仲間として付き合ってくれる友人がいる。
物的サポート tangible support*	何らかの物を提供すること	家族があなたにお金を貸してくれる。
情報的サポート informational support	アドバイスや指導を提供すること	あなたが抱えている問題に信頼できるアドバイスや指導を提供してくれる友人がいる。

*物具的サポート instrumental support,実用的サポート,経済的サポートと呼ばれることもある。

(Cutronaら,1990),これらはさらに,「知覚されたサポート perceived support」と「受けたサポート received support」に分けることができます(Dunkel-Schetterら,1990)。「知覚されたサポート」とは,必要なときに他の人々から受けられると個人が考えている(=知覚している)サポートのことで,「受けたサポート」とは,他の人々から実際に受けたサポートのことを言い,両者の間の相関は弱く,したがってこれらは独立した構成概念 construct であることが示唆されています(Willsら,2000)。

ソーシャルサポートと健康アウトカムとの関連を示した文献はかなりの数に上り,例えば,健康行動(例:禁煙),治療へのアドヒアランス(例:降圧薬),ある慢性的な病態(例:心血管系疾患)の発症や経過,あるいは全死亡との関連が明らかにされています(Barthら,2010;DiMatteo, 2004; Holt-Lunstadら,2010; Uchino, 2006)。そして全体として,ソーシャルサポートの測定値と健康関連アウトカムとの間には,ポジティブな関連があることが疫学的に示されています。詳しくは後述しますが,最近の Holt-Lunstadら(2010)のメタアナリシスの結果によれば,ソーシャルサポートを有する人々では,それを欠く人々よりも,生存のオッズが50％も大きいこと,また,「知覚されたサポート」を有していた人では死亡率が低かったのに対し,「受けたサポート」と死亡率の間には関連は認められなかったことが明らかにされています。これらの結果は,精神的あるいは身体的健康度に対して,「知覚されたサポート」の方が「受けたサポート」よりも,より一貫した関連を示すという研究結果に一致する知見です(Willsら,2000; Uchino, 2009)。後述するように,これらの知見は介入的サポートについて重要な理論的問題を提起するものとなっています。なぜなら,ソーシャルサポートを提供する介入やサービスでは,対象者のニーズやそれがサポートと知覚されるかどうかに無頓着に,一方的に提供されることが多いからです。

2. 研究の歴史

　社会的関係 social relationship と身体的健康に関する研究の歴史は古く，その起源は，フランスの有名な社会学者であったデュルケム Émile Durkheim の研究に遡ります。彼は，社会階層，文化，宗教，性別の違いと自殺率を分析したその古典的な研究の中で，自殺率がそうした社会的環境・状況と強い関係があることを明らかにしました(Durkheim, 1951)。例えば，「自己本位的自殺 egoistic suicide」(注：デュルケムによる自殺の4分類の1つ)は，過度に個人主義的な社会で，個人の社会や家庭との結びつきが非常に弱いときに生じます。そうした状況では，個人は人生の困難に一人で立ち向かうしかないからです。デュルケムの分析は説得力に富むものであり，そこから，社会的関係の様々な側面と健康との関連に関する研究が発展していくことになったのです。

　1976年には，ソーシャルネットワークの質と健康との関連を分析し，ソーシャルネットワークが提供するサポートに関する心理学的側面の重要性を明らかにした，2つの重要な総説論文が発表されました。その1つが Cobb(1976)の論文で，彼は，ソーシャルサポートを，その人が大切にされ，愛され，尊敬され，お互いに助け合う関係にある人々からの情報と定義し，妊娠や入院，死別など，ストレスの原因となる様々な人生上の出来事に対処する上で，ソーシャルサポートが重要な役割を果たすことを明らかにしました。一方，Cassell(1976)は，サポートと健康の関係をつなぐ，生物学的なプロセスに焦点を当て，ソーシャルサポートは，防御的要因と見なすのが最もふさわしいと論じ，また文献のレビューから，そうしたサポートは，例えば血圧や内分泌系への影響を介して，健康に影響を与えることを示唆しました。こうして，これらの2つの総説は，それぞれ異なる観点から，ソーシャルサポートの質が身体的健康に影響を与える可能性を示唆したのです。

　これらの画期的な総説が出版されてから数年後に，社会的関係と死亡率との関係を検討するための，世界で初めてのポピュレーションベースのコホート研究の結果が発表されました。Berkman ら(1979)は，カリフォルニア州アルメダ郡の約7000名のコホートを追跡して，参加者が質問票に回答した「社会的つながり social connection」の程度と死亡との関連を分析し，社会的絆が乏しい人ではそうでない人に比べて，死亡率が高いことを示しました。この研究は，追跡開始時点の健康状態など，交絡因子の影響が排除された確実な結果を示していることから，この分野における古典的論文と見なされています。

　この Berkman ら(1979)の研究は，社会的関係の"構造"を扱ったものですが，社会的関係の"機能"と健康との関係を扱った最初の研究としては，Blazer(1982)らがノースカロライナのダラム郡の比較的高齢の住民を対象に実施した疫学研究がその1つと考えられます。この研究からは，身体的健康状態や喫煙などの標準的な交絡因子を調整した後でも，"知覚されたサポート"を有する人では死亡率が低いことが明らかとなりました。この結果は，Berkman ら(1979)が研究に用いたようなソーシャルインテグレーションの構造に関する変数で調整しても有意であったことから，この「知覚されたサポート」の身体的健康に及ぼす効果は，ネットワークの構造とは独立した効果であることが示されました。

　最後に，1988年に House らが，Science 誌に発表した「社会的関係と健康 Social Relationships and Health」というタイトルの総説論文を紹介しておきましょう。この論文は，それまでに出版

されたデザインの優れた前向き研究 prospective study を丁寧にレビューしたもので，その中で彼らは，ソーシャルインテグレーションが死亡率を低下させる独立した効果を持つこと，そして，その効果の強さは，血圧，喫煙，運動に匹敵することを明らかにしました。この論文は，ソーシャルサポートと健康との関連に関するその後のさらに詳細な研究の発展を促す契機となりました。

3. 理論的モデル

1970年代に，ソーシャルサポートと健康に関する興味と研究の機運が大きく高まり，こうした研究から，ソーシャルサポートは心理的，行動的プロセスへの影響を介して健康に影響を与えるという様々な理論モデルが提案されるようになりました（Uchino, 2006）。例えば，心理的メカニズムとしての「ストレス評価 stress appraisal」，行動的メカニズムとしての健康行動変容などがあります。これらのメカニズムは，健康に関連する生物学的メカニズムに影響を与え，それによって最終的には，身体的健康問題の発生や経過に影響を与えることになります。図 10.1 は，こうした一般的メカニズムにより特化したモデル（例：直接効果，ストレス緩和モデル）を含めて，包括的にソーシャルサポートと身体的健康との関係を理論化したものです。

図 10.1 に示されているように，ソーシャルサポートには，直接効果とストレスを介した間接効果があり，それぞれ固有のメカニズムで作用すると考えられています。直接効果 direct effect とは，ソーシャルサポートの一般的な健康向上効果を意味し，ストレス緩和効果とは，ソーシャルサポートがストレスのネガティブな健康影響を緩和する効果を意味します（Cohen ら，1985）。この図には，Gore（1981）がその初期の総説で重要性を指摘した「ストレス予防モデル stress prevention model」も含まれており，彼の理論と必ずしも矛盾するものではありませんが，それ以外のメカニズムも含めたより包括的なものとなっています（Uchino, 2006）。しかし，これらのメカニズムは，いずれも最終的には共通のプロセスである健康行動（例：運動，食

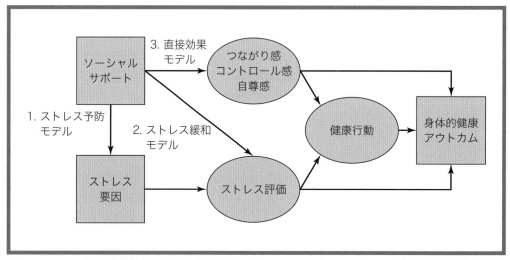

図 10.1　ソーシャルサポートと身体的健康との関連（ストレス予防，ストレス緩和，直接効果）に関する理論的モデル

事，薬物使用，睡眠)に合流し，健康アウトカムに影響を与えます。アウトカムは，生物学的な反応(例：血圧の変化)から，病的な状態(例：高血圧)まで様々な種類と範囲にわたります。

ソーシャルサポートのストレス緩和に関するモデル

　ソーシャルサポートと健康の関連に関する最も初期のモデルの1つである，「ストレス予防モデル stress prevention model」は，ソーシャルサポートが生活上のネガティブな出来事への曝露を減少させる可能性に着目した理論です(Gore, 1981)。図 10.1 に示したように，このモデルでは，ソーシャルサポートには，ある種のストレスへの曝露を減少もしくは回避させる効果があるとされています。ストレス予防モデルでは，いくつかの予防メカニズムが示唆されていますが，その第1は，認知的プロセスを介するもので，脅威や困難に直面しても，あまり深刻に考えないようにするメカニズム(Cohen, 1988)で，第2は，目標達成のためには困難はつきものと覚悟を決める「積極的対処法 proactive coping」と呼ばれるメカニズム(Aspinwall ら, 1997)，そして第3はソーシャルサポートが関係するメカニズムで，ソーシャルサポートには2次的ストレスへの曝露を減少させる効果があるとされています(Pearlin, 1989)。例えば，仕事上のストレスは2次的に夫婦関係に問題を引き起こす可能性がありますが，配偶者のサポートがあれば，仕事上のストレス(1次的ストレス)のみならず，夫婦関係への影響(2次的ストレス)も減少もしくは防止できる可能性があります(Pearlin, 1989)。

　ストレスに関係するモデルの中で，「ストレス緩和モデル stress-buffering model」は最もよく知られたものの1つです(Cohen ら, 1985)。図 10.1 に示したように，このモデルは，人はストレスを受けた状態にあっても，ソーシャルサポートが身体的健康アウトカムを軽減しうるとする点で，ストレス予防モデルと異なっています(Cohen ら, 1985)。ストレス緩和モデルでは，ストレスは，健康行動や身体的健康アウトカムに有害な影響を与え，逆に適切なサポートは，そうした影響を緩和する効果があるとされ，図 10.1 に示されているように，Cohen(1988)は，その効果は，認知的評価プロセス(例：ストレスに対する考え方の切り替えや自分なりのストレス発散)を介して生じると仮定されています。

　ストレス緩和モデルから派生した主なモデルの1つに，「マッチング仮説 matching hypothesis」と呼ばれるものがあります(Cutrona ら, 1990)。これは，サポートのストレス緩和効果は，それがストレスの原因とその影響に適したタイプのものであるときに最も有効だという理論で，もっと正確に言えば，状況を変えられる出来事(例：就職面接への準備)に対しては，情報的あるいは物的なサポートが，逆に状況を変えられない出来事(例：解雇)に対しては，情緒的あるいは連帯的サポートが最もふさわしいという理論です(Cutrona ら, 1990)。これは，ストレスのタイプ(例：コントロール可能性)とサポートの内容の影響の関係を理論化した数少ないモデルの1つです。

直接効果モデル

　直接効果モデル direct effect model は，ソーシャルサポートは，ストレスのレベルにかかわらず健康に効果を与えるという理論で(Cohen ら, 1985)，Cohen らの 1985 年の総説では，直接効果は，ソーシャルサポートの機能面よりも構造面の方により強く表れるとされています。

それを最も典型的に示すのが，ソーシャルサポートの社会的アイデンティティに与える影響で，他の人々との関係が存在すること自体にアイデンティティを保つ効果があるされています（例：知り合いから運動に誘われる，人間関係を豊かにするために運動をする）(Umberson, 1987)。しかし，サポートの機能面にも直接効果があることが示されており，自分が人から大切にされている，支援されているという思いは，人とのつながり感 sense of connection，自尊感，生活のコントロール感を高めることによって，健康にポジティブな影響を与えることが知られています(Lakey ら，2011)。

最近では，Lakey ら(2011)は，ソーシャルサポートの精神保健に与える影響を説明するために，このモデルを拡張した「関係制御理論 relational regulation theory(RRT)」を提唱しています。この理論によれば，日々のやり取り daily interaction（例：ある日の出来事についての語り合い，噂話，スポーツについての会話）は，人の日常を規定し，それによって，知り合いとの気持ちよい関係や安寧感 sense of well-being といったポジティブなアウトカムが生まれるとされています(Lakey ら，2011)。こうした日々の相互作用は，例えば「その知り合いは自分が困ったときにも助けてくれるだろうか？」と，ストレスのある状況下に広げて考えるとき，ストレス緩和やストレス予防の基盤となります。実際，これらの研究者は，様々な短い(10分程度)実験的な会話の効果をその数か月後に分析することによって，どのようなタイプの人間関係が最も有益かを明らかにしています(Veenstra ら，2011)。

モデルの妥当性を支持する実証的知見

ソーシャルサポートと死亡や罹病との関係に関するエビデンスを論じる前に，それ以外の健康問題とモデルとの関係について見ておくことにしましょう。ストレス緩和モデル stress-buffering model は，多くのよくデザインされた実験的研究で検証されており，一般的に言えば，これらの研究から，「受けたサポート received support」には，急性ストレスに対する心血管系反応を緩和する働きがあることが示されています(Thorsteinsson ら，1999)。こうした研究では，人前でのスピーチを課せられるといったあるストレスを与えられた対象者に対して，友人もしくは他人(実験者)がサポート，一般的には情緒的サポート（例：励まし）を提供するという形で行われます。なぜなら，こうした状況では，情報的サポートや物的サポートよりも，共感的で非指図的なサポートの方がふさわしいからです(Trobst, 2000)。他の健康行動を扱った Steptoe ら(1996)の研究では，ストレスが高くかつ強いサポートが得られている人では，ストレスが高くサポートが弱い人よりも，健康的な行動（例：飲酒量の低下）を取ることが示されています。

ストレス緩和モデル以外のモデルについては，それを評価した研究ははるかに少なく，マッチング仮説については，心理的なアウトカムへの効果を示した研究はあるものの(Cutrona ら，1990)，疫学研究や身体的健康に関する影響を検討した研究はあまりありません。しかも健康影響に関する研究結果は一定したものではなく，例えば，ある研究では，物的 tangible なサポートにのみ，経済的ストレスと飲酒の関連を抑制する効果があったことが報告されていますが(Peirce ら，1996)，経済的困難を抱えている人を対象とした研究では，物的サポートにそれほどの効果は認められていません(例：Krause, 1997)。ただ，この研究の1つの問題は，仕事に伴うストレスを比較的対処可能なストレスに分類していることにあります。しかし，ストレス

が対処可能なものかどうかを測定する指標がない状態では，マッチング仮説の確実な検証は困難と思われます。

ストレス予防モデルstress prevention modelは，これまでの縦断的研究からはそれを支持するデータが得られているにもかかわらず，健康との関係ではほとんど厳密には検証されていません。比較的高齢者を対象としたある縦断研究では，ソーシャルサポートを多く有している人ほど，11か月間のフォローアップ期間における日々のいざこざが少なかったと報告されています(Russellら，1991)。さらに，思春期の若者を対象にしたある横断的研究では，ストレスには，薬物乱用に対する親のサポートの効果を弱める働きがあることが示唆されています(Willsら，1996)。

直接効果モデルでは，ソーシャルサポートは，身体的健康に直接の効果をもたらすと考えます。実際に，「知覚されたサポートperceived support」に生物学的に有益な直接効果があることが多くの研究で示されており(Glaserら，1992；Lutgendorfら，2005)，また，「知覚されたサポート」に，運動の促進，喫煙や飲酒の減少，睡眠の質の向上をもたらす効果があることを示唆する研究結果も数多く報告されています(Ailshireら，2012；Steptoeら，1996；Stewartら，2012)。そして，ある総合的なメタアナリシスでは，慢性疾患の患者では，ソーシャルサポートを多く有する人ほど，治療へのアドヒアランスが高いことが示されています(DiMatteo, 2004)。

図10.1に示した総合モデルによれば，健康行動は，ソーシャルサポートが健康に及ぼす効果の一部を説明するに過ぎないことになりますが，これは，それまでの研究成果を反映させたものです。ある最近の研究では，ソーシャルサポートと心血管系疾患の関連は，女性では睡眠の質に媒介されていたと報告されています(注：男性ではそうした関係は認められませんでしたが)(Nordinら，2008)。このように，ソーシャルサポートと身体的健康との関係には，直接効果と(健康行動を介した)間接効果があると考えられますが，今後より厳密な研究デザインで検証される必要があります(Ruckerら，2011)。

4. ソーシャルサポートの健康影響に関する実証的エビデンス

ソーシャルサポートの防護的影響に関するエビデンス

これまで述べてきたように，多くの研究から，ソーシャルサポートには健康を防護する働きが確実にあること，そしてその効果は，「受けたサポート」よりも「知覚されたサポート」で大きいことが明らかにされてきました(Uchino, 2009)。こうした研究には，実験的研究，コホート研究，横断的研究など様々なタイプがあり，アウトカムも罹病や死亡と様々です。以下，ソーシャルサポートの心疾患に及ぼす効果，死亡率全体に及ぼす効果に関する研究結果を概観しておくことにしましょう。

■心血管系疾患

心血管系疾患(CVD)は，先進国における最大の死因ですが，この疾患とソーシャルサポートが低いこととの関連は非常に多くの研究から示唆されています。Barthらの2010年の系統的レ

ビューとメタアナリシスは，ソーシャルサポートの構造面と機能面の心血管系疾患に及ぼす効果を前向き(縦断的)prospective に検討した研究を分析したものですが，分析の対象となった研究には，心血管系疾患のリスク要因の分析，健康な人々における心血管系疾患の発症の追跡，心血管系疾患既往者の予後を分析したものが含まれています(Barth ら，2010；Lett ら，2005，2007)。これらの分析から，ソーシャルサポートの機能面には有益な効果が認められましたが，構造面(例：独居)には有意な効果は認められていません。「知覚されたサポート」は，心血管疾患の発症や悪化，特に後者と強い負の相関があることが示されています(Berkman ら，1992；Brummett ら，2005；Lett ら，2007；Woloshin ら，1997)。ソーシャルサポートには，再入院，心不全患者の死亡率の低下とも強い関連があることも示されています(Luttik ら，2005)。

■死亡率

「社会的つながり social connectedness」には，全死亡率を低下させる効果があることが多くの研究から明らかになっています。House ら(1988)はその総説の中で，初期の主な5つの疫学的研究，つまり米国カリフォルニア州アルメダ郡(Berkman ら，1979)，米国ジョージア州エバンス郡，カナダのティカムサ Tecumseh，フィンランド東部，スウェーデンのイエテボリで行われた前向き研究prospective studies をレビューしています。これらの研究はいずれも大規模なコミュニティベースの研究で，開始時点で健康だった人々を対象に，彼らの社会的関係の状態を調べ，その後長年にわたって追跡して，ソーシャルインテグレーションの緊密さの程度が，その後の生存とどのような関連があるかを分析したものです。これらの研究によって，インテグレーションが弱い人々では，そうでない人に比べ，年齢補正をした死亡率が有意に高いことが実証されました。

それ以来，社会的関係の構造面と機能面と死亡率の関連を検討した研究は指数関数的に増加し，148 のそれぞれ独立した前向き研究(対象者数合計30万8849人，追跡期間平均7.5年)をレビューしたメタアナリシスでは，社会的つながり(表10.1に示した様々な測定指標の平均値)が強い人々ではそれが弱い人々よりも，生存率が50%も高いことが示されています(Holt-Lunstad ら，2010)。この効果は，性別，年齢，最初の健康状態，死亡原因によらず一定でした。このメタアナリシスの結果は，社会的関係には，死亡率に対する直接効果があることを示しています。これらの研究のほとんどは，ポピュレーションベースの研究で，開始時点で健康な人々を対象にしたものですが，罹病している人々であっても，社会的つながりは，それが構造面であるか，機能面であるかを問わず，それが強い人々では，そうでない人々よりも生存率が高いことが示されています。そして重要なことは，社会的つながりが死亡率に及ぼす効果は，他のよく知られた死亡のリスク要因と等しいか，多くの例でそれを上回るものであることです。例えば，社会的つながりの欠如による死亡リスクは，1日15本の喫煙がもたらすリスクに相当し，過剰飲酒，運動不足，肥満，大気汚染などのリスクよりも大きいことが示されています(図10.2 参照)。

社会的関係の健康影響に関する研究で測定対象とされているのは，構造面あるいは機能面と様々であり(表10.1)，リスクの減少の程度も使用された測定方法によって様々です。平均すれば，生存のオッズ比(odds ratio, OR)は，構造的指標と機能的指標でそれぞれ1.57 と 1.46 と，いずれのカテゴリーでも有意でほぼ等しい関連が認められていますが，それぞれのカテゴリー

4．ソーシャルサポートの健康影響に関する実証的エビデンス

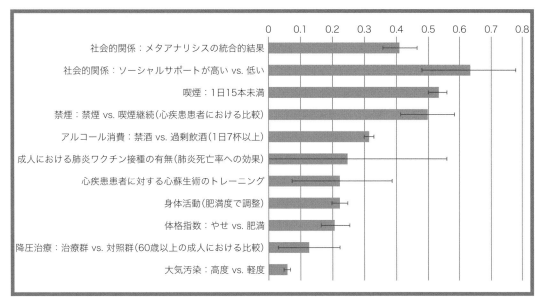

図10.2　ソーシャルサポートと他のリスク要因の死亡率の減少に及ぼす大きさのオッズ比による比較
注：効果量 effect size がゼロは効果がないことを意味する。効果量はメタアナリシスからの推定。
出典：Holt-Lunstad ら，2010．

の中では，用いられた測定指標によって関連の大きさは様々であり，例えば，機能的測定指標の場合，「知覚されたサポート perceived support」は，生存率の延伸と有意に関連したものの（OR＝1.35），「受けたサポート received support」では関連（OR＝1.21）は有意ではありませんでした。一方，構造的測定指標の中では，生存率との関連が最も弱かったのは「独居 living alone」で（OR＝1.19），ソーシャルインテグレーションの多次元的測定指標（注：複数の下位尺度で構成される指標）で最も強い関連が認められています（OR＝1.91）。つまり，多次元的（多角的）内容で評価すれば，社会的関係には生存率を91％も向上させる効果があるということです。これらを要約すれば，ソーシャルネットワークとそこから提供されるソーシャルサポートは，いずれも，生存率を向上させる上で重要な意義があると言えます。

　死亡率に及ぼす社会的関係の影響は過小評価となっている可能性があります。ほとんどの研究では，社会的つながりの独立した効果を評価するために，開始時点での健康状態や他のライフスタイル要因で調整されますが，現実には，社会的関係は死亡に関係している多くの要因と不可分に関係し合っています。例えば，ソーシャルサポートが高い人では過剰飲酒が少ないなど，良好な社会的関係を有している人々ではリスク行動も少ない傾向があります（Jessor ら，1998）。これはつまり，良好な社会的関係を有している人々は，禁煙，シートベルト着用，適切な睡眠，健康的な食事，定期的な運動，歯磨きなど健康に良い行動を行う傾向が強いということであり（Brummett ら，2006；Fuemmeler ら，2006），したがって，こうした要因で調整した分析を行うと，社会的関係と死亡との関連が弱まってしまいます。また，これらの研究では社会的関係の質を測定し得ていないために過小評価となっている可能性もあります。つまり，つまり社会的関係の質の高低が区別できていない可能性があるということです（これについては次に論じます）。

ソーシャルサポートの影響を弱める可能性のある要因

■知覚されたサポートと受けたサポート

　ソーシャルサポートは一般には健康に良い影響がありますが，場合によっては，「受けたサポート received support」は，健康と関連がないか，逆に負の関連を示すことがあります（Holt-Lunstad ら，2010；Uchino，2009）。ソーシャルサポートと身体的健康との間にポジティブな関連を報告した研究は，多くの場合，「知覚されたサポート perceived support」と関連を示したものですが，以前の研究では，「知覚されたサポート」と「受けたサポート」の概念は区別されておらず，「知覚されたサポート」を有する人は「受けたサポート」も有しているとの前提で研究が行われていました（Dunkel-Schetter ら，1990；Uchino，2009）。しかし，「知覚されたサポート」と「受けたサポート」の間には強い相関はなく，それぞれは異なる概念と考えられます（Haber ら，2007）。このことは，「受けたサポート」と健康との関連を検討した研究からも示されています。例えば，「受けたサポート」（特に物的サポート）の健康影響を検討した複数の前向きコホート研究からは，「受けたサポート」と高い死亡率との関連が報告されており（Forster ら，1992；Krause，1997），また，いくつかの横断的研究からは，サポートを受けることによって，ストレスが増強されたことが報告されています（例：Bolger ら，2007）。こうした関連は，横断研究であれば，サポートを受けるような人は元々健康を害していた人が多いからだとも説明できますが，これらの研究のほとんどは前向き研究であるため，そうした解釈は該当しません（Kaplan ら，1994）。

　「受けたサポート」と健康との関連には，色々な要因が絡んでいると考えられており，ストレスの特性（例：ストレス要因とサポートのタイプのミスマッチ），サポート提供側の要因（例：人間関係の質），サポート受容側の要因（例：依存の発生）などを十分考慮する必要があります（Bolge ら，2007；Dunkel-Schette ら，1990；Uchino，2009）。これらすべての要因が絡んだ文脈によって，「受けたサポート」を受けた人がそれをどう認識するかが決まる可能性があり，それが「受けたサポート」の効果を決定する要因だと論じられています（Maisel ら，2009）。これを支持するデータが Midlife in the United States study（MIDUS）から報告されており，「受けたサポート」が対象者から適切と見なされない場合には，そのサポートは高い死亡率と関連を示すことが報告されています（Selcuk ら，2013）。これは重要な知見であり，今後介入をデザインする場合に十分考慮される必要があります。事実，「受けた物的なサポート」と高い死亡率の関連は多くの研究で繰り返し確認されています（Forste ら，1992；Kaplan ら，1994）。

■社会的関係の質

　もう1つの重要な問題は「社会的関係の質 relationship quality」です。ソーシャルサポートと健康の関係を扱った多くの疫学研究では，社会関係の質は考慮されておらず，すべてが"良い意味での関係"という前提で研究が行われていますが，たとえ，思いやりと愛情のある人間関係であっても，押しつけがましく，相手への配慮を欠けば，もめごとやストレスの原因となることさえあります。ストレス緩和モデル stress-buffering model は，社会的関係にはストレスのネガティブな健康影響を緩和する働きがあるとしていますが，ネットワークの質によっては，それが逆にストレスの原因となることがあります。社会的関係の質を検討した疫学研究は多くあ

りませんが，そうした研究からは，質の悪い社会的関係は，高い死亡率と関連することが示されています(Friedman ら，1995)。例えば，2264 人の乳がん患者を平均 10.8 年フォローアップした研究からは，ネットワークからのサポートを得られる人では予後が良好だったが，家族関係の質が悪くそれが負担になっている人では，そうでない人に比べ全死因による死亡率が高かったことが示されています(Kroenke ら，2013)。

社会的関係に伴う苦悩 relationship distress は，関係の濃密さを考えれば，結婚という文脈で特に問題となります。事実，最近増加しつつある，カップルを対象とした調査からは，結婚にはいい意味での健康影響があるものの，それが苦悩の原因となる場合には，罹病や死亡のリスクを高めることが示されています(Robles ら，2013)。社会的関係の苦悩はまた，免疫能の不調，傷の治癒の遅れ(Kiecolt-Glaser ら，2005)，高血圧，メタボリック症候群などの健康異常とも関連することが明らかにされています(Troxel ら，2005)。さらには，他者の非支援的な行動やパートナーに関する苦悩を抱える女性乳がん患者では，そうでない患者よりも生活の質(QOL)が低いことが示されています(Manne ら，2005)。

同様に，社会的関係のもつれから来るストレスは，他のストレスよりも健康に強い影響を与える可能性があります。例えば，Stockholm Female Coronary Risk Study では，他の標準的なリスク要因の交絡を調整しても，結婚に伴うストレスは，冠動脈疾患の再発のリスクをほぼ 3 倍高めること，一方，仕事に伴うストレスはリスクに影響を与えなかったことが明らかにされています(Orth-Gomer ら，2000)。

■技術とソーシャルサポート

過去 10 年の間に，技術の進歩によって，人間関係のあり方に劇的な変化が生じつつあります(Griffiths ら，2009；Meier ら，2007；Rimer ら，2005)。ほとんどの先進国ではインターネットやスマートフォンが非常に広く普及し，いまやコミュニケーションの主要な手段となっており，現在，IT を介したコミュニケーションと対面コミュニケーションの間の比較と，それぞれのコミュニケーションの利点の究明が新たな研究テーマとして浮上しています。そして，以下に示すように，対面コミュニケーションに比べた IT コミュニケーションの利点と欠点が明らかになりつつあります。

IT コミュニケーションには，単に地理的距離を超えて人々をネットワークする以外の様々な利点を有する可能性が示唆されています。例えば，①差別や偏見を受けている人々が匿名でインターネットを介したサポートを受けることができる(Malik ら，2008)，②オンライン掲示板 online forum を利用すれば，以前の投稿の中から情報や情緒的サポートを得ることができるためサポートする側もされる側も負担を軽減できる(Wright ら 2003)，③広いネットワークを築くことができれば，近くにいる人々からは必ずしも得られない非常に特殊性の高い問題についてのサポートを得ることができる(Rainie ら，2012)などの利点が報告されています。つまり，一般的に言えば，情報的，情緒的サポートを得る手段として有用であるということです(Dare ら，2011)。さらに最近では，ソーシャルネットワークサービス(SNS，フェイスブックなど)に参加することによって，心の安寧やストレス緩和効果も期待できるという報告も見られます(Nicholas ら，2012)。同じように，他の人々を支援するためにオンラインのサポートグループに参加する人もいるため，サポート量が増加するという報告もあります(Rimer ら，2005)。

しかしその一方で，IT コミュニケーションを介したサポートには，他の形態のサポートに劣

る面があること，しかも有害な側面もあることも報告されており，例えば，テキストメッセージでストレスについて相手と語ることには，対面で話すのと心理的には同じような効果がありますが，身体的影響は異なるという報告があります(Seltzerら，2012)。同じように，トラウマを生じるような出来事の後インターネットにそのサポートを求めた人々を対象とした研究では，利益があるような感じは受けるものの，実際には心理的に有益な効果は認められなかったと報告されています(Vicaryら，2010)。また，ITコミュニケーションには，地理的距離を超えてサポートを提供する効果はあるものの，その一方で，対面コミュニケーションを阻害する働きがあります。例えば，携帯電話やスマートフォンによるコミュニケーションに必要以上に偏るようになれば，人間関係の親密性や質が損なわれ，ソーシャルサポートを阻害してしまう可能性があります(Przybylskiら，2013)。また，前述したように，「受けたサポート」にネガティブな健康影響がありうることを考えれば，インターネットを介したサポートには健康に負の影響を与える可能性があることにも注意が必要です(注：メディア環境の変化と健康の関係については，第17章を参照)。したがって，インターネットを介したサポートについても，「知覚されたサポート」と「受けたサポート」のそれぞれについて，身体的健康との関係が今後研究される必要があります。

　以上，本節の議論から，いくつかの重要なポイントを指摘することができます。その第1は，サポートが置かれた「文脈context」で，サポートの影響を検討する場合には，ストレスの質，サポート提供者側の要因の特性，サポート受容者側の要因と望みなどいくつかの文脈的要因を考慮しなければなりません。第2は，ネットワーク(人間関係)の質で，ソーシャルサポートの効果を評価する場合には，そのポジティブな側面とネガティブな側面の両面を評価する必要があります。さもなければ，ソーシャルサポートを増加させる介入が，予期しない有害な影響を与えてしまう可能性があります。ネガティブな側面を減らし，ポジティブな側面を強化するような工夫が求められます。第3は，オンラインサポートの限界で，それを介入に用いる場合には，対面サポートと同じという前提で用いるべきではありません。

5. 健康行動への応用

　ソーシャルサポートと健康に関するモデルでは，疾患と直接関係するという意味で健康行動の役割が重要となります(Uchino，2006)。この点を明らかにするために，ここでは2つの事例を取り上げることにします。最初は，血糖コントロールにおけるピアサポートの効果を検証したランダム化比較試験，もう1つは，ソーシャルサポートが禁煙に及ぼす効果を検討した介入研究です。

事例1：糖尿病コントロール

　糖尿病は，米国や他の多くの先進国の主要な死因の1つで，心疾患，脳卒中，高血圧，失明，腎疾患，神経疾患，四肢切断など，多くの深刻な合併症を伴うことがあります(American Diabetes Association，2015)。血糖コントロールはこうした合併症を予防する上で極めて重要ですが，そのためにはしっかりした自己管理が必要です。しかし，多くの糖尿病患者では，医療機

関にかかっているにもかかわらず，自己管理の悪さのために血糖値がうまくコントロールされていないことが少なくありません。

そこで，Heislerら（2010）は，ピアサポートが糖尿病コントロールに及ぼす影響を検討するために，ランダム化比較試験を実施し，標準的な看護ケアと指導を受けたピアサポートの効果を比較しました。参加者はヘモグロビンA1c（HbA1c）が過去6か月間で7.5％を超えていた244名の男性2型糖尿病患者で，退役軍人局の医療機関からリクルートされました。すべての患者はその病状にかかわらず，インスリンレベルのコントロールに関する標準的な医学的アドバイス，HbA1c，血圧，血中コレステロールの測定，健康に関する教育的教材が提供されました。介入群（ピアサポートを受ける群）では，患者は，年齢の等しいピア（糖尿病患者）とペアを組んでもらい，お互いにサポートを提供し合うことが奨励されました。介入群に割り付けられた患者は，3時間のグループセッションに参加し，ピアとの間で週に一度は情報やアドバイスを交換しかつ励まし合うために，自動電話システムを使って電話をかけ合うことが奨励されました。この電話システムを用いると，電話をかけた回数や時間が記録され，1週間以内に電話がされない場合には，リマンダーが送られる仕組みになっていました。一方，対照群（標準的な看護ケアを受ける群）には，糖尿病の自己管理や治療に関する質問や退役軍人局から得られる自己管理サポートサービスに関する1.5時間のグループセッションが設けられました。そしてどのグループの参加者にも看護師と連絡を取り続けるように依頼されました。そして両群とも6か月間フォローアップされ，その前後でHbA1cに変化が見られたかどうかが検討されました。

このランダム化比較試験の結果，介入群（ピアサポート群）では，対照群（看護ケア群）に比べて，血糖コントロールに，統計学的だけではなく，臨床的にも有意な改善が見られたことが明らかとなりました。そして6か月間完全にフォローアップされた212名について，こうした変化に貢献した要因と，どういうタイプの患者に最も強い効果があったかを明らかにするために，事後調査が実施されました（Pietteら，2013）。調査では特に"知覚されたサポート"とインスリン注射の実施状況を媒介要因として注目し，健康リテラシー，糖尿病に関係したソーシャルサポート，糖尿病に関係した悩みが修飾因子として注目されました。この調査から，ピアサポート介入の効果は，「知覚されたサポート」ではなくインスリン注射の実施によって媒介され，それがHbA1c改善のほぼ50％に寄与していることが示唆されました。そしてさらに，この改善効果に，患者側の要因，つまり，それまでのソーシャルサポートやリテラシーの有無の影響があったかどうかを検討する分析が行われた結果，それまでソーシャルサポートやリテラシーが低かった患者で改善効果が特に高いことが明らかとなりました。この研究結果は，ソーシャルサポート介入が，自分のネットワークの中に適切なソーシャルサポート資源を欠く人々で特に効果が高い，あるいはそうした人々にのみ効果があるという他の研究の結果と一致するものです（Cohen, 2004）。有意な改善効果が得られたものの，電話回数を詳細に調べてみると，当初計画されていた週に1度という電話回数は守られておらず，実際には月に0.8〜2.4回と非常に低い頻度であったことも示されました。これは，元々知り合いではなかった患者同士がペアとされ，しかも対面のコミュニケーションではなかったため，電話をかけにくかったためと思われます。またこの研究では，対象者が男性だけであった点にも注意が必要です。女性の場合は，サポートを探したり提供することに男性よりも積極的であることが示唆されています（Barbeeら，1990）。したがって，女性を対象とした研究であれば，患者同士のコミュニケーションは違った形になった可能性があります。つまり，対象者に女性を加える，知り合いの患

者をペアにするなどの工夫をすれば，ピアサポート介入の効果は，さらに高まった可能性があるということです(Cohen, 2004)。

事例2：禁煙を目的としたサポート介入

　喫煙が死亡率を高めることはすでに多くの研究で証明されていますが(米国保健福祉局[DHHS], 2004)，禁煙 smoking cessation は容易ではなく，禁煙を試みる喫煙者は多いもののその成功率は非常に低いことが知られています。禁煙ホットラインなどの支援プログラムは，成功率を2～3倍に高める効果があることが知られていますが，あまり使われていません(Pattenら, 2011)。したがって，そうしたサービス(禁煙ホットライン)がもっと使われるようになれば，禁煙に踏み切れる人の数はかなり増加するものと思われ，また禁煙ホットラインに電話をしてくる人の多くが非喫煙者で，自分の友人や家族の禁煙の支援を求めてくるケースが多いことから，非喫煙者をソーシャルサポートとして活用すれば，喫煙者の禁煙ホットラインの活用が増える可能性があると考えられます。

　そこで，あるランダム化比較試験で，ソーシャルサポートを活性化させることが，禁煙ホットラインの利用にどのような効果があるかが検討されました(Pattenら, 2011)。友人や家族の禁煙支援に関心のある非喫煙者がリクルートされ，介入群($n=267$)と対照群($n=267$)にランダムに割り付けられました。つまり，介入は，喫煙者に直接ではなく，サポート提供者に対してなされたということです。全参加者には，禁煙のための資源と，その人が禁煙をサポートしようとしている喫煙者と共有する個別ID番号が与えられ，喫煙者はこのIDを用いることによって，半年間の間，禁煙ホットラインへの電話相談，保険未加入でも受けられるニコチン代替療法やカウンセリングなどのサービスが提供されました。介入群の参加者(サポート提供者)には，ホットラインの利用や段階的禁煙を喫煙者に勧めるためのスキルに関する3回にわたるトレーニングセッションが提供され，対照群にはそのようなトレーニングは提供されませんでした。つまりこの研究の介入では，参加者(サポート提供者)が禁煙カウンセラーのように振る舞う(注：過去の研究では介入効果がない)のではなく，禁煙ホットラインの使用を勧めるようにする形式がとられたということです。介入の効果は，参加者(サポート提供者)の関与によって，喫煙者によるホットラインの使用の増加が対照群よりも大きいかどうかで判定されました。

　その結果，ホットラインの使用頻度は，いずれの群の喫煙者においても，研究に関係しなかった喫煙者より大きくなりましたが，介入群からサポートを受けた喫煙者の使用頻度は，対照群からサポートを受けた喫煙者よりも，2倍大きいことが示され，その効果は喫煙者の禁煙意思のレベルに関わらず認められました。しかし，興味深いことにサポート行動と介入効果の間には関連は見られず，介入効果がどのようなプロセスで生じたのかは分からないという結果に終わってしまいました。この研究では，参加者には性別や喫煙者との関係などに特に条件は設けられませんでしたが，サポート提供者の大半(79％)は女性で，喫煙者のパートナーか配偶者でした。したがって，この介入効果には密接で影響力のある人間関係が関わっていた可能性があります。しかし，いずれにしても，こうし喫煙ホットラインの利用が，実際に喫煙者の禁煙行動に結び付いたかどうかについて今後の検討が必要と思われます。

6. 研究と活動の今後の方向について

今後の研究や介入を考える上では、いくつかの概念的問題に注意が必要です。前述したように、「受けたサポート received support」は、それが適切と見なされない場合には健康にネガティブな影響を与える可能性があります(Selcuk ら, 2013)。そのため、ピアや家族あるいは友人などを用いて介入を企画する場合には、介入が適切なものとなる(＝健康行動や健康アウトカムに直接もしくはストレス緩和を通してポジティブな効果を与える)ように十分な注意が必要です(図 10.1 参照)。

社会的関係の質も、サポートの適切性に影響を与えるもう1つの要因ですが、これまでの研究では十分配慮されてきませんでした。社会的関係は、思いやりや愛情をもたらすものではありますが、逆にいさかいやストレスの原因となることもあり、その結果、社会的関係は、ポジティブな要素とネガティブな要素を含む複雑なもの(両義的関係 ambivalent relationship)となってしまうことがあります。これまでの研究から、社会的関係がそうした両義的なものである場合には、サポートの効果が低いだけではなく、疾患リスクが高まる可能性さえあり(Holt-Lunstad ら, 2003；Reblin ら, 2010)、またそれ自身がストレスの原因となって、健康に直接の影響を与える可能性があります(Holt-Lunstad ら, 2007)。したがって、今後の研究においては、社会的関係の質に十分な配慮を行う必要があります。

また、今後の研究においては、ソーシャルサポートを社会環境の変化の文脈の中で考慮する必要があります。社会的つながりを広げる効果があるように思われる IT 技術の進歩が、逆に社会的孤立や孤独感を増大させているという報告があります(McPherson ら, 2006)。人々のそうしたデジタルコミュニケーションへの依存がさらに高まる可能性を考えれば、オンラインのソーシャルサポートが健康に及ぼす効果について一層の注意が必要になると思われます。これは今後発展する研究分野だと思われますが、まだあまり研究はなされていません。例えば、研究では、オンラインネットワーク(例：オンラインサポートグループやチャットグループ)からのみ得られたサポートと友人から得られたサポートは明確に区別しなければなりません。また、個人の特性(例：外向性、自尊感)もサポート介入の効果に影響を与える可能性があるためその同定が必要であり(Van Zalk ら, 2011)、また、対面コミュニケーションに及ぼす影響についても十分な配慮が必要です。そして、これまでのソーシャルサポートに関する疫学研究のほとんどは、デジタルコミュニケーションが広がる前に行われたものであるため、現時点では、オンラインのソーシャルサポートに、対面的なソーシャルサポートと同じような防護的効果があるかは分かっていません。したがって、今後は、オンラインの手段を用いて人がサポートを探したり提供したりする場合に、どのようなメカニズムが作用するのかを明らかにすることが重要と思われます。

7. まとめ

ソーシャルサポートが人々の健康や長命に有意かつポジティブな影響を与えることはすでに多くの研究で証明されており、様々なタイプのサポートが様々なメカニズムによってその効果

を発揮すると考えられます。しかし一方で多くの疫学研究や実験的研究から、ソーシャルサポートのあらゆる側面にそうした効果があるわけではないことが示されており、ソーシャルサポートの研究ではそうした点に配慮することが求められています。現在進められつつある次世代の研究では，IT技術が個人間の関係やソーシャルサポートの利用に及ぼす影響やパブリックヘルスに与える影響などについての検討が行われています。効果的なソーシャルサポート介入を開発するためには，これらの問題について十分な配慮が求められます。

参考文献

Ailshire, J. A., & Burgard, S. A. (2012). Family relationships and troubled sleep among US adults: Examining the influences of contact frequency and relationship quality. *Journal of Health and Social Behavior*, *53*(2), 248–262.

American Diabetes Association. (2015). Statistics about diabetes. http://www.diabetes.org/diabetes basics/statistics/?loc=db-slabnav

Aspinwall, L. G., & Taylor, S. E. (1997). A stitch in time: Self-regulation and proactive coping. *Psychological Bulletin*, *121*(3), 417–436.

Barbee, A. P., Gulley, M. R., & Cunningham, M. R. (1990). Support seeking in personal relationships. *Journal of Social and Personal Relationships*, *7*, 531–540.

Barth, J., Schneider, S., & von Kanel, R. (2010). Lack of social support in the etiology and the prognosis of coronary heart disease: A systematic review and meta-analysis. *Psychosomatic Medicine*, *72*(3), 229–238.

Berkman, L. F., Glass, T., Brissette, I., & Seeman, T. E. (2000). From social integration to health: Durkheim in the new millennium. *Social Science & Medicine*, *51*(6), 843–857.

Berkman, L. F., Leo-Summers, L., & Horwitz, R. I. (1992). Emotional support and survival after myocardial infarction: A prospective, population-based study of the elderly. *Annals of Internal Medicine*, *117*(12), 1003–1009.

Berkman, L. F., & Syme, S. L. (1979). Social networks, host resistance, and mortality: A nine-year follow-up study of Alameda County residents. *American Journal of Epidemiology*, *109*(2), 186–204.

Blazer, D. G. (1982). Social support and mortality in an elderly community population. *American Journal of Epidemiology*, *115*(5), 684–694.

Bolger, N., & Amarel, D. (2007). Effects of social support visibility on adjustment to stress: Experimental evidence. *Journal of Personality and Social Psychology*, *92*(3), 458–475.

Brummett, B. H., Babyak, M. A., Siegler, I. C., Vitaliano, P. P., Ballard, E. L., Gwyther, L. P., & Williams, R. B. (2006). Associations among perceptions of social support, negative affect, and quality of sleep in caregivers and noncaregivers. *Health Psychology*, *25*(2), 220–225.

Brummett, B. H., Mark, D. B., Siegler, I. C., Williams, R. B., Babyak, M. A., Clapp-Channing, N. E., & Barefoot, J. C. (2005). Perceived social support as a predictor of mortality in coronary patients: Effects of smoking, sedentary behavior, and depressive symptoms. *Psychosomatic Medicine*, *67*(1), 40–45.

Cassell, J. (1976). The contribution of the social environment to host resistance. *American Journal of Epidemiology*, *104*, 107–123.

Cobb, S. (1976). Social support as a moderator of life stress. *Psychosomatic Medicine*, *38*, 300–314.

Cohen, S. (1988). Psychosocial models of the role of social support in the etiology of physical disease. *Health Psychology*, *7*(3), 269–297.

Cohen, S. (2004). Social relationships and health. *American Psychologist*, *59*(8), 676–684.

Cohen, S., Mermelstein, R. J., Kamarck, T., & Hoberman, H. M. (1985). Measuring the functional components of social support. In I. G. Sarason and B. Sarason (Eds.), *Social support: Theory, research and applications* (pp. 73–94). The Hague: Martinus Nijhoff.

Cohen, S., & Wills, T. A. (1985). Stress, social support, and the buffering hypothesis. *Psychological*

Bulletin, 98(2), 310–357.

Cutrona, C. E., & Russell, D. W. (1990). Type of social support and specific stress: Towards a theory of optimal matching. In B. R. Sarason, I. G. Sarason, & G. R. Pierce (Eds.), *Social support: An interactional view* (pp. 319–366). New York: Wiley.

Dare, J., & Green, L. (2011). Rethinking social support in women's midlife years: Women's experiences of social support in online environments. *European Journal of Cultural Studies, 14*(5), 473–490.

DiMatteo, M. R. (2004). Social support and patient adherence to medical treatment: A meta-analysis. *Health Psychology, 23*(2), 207–218.

Dunkel-Schetter, C., & Bennett, T. L. (1990). Differentiating the cognitive and behavioral aspects of social support. In B. R. Sarason, I. G. Sarason, & G. R. Pierce (Eds.), *Social support: An interactional view* (pp. 267–296). New York: Wiley.

Dunkel-Schetter, C., & Skokan, L. A. (1990). Determinants of social support provision in personal relationships. *Journal of Social and Personal Relationships, 7*, 437–450.

Durkheim, É. (1951). *Suicide: A study in sociology*. London: Free Press.

Forster, L. E., & Stoller, E. P. (1992). The impact of social support on mortality: A seven-year follow-up of older men and women. *Journal of Applied Gerontology, 11*, 173–186.

Friedman, H. S., Tucker, J. S., Schwartz, J. E., Tomlinson-Keasey, C., Martin, L. R., Wingard, D. L., & Criqui, M. H. (1995). Psychosocial and behavioral predictors of longevity: The aging and death of the "termites." *American Psychologist, 50*(2), 69–78.

Fuemmeler, B. F., Mâsse, L. C., Yaroch, A. L., Resnicow, K., Campbell, M. K., Carr, C., . . . Williams, A. (2006). Psychosocial mediation of fruit and vegetable consumption in the body and soul effectiveness trial. *Health Psychology, 25*(4), 474–483.

Glaser, R., Kiecolt-Glaser, J. K., Bonneau, R., Malarkey, W., & Hughes, J. (1992). Stress-induced modulation of the immune response to recombinant hepatitis B vaccine. *Psychosomatic Medicine, 54*(1), 22–29.

Gore, S. (1981). Stress-buffering functions of social supports: An appraisal and clarification of research models. In B. S. Dohrenwend & B. P. Dohrenwend (Eds.), *Stressful life events and their context* (pp. 202–222). New York: Prodist.

Griffiths, K. M., Calear, A. L., Banfield, M., & Tam, A. (2009). Systematic review on Internet Support Groups (ISGs) and depression (2): What is known about depression ISGs? *Journal of Medical Internet Research, 11*(3), e41.

Haber, M. G., Cohen, J. L., Lucas, T., & Baltes, B. B. (2007). The relationship between self-reported received and perceived social support: A meta-analytic review. *American Journal of Community Psychology, 39*(1–2), 133–144.

Heisler, M., Vijan, S., Makki, F., & Piette, J. (2010). Diabetes control with reciprocal peer support versus nurse care management: A randomized trial. *Annals of Internal Medicine, 153*(8), 507–515.

Holt-Lunstad, J., Smith, T. B., & Layton, J. B. (2010). Social relationships and mortality risk: A meta-analytic review. *PLoS Medicine, 7*(7), e1000316.

Holt-Lunstad, J., Uchino, B. N., Smith, T. W., Olson-Cerny, C., & Nealey-Moore, J. B. (2003). Social relationships and ambulatory blood pressure: Structural and qualitative predictors of cardiovascular function during everyday social interactions. *Health Psychology, 22*(4), 388–397.

Holt-Lunstad, J. L., Uchino, B. N., Smith, T. W., & Hicks, A. (2007). On the importance of relationship quality: The impact of ambivalence in friendships on cardiovascular functioning. *Annals of Behavioral Medicine, 33*(3), 278–290.

House, J. S., Landis, K. R., & Umberson, D. (1988). Social relationships and health. *Science, 241*(4865), 540–545.

Jessor, R., Turbin, M. S., & Costa, F. M. (1998). Protective factors in adolescent health behavior. *Journal of Personality and Social Psychology, 75*(3), 788–800.

Kaplan, G. A., Wilson, T. W., Cohen, R. D., Kauhanen, J., Wu, M., & Salonen, J. T. (1994). Social functioning and overall mortality: Prospective evidence from the Kuopio Ischemic Heart Disease

Risk Factor Study. *Epidemiology*, *5*(5), 495–500.

Kiecolt-Glaser, J. K., Loving, T. J., Stowell, J. R., Malarkey, W. B., Lemeshow, S., Dickinson, S. L., & Glaser, R. (2005). Hostile marital interactions, proinflammatory cytokine production, and wound healing. *Archives of General Psychiatry*, *62*(12), 1377–1384.

Krause, N. (1997). Received support, anticipated support, social class, and mortality. *Research on Aging*, *19*(4), 387–422.

Kroenke, C. H., Quesenberry, C., Kwan, M. L., Sweeney, C., Castillo, A., & Caan, B. J. (2013). Social networks, social support, and burden in relationships, and mortality after breast cancer diagnosis in the Life After Breast Cancer Epidemiology (LACE) study. *Breast Cancer Research and Treatment*, *137*(1), 261–271.

Lakey, B., & Orehek, E. (2011). Relational regulation theory: A new approach to explain the link between perceived support and mental health. *Psychological Review*, *118*(3), 482–495.

Lett, H. S., Blumenthal, J. A., Babyak, M. A., Catellier, D. J., Carney, R. M., Berkman, L. F., ... Schneiderman, N. (2007). Social support and prognosis in patients at increased psychosocial risk recovering from myocardial infarction. *Health Psychology*, *26*(4), 418–427.

Lett, H. S., Blumenthal, J. A., Babyak, M. A., Strauman, T. J., Robins, C., & Sherwood, A. (2005). Social support and coronary heart disease: Epidemiologic evidence and implications for treatment. *Psychosomatic Medicine*, *67*, 869–878.

Lutgendorf, S. K., Sood, A. K., Anderson, B., McGinn, S., Maiseri, H., Dao, M., ... Lubaroff, D. M. (2005). Social support, psychological distress, and natural killer cell activity in ovarian cancer. *Journal of Clinical Oncology*, *23*(28), 7105–7113.

Luttik, M. L., Jaarsma, T., Moser, D., Sanderman, R., & van Veldhuisen, D. J. (2005). The importance and impact of social support on outcomes in patients with heart failure: An overview of the literature. *Journal of Cardiovascular Nursing*, *20*(3), 162–169.

Maisel, N., & Gable, S. L. (2009). The paradox of received social support: The importance of responsiveness. *Psychological Science*, *20*(8), 928–932.

Malik, S. H., & Coulson, N. S. (2008). Computer-mediated infertility support groups: An exploratory study of online experiences. *Patient Education and Counseling*, *73*(1), 105–113.

Manne, S. L., Ostroff, J., Winkel, G., Grana, G., & Fox, K. (2005). Partner unsupportive responses, avoidant coping, and distress among women with early stage breast cancer: Patient and partner perspectives. *Health Psychology*, *24*(6), 635–641.

McPherson, M., Smith-Lovin, L., & Brashears, M. (2006). Social isolation in America: Changes in core discussion networks over two decades. *American Sociological Review*, *71*(3), 353–375.

Meier, A., Lyons, E. J., Frydman, G., Forlenza, M., & Rimer, B. K. (2007). How cancer survivors provide support on cancer-related Internet mailing lists. *Journal of Medical Internet Research*, *9*(2), e12.

Nicholas, D. B., Fellner, K. D., Frank, M., Small, M., Hetherington, R., Slater, R., & Daneman, D. (2012). Evaluation of an online education and support intervention for adolescents with diabetes. *Social Work in Health Care*, *51*(9), 815–827.

Nordin, M., Knutsson, A., & Sundbom, E. (2008). Is disturbed sleep a mediator in the association between social support and myocardial infarction? *Journal of Health Psychology*, *13*(1), 55–64.

Orth-Gomer, K., Wamala, S. P., Horsten, M., Schenck-Gustafsson, K., Schneiderman, N., & Mittleman, M. A. (2000). Marital stress worsens prognosis in women with coronary heart disease: The Stockholm Female Coronary Risk Study. *JAMA*, *284*(23), 3008–3014.

Patten, C., Smith, C., Brockman, T., Decker, P., Hughes, C., Nadeau, A., ... Zhu, S. (2011). Support-person promotion of a smoking quitline: A randomized controlled trial. *American Journal of Preventive Medicine*, *41*(1), 17–23.

Pearlin, L. I. (1989). The sociological study of stress. *Journal of Health and Social Behavior*, *30*(3), 241–256.

Peirce, R. S., Frone, M. R., Russell, M., & Cooper, M. L. (1996). Financial stress, social support, and alcohol involvement: A longitudinal test of the buffering hypothesis in a general population survey. *Health Psychology*, *15*(1), 38–47.

Piette, J., Resnicow, K., Choi, H., & Heisler, M. (2013). A diabetes peer support intervention that improved glycemic control: Mediators and moderators of intervention effectiveness. *Chronic Illness*, *9*(4), 258–267.

Przybylski, A. K., & Weinstein, N. (2013). Can you connect with me now? How the presence of mobile communication technology influences face-to-face conversation quality. *Journal of Social and Personal Relationships*, *30*(3), 237–246.

Rainie, L., & Wellman, B. (2012). *Networked: The new social operating system*. Cambridge, MA: MIT Press.

Reblin, M., Uchino, B. N., & Smith, T. W. (2010). Provider and recipient factors that may moderate the effectiveness of received support: Examining the effects of relationship quality and expectations for support on behavioral and cardiovascular reactions. *Journal of Behavioral Medicine*, *33*(6), 423–431.

Rimer, B. K., Lyons, E .J., Ribisl, K. M., Bowling, J. M., Golin, C. E., Forlenza, M. J., & Meier A. (2005). How new subscribers use cancer-related online mailing lists. *Journal of Medical Internet Research*, *7*(3), e32.

Robles, T. F., Slatcher, R. B., Trombello, J. M., & McGinn, M. M. (2013). Marital quality and health: A meta-analytic review. *Psychological Bulletin*, *140*(1), 140–187.

Rucker, D. D., Preacher, K. J., Tormala, Z. L., & Petty, R. E. (2011). Mediation analysis in social psychology: Current practices and new recommendations. *Social and Personality Psychology Compass*, *5*(6), 359–371.

Russell, D. W., & Cutrona, C. E. (1991). Social support, stress, and depressive symptoms among the elderly: Test of a process model. *Psychology and Aging*, *6*(2), 190–201.

Selcuk, E., & Ong, A. D. (2013). Perceived partner responsiveness moderates the association between received emotional support and all-cause mortality. *Health Psychology*, *32*(2), 231–235.

Seltzer, L. J., Prososki, A. R., Ziegler, T. E., & Pollak, S. D. (2012). Instant messages vs. speech: Hormones and why we still need to hear each other. *Evolution and Human Behavior*, *33*(1), 42–45.

Steptoe, A., Wardle, J., Pollard, T. M., Canaan, L., & Davies, G. J. (1996). Stress, social support and health-related behavior: A study of smoking, alcohol consumption and physical exercise. *Journal of Psychosomatic Research*, *41*(2), 171–180.

Stewart, D. W., Gabriele, J. M., & Fisher, E. B. (2012). Directive support, nondirective support, and health behaviors in a community sample. *Journal of Behavioral Medicine*, *35*(5), 492–499.

Thoits, P. (2011). Mechanisms linking social ties and support to physical and mental health. *Journal of Health and Social Behavior*, *52*(2), 145–161.

Thorsteinsson, E. B., & James, J. E. (1999). A meta-analysis of the effects of experimental manipulations of social support during laboratory stress. *Psychology & Health*, *14*(5), 869–886.

Trobst, K. K. (2000). An interpersonal conceptualization and quantification of social support transactions. *Personality and Social Psychology Bulletin*, *26*(8), 971–986.

Troxel, W. M., Matthews, K. A., Gallo, L. C., & Kuller, L. H. (2005). Marital quality and occurrence of the metabolic syndrome in women. *Archives of Internal Medicine*, *165*(9), 1022–1027.

Uchino, B. (2006). Social support and health: A review of physiological processes potentially underlying links to disease outcomes. *Journal of Behavioral Medicine*, *29*(4), 377–387.

Uchino, B. N. (2009). Understanding the links between social support and physical health: A lifespan perspective with emphasis on the separability of perceived and received support. *Perspectives in Psychological Science*, *4*(3), 236–255.

Umberson, D. (1987). Family status and health behaviors: Social control as a dimension of social integration. *Journal of Health and Social Behavior*, *28*(3), 306–319.

U.S. Department of Health and Human Services. (2004). *The health consequences of smoking: A report of the surgeon general*. Atlanta: U.S. Department of Health and Human Services, Centers for Disease Control and Prevention, National Center for Chronic Disease Prevention and Health Promotion, Office on Smoking and Health.

Van Zalk, M. W., Branje, S. T., Denissen, J., Van Aken, M. G., & Meeus, W. J. (2011). Who benefits from chatting, and why? The roles of extraversion and supportiveness in online chatting and emotional adjustment. *Personality and Social Psychology Bulletin, 37*(9), 1202–1215.

Veenstra, A., Lakey, B., Cohen, J. C., Neely, L. C., Orehek, E., Barry, R., & Abeare, C. A. (2011). Forecasting the specific providers that recipients will perceive as unusually supportive. *Personal Relationships, 18*(4), 677–696.

Vicary, A. M., & Fraley, R. (2010). Student reactions to the shootings at Virginia Tech and Northern Illinois University: Does sharing grief and support over the Internet affect recovery? *Personality and Social Psychology Bulletin, 36*(11), 1555–1563.

Wills, T. A., & Cleary, S. D. (1996). How are social support effects mediated? A test with parental support and adolescent substance use. *Journal of Personality and Social Psychology, 71*(5), 937–952.

Wills, T. A., & Shinar, O. (2000). Measuring perceived and received social support. In S. Cohen, L. Gordon, & B. Gottlieb (Eds.), *Social support measurement and intervention: A guide for health and social scientists* (pp. 86–135). New York: Oxford University Press.

Woloshin, S., Schwartz, L. M., Tosteson, A. N., Chang, C. H., Wright, B., Plohman, J., & Fisher, E. S. (1997). Perceived adequacy of tangible social support and health outcomes in patients with coronary artery disease. *Journal of General Internal Medicine, 12*(10), 613–618.

Wright, K. B., & Bell, S. B., (2003). Health-related support groups on the Internet: Linking empirical findings to social support and computer-mediated communication theory. *Journal of Health Psychology, 8*(1), 39–54.

第11章
ソーシャルネットワークと健康行動

Thomas W. Valente

[キーポイント]
・ソーシャルネットワーク理論(SNT)とソーシャルネットワーク分析(SNA)の概要を解説する。
・SNTとSNAの主な構成要素を解説する。
・SNTの研究への応用例を紹介する：避妊薬と思春期の若者の喫煙
・ネットワーク介入について解説する。

　ソーシャルネットワーク social network は，多くの健康行動や健康状態に大きな影響を与えることが知られており，友人，家族，同僚などが，人々の健康情報やサポートの獲得に重要なリソースであることや，良い意味でも悪い意味でも人々の健康行動の決定に重要な影響を与えることが，過去数十年にわたる数多くの研究から明らかにされてきました。

　この研究分野では，ソーシャルネットワーク研究とは「理論」なのか「方法」なのかという議論がありますが，端的に言えば，ネットワークが行動に影響を与えるメカニズムを論じる場合には「理論」であり，一方，他の理論の構成概念の一部としてネットワークを測定する場合には「方法」だということになります。したがって，ソーシャルネットワーク理論 social network theory (SNT)という用語は，人の健康行動や健康状態に対する社会的つながりの影響を論じる場合に用いられ(Valente, 2010)，一方，ソーシャルネットワーク分析 social network analysis(SNA)は，例えばイノベーション拡散理論 Diffusion of Innovations theory などの他の理論において，アウトカムに直接影響する中心的構成概念としてネットワークが測定される場合や(Valente, 1995)，間接的メカニズムとして，規範信念 normative beliefs にネットワークが与える影響を測定する場合などに用いられます。ソーシャルネットワーク分析は，社会学，人類学，情報科学，経済学，マーケティング，コンピューターサイエンス，物理学，生態学，地理学，コミュニケーション，公衆衛生，医学など多くの分野で用いられるようになっており，この分野のこうした急速な発展に伴って，ヘルス研究の焦点は，個人から，個人の持つ社会的関係へとシフトしつつあります(Borgattiら, 2013；Scott, 2008；Valente, 2010；Wassermanら, 1994)。現在，こうしたネットワークの考え方は，学校における生徒間の友人関係，国家間の貿易，本の購入の類似性(注：似た種類の本を買うという意味でのつながり)など非常に幅広い分野に拡張されています。ネットワークデータには，統計学者や疫学者が従来用いてきたものとは異なるモデルや計算ソフトが使用されますが，両者のアプローチの仕方は次第に接近しつつありま

す（Valente, 2010）。ネットワーク分析（SNA）では，一般に，可視化，数学的アルゴリズムなどの手法を用いて，コミュニティや組織などを深く探索することができるため，ネットワーク分析とは，コミュニティや組織の行動やシステムについて，いわば「数学的エスノグラフィ」を実施するようなものと言うこともできます。つまり，ネットワーク分析は，一見簡単そうに見えますが，実は極めて複雑で難しい分野だということです。本章では，ネットワークがどのように行動に影響を与えるかを解説するとともに，ネットワークが，個人，組織，コミュニティ，システムの行動に強い影響を与えることを示したこれまでの多くの研究結果を概観します。

ソーシャルサポートは，ソーシャルネットワーク研究の一部であり，属するネットワークの中に人が有する資源の測定を目的とする研究分野です。第10章で示したように，サポートは，情緒的サポート，物的サポート，情報的サポートなどに分類され，実際に受けたかどうかで，「受けたサポート received support」と「知覚されたサポート perceived support」に分類されます。これに対し，ソーシャルネットワークは，サポートが得られる関係であるかどうかは問わず，単に友人関係や仕事上の関係を量的に測定し，こうした方向性を持つつながり自体を研究対象とするものです（Smith ら，2008）。本章では，このソーシャルネットワークを扱います。

1. ソーシャルネットワーク理論とソーシャルネットワーク分析の歴史

1930年以前にも，多くの社会学者たちがネットワーク研究の構成要素や数学，そしてグラフ理論を研究に取り入れていました（Freeman, 2004）。しかし，多くの研究者は，Jacob Morenoの研究を現代的ソーシャルネットワーク研究の始まりと考えています。彼は，ソーシャルネットワークとそのアウトカムに関する研究プログラムを開発した研究者の1人であり，その多くは6～12歳の子どもを対象としたものでした（Moreno, 1934）。1950年代までに，様々な研究グループによって，ソーシャルネットワーク分析あるいはソシオメトリ sociometry と呼ばれる研究分野が開拓されていきました。ミシガン大学のグループダイナミクスセンターは，ソーシャルネットワークを理解するためにグラフ理論を早期に取り入れた研修コースを実施して高い名声を博し，また Heider, Cartwright, Homans, Festinger, Several を始めとする社会心理学者やその他の多くの心理学者が，職場やコミュニティのソーシャルネットワークに関する研究を実施しました。

1960年代の初めまでには，2つの学派，すなわち英国のマンチェスターを拠点とする人類学者のグループと Harrison White を中心とするハーバード大学の構造主義者 structuralist のグループが誕生していました（Scott, 2008）。そして，1970年代の半ばには，ハワイで，ソーシャルネットワークの研究に興味を持つ様々な学者を集めることを目的にした2つの学術会議が開催され，それがきっかけとなって，International Network for Social Network Analysis（INSNA）が誕生し，1981年からは毎年開催されるようになったほか，*Social Networks* や *Connections* という学術誌も刊行されるようになりました。こうして，INSNA はネットワーク学発展の舞台となり，ソーシャルネットワーク分析や理論，それを応用した研究が発展していくことになりました。そしてその後，少なくとも，*Journal of Social Structure* と *Network Science* という2つの学術誌が創刊され，学問の発展を促していきました。

1980年代の半ばから後半になると，研究者たちは，相互の科学的交流や共同研究の機運を高めるために，重要な構成概念を測定するためのソーシャルネットワーク用の分析ソフトを作成して公開するようになりました。UCINET(Borgattiら，2010)はその1つで，1980年代半ばに公開されて以降，広く使われています。そして，エイズ流行の出現と公衆衛生研究者の間におけるネットワーク研究への関心の高まりによって(訳注：エイズ流行は静脈注射や性行為のネットワークを介して拡大する)，ネットワーク研究は1990年代の初期にその隆盛期を迎えることになりました。もはやネットワーク研究は新参の科学ではなく，力強く発展し，使いやすい分析ソフトも作られるようになっていきました。また，インターネットとそれを介したオンラインコミュニケーションの爆発的な発達によって，いわばネットワーク社会が誕生することとなり，瞬く間にネットワークは，多くの研究分野で重要な位置を占めるようになっていったのです。

　21世紀の最初の10年間に，数多くの分野の非常に多くの問題について，ソーシャルネットワーク理論(SNT)とソーシャルネットワーク分析(SNA)を応用した研究が行われました。そして，ビッグデータ(Lazerら，2009)と新たな強力な計算ツールの出現によって，ネットワーク研究は，もはや小さな集団やコミュニティだけではなく，社会全体もしくは社会に存在する大きなコミュニティにも応用されるようになってきました。そして，ビッグデータの出現とデータを可視化するツールの発達によって，ソーシャルネットワーク分析はより容易にかつ意味あるものとなっていきました。

　今日では，ネットワーク研究は，最も活気と魅力に溢れた研究分野の1つであり，科学の発展に大きく貢献する可能性を有しています。こうした歴史的な発展によって，ソーシャルネットワーク分析(SNA)の分野では多くのデータ解析プログラムが開発され，そこからまた新たなネットワーク理論が発達するという展開が生じています。

2. ソーシャルネットワーク理論

　ソーシャルネットワーク理論(SNT)には，①人や組織は，そのネットワーク環境の中で行動する，②ネットワークにおける位置が，人や組織の行動に影響を与える，③ネットワークには構造があり，その特性がネットワークの機能に影響を与えるという3つの主な前提があり，さらに，ネットワーク理論ではそのミクロレベル(個人)とマクロレベル(ネットワーク)の間にダイナミックな関係があることも1つの前提となっています。そして，ネットワークを純粋に数学的対象とした研究も発展しており，そこから新たな概念やアルゴリズムが開発されつつあります。本章では，ソーシャルネットワークを「個人間の関係」と定義しますが，ここで述べるほとんどの記述は，組織間，政府間，ウェブサイト間あるいはそれ以外のネットワークにも該当します。

ネットワーク環境

　図11.1は，小学6年生(12歳)におけるソーシャルネットワークを示したものです。ソーシャルネットワーク理論(SNT)では，こうしたネットワークが成り立った経過，その構造，そのネットワークを構成するメンバー間にどのようなプロセスが生じるかなど，多くのことを予測

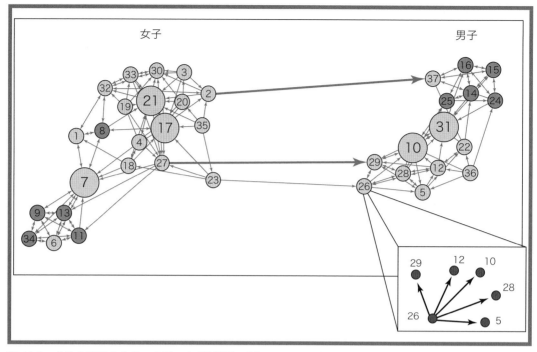

図 11.1　ある生徒の友人ネットワーク(仮想データ)
注：濃いノード(点)nodeは喫煙者，薄いノードは非喫煙者を指す。

　します。図 11.1 では，女子の友人はほぼ女子で男子の友人はほぼ男子となっていますが，この「同類性 homophily」(第 16 章参照)は，例えば，喫煙者の友人は喫煙者である傾向が高いなど，健康行動にも見られ，それ以外にも，飲酒，薬物使用，肥満，いじめ，虐待などの，思春期の若者における他の多くのリスク行動にも同類性が認められています。

　こうした同類性は，少なくとも 2 つのプロセス，つまり「影響 influence」と「選択 selection」から生じます。「影響」とは，人が自分のネットワーク内の仲間の影響を受けて仲間と同じ行動をとるようになることを言い，例えば，図 11.1 で，No.6 の人物には喫煙者の友人が多いため，ネットワーク理論では，彼女は将来喫煙者になる確率が高いと予測されます。一方，「選択」とは，逆に，人が自分の行動に合うようにネットワーク(人間関係)を変えることを言い，例えば，No.8 の人物は喫煙者で，非喫煙者の友人がいますが，ネットワーク理論では，この人物は No.9, 11, 13, 34 の人物とも友人になる可能性があると予測されます。なぜなら，彼らが喫煙者だからです。しかしもちろん，No.8 の人物は，現在の友人のネットワークの「影響」を受けて，喫煙をやめてしまう可能性もあります(Christakis ら，2007)。

　このように，「影響」と「選択」は，自分の属するソーシャルネットワークの影響を受けて，行動やネットワークを変えるという意味で，いずれも環境的効果と言うことができます。1 次的ネットワーク環境 primary network environment とは，個人が持つ直接の人間関係で，図 11.1 の右下のボックスは No.26 の人物についてそれを示したものです。ネットワーク理論では，こうした環境的(曝露的)効果が様々に拡張され，例えば以下のような様々な関係の重みづけがなされています。①関係(紐帯 tie)の強さ strength，②関係の距離 distance(間接的関係を含む)，③共通する第 3 者との結びつき，④ネットワークにおける位置の同値度 degree of equivalence

(訳注：構造同値と役割同値があります), ⑤関係の中心性(中心化度) centrality, ⑥共同した活動への参加度(例：スポーツクラブへの参加), ⑦ネットワークの属性 attributes(例：女子間の関係は男子間の関係より影響力が強い)。ソーシャルネットワーク理論(SNT)によれば, 個人が自分のネットワークから影響を受ける「受けやすさ」の程度は, 個人によって異なり, ネットワークのごく一部の人々からでも影響を受けて行動を変えてしまう「閾値 threshold の低い人」もいれば, ネットワークの大多数がその行動をとるまでなかなか行動を変えようとしない「閾値 threshold の高い人」もいます(Valente, 1996)。このようにソーシャルネットワーク理論(SNT)では, ネットワーク環境は行動の強力な決定要因であるとみなされます。

ネットワークにおける位置

ソーシャルネットワーク理論(SNT)のもう1つの重要な原則は, ネットワークにおける個人の「位置 position」がその人の行動に影響を与えるということです。位置は, 中心的 central, 橋渡し的 bridging, 周辺的 peripheral に分類されます。「中心的な存在」とは, ネットワークで主要な位置を占めることで, ネットワーク分析(SNA)では, 高いスコアをもつノード node(点)として定義されます。それ以外にも, 多くの人から名前があげられる人(次数中心性 degree centrality［訳注：次数とは, 関係の矢印が向けられる数］), ネットワークでつながっているすべてのメンバーとの平均距離が最も小さい人(近接中心性 closeness centrality), 他のノードとの間のパス path(訳注：関係をつなぐ紐帯の数)が最も短い人(媒介中心性 betweenness centrality) (Freeman, 1979)は, 中心的存在と見なされます。中心的存在にある人々は, そうでない人々に比べ, 新しい考えや新しい情報により接する機会がより多くなります。これは, 有益な情報の場合には有利ですが, それが病原体(ウイルスや細菌)である場合には, 逆にそうした病原体に曝露する機会が大きいことを意味しています(Christakis ら 2010)。中心的存在にある人は, コミュニティの規範や価値観にも敏感であり, そのため, イノベーションや変化を促進する存在となり得ますが, 逆に阻害する存在となることもあります。

「橋渡し的存在」とは, 他の人がその人を介してのみネットワークと繋がっているような立場にある人のことを指し, そういう人は他の人の行動にも影響を与えますが(Valente ら, 2010), それは, ①橋渡しによって, 異なるネットワーク間につながりが生じること, ②橋渡し的存在にある人は現状にあまりとらわれない傾向があること, ③橋渡し的存在にある人は, 自分が直接つながっている人からもあまり縛りを受けないことによると考えられています。Granovetter(1973)の有名な「弱い紐帯(関係)の力 strength of weak ties」に関する論文によれば, 弱い関係で繋がれている人々は, 多様な人々とつながり, そこから多様な情報に接することができるため, 重要な情報交換ができる可能性が高いと考えられています。Burt(2005)は, これをさらに発展させて, 構造的空隙 structural hole(＝ネットワーク間の孤立)を繋ぐ位置にある人は, 情報的に有利な位置にあり, その結果仕事でも良い結果を期待できることを示しました。ネットワーク理論(SNT)では, 孤立したグループ同士を橋渡しすることの重要性, それによって集団的行動が促進されたり阻害されたりすることの重要性に注目しています。

「周辺的存在」であることも行動に影響を与えます。なぜなら, 「周辺的存在の人々」はコミュニティやネットワークの規範に縛られることが少なく, そのため行動への制約が少なく, その分新しいことを始める自由度が大きくなるからです。また周辺的存在の人々は, 他のグループ

やネットワークへの結びつきが大きいことが多く，周辺同士ではありながらもネットワーク間を橋渡しする役割も果たします。また，周辺的存在であることは行動に直接影響を与えるという研究結果もあります。例えば，学校での友人ネットワークから孤立してしまった生徒は，自殺企図や自殺を試みるリスクが大きいことなどがその例です(Wymanら，2013)。

構造あるいはネットワークの特性

ネットワーク理論(SNT)では，ネットワークの同類性 homophily，互酬(相互)性 reciprocity (双方向的な関係)，密度 density，推移性 transitivity(クラスター性 clustering)，中心性 centrality などの程度を測る指標を用いて，ネットワーク全体についての予測を行います。図 11.1 では，女子は女子と男子は男子とのみ繋がっているため，同類性が存在することは明らかです。また，喫煙者には喫煙者の友人が多いというように，行動面での同類性も存在しています。ネットワーク理論(SNT)では，同類性は多くのネットワークで生じるとされ，同類性の程度が高いネットワークは変化に抵抗性がある(変わりにくい)とされます。

また，ネットワークでは，繋がった人同士がお互い(双方向性)に益し合う関係にあることがあり，それを「互酬(相互)性」と言います(訳注："酬"は報いるの意味)。例えば，Bob が John を友人と考え，John も Bob を友人と考えるといった関係のことです。図 11.1 には，両方向性の矢印で示されたように(例：No. 1 と No. 7 の間)，多くの互酬的関係がありますが，興味深いことに，女子から友だちと見なされた男子では，互酬性が成立していません。ネットワーク理論では，平等な関係，つまり互酬性が高い関係は，信頼性の高い関係，つながりの強いネットワークを意味します。

「推移性」も，"友だちの友だちは友だち"という具合に，多くのネットワークでよく生じる関係で，Sue が友だちとして Mary の名前をあげ，Mary が Beth の名前をあげれば，Sue が Beth の友だちになる可能性が高くなります。図 11.1 では，No. 1，7，8 の間には推移性の三角関係が成立していますが，No. 1，6，7 の間にはそうした関係は成立していません。クラスター性 clustering とは，ネットワークにおける推移性の程度を表す概念で，高度にクラスター化されたネットワークには，特に濃密につながった区分が存在し(Watts，1999)，そうした区分内では行動変容は速く生じますが，区分間では行動変容の影響は遅くなります。

図 11.2 は，サンプルサイズが 37 で，密度 density 0.14 のいくつかのネットワークを示したもので，図 11.2a は実在のネットワークの例，図 11.2b はランダムに作成されたネットワーク，図 11.2c はスモールワールドネットワーク small-world network，図 11.2d は中心化されたネットワークを示しています。密度は，紐帯(ひも，リンク)の実際の数を理論的に最大可能な紐帯の数で割って計算される値のことを言います(例：4 人の間には，理論的に合計 4×3＝12 のリンクがあり得ますが，実際に観察されたリンクが 6 であれば，密度は 6/12＝0.50 と計算されます)。一見すると，密なネットワークの方が疎なネットワークよりも，情報の拡散が早く，同調した行動が起こりやすいように思われますが，研究結果からは，あまりに密なネットワークは変わりにくく，密度が 25％未満の方が変わりやすいことが示唆されています(Valente, 2010)。

上述したように，紐帯(ひも，リンク)の数はネットワークに属する個々のメンバーによって異なり，そのために，ある人は中心的，ある人は周辺的存在となりますが，中心性は，こうしたリンクの分布全体，つまり紐帯が 1 つもしくは少数のノード node(点)に集中している度合

2. ソーシャルネットワーク理論

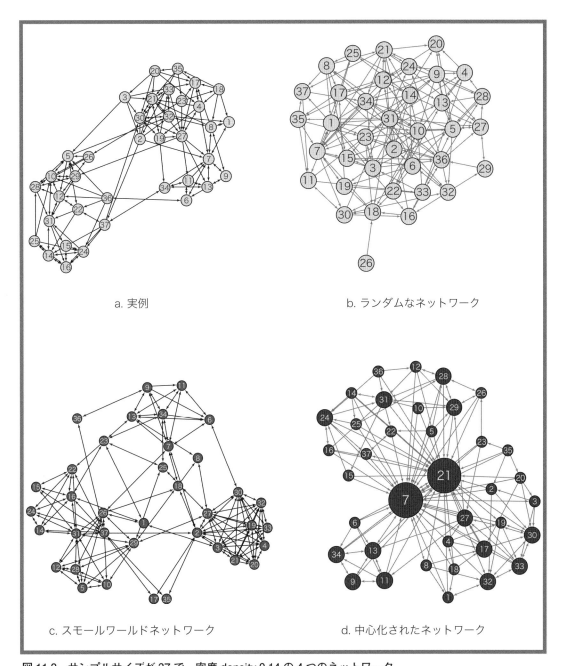

a. 実例
b. ランダムなネットワーク
c. スモールワールドネットワーク
d. 中心化されたネットワーク

図 11.2　サンプルサイズが 37 で，密度 density 0.14 の 4 つのネットワーク
注：図 11.1 と図 11.2a は同じものですが，描き方が違うため，一見違うように見えることに注意してください。ネットワークの描き方にはどれが正しいというものは存在しません。

（および中心化スコアの標準偏差の大きさ）によって計測されます。なぜなら，ハブの中心的存在にある人は，ネットワーク全体の行動を調整する役割があると考えられるからです。しかし，一方，中心性の高いネットワークは持続性が低いことが明らかになっており，その理由としては，①中心化されたネットワークにはハブが存在するが，その存在があまりに重要なため，それが失われるとネットワーク全体が大きな影響を受ける，②中心化されたネットワークに含ま

れる人々は，意思決定に参加したりを自分で意思決定を行ったりすることがあまりできないので，そこで活動することに不満を感じる，ことがあげられています。

最後に，ネットワークの構造的特性としてよく知られているものに，「スモールワールド small-world」と呼ばれるものがあります。これは，ネットワーク内のどの2つのノード（点）間の距離も，同じサンプルサイズと密度（リンク数）を持つランダムネットワークから期待される距離よりも小さいという性質を持つネットワークです。これについては，Milgram(1967)の古典的なスモールワールド研究が有名で，彼は，ランダムに選ばれた2人の米国居住者はわずか6つまでのパスで繋がっていることを明らかにしました。これは「6次の隔たり six degrees of separation」としてよく知られています。この研究にはいくつか大きな問題があるものの，優れた研究であり，大規模なネットワークの特性に関する重要な知見を提供するものでした。最近コンピュータ科学者によって同じような研究が行われ，ネットワークの位置にかかわらず，人々が驚くほど短い距離でつながれていることが明らかにされています(Doddsら，2003)。

これら5つのネットワークの特性，つまり，同類性，互酬(相互)性，推移性，中心性，スモールワールドによって，私たちは，それぞれのネットワークの特徴の記述，ネットワーク間の比較，ネットワークの出現や時間経過に伴う変化の予測などを行うことができます。そしてこれに，ネットワークに含まれる個々の人々（ノード）の性別，民族，年齢，その他の属性が追加されれば，ネットワークがどのように変化し行動に影響を与えるかについて，さらに強力で確かな予測を行うことができます。

個人レベルとネットワークレベルの相互作用

ミクロレベル（個人）とマクロレベル（ネットワーク）の特性は，相互作用をしながら行動に影響を与えます。例えば，中心性の高いネットワークの中心的存在である個人は，中心性の低いネットワークの中心的存在である個人よりも高い影響力を持ち，また，同類性の非常に高いネットワークの中では，多様な関係を持つ個人は稀な存在となりますが，そういう個人はそのネットワークを去るプレッシャーに曝されるか，逆に他のメンバーよりも，情報や資源により多くアクセスできる可能性があります。したがって，ネットワークが行動にどのように影響するかを完全に理解するためには，ミクロレベルとマクロレベルの分析も重要となります。

3. ソーシャルネットワーク理論とソーシャルネットワーク分析の応用

ソーシャルネットワーク分析(SNA)は，健康分野を含め，様々な分野で応用されており，個人の行動，組織の活動，組織間の関係，政策の普及，サービスの普及促進，コミュニティベースの参加型研究など様々な問題に応用することができます。ソーシャルネットワーク分析はまた，他の行動理論の主要な構成概念の測定手段としても有用であり，例えば，合理的行動理論 Theory of Reasoned Action や計画的行動理論 Theory of Planned Behavior に含まれる，行動の決定に影響を与える規範信念 normative beliefs もネットワーク分析を用いて定量化することができます（第6章参照）。

ネットワーク分析(SNA)による曝露計算の手法を用いれば,既存の行動理論を精緻に検討することができ,例えば,喫煙に関する"知覚された規範(規範感)"とその人の属するネットワーク内に存在する"実際の規範"をそれぞれ測定して,どちらの規範が行動に影響を与えているかを分析することができます(Valente, 2012)。以下に述べる2つの事例は,途上国の女性における避妊法の決定と米国を始めとする世界各地の思春期の若者における喫煙行動という2つの重要な公衆衛生問題に,ネットワーク理論(SNT)を応用した事例です。

事例1:先進国における避妊の意思決定

子どもを持つかどうか,最終的に何人の子どもを持つかという決定には,多くの要因が関与しており,それらは需要要因と供給要因,経済的要因と社会文化的要因などに分類することができます。もちろん生殖は生物としての人間の基本的な営みですが,子どもの数を制御する方法は時代とともに変遷し,現代では最も有効な避妊法を利用することができます。避妊法の開発,供給,普及は,公衆衛生の中でも特に重要な課題の1つであり,これまで極めて多くの研究が行われてきました。この避妊法の選択においても,ソーシャルネットワークが情報源でありかつ影響を与えることが多くの研究で示されています。

避妊法の採用や普及を理解するためにソーシャルネットワーク理論(SNT)を応用した初期の研究は,Rogers(1979)によって行われました。この研究では,韓国の25の村の女性を対象に,ソーシャルネットワークや,最初に避妊法を用いた時期,用いた方法などについての質問がなされ,その結果,自分の知り合い(ネットワーク)の中に避妊法を用いている人が多い人ほど,避妊法を採用していた確率が高かったことが示されました(Rogersら,1981)。また,彼らは,ネットワークの性状から,何らかの特定の避妊法(ピル,子宮内避妊具[IUD]あるいはコンドーム)が,村内で広く使われるようになること,そしてその避妊法は,家族計画のリーダーとして多くの人が認める人(=オピニオンリーダー)が採用した避妊法であることを示唆しました(Entwisleら,1996も参照)。これらの知見は,入次中心性 in-degree centrality(関係の矢印が集中する人が存在するネットワークの構造)が行動決定に影響すること,つまりこの事例で言えば,村のオピニオンリーダーである女性が実施する避妊法が他の多くの人たちによって採用されることを示すものです。このように,1960年代の韓国の村落では,ネットワーク環境とそのネットワークにおける女性の位置の両者が,避妊行動に影響を与えていたのです。

その後も,多くの途上国において,女性のソーシャルネットワークが避妊法の使用の決定に影響を与えていることが示されています(Bongaartsら,1996;Casterline,2001;Montgomeryら,1993)。つまり,これは,避妊法を使ったかどうかや避妊薬(具)をどのように入手し使用するかについての詳細な情報が,日常会話のネットワークを通して拡がっていったということであり,こうした"社会的学習"が女性たちの避妊法の選択のタイミングや正しい使い方に重要な影響を及ぼすことを示すものです(Kohler,1997)。また,単に知識や情報の拡散だけではなく,ネットワーク内での具体的な人間関係がさらに行動決定を促す要因であることも示唆されています(Kohlerら,2001)。例えば,自分の友人たちがどのような方法を用いているかを知った女性は,それと同じ方法を用いていたこと(Valenteら,1997),友人からある避妊法を勧められた女性は,その方法を用いる傾向が強かったことなどが明らかにされています(Gayenら,2010;Valenteら,1997)。

現代的な避妊法の普及を促進するために，多くのプログラムが実施されてきました。その多くは，マスメディアや集団教育などを用いたものであり(Piotrowら，1997)，ソーシャルネットワークには，こうしたキャンペーンの効果を促進する働きがあること(Boulayら，2002)，自分のネットワークに避妊法使用者がいない女性は，こうしたキャンペーンからの情報を意思決定に用いていることが明らかにされています(Valenteら，1998)。これまで実施された介入研究の中には，その介入効果を高めるためにソーシャルネットワークを利用したものもあります(Kincaid，2000；Stoebenauら，2003)。

事例2：思春期の若者の喫煙

喫煙率が低下している国もありますが，米国を含む世界の多くの地域では，喫煙はいまだに，罹病や死亡の主要な原因となっています。米国では，約88％の成人喫煙者が，思春期に喫煙を開始したと報告しています(米国保健福祉局[DHHS]，2012)。思春期は，人が自分のアイデンティティを確立する時期であり，親から自立し，ピア(仲間)との関係を強めていくため，思春期の若者のネットワークは，その行動や規範意識，特にリスク行動にとりわけ強い影響を及ぼします。

思春期の若者の喫煙には多くの要因が関係しますが，ピア(仲間，同じ年代の若者)の影響が強い関連を持つことが示されており，それがおそらく喫煙開始の原因であろうと考えられています(Alexanderら，2001；Bealら，2001；Ennettら，2008；Fujimotoら，2012；Hoffmanら，2006；Kobus，2003)。こうしたピアの影響は，思春期の若者が思い込むピアの喫煙率とピアにおける実際の喫煙率との比較(Henryら，2011；Ianottiら，1992；Riceら，2003；Valenteら，2012)や，「選択」と「影響」を区別する研究などによって主に明らかにされてきました(Aliら，2009；Engelsら，1997；Ennettら，1994；Hallら，2007；Hoffmanら，2007；Kandel，1978；Merckenら，2009；Merckenら，2010；Valente，2010)。「影響」とは，個人が自分の属するネットワークのメンバーの行動に合わせるように行動を変える場合を言い，「選択」とは逆に，個人が自分の行動に合うようにネットワークを変えることを言います。最近の研究からは，思春期の若者における喫煙行動の拡がりには，「影響」と「選択」がほぼ等しく作用していることが示唆されています。図11.1で，No.6の人物が自分の属するネットワーク(ほとんどが喫煙者)のメンバーに従って喫煙者となったとすればそれは「影響」であり，一方，No.8の人物の喫煙者は非喫煙者の友人に囲まれており，自分も喫煙をやめるか(影響)，あるいは他の喫煙者(人物No.9, 11, 13, 34)と友だちとなるようにネットワークを変えてしまうか(選択)のいずれかに落ち着く可能性があります。Snijdersら(2010)が開発した確率的行動モデルstochastic actor-based(SAB)modelsを用いれば，同じ分析で「影響」と「選択」を同時に統計学的に比較することができます(Valenteら，2012も参照)。

ヘルスプロモーションプログラム，とりわけリスク行動を減少させるプログラムの中には，ピアの間の力関係を利用したものがあります。例えば，英国で実施された反喫煙意識を促進するための大規模な臨床試験では，学校で人気のある生徒(オピニオンリーダー)を用いた介入が喫煙減少に有効であったことが示されています(Hollingworthら，2012；Starkeyら，2009)。また，Valenteら(2003)は，南カリフォルニア州の中学校で実施した喫煙予防プログラムおいて，ネットワークの中心的存在である生徒を用いた介入を実施し，喫煙と喫煙の媒介要因の抑

制に有効であったことを報告しています。またこの研究では，普通の禁煙プログラムよりも双方向的で文化要因に配慮したプログラムの効果は，同類性の高い集団でより大きいことも示されました(Valenteら，2006)。このように，プログラムの効果は介入を受ける人々の置かれたネットワーク環境に強く依存します。

以上の2つの例(避妊法の採用と思春期の若者の喫煙)は，ソーシャルネットワーク理論(SNT)や分析を公衆衛生や医療の課題に応用した事例のごく一部に過ぎません。これら以外にも，ソーシャルネットワーク理論・分析(SNT/SNA)は，保健政策の普及(Wipfliら，2010；第16章も参照)，コミュニティベースの参加型研究(Valenteら，2010；第15章も参照)，組織間関係(Butterfossら，2008；Provanら，1995)，注射薬物使用者(Friedmanら，1997)，医師の処方行動(Iyengarら，2011)の他，多くの領域で応用されています。

ネットワーク統計学

上述した2つの事例から，健康行動に及ぼすネットワークの効果は自明に見えますが，これだけではまだ確実に結論するには不十分です。ネットワーク効果の推定の難しさは，ネットワークデータが"独立ではない"ことにあります。一般に，統計学的回帰分析では，個々の対象者は相互に"独立である"(つながりがない)ことが前提となっていますが，ネットワークデータではこの前提が明らかに成立しません。加えて，ネットワークには，互酬(相互)性 reciprocity，推移性 transitivity，同類性 homophily などの特性があるため，それが問題をさらに複雑にしています。なぜなら，こうした特性が，ネットワーク効果に交絡する可能性があるからです。例えば，仮に喫煙者に喫煙者の友人が多いことが示されたとしても，それがネットワーク効果によるとは必ずしも言えません。なぜなら，例えばそのネットワークがある民族から成り立ち，それが喫煙者の多い民族である場合には，単にその民族における喫煙率の高さを反映しているに過ぎないとも言えるからです(ネットワークデータにおける推論の問題の詳細についてはAralら，2009を参照)。

こうした問題に対処するために，ネットワーク分析(SNA)を専門とする統計学者たちによって，ネットワークの構造を考慮に入れてネットワーク効果を解析する手法が開発されてきました。これらは，ネットワークを従属変数(アウトカム)，行動を独立変数とするもので(Wassermanら，1994；Wassermanら，2005)，主に横断的データに用いられる指数的ランダムグラフモデル exponential random graph models (ERGM)(Robinsら，2007)と，主に縦断的データに用いられる確率的行動モデル stochastic actor-based (SAB) models (Snijdersら，2010)があります。これらのモデルは，無料の統計ソフトであるR(CRAN)を用いて実行することができます。

指数的ランダムグラフモデル(ERGM)を用いるには，ネットワークとネットワーク内のノード(個人)の属性，そして可能であればネットワークにおける関係の特性を入力する必要があります。こうしたソフトでは，ネットワークは，つながり合うID番号のリストを収めたファイルに，関係のタイプや強さに関するデータやノードの属性(年齢，性別，民族，喫煙の有無など)に関するデータは，それぞれリンクした別のファイルに収められます。次いで，例えば互酬性，推移性，同類性などのデータに想定される関係モデルを指定して解析を行います。ERGMソフトは，statnetあるいはPNetで作動し，モデルで指定した効果の大きさと統計学的有意性

を計算します。

確率的行動モデル(SAB)による計算もほぼ同じ手順で行われますが，時系列データを含むため，モデルを特定するプロセスはやや複雑です。解析には，様々な時点のファイルを指定する必要があり，多くのパラメータが算定され，ネットワークの変化と行動の予測を行うことができます。ソーシャルネットワークの科学と理論は，こうした計算ツールの開発によって飛躍的に発達しました。なぜなら，これらのツールのお陰で，ネットワークがどのように健康行動に影響するか，ネットワークの構造と人々の行動がどのように相互に影響し合って変化していくかについての理論的理解が深まったからです。

4. ソーシャルネットワークのデータを用いた介入

ネットワークが行動に強力で持続性のある効果を及ぼすことから，ネットワークデータを活用して，組織運営の改善やイノベーションの拡散を目的とした介入研究が実施されています(Valente, 2012)。Valente(2012)は，ネットワーク介入を4つの戦略strategy(変化エージェントの利用，セグメント化segmentation，誘導induction，構造変化alteration)に大別し，さらにそれぞれを，2～5つの戦術tacticsに分類しています(表11.1)。そして，これらの戦術はさらにいくつかの内容に分けられ，多くの介入法の選択が可能となっていますが，どの戦略や戦術を選ぶかは，何よりも，対象とする行動の拡がり具合，普及させようとする行動のタイプによって決まります。この中で最もよく用いられるネットワーク介入は，ソーシャルネットワーク分析(SNA)によって特定したオピニオンリーダーを用いる介入です。

オピニオンリーダーを用いた介入では，まずソーシャルネットワークデータを用いて，オピニオンリーダー，つまり多くの人が名前をあげる人々を同定し，それらの人々を「変化エージェントchange agent」(チャンピオンchampion)として用います。この手法を用いて多くの研究が行われており，その効果と効率が示されています。例えば，Lomas ら(1991)は，2つの病院でオピニオンリーダーである医師を特定して，連邦政府のガイドラインに沿って，帝王切開を1回受けたことのある女性に自然分娩を勧めるという介入を行いました。この介入によって，介入が行われなかった病院よりも，帝王切開が11.9%減少したことが示されました。また，20を超える研究で，オピニオンリーダーを用いて医師の診療行為を改善する試みが行われ，その有効性が示されています(Valente ら，2007；Flodgren ら，2011 も参照)。

介入戦略や戦術の選択に当たって重要なもう1つの要因は，研究対象としている行動に影響を与えているメカニズムのタイプです。例えば，組織内の力関係がその行動に重要な影響を与えている場合には，オピニオンリーダーを用いた介入が最も有効と考えられ，一方，部局統合などで，部内のグループ間に軋轢が生じている場合には，橋渡し的存在の人々を用いた介入が恐らく最も効を奏すると思われます。ネットワーク科学はまだ誕生後間もないため，介入の選択を判断するのに必要なエビデンスがまだ十分ではありません。表11.1は，Valente(2012)のScience誌の論文に基づいて，ネットワーク介入の種類を戦略，戦術別にまとめたものですが，今後さらに，ネットワークの行動に及ぼす影響に関する研究が進めば，そこからどのようなネットワーク介入がふさわしいかを理論的に導くことができるようになる可能性があります。

最近では，インターネット上に益々多くのコミュニティが形成されつつあります。地理的，

表11.1 行動変容の理論的メカニズムに基づいたネットワーク介入の例

戦略	戦術	メカニズム/意味
変化エージェントの利用(変化を引き起こすことのできる個人を介入に利用する)	オピニオンリーダーの活用	力関係を利用する。
	橋渡し的位置(ネットワーク間をつなぐ存在)にある人の活用	ネットワーク間で行動や情報の普及の難しさに差がある場合
	キープレイヤー(そのネットワークにおける行動に最も影響力の高い人物)の除去	ネットワークの解除
	ネットワークの周辺にいる人をターゲットとする。	周辺にいる人は情報や流行から疎外されやすい一方,新しい考えを受け入れやすい。
	変わりやすい人(閾値の低い人)をターゲットとする。	低閾値の人の行動をまず変え,そこから他の人々の変化を誘発する。
セグメント化(ネットワーク内の一部のグループに対象を絞った介入を行う)	規範や価値観を共有するグループを特定する。	グループ単位での介入による規範や価値観の変化
	役割の異なる構成単位に分割する。	構成単位ごとの変化(役割同値,構造同値)
誘導(ネットワーク構造を用いた行動変容の誘発)	口伝え	口伝えによる情報の拡散
	スノーボール	人間関係の連鎖を利用した到達の難しい人々(集団)へのアクセス
	アウトリーチ	人間関係の連鎖を利用した孤立している人々(集団)への介入の実施
	マッチング	リーダーをまず決めそれに合うグループを割り当てる,あるいはその逆
構造変化(ネットワークの構造を変化させる)	ノードの追加もしくは除去	ノードの追加:ネットワークの中にリーダーを加えて行動変容を先導させる。
		ノードの除去:ネットワークの中で拡がっている(悪い)行動に強い影響力を持つ個人を除去することで,行動変容を導く。
	紐帯(関係)の追加もしくは除去	紐帯の追加:ネットワーク間が断絶している場合にその間に新たな関係を構築する。
		紐帯の除去:他のネットワークからよくない影響がある場合に,それを繋ぐ関係を除去する。
	ネットワークパターンの変更	グループ構成を意図的に変えることでネットワーク構造を変化させる(例:学校のクラス替え)

 時間的制約がないため,インターネット上では同じ意見や目的を持った人々が様々なレベルで,意見や情報を交流・共有し,協働・協調するようになっています。こうした状況を利用して,ネットワーク効果がオンライン上でも有効かどうか,オンラインネットワークを通してマーケティングの促進が可能かどうかについて,いくつかの研究結果が報告されています(Hinzら,2011)。これらの研究によれば,オンラインネットワークによって行動変容が促され

ること,親しい友人たちからの影響が強いこと(Bondら,2012),その友人たちがお互いに強くつながっている場合に影響が強いこと(Centola,2010)などが示されています。オンラインネットワークによる効果量は,対面のコミュニケーションによる場合よりも小さくなりますが,そのスケールから実質的な効果は非常に大きなものになると考えられます。

5. まとめ

　本章では,ソーシャルネットワークが,行動に様々な形で影響を及ぼすこと,その効果の推定には多くの難しさが伴うことを概説しました。その効果は単純なこともあれば複雑なこともあります。例えば単純なものとしては,肥満の友人が多い人は肥満になりやすいという関係,複雑なものとしては,中心性の高いネットワークの中心的位置を占めている人は,革新的な変化を受け入れにくいという問題があります。ソーシャルネットワークの概念や図は直感的には非常にわかりやすい反面,その分析にはかなりの数学やコンピュータの知識を要するため,初学者はどこから始めたらよいか困惑してしまうことが少なくなくありません。

　現在では,多くのウェブサイト,研修コース,ワークショップ,会議などにおいて,初学者のための入門的トレーニング,専門の研究者のための高度なトレーニングの機会が提供されています。おそらく初学者に一番いいのは,INSNA(International Network for Social Network Analysis, www.insna.com),あるいはUCINET(Analytic Technologiesが提供するソーシャルネットワークの分析ソフト,www.analytictech.com)を利用することでしょう。表11.2は,それらを含め,利用できるウェブサイトをリストアップしたものです。ソーシャルネットワーク分析(SNA)を行う場合の大きな困難は解析を実行するのに必要な統計ソフトを学ぶ必要があることです。エゴセントリックネットワークやソーシャルサポートに関する研究では,SAS,SPSS,STATAなどが用いられますが,完全なネットワークデータ,つまり,すべて(あるい

表11.2　ネットワーク分析に関するインターネットリソースの一部

リソース	関連ウェブサイト
グループ/研究所	
International Network for Social Network Analysis(INSNA)	www.insna.com
New England Complex Systems Institute	www.necsi.edu/guide
LINKS Center for Social Network Analysis, ケンタッキー大学	sites.google.com/site/uklinkscenter/home
Mitchell Centre for Social Network Analysis	www.socialsciences.manchester.ac.uk/research/research-centres-and-networks/mitchell-centre
解析ソフト	
UCINET	sites.google.com/site/ucinetsoftware/home
R/statnet	statnet.csde.washington.edu
	cran.us.r-project.org
RSiena	www.stats.ox.ac.uk/~snijders/siena/siena_r.htm
Pajek	vlado.fmf.uni-lj.si/pub/networks/pajek
Organizational Risk Analyzer(ORA)	www.casos.cs.cmu.edu/projects/ora
InFlow(提供:Orgnet;Valdis Krebs)	www.orgnet.com/VKbio.html

はほとんど）のノードの情報が存在する場合の分析には，その分析に特化した，UCINET，Pajek，ORA，statnet，SIENAなどのソフトを用いなければなりません。後者2つは，Rで作動するソフトです。

最後に，人が作るシステムは，相互作用するユニット（人や組織）から成り，それらのユニットは，多様でかつ変化する関係で繋がれているということを強調しておきたいと思います。そして，これらの関係には，パターンと構造がありますが，その理解は年々進んでおり，またネットワークが健康行動に非常に大きな影響を与えることを示す研究結果も数多く報告されています。したがって，こうしたネットワークの存在を無視した研究やプログラムは，人間行動の理解の進歩に貢献できないばかりか，介入を行っても，十分な行動変容を起こすことができない可能性があることを念頭に置いておかなければなりません。ソーシャルネットワーク理論（SNT）は，人々がどのようにつながり合い，かつ影響し合っているかを明らかにしてくれます。そして，それは，個人間の関係だけではなく，組織，国家間の関係，さらには生き物だけではなく無生物も含めた多くのものに応用することができます。今後，他の行動理論やさらに広汎な健康関連の分野へソーシャルネットワーク理論（SNT）の応用が進めば，人々の健康や生産性の向上に重要な貢献が期待できるものと思われます。

参考文献

Alexander, C., Piazza, M., Mekos, D., & Valente, T. W. (2001). Peers, schools, and adolescent cigarette smoking. *Journal of Adolescent Health*, 29(1), 22–30.

Ali, M. M., & Dwyer, D. S., (2009). Estimating peer effects in adolescent smoking behavior: A longitudinal analysis. *Journal of Adolescent Health*, 45(4), 402–408.

Aral, S., Muchnik, L., & Sundararajan, A. (2009). Distinguishing influence-based contagion from homophily-driven diffusion in dynamic networks. *Proceedings of the National Academy of Sciences*, 106(51), 21544–21549.

Beal, A. C., Ausiello, J., & Perrin, J. M. (2001). Social influences on health-risk behaviors among minority middle school students. *Journal of Adolescent Health*, 28(6), 474–480.

Bond, R. M., Fariss, C. J., Jones, J. J., Kramer, A.D.I., Marlow, C., Settle, J. E., & Fowler, J. H. (2012). A 61-million-person experiment in social influence and political mobilization. *Nature*, 489(7415), 295–298.

Bongaarts, J., & Watkins, S. C. (1996). Social interactions and contemporary fertility transitions. *Population and Development Review*, 22(4), 639–682.

Borgatti, S. P., Everett, M. G., & Johnson, J. C. (2013). *Analyzing social networks*. London: Sage.

Borgatti, S. P., & Ofem, B. (2010). Overview: Social network theory and analysis. In A. J. Daly (Ed.), *The ties of change: Social network theory and application in education* (pp. 17–30). Cambridge, MA: Harvard Press.

Boulay, M., Storey, J. D., & Sood, S. (2002). Indirect exposure to a family planning mass media campaign in Nepal. *Journal of Health Communication*, 7(5), 379–399.

Burt, R. S. (2005). *Brokerage and closure: An introduction to social capital*. New York: Oxford University Press.

Butterfoss, F. D., Kegler, M. C., & Francisco, V. T. (2008). Mobilizing organizations for health enhancement: Theories of organizational and systems change. In K. Glanz, B. K. Rimer, & K. Viswanath (Eds.), *Health education and health behavior: Theory, research, and practice* (4th ed., pp. 335–361). San Francisco: Jossey-Bass.

Casterline, J. B. (Ed.). (2001). *Diffusion processes and fertility transition: Selected perspectives*. Washington, DC: National Academies Press.

Centola, D. (2010). The spread of behavior in an online social network experiment. *Science, 329*, 1194–1197.

Christakis, N. A., & Fowler, J. H. (2007). The spread of obesity in a large social network over 32 years. *New England Journal of Medicine, 357*, 370–379.

Christakis, N. A., & Fowler, J. H. (2010). Social network sensors for early detection of contagious outbreaks. *PLoS ONE, 5*(9), e12948.

Dodds, P. S., Muhamad, R., & Watts, D. J. (2003). An experimental study of search in global social networks. *Science, 301*(5634), 827–829.

Engels, R. C., Knibbe, R. A., Drop, M. J., & de Haan, Y. T. (1997). Homogeneity of cigarette smoking within peer groups: Influence or selection? *Health Education & Behavior, 24*(6), 801–811.

Ennett, S. T., & Bauman, K. E. (1994). The contribution of influence and selection to adolescent peer group homogeneity: The case of adolescent cigarette smoking. *Journal of Personality and Social Psychology, 67*(4), 653–663.

Ennett, S. T., Faris, R., Hipp, J., Foshee, V. A., Bauman, K. E., Hussong, A., & Cai, L. (2008). Peer smoking, other peer attributes, and adolescent cigarette smoking: A social network analysis. *Prevention Science, 9*(2), 88–98.

Entwisle, B., Rindfuss, R. R., Guilkey, D. K., Chamratrithirong, A., Curran, S. R., & Sawangdee, Y. (1996). Community and contraceptive choice in rural Thailand: A case study of Nang Rong. *Demography, 33*(1), 1–11.

Flodgren, G., Parmelli, E., Doumit, G., Gattellari, M., O'Brien, M. A., Grimshaw, J., & Eccles, M. P. (2011). Local opinion leaders: Effects on professional practice and health care outcomes. *Cochrane Database of Systematic Reviews, 2011*(8), CD000125.

Freeman, L. (1979). Centrality in social networks: Conceptual clarification. *Social Networks, 1*, 215–239.

Freeman, L. (2004). *The development of social network analysis: A study in the sociology of science*. Vancouver, BC: Empirical Press.

Friedman, S. R., Neaigus, A., Jose, B., Curtis, R., Goldstein, M., Ildefonso, G., . . . Des Jarlais, D. C. (1997). Sociometric risk networks and risk for HIV infection. *American Journal of Public Health, 87*, 1289–1296.

Fujimoto, K., & Valente, T. W. (2012). Decomposing the components of friendship and friends' influence on adolescent drinking and smoking. *Journal of Adolescent Health, 51*, 136–143.

Gayen, K., & Raeside, R. (2010). Social networks and contraception practice of women in rural Bangladesh. *Social Science & Medicine, 71*, 1584–1592.

Granovetter, M. S. (1973). The strength of weak ties. *American Journal of Sociology, 78*(6), 1360–1380.

Hall, J., & Valente, T. W. (2007). Adolescent smoking networks: The effects of influence and selection on future smoking. *Addictive Behaviors, 32*, 3054–3059.

Henry, D. B., Kobus, K., & Schoeny, M. E. (2011). Accuracy and bias in adolescents' perceptions of friends' substance use. *Psychology of Addictive Behaviors, 25*, 80–89.

Hinz, O., Skiera, B., Barrot, C., & Becker, J. U. (2011). Seeding strategies for viral marketing: An empirical comparison. *Journal of Marketing, 75*(6), 55–71.

Hoffman, B. R., Monge, P., Chou, C. P., & Valente, T. W. (2007). Perceived peer influence and peer selection on adolescent smoking. *Addictive Behaviors, 32*(8), 1546–1554.

Hoffman, B. R., Sussman, S., Rohrbach, L., & Valente, T. W. (2006). Peer influence on adolescent smoking: A theoretical review of the literature. *Substance Use & Misuse, 41*(1), 103–155.

Hollingworth, W., Cohen, D., Hawkins, J., Hughes, R. A., Moore, L.A.R., Holliday, J. C., . . . Campbell, R. (2012). Reducing smoking in adolescents: Cost-effectiveness results from the cluster randomized ASSIST (A Stop Smoking In Schools Trial). *Nicotine and Tobacco Research, 14*(2), 161–168.

Ianotti, R. J., & Bush, P. J. (1992). Perceived vs. actual friends' use of alcohol, cigarettes, marijuana, and cocaine: Which has the most influence? *Journal of Youth and Adolescence, 21*(3), 375–389.

Iyengar, R., Van den Bulte, C., & Valente, T. W. (2011). Opinion leadership and contagion in new product diffusion. *Marketing Science, 30*(2), 195–212.

Kandel, D. (1978). Homophily, selection, and socialization in adolescent friendships. *American Journal of Sociology, 84*(2), 427–436.

Kincaid, D. L. (2000). Social networks, ideation, and contraceptive behavior in Bangladesh: A longitudinal analysis. *Social Science & Medicine, 50*(2), 215–231.

Kobus, K. (2003). Peers and adolescent smoking. *Addiction, 98*(Suppl. 1), 37–55.

Kohler, H. P. (1997). Learning in social networks and contraceptive choice. *Demography, 34*(3), 369–383.

Kohler, H. P., Behrman, J. R., & Watkins, S. C. (2001). The density of social networks and fertility decisions: Evidence from South Nyanza District, Kenya. *Demography, 38*(1), 43–58.

Lazer, D., Pentland, A., Adamic, L., Aral, S., Barabasi, A.-L., Brewer, D., . . . Van Alstyne, M. (2009). Computational social science. *Science, 323*(5915), 721–723.

Lomas, J., Enkin, M., Anderson, G. M., Hanna, W. J., Vayda, E., & Singer, J. (1991). Opinion leaders vs. audit feedback to implement practice guidelines: Delivery after previous cesarean section. *JAMA, 265*(17), 2202–2207.

Mercken, L., Snijders, T.A.B., Steglich, C., & de Vries, H. (2009). Dynamics of adolescent friendship networks and smoking behavior: Social network analyses in six European countries. *Social Science & Medicine, 69*(10), 1506–1514.

Mercken, L., Snijders, T.A.B., Steglich, C., Vertiainen, E., & de Vries, H. (2010). Smoking-based selection and influence in gender-segregated friendship networks: A social network analysis of adolescent smoking. *Addiction, 105*(7), 1280–1289.

Milgram, S. (1967). The small-world problem. *Psychology Today, 2*, 60–67.

Montgomery, M. R., & Casterline, J. B. (1993). The diffusion of fertility control in Taiwan: Evidence from pooled cross-section, time-series models. *Population Studies, 47*(3), 457–479.

Moreno, J. L. (1934). *Who shall survive? A new approach to the problem of human interrelations.* Washington, DC: Nervous and Mental Disease Publishing.

Piotrow, P. T., Kincaid, D. L., Rimon, J. G., & Rinehart, W. (1997). *Health communication: Lessons from family planning and reproductive health.* Westport, CT: Praeger.

Provan, K. G., & Milward, H. B. (1995). A preliminary theory of interorganizational network effectiveness: A comparative study of four community mental health systems. *Administrative Science Quarterly, 40*(1), 1–33.

Rice, R. E., Donohew, L., & Clayton, R. (2003). Peer network, sensation seeking, and drug use among junior and senior high school students. *Connections, 25*(2), 32–58.

Robins, G., Pattison, P., Kalish, Y., & Lusher, D. (2007). An introduction to exponential random graph (p*) models for social networks. *Social Networks, 29*(2), 173–191.

Rogers, E. M. (1979). Network analysis of the diffusion of innovations. In P. W. Holland & H. S. Leinhardt (Eds.), *Perspectives on social network research* (pp. 137–164). New York: Academic Press.

Rogers, E. M., & Kincaid, D. L. (1981). *Communication networks: A new paradigm for research.* New York: Free Press.

Scott, J. (2008). *Network analysis: A handbook* (2nd ed.). Thousand Oaks, CA: Sage.

Smith, K. P., & Christakis, N. (2008). Social networks and health. *Annual Review of Sociology, 34*, 405–429.

Snijders, T.A.B., van de Bunt, G. G., & Steglich, C.E.G. (2010). Introduction to stochastic actor-based models for network dynamics. *Social Networks, 32*(1), 44–60.

Starkey, F., Audrey, S., Holliday, J., Moore, L., & Campbell, R. (2009). Identifying influential young people to undertake effective peer-led health promotion: The example of A Stop Smoking In Schools Trial (ASSIST). *Health Behavior Research, 24*(6), 977–988.

Stoebenau, K., & Valente, T. W. (2003). The role of network analysis in community-based program evaluation: A case study from highland Madagascar. *International Family Planning Perspectives, 29*(4), 167–173.

U.S. Department of Health and Human Services. (2012). *Preventing tobacco use among youth and young adults: A report of the surgeon general.* Atlanta: U.S. Department of Health and Human Services, Centers for Disease Control and Prevention, National Center for Chronic Disease Prevention and Health Promotion, Office on Smoking and Health.

Valente, T. W. (1995). *Network models of the diffusion of innovations.* Cresskill, NJ: Hampton Press.

Valente, T. W. (1996). Social network thresholds in the diffusion of innovations. *Social Networks, 18,* 69–89.

Valente, T. W. (2010). *Social networks and health: Models, methods, and applications.* New York: Oxford University Press.

Valente, T. W. (2012). Network interventions. *Science, 337*(6090), 49–53.

Valente, T. W., & Fujimoto, K. (2010). Bridging: Locating critical connectors in a network. *Social Networks, 32*(3), 212–220.

Valente, T. W., Fujimoto, K., Palmer, P., & Tanjasiri, S. P. (2010). A network assessment of community-based participatory action: Linking communities and universities to reduce cancer disparities. *American Journal of Public Health, 100*(7), 1319–1325.

Valente, T. W., Fujimoto, K., Soto, D., Ritt-Olson, A., & Unger, J. B. (2012). A comparison of peer influence measures as predictors of smoking among predominately Hispanic/Latino high school adolescents. *Journal of Adolescent Health, 52*(3), 358–364.

Valente, T. W., Hoffman, B. R., Ritt-Olson, A., Lichtman, K., & Johnson, C. A. (2003). The effects of a social-network method for group assignment strategies on peer-led tobacco prevention programs in schools. *American Journal of Public Health, 93*(11), 1837–1843.

Valente, T. W., & Pumpuang, P. (2007). Identifying opinion leaders to promote behavior change. *Health Education & Behavior, 34*(6), 881–896.

Valente, T. W., & Saba, W. (1998). Mass media and interpersonal influence in a reproductive health communication campaign in Bolivia. *Communication Research, 25*(1), 96–124.

Valente, T. W., Unger, J., Ritt-Olson, A., Cen, S. Y., & Johnson, A. C. (2006). The interaction of curriculum and implementation method on 1-year smoking outcomes in a school-based prevention program. *Health Education Research, 21*(3), 315–324.

Valente, T. W., Watkins, S., Jato, M. N., Van der Straten, A., & Tsitsol, L. M. (1997). Social network associations with contraceptive use among Cameroonian women in voluntary associations. *Social Science & Medicine, 45*(5), 677–687.

Wasserman, S., & Faust, K. (1994). *Social network analysis: Methods and applications.* New York: Cambridge University Press.

Wasserman, S., & Robins, G. (2005). An introduction to random graphs, dependence graphs, and p*. In P. Carrington, J. Scott, & S. Wasserman (Eds.), *Models and methods in social network analysis.* New York: Cambridge University Press.

Watts, D. (1999). *Small worlds: The dynamics of networks between order and randomness.* Princeton, NJ: Princeton University Press.

Wipfli, H., Fujimoto, K., & Valente, T. W. (2010). Global tobacco control diffusion: The case of the Framework Convention on Tobacco Control. *American Journal of Public Health, 100*(7), 1260–1266.

Wyman, P., Pickering, T., & Valente, T. W. (2013, May). *Network influences on suicide ideation and attempts.* Paper presented at the 34th annual meeting of the International Network for Social Network Analysis, Hamburg, Germany.

第12章
ストレス，コーピング，および健康行動

Elaine Wethington
Karen Glanz
Marc D. Schwartz

[キーポイント]
- ストレス，コーピング，適応，レジリエンス，健康に関する主な理論や研究を概観する。
- ストレス・コーピング対処モデル(TMSC)を含め，健康，ストレス，コーピングについての歴史的概念を要約する。
- 健康のライフコース的見方，レジリエンス，精神免疫学，神経科学などを取り入れた，健康，ストレス，コーピング，適応の概念の理論的発展について論じる。
- 健康，ストレス，コーピングに関する従来のモデル(TMSC)や新しいモデル(アロスタティック負荷モデル)を，健康格差の低減にどのように応用できるかを解説する。

　健康教育，ヘルスプロモーション，病気の予防・コントロールにおいて，ストレスとコーピングについての理解は今や不可欠です。ストレッサー(ストレス要因)stressorとは，環境に起因し，人の身体的，心理的バランスを乱し，それを緩和する反応を発動させる要因のことを言い，ストレスstressとは，心理的，社会的，物質的な耐えがたさを意味する概念です(Cohenら，1995)。ストレスは，身体に直接，もしくは不健康な行動(例：喫煙，摂食異常)を通して間接的に影響を与えることで，疾病の発生を促します。しかし，ストレスはすべての人に等しく作用するわけではなく，健康障害を受けやすい人がいる一方で，非常に深刻な状況に曝されてもそれに耐え，病気に陥ることのない人もいます。それどころか，ストレス経験が成長や学びの機会となったと報告する人も少なくありません(例：Park, 2010)。ストレスに対処する力は，レジリエンスresilienceと呼ばれ，近年，ストレス研究の中心的課題になりつつあります(例：Zautra, 2009)。疾患に罹った人や罹患リスクが高い人は，独力で，あるいは家族，友人，医療関係者のサポートを得て，そのストレスに対処することになりますが，そのあり方が健康に重要な影響を与えます。

　ストレスは，健康行動の変化や維持に，ポジティブにもネガティブにも影響を与えます。近年，ストレスやコーピングに関する知見が，自然災害や人災への対処や健康格差を含めた，新たな公衆衛生的課題に応用される例が増えつつあります。また，精神免疫学psychoimmunologyの発達に伴って，ライフコースにわたるストレス経験の蓄積が，人の生理学的なストレス適応システムにどのような影響を与え，それがコーピングや他のサポート資源の活用などによってどう変化するかという問題に注目が集まりつつあります。

ストレスに関する理論的理解が進み，ストレスとコーピングの生理学的影響に関する実証的研究が進展すれば，コーピングのあり方の改善や，心理的，身体的健康の向上に役立つことでしょう。以下本章では，ストレス，コーピング，適応，レジリエンス，健康に関する主な理論と研究結果を紹介します。

1. 健康，ストレス，コーピング，レジリエンスに関する歴史的概念

健康，ストレス，コーピング，レジリエンスに関する研究は，多くの分野で行われてきました。最初の研究は生物学と心理生理学の分野で始まり（例：Cannon, 1932），その後，疫学，人格心理学，認知・臨床・社会心理学，社会学，医学など健康と行動を扱う様々な分野に拡がっていきました。

上述のように，ストレスに関する研究は，生理学分野で始まり，キャノン Cannon は，1929年に，ストレスに対する「攻撃・逃避反応 fight-or-flight reaction」の存在を初めて明らかにしました（Cannon, 1932）。そして，現代ストレス研究の父と称されるセリエ Selye は，Cannon の研究を臨床的研究や実験的研究でさらに発展させ，すべての生物は，ストレッサーに対して，共通した反応をするという仮説を提唱し，それを「汎適応症候群 general adaptation syndrome (GAS)」と名付けました（Selye 1956）。この症候群は，警告反応期 alarm reaction，抵抗期 resistance，疲憊（ひはい）期 exhaustion の3期からなり（Selye, 1956），各時期に特有の生理学的，行動的反応が生じ，適切な対処が行われなければ，身体的あるいは心理的障害が生じます。

1960〜1970年代にかけて，ストレッサー（ストレスの原因となる条件，状況，出来事）の同定や定量化を試みる重要な研究の流れが始まり，Holmes ら（1967）によって，ストレッサーを測定する社会的再適応評価尺度 Social Readjustment Rating Scale（SRRS）が開発されました。SRRS を用いた研究によって，SRRS スコアの高い人では低い人よりも病気を経験した割合が高いことが示され，この尺度の出現によって，現在にまで続く大きな研究の潮流が形成されていきました。

これとほぼ平行して，ストレスは，個人と環境との相互作用の結果，つまりストレッサーの脅威の大きさとその対処に利用できる資源についての個人の評価 appraisal（受け止め方）の相対関係によって，大きくもなれば小さくもなるという理論化（モデル化）が行われるようになりました（Lazarus, 1966；Antonovsky, 1979）。このモデル（ストレス・コーピング対処モデル Transactional Model of Stress and Coping［TMSC］）の中心概念は，同じストレッサーでも人によって受け止め方が違うこと，ストレッサーの違いよりも，個人の受け止め方の違いが，ストレッサーの行動や健康状態に与える影響を主に決定するということです。職業的ストレスにこの対処モデル（TMSC）を応用した研究では，職業的ストレスは，個人の特性と職場環境の不適合から生じると報告されています（例：House, 1974）。この対処モデル（TMSC）に基づいて，ソーシャルサポートなどのストレス緩和要因（Cohen ら，1985；第10章も参照）や，慢性的あるいは反復的な日々のストレッサーの生活上の役割に関する研究が行われるようになっていきました。

1980年前後あたりから，ストレスへの慢性曝露（Pearlin ら，1978）や日々の困難な出来事の経験の測定も行われるようになりました（Folkman ら，1986）。慢性的ストレッサー chronic stressorとは，持続的に続き，生活の様々な側面に影響を与え，ストレス対処に必要な個人的，社会的，物的資源に影響を与えるような要因のことで，例えば，上司との度重なる衝突は，慢性的ストレッサーの1つであり，その結果仕事を辞めることになってしまうこともあります。また，例えばがんの再発の怖れを抱えて生きることも慢性的ストレッサーの1つです。これに対し，日々のストレッサー daily stressors（急性ストレッサー acute stressor）とは，その効果が比較的短期間に消失すると思われるストレッサーのことを言いますが，仕事の締め切りや医学的検査の結果を待つといった，慢性的ストレッサーに伴って生じるものもあります（Seridoら，2004）。また，子ども期のストレスに関する研究も始まり，発達の重要な時期におけるストレッサーへの曝露が，その後の人生における身体的，精神的健康に影響を与えるという仮説の検証が行われるようになりました（例：Felittiら，1998）。

米国におけるFelittiら（1998）の後ろ向き研究 retrospective study で，子ども期の家族的ストレッサー（例：暴力や虐待）曝露と，その後の不健康な行動（例：喫煙，飲酒，薬物使用）や主要死因との間に，非常に強い量-反応関係が存在することが明らかとなりました。この研究では，子ども期におけるストレッサー曝露と，成人期の健康リスク（例：喫煙と運動不足），慢性疾患（例：虚血性心疾患，あらゆるがん，糖尿病），精神保健（うつ，アルコール依存，薬物依存，自殺企図）と関連が認められ，後ろ向き研究という研究デザイン上の弱点はあるものの，その後の前向き研究 prospective research の実施を促す重要な役割を果たしました。

その後，医生物学的研究や疫学研究がさらに進み，ある種の性格や心理状態（例：楽観主義，誠実さ，神経質さ）などが，コーピングや疾患と関連することが報告されるようになり（Carverら，2010を参照），さらには慢性的ストレッサーが，交換神経系や内分泌系に影響を与え，それを通して，がん，感染症，HIV/AIDSなどの健康問題の発生に影響を与える可能性が示唆されるようになりました（Glaserら，2005）。

こうして，慢性的ストレッサーとそのネガティブな健康影響に関する知見が蓄積されるにつれて，ストレスの"プロセス"に関する新しい理論が提唱されるようになってきました。そして最近では，低い社会経済状態や差別などのストレッサーへの長期曝露の健康影響を研究するために，「ライフコース」という観点や縦断的な研究デザインがよく用いられるようになってきています（例：Umbersonら，2014）。同時に，神経科学や精神免疫学的研究の発達に伴って，慢性的ストレッサーへの曝露が，どのように生体のホメオスターシスを損なうかについての新たなメカニズムの解明も進みつつあります（例：McEwen，2012）。そして，生物学的観点と社会的観点を統合して，ストレスが，サポート資源へのアクセスやコーピングスキルを含めて，どのように人の生涯にわたる発達や健康に影響を与えるかを理解しようとするモデル開発の試みも最近急増しています（例：Shonkoffら，2009）。また最近では，例えば，配偶者を失くす（例：Bonannoら，2005），ニューヨークの9.11テロに遭遇するといった非常に過酷なストレッサーに曝露されても，ほとんどの人が正常な状態に復帰できるのはなぜかを検討する研究もよく行われるようになっています（Bonannoら，2007）。ここには，レジリエンス resilience（ストレッサーへの曝露からの立ち直りを促進する個人特性やサポート資源を包括する概念）という発達科学の概念が取り入れられています（Lutharら，2000）。

ストレスと健康には，まだ研究と理論化を要する多くの重要な領域が存在します。この分野は21世紀に入って，神経科学や精神免疫学の発展に伴い，またライフコース，発達，レジリエンスという新たな概念（観点）の導入によって，再び活発な研究が行われるようになってき

ました。

2. ストレス・コーピング対処モデル：その概要と重要な構成概念について

　ストレス・コーピング対処モデル Transactional Model of Stress and Coping(TMSC) は，ストレッサーへの対処プロセスに関する古典的な理論で，ストレッサーの影響はそれに対する個人の評価（受け止め方）と，その人が利用できる心理的，社会的，物的資源によって規定される，つまりストレスを，人の特性と環境の相互作用として捉える理論です(Lazarus ら，1984)。人はストレッサーに曝されると，それから受ける可能性のある有害影響をまず評価し(1次評価 primary appraisal)，次に，それから生じる可能性のある情緒的反応（例：苦悩）を乗り越える能力が自分にあるかどうかを評価します(2次評価 secondary appraisal)。そして，対処行動がとられ，それによって，アウトカム（例：心理的状態，身体症状）が緩和されるのです。

　現在，この対処モデルは拡張され，「ポジティブな心理状態 positive psychological state」が考慮されるようになっています。ストレスを受けると，情動が揺さぶられ，ネガティブあるいはポジティブな情動が誘発されます。Folkman は，ストレス・コーピング対処モデル(TMSC)に，「ポジティブな心理状態」という構成概念を追加することを提案しています(Folkman ら，2000)。例えば，愛する人が病気になった場合，そのケアにあたるパートナーは，負担や不安を味わうことになりますが，しかし，そのパートナーはそこに"ポジティブ"な意味を見出し，困難を克服することに意義と誇りを感じることもあります(Folkman ら，2000)。

　表12.1 は，拡張されたストレス・コーピング対処モデル(TMSC)の重要な構成概念をまとめたもので，図12.1 は，構成概念間の関係を示したものです。この図からわかるように，「ポジティブな心理状態」は，「意味に基づくコーピング meaning-based coping」やソーシャルサポートの結果であり，それがまたフィードバックして，評価（受け止め方）やコーピングにポジティブに作用する可能性があります。ストレス・コーピング対処モデル(TMSC)とその拡張についてのさらに詳しい解説は，Lazarus らの文献を参照してください(Folkman ら，2000；Lazarus ら，1984)。

1次評価

　1次評価 primary appraisal とは，ストレッサー（状況や出来事）に対する人の判断のことで，ストレスフル，ポジティブ，コントロール可能（何とかできる），コントロール困難，いい機会 benign，大したことではない irrelevant などといった評価が下されます。例えば，健康問題は最初は一般に，脅威，つまりネガティブなストレッサーと評価されます。1次評価の中で基本的なものは，罹患可能感 perceived susceptibility（ストレッサーから影響を受ける可能性）と深刻感 perceived severity（ストレッサーの影響の深刻さ）の感覚です（訳注：第5章の健康信念モデルと類似した概念なので，同じ訳を当てています）。ストレス・コーピング対処モデル(TMSC)によれば，こうした1次評価に基づいて，コーピングの試みが誘発されます。例えば，疾患リスクが高いと判定された人は，推奨された予防行動や治療を受ける（問題焦点型コーピング prob-

表12.1 ストレス・コーピング対処モデルとその拡張：概念の定義と説明

概念	定義	説明
1次評価 primary appraisal	ストレッサー（ストレス要因）や出来事に対する評価	出来事を脅威と感じれば苦悩が生じ，それをポジティブなこと，いい意味での試練，たいしたことではないと捉えれば脅威感が減少する。
2次評価 secondary appraisal	ストレッサーやコーピング資源の利用を自分でコントロールできるかどうかの評価	状況を変える，情動（感情）を制御できる，効果的に対処できるといった能力が自分にあると思えるかどうかで，コーピングや適応がうまくいくかどうかが決まる。
コーピング努力 coping efforts	1次評価，2次評価に基づく実際のコーピング戦略	
問題管理 problem managements	ストレス的状況を変えるための戦略（現在では，「問題焦点型コーピング」とも言う）	積極的コーピング，問題解決，情報探索などを含む戦略
情動制御 emotional regulation	ストレス的な状況に対する考え方や感じ方を変えるための戦略（現在では，「情動焦点型コーピング」とも言う）	感情を表出する，必要な行動を回避する behavioral avoidance，状況から逃避する disengagement，問題を否定する，ソーシャルサポートを探す，などの戦略
意味に基づくコーピング meaning-based coping	心理状態をポジティブなものに変えるためのコーピング。これによって，問題焦点型あるいは情動焦点型コーピングが可能となり，それがコーピングの継続性を高めることにつながる。	ストレッサーをポジティブに捉え直す，ゴールを再設定する，スピリチュアルなコーピングを行う（例：宗教），ポジティブな出来事に目を向けるなど。
コーピングのアウトカム（適応）	情動（感情）の落ち着き，身体症状の改善，健康行動の開始など	コーピング戦略によって，短期もしくは長期のポジティブもしくはネガティブな適応が生じる。
特性的コーピングスタイル dispositional coping styles	ストレッサーに対する情動的・身体的反応を和らげるための，時期や状況にかかわらず比較的一定した一般的コーピングスタイルのこと（訳注：これに対し，状況に応じた対処を「状況的コーピングスタイル situational coping style」という）。	
楽観主義 optimism	何事にもいいアウトカムを期待する傾向	楽観主義者は，身体症状も少なく，病気からの快復も速い。
有益性（メリット）の発見 benefit finding	直面したストレス的状況の中に人生に対するポジティブな側面（有益性）を見つける。	有益性（メリット）発見は，ポジティブな受け止め方（評価）や積極的コーピングに関係する可能性がある。
情報希求 information-seeking	積極的に情報を集める（探索 monitoring）あるいは，情報をあえて避ける（忌避 blunting）というコーピングスタイル	「探索」は，苦痛や情動を喚起する可能性があるが，積極的なコーピングを促す可能性もある。一方，「忌避」は過剰な心配を和らげる可能性はあるが，コーピングを怠る可能性もある。

lem-focused coping），あるいはまたソーシャルサポート（例：友人や家族からのサポート）を求める（情動焦点型コーピング emotion-focused coping）といった行動を起こす可能性があり

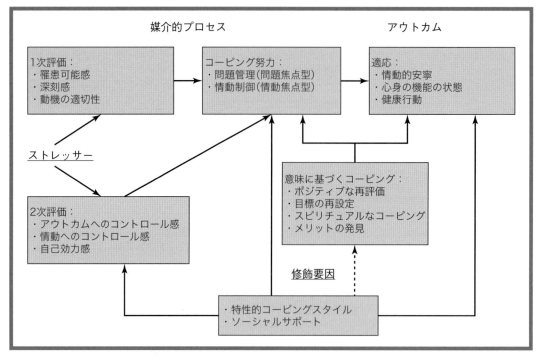

図12.1　ストレス・コーピング対処モデルとその拡張

ます。しかし，リスク感が非常に高くなると，苦悩distressが生じます。例えば，卵巣がんの発症リスクが非常に高いと感じた女性は，激しい苦悩にさいなまれ(Schwartzら，1995)，その結果，「逃避-回避行動escape-avoidance behaviors」を取る可能性がありますが(Lazarusら，1984)，そうした行動をとれば，その人はまだ治癒あるいは治療可能な段階で病気が診断される機会を逃してしまうことになりかねません。

　1次評価によって，その深刻感perceived severityが減じることがあります。脅威が曖昧で不確実な場合には特にそうです。Croyleらは，架空の代謝性疾患の検査を実施して対象者の反応を見るという実験的研究を行い，「異常」と判定された人々では異常と判定されなかった人々よりも，その判定に伴う苦痛を和らげるために，疾患自体を深刻に捉えない傾向や検査の妥当性を疑う傾向が強かったと報告しています(Dittoら，1995)。しかし，他の研究からは，そうした傾向は，医師の勧める食事制限や禁煙といった予防行動をとる意欲を減じてしまう可能性があることが示唆されています(Chapmanら，1993)。つまり，疾患についての1次評価で最も重要なことは，適切な評価が行われるかどうかだということです。

2次評価

　2次評価secondary appraisalとは，コーピングに必要な資源や選択肢があるかどうかについての評価のことです。例えば，状況を変えることができるかどうか，情動をコントロールできるかどうか，自分が持っているコーピング資源(例：友人，趣味)に効果が期待できるかどうかといったことです。

　病気に対処できるかどうかという思い(感覚)と，心理的適応の間には，多くの疾患で正の関

連(その思いが強いほど心理状態がよいという関係)があることが示されています。例えば，がん(Norton ら，2005)，心疾患(Moser ら，2007)，HIV/AIDS(Taylor ら，1992)などでそうした報告があります。さらに，病気に対処できると思えれば，推奨された健康行動をとる可能性も高まるため，身体状態の改善も期待することができます。例えば，病気に対処できるという思いが強いほど，安全な性行動を取る可能性が高いことが報告されています(Kok ら，2007)。必要な行動をとることができるという思い(＝自己効力感 self-efficacy)も，様々な健康行動の実施に重要な役割を果たします。自己効力感は，社会的認知理論Social Cognitive Theory (SCT)の中心的概念の1つであり，禁煙，運動，健康的食生活の維持と強い関連があります(Bandura, 1997；第9章も参照)。コントロール可能感 perceived control も，計画的行動理論 Theory of Planned Behavior(TPB)の重要な構成概念の1つです(第6章参照)。

コーピング努力

ストレス・コーピング対処モデル Transactional Model of Stress and Coping(TMSC)によれば，1次評価と2次評価の次には，実際のコーピング戦略が試みられることになります(Lazarus ら，1984)。当初のモデルでは，コーピング努力 coping efforts は2つの概念，つまり問題管理 problem management と情動制御 emotional regulation に分けられていましたが，前者は，現在「問題焦点型コーピング problem-focused coping」とも呼ばれ，ストレスの原因となる状況自体を変える試みのことを意味し，一方，後者は現在「情動焦点型コーピング emotion-focused coping」とも呼ばれ，ストレスの原因となる状況に関する考え方や感じ方を変える試みのことを意味し，そこにはソーシャルサポートを求める行動，感情の表出 venting feelings, 回避 avoidance, 否定 denial なども含まれます(注：情報希求 information seeking は，ソーシャルサポートを可能とするという意味で，問題焦点型コーピングであるとも言えます)。対処モデル(TMSC)では，問題焦点型コーピングは，ストレッサーが変えられるものである場合に適切した戦略であり，一方，情動焦点型コーピングは，ストレッサーが変えられないものである場合に適した戦略で，問題焦点型コーピングと併せて用いられることもあります。

コーピングに関する従来の研究は，ストレッサーに対する人の関わりの程度に焦点が置かれていました(Carver ら，1993)。ストレッサーが非常に脅威的でかつコントロール不能と受け取られる場合には，人は関わりを避けるコーピング戦略をとる傾向があります(Taylor ら，1992)。この「関わりを避ける戦略 disengaging coping strategies」には，距離を置く distancing, 考えないようにする(認知的回避)cognitive avoidance, 必要な行動を回避する(行動回避)behavioral avoidance(例：がんのフォローアップ検査を避ける)，気晴らしをする distraction, 問題の存在を否定する(否認)denial などがあります。これらの戦略は，いずれもストレッサーから注意を背けようとするもので，ストレッサーについて考えることや感じることを避けることによって，当面の苦痛を和らげようとする戦略と言えます(Suls ら，1985)。しかし，回避や否認は結局，適応を阻害するものであり，その後かえって苦痛は増してかつ持続的になり(Carver ら，1993；Schwartz ら，1995)，健全なコーピングを損なうことになってしまいます。

健康への脅威に直面したときによくとられるコーピングの1つに，「意味に基づくコーピング meaning-based strategies」と呼ばれるものがあります。これは，ポジティブな心理を引き出すことを目的としたもので，これには，前向きに考える(肯定的再解釈)positive reinterpretation，現実を受け入れる（許容）acceptance，スピリチュアルなもの（例：宗教）に頼る（Carverら，1993；Park，2010）などの戦略があり，いずれも，ストレスの原因となる状況を自分にとって意味あるものに解釈しようとする試みであるということができます。

　コーピング努力を評価するために，理論を基礎に作成されたいくつかの尺度が開発されています。いずれも，対象者に，ストレッサー（状況や出来事）をどう評価しどう対応するかを問うもので，コーピング法質問票 Ways of Coping Inventory（WOC）（Folkman ら，1988），多次元的コーピング質問票 Multidimensional Coping Inventory（Endler ら，1990），経験問題別コーピング指向尺度 Coping Orientations to Problems Experienced（COPE）Scale（Carver ら，1989）など，問題焦点型コーピングと情動焦点型コーピングを問う質問票がよく用いられています。例えば，COPE 尺度は，積極的コーピング，競合行動 competing activities の抑制（問題に集中するため余計な行動を自制すること），計画 planning（対処法についての計画），抑制 restraint（いざというときまでコーピングを控えること），ソーシャルサポート，前向きな捉え方，宗教，受容，否認，回避，ユーモアの活用，気晴らしなど，様々なタイプのコーピング戦略を測定する 12 の下位尺度から成っています（Carver ら，1993）。

　コーピングの測定法は，経験的あるいは理論的進歩に伴って発達を続けています（例：Skinner ら，2003）。例えば，日々のコーピング戦略を測定する最近の尺度は，過去のコーピングを想起する場合に生じる記憶バイアスに配慮して作成されているため，コーピングについてより正確な測定ができるようになっています（Stone ら，1995）。これに対し，WOC や COPE といった従来の測定尺度は，コーピング，特に健康問題に対するコーピングは，配偶者からのサポートのように，人間関係の文脈の中で起こっているにもかかわらず，個人レベルでの測定にとどまっているという問題がありますが（Berg ら，2007），これらは今でもよく用いられています。

　ストレス・コーピング対処モデル（TMSC）の出現によって，コーピング戦略，病気への適応，健康行動に関する膨大な文献が出版されてきました（Stanton ら，2007）。総じて，これらの研究からは，回避や"関わりを避ける"といった戦略よりも，積極的コーピングや受容，再解釈に心理的メリットがあることが明らかにされています。

　強い適応を可能とするコーピングもあり，例えば，スピリチュアルなコーピング（例：信仰）をとった人では，個人的成長，レジリエンスの向上が見られ，卵巣がんを経験したことにポジティブな意味づけを行っていたことが報告されています（Wenzel ら，2002）。しかし，次に述べるように，健康問題に対するコーピングの効果は，人がとる特性的コーピング dispositional coping の効果や"知覚されたサポート perceived support"（第 10 章参照）の有無によって異なります。適応的コーピング，ソーシャルサポート，特性的コーピングの効果に関する研究によって，ストレスやコーピングの研究分野にレジリエンスの概念が持ち込まれるようになってきました。

コーピングのアウトカム

　コーピングのアウトカムとは，状況の評価（1 次評価）やコーピング資源の評価（2 次評価）に続くコーピング努力によって生じた適応 adaptation のことを言います。ストレッサーは絶えず生じるため，アウトカムもそれにつれて変わっていきます。アウトカムは，情動の落ち着き，身体症状の改善（健康状態，予後，検査結果），健康行動の開始の 3 つに大別されます。これらの

アウトカムは，それぞれに相互作用し合う可能性があり，特に，ストレスに反応して変化するコルチゾール（副腎皮質ホルモン）は，心疾患発症に関連する状態を含めて，様々な健康アウトカムと関連することが判明しています（DeSantis ら，2012）。こうした知見は，ストレスが内分泌系，免疫系，神経系を介して健康に影響を与えるという仮説を支持するものです（Glaser ら，2005）。しかし，社会的，心理的要因と人の健康や疾患との関連に関しては慎重な解釈が必要です。なぜなら，生理学的測定を伴った，ストレス，コーピング，健康に関する縦断的（前向き的）研究は，まだそれほど多くないからです（McEwen，2012）。

ストレス・コーピング対処モデルの拡張

ストレスやコーピング，対処モデルに関する研究は，コーピングスタイル（楽観主義などの性格，有益性発見 benefit finding，情報希求）やソーシャルサポートに関する研究によって，大きく拡張されてきました。この方面の初期の研究（例：Antonovsky，1979）では，強いストレスを経験しながらも，それに耐えるための強力な資源（例：ソーシャルサポート。第10章参照）を有していたり，人生における意味や目的の観点から問題を捉え直すことによって，それを乗り越えた人々の特徴を分析することに主眼が置かれていました。いくつかの研究では，人生の目標を持つことと，人生への満足感，前向きな気持ちのあり方，幸福感の間には，正の関連が，逆に，うつとは負の関連があることが示されています（例：Gustavsson-Lilius ら，2007）。一般的に，こうした研究からは，人生に強い目標を持つ人は，情緒的にも良好な状態 emotional well-being にあることが示唆されています。

米国国立衛生研究所（NIH）は，人種や民族に関連した健康格差を理解し軽減するための研究を多くの分野で推進してきましたが，ストレスとコーピングに関する研究は，そうした研究からもたらされた多くの理論的観点を取り入れて発展してきました（Warnecke ら，2008）。「ライフコース life course」的観点はその例で，これにより，ストレスの影響が個人の中に蓄積されていくにつれて，情緒的な発達やコントロールだけではなく，社会的・物的なサポート資源にも影響が生じるという観点が持ち込まれることになりました（Umberson ら，2014）。また，生理学的な「アロスタティック負荷 allostatic load」の観点も持ち込まれ（McEwen，2012），貧困，低社会経済的な状態や人種問題などに伴う慢性的ストレスの生理学的な影響の検討が多くの行動学的研究に応用されるようになっています（Schulz ら，2012）。バイオマーカーの測定方法の進歩や大規模調査の実施によって，生理学的現象の測定の革新が進み，また，一般集団における縦断的（前向き的）研究デザインの研究が増えるに伴って，この方面の研究は大きく進展しています。ウェアラブルなセンサー装置の開発などによって，ストレスに対する人の反応をさらに敏感にかつリアルタイムに検出できるようになる可能性があります。

コーピングスタイル

コーピングスタイルは，「状況的コーピング situational coping」と「特性的コーピング dispositional coping」に大別されますが（Lazarus，1993），後者は，状況に依存しない，ストレスの解釈と対応における一般的傾向を意味する概念です。コーピングスタイルには個人差があり，コーピングプロセスに対するストレッサーの影響を修飾する役割を果たしますが，アウトカム

に直接に影響を与えることもあります。特性的コーピングには，楽観主義，有益性発見，情報希求があります。

■楽観主義

一般的コーピングの中で，おそらく最もよく研究されているのは，特性 disposition としての楽観主義 optimism で，アウトカムに対してポジティブな見方をする一般的傾向のことを言います（例：何とかなるという考え方）。こうした傾向は，年齢や状況に関わりなく比較的一定であることが知られています（Carver ら，2010）。今や古典というべき存在となった研究では，楽観主義は，がん患者（Carver ら，1993）や HIV 感染者（Taylor ら，1992）など様々な疾患を有する患者における心理的適応に直接のメリットをもたらすことが示されています。楽観主義的コーピングの効果に関する研究は，対処モデル（TMSC）の発展にも役立ってきました。なぜなら，楽観主義は，病気に対する情緒的，行動的反応に影響を与える可能性があるからです。Carver ら（1993）は，楽観主義は，「計画 planning」（対処法についての計画を立てること）と問題解決を通して，初期の乳がん患者の心理状態に有益な効果をもたらす可能性があること，楽観主義的傾向の強い人ほど，「回避 avoidance」というコーピング戦略をとる割合が低いことを明らかにしています。HIV 感染リスクのある男性同性愛者における研究でも，楽観主義的傾向の強い人では，HIV 感染リスク認知が低い，感染に対処できるという感覚が強い，積極的なコーピング戦略をとっている，苦悩感が低い，リスクの低い健康行動をとっているなどの傾向があることが明らかにされています（Taylor ら，1992）。

肺がん生存と楽観主義の関連を検討した最近の前向き研究では，楽観主義の有益な効果は認められていませんが（Schofield ら，2004），83 の研究をメタアナリシスした最近の論文では，属性，健康状態，健康リスク，その他の社会心理学的要因で調整した結果，楽観主義は，多くの健康アウトカムに対して有益な効果があること，そしてその効果は，客観的な身体機能に対してよりも，主観的な自己申告アウトカムに対してより大きいことが示されています（Rasmussen ら，2009）。またこの論文では，死亡率，生存率，心血管系疾患，生理学的指標，免疫機能などの客観的なアウトカムに対しても，楽観主義の効果は統計学的に有意であったと報告されていますが，妊娠に関する研究やがんや痛みに関する前向き研究では，ベースラインデータで調整した場合，有意な効果は確認されていません。

■有益性発見

ポジティブコーピングに関する研究では，多くの場合，楽観主義，人生の目的，帰属感 sense of coherence といった，特性的要因に目が向けられてきましたが（Antonovsky，1979），「有益性発見 benefit finding」（ストレス的な状況の中に人生にポジティブな意味を見つけること。Helgeson ら，2006 を参照）といった文脈的な要因も重要です。いくつかの研究から，「有益性発見」は，前向きな捉え直しやその他の積極的コーピングの使用と有意に関連していること（例：Lechner ら，2006）や，心疾患を含めた様々な健康ストレッサーに対するポジティブな適応に関連していることが示されています（例：Chida ら，2008）。しかし，がん患者では，その効果は必ずしも一定していないことに注意が必要です（Lechner ら，2006）。

■情報希求

アウトカムが不確かでは，ストレッサーの脅威の程度を評価することも，また適切なコーピングの選択も難しく，コーピングのプロセスに負の影響を与えることになってしまいます（Lazarus ら，1984）。健康問題が生じると，人はそのアウトカム（例：予後）についての不安にとらわれ，それが治療の選択に影響を与えることもあります。そうした場合によく取られるコーピングが「情報希求 information seeking」です（第 17 章参照）。しかし情報希求がすべての状況や人々において，適応を促進するかどうかには議論があります。情報希求をする人を「探索者 monitor」，それを避けようとする人を「忌避者 blunter」と呼びますが，13 の介入研究を含む 63 の研究をレビューした Roussi ら（2014）の論文では，がん患者においては情報探索が知識の増加につながったとする結果は数多く報告されているものの，その一方で，探索傾向の強い患者では，そうでない患者に比べて，得た情報への満足度が低い，疾患の脅威をより強く感じる傾向がある，医療者への要求が強いという報告もあります。しかし，多くの状況で情報希求は有益です。例えば，医学検査に備えるといった短期の健康問題に対しては，「探索 monitoring」には積極的なコーピングを促進する効果があることが報告されています（van Zuuren ら，2006）。

例えば，がんなどの場合に，医師からの情報以上に情報を希求する行動には，人によって程度の違いがあります（Hesse ら，2005）。情報希求には，「探索 monitoring」や「忌避 blunting」といった個人レベルのコーピングスタイル以外にも，コミュニティ参加，社会経済的地位，情報源へのアクセス（例：新しい情報メディア）といった環境的，状況的要因も関連します。情報希求の程度は，人によって大きく異なり，それが，がんなどに対する治療やそのアウトカムの違いの原因となっている可能性があります（Jung ら，2013；McCloud ら，2013）。

■ソーシャルサポート

ソーシャルサポートは様々に定義されています（第 10 章参照）。その中には，定量的で客観的なもの（例：友人の数）もあれば，相互連結感 perceived interconnectedness や，サポート資源の適切性に関する主観的評価といった，定量の難しい主観的なものもあります（Cohen, 2004）。ソーシャルサポートが人々の健康等に関連するアウトカムに直接の影響を与えるという研究結果が数多く報告されていますが（例：Kroenke ら，2006），ソーシャルサポートには，ストレス緩和効果 stress-buffering effects があることも知られています（Cohen, 2004）。これは，ソーシャルサポートが持つ，ストレスの緩和と，それによって適応や身体症状を改善する効果のことをいいます。

ソーシャルサポートは，対処モデル（TMSC）の主要なプロセスに影響を与えることによって，ストレスに対する人の適応に影響を与えます。例えば，信頼できる友人がいるかどうかは，病気の重大性に対する人の 1 次評価 primary appraisal に影響を与え，またサポートの存在は，状況に対処できる見込みを高めることによって，2 次評価 secondary appraisal にも影響を与えます（Cohen ら，1984）。サポートの選択肢が多い環境は，異なるコーピングを試したり，その効果を評価する機会を提供することによって，ストレッサーに対する防御機能を高める効果があります（Holahan ら，1986）。

逆に，ソーシャルサポートが乏しい環境は，ストレッサー（健康問題）に対する対処能力に負の影響を与え（Cohen, 2004），例えば，HIV 感染症の病状悪化がより急速になること（Leserman, 2000)，心疾患患者では死亡率や再発率が高まることが知られており(例：Brummett ら，2005)．また，前向き研究である看護師健康研究 Nurses' Health Study では，社会的孤立と乳がんおよび全死亡の間に関連があることが示されています(Kroenke ら，2006)。また，感情表出(思いを人に吐露すること)が難しい社会環境に置かれている場合には，回避 avoidance というコーピングがとられることが多く，その結果心理社会的アウトカムが悪化する可能性があります。

このように，観察的研究では，ソーシャルサポートと健康アウトカムの間に一貫した関連が認められていますが，介入研究の結果は必ずしも一貫したものではありません。これは，ソーシャルサポートという概念の複雑さと"サポートをした"，"サポートを受けた"ことの定義の難しさにもその一因があります。心筋梗塞患者におけるうつ症状の低減と死亡率の低下を目的として，ソーシャルサポート介入を行ったランダム化比較試験では，うつ症状の減少は認められたものの，死亡率の減少は認められなかったと報告されています(Berkman ら，2003)。ソーシャルサポートの乏しさと，喫煙や運動不足などの不健康な行動との間には強い関連があることは多くの観察的研究で示されていますが(Brummett ら，2005)，そうした行動がソーシャルサポート介入によって改善するかどうかはまだ証明されていません。そして複雑なことに，日常的な状況では，ネガティブサポート(効果のない支援)(Cohen, 2004)が行われることがあり，そうしたサポート(例：親の説教)はたとえ健康的な行動を促進させる意図で行われたものであっても，逆に健康や健康行動を悪化させる可能性があることが報告されています(例：Stephens ら，2010)。また，カップル間でのサポートは，そのありようによっては，ポジティブサポートにもネガティブサポートにもなり得ます。これは重要な問題ですが，まだあまり研究は行われていません(Berg ら，2007)。

■コーピングと健康格差

人の健康や病気は，個人的あるいは環境・状況的リスク要因と予防的要因(Kawachi ら，2006)，そして遺伝的要因(Chen ら，2013)による影響を受けます。例えば，人種差別や偏見などの社会的要因は，直接的かつ間接的に健康に影響を与え，それによって健康格差を生み出します(Warnecke ら，2008)。ストレス・コーピング対処モデル(TMSC)によれば，人種差別や偏見は，ストレッサーとなるだけではなく，コーピングにも影響を与えます。人種差別は社会経済的要因 socio-economic status(SES)を介して間接的にも健康に影響を与えますが，ストレッサーとして，直接的にも健康に影響を与えます(Williams, 1999)。コミュニティレベルの研究では，人種差別と心理的健康度の関係はそれほど明確ではありませんが(例：Jackson ら，2010)，実験的な研究では，特にアフリカ系アメリカ人においては(Lepore ら，2006)，被差別感の強い人ほど，心血管反応が高いことが示されています(例：Merritt ら，2006)。

人種差別，社会経済的地位の低さなどの非常に過酷な環境的ストレッサーの影響に対しては，特別なコーピング戦略が発動されることが示唆されています。その中で非常に広く研究されているのが，ジョン・ヘンリズム John Henryism と呼ばれるコーピングスタイルで，これは，心理的・環境的ストレッサーに対して果敢に根気強く立ち向かう姿勢のことを意味します(James ら，1983)(訳注：John Henry とは 19 世紀後半の伝説的な土木労働者で，激しい人種差別の中，蒸気機関ハンマーとの競争を強いられ，果敢に勝負して勝利したが，そのまま心臓発作で死亡したと言われる人物)。ジョン・ヘンリズムの仮説によれば，低教育，低い社会経済的地位，人種差

別といった過酷な境遇が重なるような状況において、非常に積極的なコーピングを行い続けると、健康に負の影響が生じることになります(Merrittら、2004)。

人種における健康格差は、病原体負荷の観点から見ることもできます。社会経済レベルの低い環境で育った若者は、心疾患やその他の慢性疾患の原因となる病原体(例：ヘリコバクター菌、サイトメガロウイルス、単純性ヘルペスウイルスI型、B型肝炎ウイルス)に若いうちに感染する可能性が高く、こうした病原体への感染は、罹病や早死の原因となります(例：Zajacovaら、2009)。

■ストレス、コーピング、生理学

ストレスに対する生理学的反応は古くから知られており、急性ストレスには、いわゆる攻撃・逃避反応 fight-or-flight reaction が生じ、視床下部-下垂体-副腎皮質系あるいは交感神経系の活動が活性化され(Glaserら、2005)、免疫機能は亢進もしくは抑制されます。これに対し、慢性的ストレスでは、カテコラミン(エピネフリンやノルエピネフリン)、コルチゾール、その他のストレスホルモンが持続的に分泌され、それが免疫機能に有害な影響を与えます(Glaserら、2005、Moynihan、2003)。

ストレスに対するMcEwen(2012)の生物-心理社会学的見方は、「アロスタティック負荷 allostatic load」モデルと呼ばれ、ストレッサーへの曝露と健康アウトカムとの関係の統合的な理解を可能とする理論で、多くの研究分野で活用されており、健康格差を低減するための介入にも応用できる可能性が指摘されています(Ganzelら、2010)。セリエの汎適応症候群 general adaptation syndrome(GAS)をさらに精緻化したこのモデルによれば、ストレッサーへの慢性的あるいは反復した曝露によって持続的な生理学的反応(allostasis)が生じると、その生体負荷の蓄積(アロスタティック負荷 allostatic load)によって、人体には衰耗的な生理学的影響が生じます。もちろん身体は、防御的な反応によって健康への影響を和らげようとしますが、糖質コルチコイド分泌系への慢性的あるいは過剰な刺激は、身体機能(例：視床下部-下垂体-副腎皮質系や免疫系)に影響を与え、心血管系疾患を引き起こすことになります。こうした慢性的ストレスに、子どもの重要な発達期に曝されれば、一生続くような影響を身体に残してしまう可能性もあります。

アロスタティック負荷モデルによれば、ストレスを受けると、視床下部-下垂体-副腎皮質系、自律神経系、免疫系に一連の生理・生化学的反応が生じますが、これらの反応は、ストレス反応性バイオマーカーを用いて測定することができます。バイオマーカーとしては、心血管系(例：血圧、心拍数)、交換神経系や副腎髄質系(例：カテコラミン、コルチゾール)、血液凝固因子系(例：フィブリノーゲン)、炎症反応(例：インターロイキン、CRP)の指標以外にも、体幹中心性肥満 central body obesity、動脈硬化度などのバイオマーカーがよく用いられています。アロスタティック負荷に対しては異論もありますが、そうした論点についてはまだ十分な根拠は示されていません。しかし、アロスタティック負荷の測定を用いたある研究では、肥満や心血管系の指標を除けば、これらのマーカーの多くは中高年における社会経済的地位と健康アウトカムの間をつなぐ要因ではなかったと報告されています(Hawkleyら、2011)。また、ストレスと健康アウトカムの間を媒介する要因は生理・生化学的反応だけではなく、免疫系には、サイトメガロウイルスなどの感染性因子が影響を与えること(Pawelecら、2012)、ストレスやその他の環境的曝露による遺伝子発現も免疫能や炎症反応に影響を与えることに注意が必

要です(Chen ら，2013 の総説を参照)。

3. 最近の研究への応用

　ライフコースに焦点を当てた最近の研究は，動物実験を除けばほとんどが観察的研究ですが，その結果はほぼ一致しています。この節では，ライフコースにわたる健康や健康行動とストレスとの関連を検討した2つの研究事例を紹介します。最初の事例は，生理・生化学的なバイオマーカーを用いた観察的研究で，第2の事例は，出産前と幼少期に提供された看護師の家庭訪問の長期効果を検討した介入研究です。第2の事例の前提になっているのは，子ども期のストレス曝露(暴力や虐待)が，子どもの将来の罹病や早死のリスクを高めるとすれば，母親へのサポートの提供や対処能力を高めるような介入は，子どものストレス曝露を減らし，その結果将来の慢性疾患の低減につながるだろうという考えです。

応用1：子ども期の要因，コーピングと適応，および成人期の健康

　幼少期や思春期時代を低い社会経済状態 socio-economic status(SES)で育った人は，成人期になって健康を損なうことが多いことが数多くの研究で示されていますが，逆に，そうした環境に育っても，健康を保つことができる人々もいます。後者の理由はよくわかっていませんが(Chen ら，2012)，それが適応的コーピングの結果だという結果が示されています。最近米国で行われた全国の中高年成人を対象とした大規模な観察的研究では，子ども期を低い社会経済状態で育った人でも，「シフト-パーシスト戦略 shift-and-persist strategy」によるコーピングを取ってきた人では，アロスタティック負荷(24のストレス反応バイオマーカーで測定)が低いことが報告されています(Chen ら，2012)。これに対し，高い社会経済状態で育った人では，コーピングスタイルとアロスタティック負荷の間に関連は認められていません。「シフト-パーシスト戦略」とは，状況を前向きに捉え直して(シフトして)，将来に対する楽観的な考え方を維持(パーシスト)するというコーピングスタイルであり，ストレッサー(社会経済状態)に対して直接行動することが現実的でない場合に適したコーピングスタイルである可能性があります(James ら，1983)。上述した「シフト-パーシスト戦略」型コーピングとアロスタティック負荷との関連は，属性，既往歴，喫煙歴，現在の社会経済状態で調整しても有意であり，置かれた環境に特に有効なコーピング戦略が存在することを示唆しています。

応用2：出産前と幼少期における看護師の家庭訪問の長期効果

　これまで，子ども期のストレス曝露やそれに対する適応戦略の健康に対する長期効果を"直接"緩和することを目的としたランダム化比較試験 randomized controlled trial(RCT)は実施されたことはありませんが，Family-Nurse Partnership Program(FNPP)という，リスクの高い母親に訪問看護時に教育やコーピングスキルを提供することによって，子どもの虐待リスクを減らすことを目的とした，RCTデザインによる30年にわたる前向き研究では，成長後の子どもの状態が観察されています。子どもの虐待 maltreatment は，慢性的なストレスであり，

成人してからの身体的，精神的健康に強い影響を与えることが知られています。Eckenrodeら(2010)は，ニューヨーク州 Elmira でこのプログラム(FNPP)に参加した母親の19歳になる子どもにおける情緒的，教育的，行動的発達状態を調べています(注：Memphis, Tennessee, Denver, Colorado でもこの研究は行われました)。このプログラムでは，社会生態学的，ライフコース的観点に基づき，訪問看護を通じて，①妊娠した母親に対して子育ての負担に対するコーピングスキルを教育し，それによって子どもの健康を向上させること，②教育，避妊法の使用，雇用の獲得を支援することによって，将来の社会経済的ストレッサーを回避させることが目的とされました。訪問看護は子どもが2歳の誕生日を迎えるまで続けられました。以前に行われた長期フォローアップの結果では，訪問看護は，社会福祉制度利用，子どもに対する虐待や傷害，犯罪行為などの母親の行為にポジティブな効果が得られ，これらはすべて，成人期に達した子どもの教育レベル，薬物使用歴，妊娠歴，犯罪行為歴，したがって彼らの健康にポジティブに関連していることが明らかとなりました。こうした訪問看護介入の有益な効果に基づいて，2010年の医療保険制度改革法(いわゆるオバマケア)Patient Protection and Affordable Care Act では，訪問看護の回数を増やすための予算措置が確保されたのです。

しかし，19年間のフォローアップ研究の結果は必ずしも有意なものばかりではなく，対照群に比較して，介入群では女子の犯罪への関わりが減少したものの，飲酒，薬物使用，避妊法の使用，性的パートナーの数，10代の妊娠や出産，高校卒業といった，健康に影響するようなライフコース要因には持続的効果は認められませんでした。また，男子における犯罪行為やその他のリスク要因にも持続的効果は認められていません。総合的には，このRCTによって，介入群では対照群に比して，母親の経済状態を改善し子どもへの虐待を減らす効果が認められましたが，子どもの成人期における健康への影響についてはまだ今後の検討が必要と思われます。長期効果に介入群と対照群との間に有意の違いが認められなかった原因としては，ほとんどの人が，若年期にストレッサーを克服してしまうというレジリエンスの影響による可能性があります。

研究の限界と将来の方向

現在，ストレスとコーピングに関する疫学的研究は，様々な分野のアプローチを取り入れて急速に発展を遂げており，それによって，社会的あるいは個人的要因がどのようにストレッサーの健康影響を緩和するかについての理解と，また，公衆衛生上の重要課題である健康格差 health disparities の理解が大きく前進するものと思われます。米国やその他の国々で行われている多くの縦断的コホート研究，特に高年成人の研究では，アロスタティック負荷や病原体感染のバイオマーカーが取り入れられています。(逆に言えば，幼少期，思春期，成人期というライフコースをカバーし，かつバイオマーカーを取り入れた縦断的研究が今後もっと必要です)。最近，米国疾病管理予防センター Centers for Disease Control and Prevention(CDC)は，Behavioral Risk Factor Surveillance System における調査に，子ども期の有害な経験に関する質問項目を追加しています(Andaら，2010)。急速に発達するテクノロジーによって，疫学研究に生理・生化学的バイオマーカーの取入れが進んでいけば，長期的に，ストレスとコーピング，特に，それらと慢性疾患の発症と関連する生理・生化学的バイオマーカーとの関係の理解が前進するものと思われます。生理・生化学的バイオマーカーを取り入れた介入研究がもっと

行われる必要があります。

4. まとめ

　本章では，ライフコースにわたるストレス，コーピング，適応，健康行動，健康について，その複雑な様相の理解を可能とする理論や研究を紹介してきました。また，本章では，生理学，神経科学，社会・行動科学，公衆衛生を含む多くの分野で，ライフコースにわたる慢性疾患の発症と進展を理解する目的で，ストレスやコーピングの観点が取り入れられている状況を紹介しましたが，今や，ストレスやコーピングの問題は，慢性疾患を理解する上で不可欠の観点となっています。個人のコーピングプロセスは，性格や認知的要因，生理学的反応のパターン，レジリエンスの能力，社会経済・状況的要因によって一部規定される人生経験，個人による状況の評価，コーピングの資源（例：友人や家族），過去のコーピング戦略などの影響を受けます。理論や研究を統合しようとするこうした新たな試みによって，個人と文脈の相互作用を重視するストレス・コーピング対処モデル（TMSC）の考え方の重要性がさらに明確になってきたように思われます。このモデルが示唆するように，ストレスとコーピングの効果は，個人の置かれた文脈（例：ストレッサーの制御可能性），ストレッサーへの曝露の時期や持続期間（例：子ども期などの発達上重要な時期や社会的役割が生じる成人期），個人の性格（例：ストレスへの反応性やレジリエンスのための資源）による影響を受けるのです。

参考文献

Anda, R. F., Butchart, A., Felitti, V. J., & Brown, D. W. (2010). Building a framework for global surveillance of the public health implications of adverse childhood experiences. *American Journal of Preventive Medicine, 39*(1), 93–98.

Antonovsky, A. (1979). *Health, stress, and coping*. San Francisco: Jossey-Bass.

Bandura, A. (1997). *Self-efficacy: The exercise of control*. New York: Freeman.

Berg, C. A., & Upchurch, R. (2007). A developmental-contextual model of couples coping with chronic illness across the adult life span. *Psychological Bulletin, 133*(6), 920–954.

Berkman, L. F., Blumenthal, J., Burg, M., Carney, R. M., Catellier, D., Cowan, M. J., . . . Schneiderman, N. (2003). Effects of treating depression and low perceived social support on clinical events after myocardial infarction: The Enhancing Recovery in Coronary Heart Disease Patients (ENRICHD) randomized trial. *JAMA, 289*(23), 3106–3116.

Bonanno, G. A., Galea, S., Bucciarelli, A., & Vlahov, D. (2007). What predicts psychological resilience after disaster? The role of demographics, resources, and life stress. *Journal of Consulting and Clinical Psychology, 75*(5), 671–682.

Bonanno, G. A., Moskowitz, J. T., Papa, A., & Folkman, S. (2005). Resilience to loss in bereaved spouses, bereaved parents, and bereaved gay men. *Journal of Personality and Social Psychology, 88*(5), 827–843.

Brummett, B. H., Mark, D. B., Siegler, I. C., Williams, R. B., Babyak, M. A., Clap-Channing, N. E., & Barefoot, J. C. (2005). Perceived social support as a predictor of mortality in coronary patients: Effects of smoking, sedentary behavior, and depressive symptoms. *Psychosomatic Medicine, 67*(1), 40–45.

Cannon, W. B. (1932). *The wisdom of the body*. New York: Norton.

Carver, C. S., & Connor-Smith, J. (2010). Personality and coping. *Annual Review of Psychology, 61*, 679–704.

Carver, C. S., Pozo, C., Harris, S. D., Noriega, V., Scheier, M. F., Robinson, D. S., . . . Clark, K. C. (1993).

How coping mediates the effect of optimism on distress: A study of women with early stage breast cancer. *Journal of Personality and Social Psychology*, *65*(2), 375–390.

Carver, C. S., Scheier, M. F., & Weintraub, J. K. (1989). Assessing coping strategies: A theoretically based approach. *Journal of Personality and Social Psychology*, *56*(2), 267–283.

Chapman, S., Wong, W. L., & Smith, W. (1993). Self-exempting beliefs about smoking and health: Differences between smokers and ex-smokers. *American Journal of Public Health*, *83*(2), 215–219.

Chen, E., & Miller, G. E. (2013). Socioeconomic status and health: Mediating and moderating factors. *Annual Review of Clinical Psychology*, *9*, 723–749.

Chen, E., Miller, G. E., Lachman, M. E., Gruenewald, T. L., & Seeman, T. E. (2012). Protective factors for adults from low-childhood socioeconomic circumstances: The benefits of shift-and-persist for allostatic load. *Psychosomatic Medicine*, *74*(2), 178–186.

Chida, Y., & Steptoe, A., (2008). Positive psychological well-being and mortality: A quantitative review of prospective observational studies. *Psychosomatic Medicine*, *70*(7), 741–756.

Cohen, S. (2004). Social relationships and health. *American Psychologist*, *59*(8), 676–684.

Cohen, S., Kessler, R. C., & Gordon, L. U. (Eds.). (1995). *Measuring stress: A guide for health and social scientists*. New York: Oxford University Press.

Cohen, S., & McKay, G. (1984). Social support, stress and the buffering hypothesis: A theoretical analysis. In A. Baum, J. E. Singer, & S. E. Taylor (Eds.), *Handbook of psychology and health* (Vol. 4, pp. 253–267). Hillsdale, NJ: Erlbaum.

Cohen, S., & Wills, T. A. (1985). Stress, social support, and the buffering hypothesis. *Psychological Bulletin*, *98*(2), 310–357.

DeSantis, A. S., DiezRoux, A. V., Hajat, A., Aiello, A. E., Golden, S. H., Jenny, N. S., . . . Shea, S. (2012). Associations of salivary cortisol levels with inflammatory markers: The Multi-Ethnic Study of Atherosclerosis. *Psychoneuroendocrinology*, *37*(7), 1009–1018.

Ditto, P. H., & Croyle, R. T. (1995). Understanding the impact of risk factor test results: Insights from a basic research program. In R. T. Croyle (Ed.), *Psychosocial effects of screening for disease prevention and detection*. New York: Oxford University Press.

Eckenrode, J., Campa, M., Luckey, D. W., Henderson, C. R., Cole, R., Kitzman, H., . . . Olds, D. (2010). Long-term effects of prenatal and infancy nurse home visitation on the life course of youths. *Archives of Pediatrics & Adolescent Medicine*, *164*(1), 9–15.

Endler, N., & Parker, J. (1990). Multidimensional assessment of coping: A critical evaluation. *Journal of Personality and Social Psychology*, *58*(5), 844–854.

Felitti, V. J., Anda, R. F., Nordenberg D., Williamson, D. F., Spitz, A. M., Edwards, V., . . . Marks, J. S. (1998). Relationship of childhood abuse and household dysfunction to many of the leading causes of death in adults: The Adverse Childhood Experiences (ACE) Study. *American Journal of Preventive Medicine*, *14*(4), 245–258.

Folkman, S., & Lazarus, R. S. (1988). *The Ways of Coping Questionnaire*. Palo Alto, CA: Consulting Psychologists Press.

Folkman, S., Lazarus, R., Dunkel-Schetter, C., DeLongis, A., & Gruen, R. (1986). Dynamics of a stressful encounter: Cognitive appraisal, coping, and encounter outcomes. *Journal of Personality and Social Psychology*, *50*(5), 992–1003.

Folkman, S., & Moskowitz, J. (2000). Positive affect and the other side of coping. *American Psychologist*, *55*(6), 647–654.

Ganzel, B., Morris, P. A., & Wethington, E. (2010). Allostasis and the human brain: Integrating models of stress from the social and life sciences. *Psychological Review*, *117*(1), 134–174.

Glaser, R., & Kiecolt-Glaser, J. K. (2005). Stress-induced immune dysfunction: Implications for health. *Nature Reviews: Immunology*, *5*(3), 243–251.

Gustavsson-Lilius, M., Julkunen, J., Keskivaara, P., & Hietanen, P. (2007). Sense of coherence and distress in cancer patients and their partners. *Psycho-Oncology*, *16*(12), 1100–1110.

Hawkley, L. C., Lavelle, L. A., Berntson, G. G., & Cacioppo, J. T. (2011). Mediators of the relationship between socioeconomic status and allostatic load in the Chicago Health, Aging, and Social Relations Study. *Psychoimmunology*, *48*(8), 1134–1145.

Helgeson, V. S., Reynolds, K. A., & Tomich, P. L. (2006). A meta-analytic review of benefit finding and growth. *Journal of Consulting and Clinical Psychology, 74*(5), 797–816.

Hesse, B. W., Nelson, D. E., Kreps, G. L., Croyle, R. T., Arora, N. K., Rimer, B. K., & Viswanath, K. (2005). Trust and sources of health information: The impact of the Internet and its implications for health care providers: Findings from the first Health Information National Trends Survey. *Archives of Internal Medicine, 165*(22), 2618–2624.

Holahan, C. J., & Moos, R. H. (1986). Personality, coping, and family resources in stress resistance: A longitudinal analysis. *Journal of Personality and Social Psychology, 51*(2), 389–395.

Holmes, T. H., & Rahe, R. H. (1967). The Social Readjustment Rating Scale. *Journal of Psychosomatic Research, 11*, 213–218.

House, J. S. (1974). Occupational stress and coronary heart disease: A review and theoretical integration. *Journal of Health and Social Behavior, 15*(1), 12–27.

Jackson, J. S., Knight, K. M., & Rafferty, J. A. (2010). Race and unhealthy behaviors: Chronic stress, the HPA axis, and physical and mental health disparities across the life course. *American Journal of Public Health, 100*(5), 933–939.

James, S., Hartnett, S. A., & Kalsbeek, W. D. (1983). John Henryism and blood pressure among black men. *Journal of Behavioral Medicine, 6*(3), 259–278.

Jung, M., Ramanadhan, S., & Viswanath, K. (2013). Effect of information seeking and avoidance behavior on self-rated health status among cancer survivors. *Patient Education and Counseling, 92*(1), 101–106.

Kawachi, I., & Subramanian, S. V. (2006). Measuring and modeling the social and geographic context of trauma: A multilevel modeling approach. *Journal of Traumatic Stress, 19*(2), 195–203.

Kok, G., Hospers, H. J., Harterink, P., & De Zwart, O. (2007). Social-cognitive determinants of HIV risk-taking intentions among men who date men through the Internet. *AIDS Care, 19*(3), 410–417.

Kroenke, C., Kubzansky, L. D., Schernhammer, E. S., Holmes, M. D., & Kawachi, I. (2006). Social networks, social support, and survival after breast cancer. *Journal of Clinical Oncology, 24*(7), 1105–1111.

Lazarus, R. S. (1966). *Psychological stress and the coping process*. New York: McGraw-Hill.

Lazarus, R. S. (1993). Coping theory and research: Past, present, and future. *Psychosomatic Medicine, 55*(3), 234–247.

Lazarus, R. S., & Folkman, S. (1984). *Stress, appraisal, and coping*. New York: Springer.

Lechner, S. C., Carver, C. S., Antoni, M. H., Weaver, K. E., & Phillips, M. (2006). Curvilinear associations between benefit finding and psychosocial adjustment to breast cancer. *Journal of Clinical and Consulting Psychiatry, 74*(5), 828–840.

Lepore, S. J., Revenson, T. A., Weinberger, S. L., Weston, P., Frisina, P. G., Robertson, R., . . . Cross, W. (2006). Effects of social stressors on cardiovascular reactivity in black and white women. *Annals of Behavioral Medicine, 31*(2), 120–127.

Leserman, J. (2000). The effects of depression, stressful life events, social support, and coping on the progression of HIV infection. *Current Psychiatry Reports, 2*(6), 495–502.

Luthar, S. S., Cicchetti, D., & Becker, B. (2000). The construct of resilience: A critical evaluation and guidelines for future work. *Child Development, 71*(3), 543–562.

McCloud, R. F., Jung, M., Gray, S. W., & Viswanath, K. (2013). Class, race and ethnicity and information avoidance among cancer survivors. *British Journal of Cancer, 108*(10), 1949–1956.

McEwen, B. S. (2012). Brain on stress: How the social environment gets under the skin. *Proceedings of the National Academy of Sciences, 109*(Suppl. 2), 17180–17185.

Merritt, M. M., Bennett, G. G., Williams, R. B., Edwards, C. L., & Sollers, J. J., III. (2006). Perceived racism and cardiovascular reactivity and recovery to personally relevant stress. *Health Psychology, 25*(3), 364–369.

Merritt, M. M., Bennett, G. G., Williams, R. B., Sollers, J. J., III, & Thayer, J. F. (2004). Low educational attainment, John Henryism, and cardiovascular reactivity to and recovery from personally relevant stress. *Psychosomatic Medicine, 66*(1), 49–55.

Moser, D. K., Riegel, B., McKinley, S., Doering, L. V., An, K., & Sheahan, S. (2007). Impact of anxiety and perceived control on in-hospital complications after acute myocardial infarction. *Psychosomatic Medicine, 69*(1), 10–16.

Moynihan, J. A. (2003). Mechanisms of stress-induced modulation of immunity. *Brain, Behavior, and Immunity, 17*(Suppl. 1), S11–S16.

Norton, T. R., Manne, S. L., Rubin, S., Hernandez, E., Carlson, J., Bergman, C., & Rosenblatt, N. (2005). Ovarian cancer patients' psychological distress: The role of physical impairment, perceived unsupportive family and friend behaviors, perceived control, and self-esteem. *Health Psychology, 24*(2), 143–152.

Park, C. L. (2010). Making sense of the meaning literature: An integrative review of meaning making and its effects on adjustment to stressful life events. *Psychological Bulletin, 136*(2), 257–301.

Pawelec, G., McElhaney, J. E., Aiello, A. E., & Derhovanessian, E. (2012). The impact of CMV infection on survival in older humans. *Current Opinion in Immunology, 24*(4), 507–511.

Pearlin, L. I., & Schooler, C. (1978). The structure of coping. *Journal of Health and Social Behavior, 19*(1), 2–21.

Rasmussen, H., Scheier, M. F., & Greenhouse, J. B. (2009). Optimism and health: A meta-analytic review. *Annals of Behavioral Medicine, 37*(3), 239–256.

Roussi, P., & Miller, S. M. (2014). Monitoring style of coping with cancer related threats: A review of the literature. *Journal of Behavioral Medicine, 37*(5), 931–954.

Schofield, P., Ball, D., Smith, J. G., Borland, R., O'Brien, P., Davis, S., . . . Joseph, D. (2004). Optimism and survival in lung carcinoma patients. *Cancer, 100*(6), 1276–1282.

Schulz, A. J., Mentz, G., Lachance, L., Johnson, J., Gaines, C., & Israel, B. A. (2012). Associations between socioeconomic status and allostatic load: Effects of neighborhood poverty and tests of mediating pathways. *American Journal of Public Health, 102*(9), 1706–1714.

Schwartz, M., Lerman, C., Miller, S. M., Daly, M., & Masny, A. (1995). Coping disposition, perceived risk, and psychological distress among women at increased risk for ovarian cancer. *Health Psychology, 14*(3), 232–235.

Selye, H. (1956). *The stress of life.* New York: McGraw-Hill.

Serido, J., Almeida, D. M., & Wethington, E. (2004). Chronic stressors and daily hassles: Unique and interactive relationships with psychological distress. *Journal of Health and Social Behavior, 45*(1), 17–33.

Shonkoff, J. P., Boyce, W. T., & McEwen, B. S. (2009). Neuroscience, molecular biology, and the childhood roots of health disparities: Building a new framework for health promotion and disease prevention. *JAMA, 301*(21), 2252–2259.

Skinner, E. A., Edge, K., Altman, J., & Sherwood, H. (2003). Searching for the structure of coping: A review and critique of category systems for classifying ways of coping. *Psychological Bulletin, 129*(2), 216–269.

Stanton, A. L., Revenson, T. A., & Tennen, H. (2007). Health psychology: Psychological adjustment to chronic disease. *Annual Review of Psychology, 58*, 565–592.

Stephens, M.A.P., Rook, K. S., Franks, M. M., Khan, C., & Iida, M. (2010). Spouses' use of social control to improve diabetic patients' dietary adherence. *Families, Systems, and Health, 28*(3), 199–208.

Stone, A., Kennedy-Moore, E., & Neale, J. (1995). Association between daily coping and end-of-day mood. *Health Psychology, 14*(4), 341–349.

Suls, J., & Fletcher, B. (1985). The relative efficacy of avoidant and nonavoidant coping strategies: A meta-analysis. *Health Psychology, 4*(3), 249–288.

Taylor, S. E., Kemeny, M. E., Aspinwall, L. G., Schneider, S. G., Rodriguez, R., & Herbert, M. (1992). Optimism, coping, psychological distress, and high-risk sexual behavior among men at risk for acquired immunodeficiency syndrome (AIDS). *Journal of Personality and Social Psychology, 63*(3), 460–473.

Umberson, D., Williams, K., Thomas, P. A., Liu, H., & Thomeer, M. B. (2014). Race, gender, and chains of disadvantage: Childhood adversity, social relationships, and health. *Journal of Health and Social Behavior, 55*(1), 20–38.

van Zuuren, F. J., Grypdonck, M., Crevits, E., Vande Walle, C., & Defloor, T. (2006). The effect of an information brochure on patients undergoing gastrointestinal endoscopy: A randomized controlled study. *Patient Education and Counseling*, *64*(1–3), 173–182.

Warnecke, R. B., Oh, A., Breen, N., Gehlert, S., Paskett, E., Tucker, K. L., . . . Hiatt, R. A. (2008). Approaching health disparities from a population perspective: The National Institutes of Health Centers for Population Health and Health Disparities. *American Journal of Public Health*, *98*(9), 1608–1615.

Wenzel, L. B., Donnelly, J. P., Fowler, J. M., Hobbal, R., Taylor, T. H., Aziz, N., & Cella, D. (2002). Resilience, reflection, and residual stress in ovarian cancer survivorship. *Psycho-Oncology*, *11*(2), 142–153.

Williams, D. R. (1999). Race, socioeconomic status, and health: The added effects of racism and discrimination. *Annals of the New York Academy of Sciences*, *896*, 173–188.

Zajacova, A., Dowd, J. B., & Aiello, A. E. (2009). Socioeconomic and race/ethnic patterns in persistent infection burden among U.S. adults. *Journal of Gerontology: Medical Sciences*, *64*(2), 272–279.

Zautra, A. J. (2009). Resilience: One part recovery, two parts sustainability. *Journal of Personality*, *77*(6), 1935–1943.

第13章
健康と病気における個人間コミュニケーション

Ashley Duggan
Richard L. Street Jr.

[キーポイント]
- 健康行動変容における個人間コミュニケーションの重要性を解説する。
- 個人間コミュニケーションが健康アウトカムの改善につながるメカニズムを概説する。
- 関係的あるいは課題遂行的コミュニケーションがどのように行動変容の理論に関係するかを紹介する。
- 臨床の場における医療者-患者コミュニケーションについての理論や研究成果を概説する。
- 身体障害と慢性疼痛の2つの事例を取り上げ，健康行動を形成する上での関係的および課題遂行的コミュニケーションのそれぞれの概念とそれらの相互作用を解説する。

　個人間コミュニケーション interpersonal communication は，健康行動を規定する最も基本的な要因の1つであり，様々な健康アウトカム(例：QOL，病気の症状，病気への適応，障害，死)に影響を与え(Dugganら，2011)，一方で，個人間コミュニケーションと健康アウトカムは，いずれも教育，収入，雇用，職業，居住地(都市部か地方部かを含む)などの社会的決定要因の影響を受けます(Ackersonら，2009)。本章では，個人間コミュニケーションに関する理論と研究を紹介しつつ，人と病気 illness との関わりにおいて，個人間コミュニケーションが人間関係や健康行動にどのように影響するかを解説します。
　多くの行動変容理論では，認知的要因が重視されますが，個人間コミュニケーション理論では，人間存在の根本は「人間関係」であり，行動はそうした人間関係の文脈の中で生まれると考えます。これを健康行動について見れば，コミュニケーション理論では，行動変容を，医療者，友人，家族，患者との間に存在する人間関係と相互のコミュニケーションの文脈の中で考えるということを意味しており，例えば，医療者と患者の間に信頼 trust とラポール rapport が成立すれば，病気に関連する行動(例：性行動)をより率直に聞き出すことができ，その後の行動や健康アウトカムの向上につながる可能性がありますが，逆に信頼とラポールがなければ，重要な情報を聞き漏らしてしまう可能性があります。医療者-患者関係はまた，治療の決定や治療へのアドヒアランスにも影響を与えます。同じように，家族においても，行動変容が生じるためには，健康問題に関して家族間の相互作用が必要であり，それは結局家族同士の人間関係に帰着する可能性があります。また，一般に，医療者，家族，あるいは友人と患者との関係は，患者にとってサポートの源となり，行動変容の可能性を高める効果がありますが，逆にこうし

た関係が感情を悪化させ，行動変容に負の影響を及ぼす可能性もあります。このように，個人間コミュニケーションは多様であり，また関連する理論や実例は非常に膨大なものとなるため，本章では，話題を主に医療者-患者関係に絞ることにします(それ以外の対人関係については，Thompson ら，2011 と Vangelisti，2013 の総説を参照)。

医療者-患者コミュニケーションには2つの機能，つまり医学的問題に直接関わる「課題遂行的機能 task-driven functions」と，情緒，ラポール，怖れなど，患者の人間と病(やまい)経験全体に関わる「関係的機能 relational function」があることを認識する必要があります。つまり，個人間コミュニケーションとは，医学的情報と，関係者それぞれの立場や役割を含む複雑な人間関係との相互作用であると言うことです。個人間コミュニケーション理論自体は，文脈とは独立した理論ですが，健康が扱われる文脈の特性によって，応用され方が異なってきます。健康が扱われる文脈には，仕事の関係，家族，恋人関係，友人関係など様々なものがあるため，そこにある人間関係の特性によって，個人間コミュニケーションの性質は異なり，したがって，行動変容への影響も異なります。行動変容を理解する場合には，この点をよく考慮する必要があります。

本章では，健康との関係が最も明確な医療者-患者関係を主に扱い，そこにある，2つの機能，つまり，課題遂行的機能と関係的機能，そして，それらの相互作用について解説します。まず最初に，「関係性中心のケア relationship-centered care」について解説しますが，この概念は，患者の症状の軽減や行動変容，そして予防行動(禁煙や運動)の促進には，医療者と患者の間の良好な関係が不可欠だという考え方がその基礎になっています。もちろん，医療には，医学的な側面もあるため，良好な関係があればそれで足りるというものでないことは言うまでもありません。

本章では，健康行動における個人間コミュニケーション研究の歴史的発展の足跡をたどりながら，医療者-患者関係の課題遂行的機能と関係的機能や，コミュニケーションから健康アウトカムにつながる系路を解説し，そして最後に，身体障害と慢性疼痛の2つの事例を取り上げ，個人間コミュニケーションに関する理論と研究の状況を具体的に見て行きます。

1. 関係性中心のケア

米国国立がん研究所の Health Information National Trends Survey (HINTS) のデータから，医師が依然最も信頼されている健康情報源であり，逆に，インターネットはなお情報源として広く用いられているにもかかわらず，ここ10年で情報源としての信頼性は低下しつつあることが明らかにされています(Hesse ら，2010)。個人間の直接的コミュニケーションの重要性はインターネット時代でも依然変わらないということなのでしょう。一方，医療においては，「患者中心のアウトカム patient-centered outcomes」(患者が望む医学的・心理社会的健康の改善)に対する関心が高まる中，過去20年の間に，医療者-患者の人間関係の重要性に大きな注目が集まりつつあります(Institute of Medicine, 2001)。

「患者中心のアウトカム」が注目される背景には，医療が，伝統的な医生物学的モデル biomedical model，つまり，病気 illness の医学面ばかりを重視し，かつ医療者が"主"で患者が"従"という西洋医学的パターナリズム(父権主義)paternalism から，大きく転換しつつあるという

事情があります。新たなモデル，つまり「医学心理社会的モデル biopsychosocial model」では，病気を医生物学的モデルよりも幅広く捉え，患者は自分の「生活世界 life world」(訳注：現象学の用語。人が自らの体験を通して知覚している世界のこと)と「病（やまい）経験 illness experience」を熟知した存在であり，そうした存在として医師と相互作用をするといった考え方，つまり「全人的アプローチ whole person approach」と，患者の情緒・役割・経験は，治療の決定プロセスに不可欠であるという考え方が前提となっています。

　この「患者中心のアウトカム」の実現に必要なアプローチが「関係性中心のケア relationship-centered care」です。「関係性中心のケア」では，患者の自律性，意志，尊厳を重んじたケアが行われ，そのため，医療者と患者の対等性，医療者-患者-家族間の相互理解(Beach ら，2006)，関係的プロセス relational process，意思決定の共有，セルフアウェアネス(訳注：価値ある人間として自分を自覚すること)の向上，双方向的情報交換，意見の差異と多様性の受容，"真の意味での参加 authentic and responsive participation"などが重んじられます(Suchman, 2006)。また，患者の人格や個性，患者の不安や感情にも配慮し，真の医療者-患者関係の確立と維持を目指します(Beach ら，2006)。

　「関係性中心のケア」では，医療者と患者の相互理解は，双方向的で対等な対話，つまり患者と医療者の協働した努力によって達成されると考えます。したがって，一方的な判断を避け，患者との共感を築くことに重きが置かれますが，そうすることによって，連帯意識やお互いの人間性を尊重する意識の基礎となる，共感 empathy，信頼，率直さ openness が生まれると考えるからです(Borrell-Carrio ら，2004)。

　「関係性中心のケア」の概念は，本来医学教育や医療に内包されているものであるにもかかわらず，臨床の場での具体的な実践モデルはまだ確立されていません。しかし，医学教育においては，少なくとも，患者に配慮した診療姿勢 mindful practice(患者のことを積極的に知ろうする態度 active awareness)，絶えざる振り返り reflection，コミュニケーションスキルは，「関係性中心のケア」の基礎として，確実に教育する必要があります(Frankel ら，2011)。つい最近まで，「関係性中心のケア」は革新的な考えと見なされていましたが，現在では，米国医学研究所 Institute of Medicine(IOM)によって，医療の質の基本的な要素と見なされるに至っています(2001)。医療における患者の満足度を評価するための標準的な測定法が作成されていますが，患者と医療者では，医療の質の基準が異なり，また「関係性中心のケア」が具体的に何を意味するかは必ずしも明確ではないため，医療者にとって，この概念をどのように実質化し実行するかは難しい課題となっています。

　「関係性中心のケア」を考えるにあたっては，急速な技術革新によって，コミュニケーションの特性やそのプロセスが変わる可能性があることに注意が必要です(第17章も参照)。例えば，診察室におけるコンピュータの使用は，検査結果や治療経過を分かりやすく提示することによって，診察スキル visit organization skill を向上させる可能性がありますが(Frankel ら，2005)，その反面，医師がコンピュータの扱いに慣れていない場合には，患者への注意がおろそかになって，診察スキルが逆に悪化してしまう可能性があるばかりか(Frankel ら，2005)，患者との対話，患者への注視，診察に必要な時間をコンピュータ操作に奪われることで，患者との関係性の構築が損なわれる可能性があります(Rouf ら，2007)。医師-患者間のコミュニケーションにおける e メールの使用についても，簡単で便利で迅速な情報交換が可能というメリットがある反面，難しい決定を行うとか告知を行うといった，対面でのみ可能なコミュニケー

ションの基盤となる人間関係の構築を難しくするという欠点があります（Yeら，2010）。また，安全管理に十分な配慮なく用いられると，患者のプライバシーが漏洩する危険もあります。ビデオによる面談は，対面と同じほどの相互作用が可能で，地理的距離や交通の関係で対面の面接が難しい場合は特に有用ですが（Aghaら，2009），患者のプライバシーが損なわれることがないよう十分な配慮が必要です。

このように，新しい技術の導入には予期しない問題を伴う可能性もありますが，保健医療サービスへのアクセス，医師-患者コミュニケーション，そして健康アウトカムの向上に役立つことが示されており，また，医療におけるウェブ上のディスカッション掲示板などの使用は，健康に関する意志決定や患者の自己管理に影響を与える可能性があります（Wicksら，2012）。これらの技術は急速に発展しており，最近では，医療における患者の参加と積極的関与を強めるために，医療者と患者がデータを共有することの可能性についての議論が高まっており，患者を自らの健康と医療の中に組み込んでいく現実的可能性が高まりつつあります。

「患者中心のアウトカム」と「関係性中心のケア」が意味することは，健康と病気を，医生物学的枠組みを超えた，より大きな文脈で捉える必要があるということであり，それによって，医療者-患者コミュニケーションの持つ多面的な役割の認識と，それに基づくより適切な対応が可能となるのです。個人間コミュニケーションには，2つの機能があることを指摘してきましたが，これらは並行して機能するものですが，ときに競合することもあります。以下，これらの機能について，詳しく見ていくことにしましょう。

2. 医療者-患者コミュニケーションの主な機能

医療者-患者コミュニケーションの研究（ほとんどの場合は，医師-患者）では，例えば，医療者からの情報提供の頻度，患者からの質問の回数，患者中心的なコミュニケーションの程度といった，医療者と患者のコミュニケーション行動から（Streetら，2005），医療者のコミュニケーションに対する患者の感じ方に至るまでの（McCormackら，2011；Street，2013），様々な指標が測定されています。これらの研究のほとんどが横断研究であり，コミュニケーションと健康アウトカムの間に関連が指摘されていますが，個人間コミュニケーションから健康アウトカムに至る系路やメカニズムについては，まだ十分な研究が行われていません。

研究にあたって重要なことは，医療者-患者コミュニケーションに含まれる基本的な機能，つまり「関係的機能」と「課題遂行的機能」を区別することです。それ以外にも，「不確実性への対処」という機能がありますが，そこにも医学的な不確実性への対処（課題遂行的）と，病気によって不確実になる患者，医療者，家族の間の役割や関係性への対処（関係的）という2つの側面があります。

関係的機能

■信頼と共感に基づく医療者-患者関係の醸成

初期の医療者-患者関係のモデルでは，医療者による管理を正統化するための医学的専門性が重視され，臨床の場での相互作用も単に医生物学的観点からのみ概念化されていました。こ

れに対し最近では，医療者と患者の間の相互信頼，関わり engagement，敬意と，相互の役割についての合意などを特徴とする関係性モデルへとシフトしつつあります(Fuertes ら，2007)。丁寧に情報を提供してくれる，敬意を払ってくれる，感情面もサポートしてくれる，自分の意見にきちんと耳を傾けてくれると患者が感じれば，医療者に対する患者の信頼は高まり(Gordon ら，2006)，また，最近の系統的レビュー論文でも，患者は医療者に対して，好意的，敬意を払ってくれる，患者の意見にきちんと耳を傾けてくれる，一方的な判断を押し付けない non-judgmental，細かい配慮ができる sensitive，人として対等に接してくれるといった態度を望んでいることが示唆されています(Deledda ら，2013)。患者と医療者の間には，微妙な距離があり，こうした患者の望みが満たされるかどうかは，双方がお互いの望みやその理由を率直に話し合い，お互いに納得できる関係を築けるかどうかにかかっています(Epstein，2006)。逆に，こうした関係が築けなければ，行動変容も生じず，健康アウトカムにネガティブな影響を与える可能性があります。

　良好な医療者-患者関係は，健康問題に脅威や不安を感じている患者にとってとりわけ重要であり，相互の信頼と敬意，感情的サポート emotional support などがその指標となります。医療者-患者(そして家族)関係の質は，直接的あるいは間接的に健康アウトカムに影響を与えます。つまり，直接的には，医療者が患者の気持ちを理解し思いやることによって，患者の感情に良い影響を与え(Quirk ら，2008)，そして，間接的には，患者に満足感を与え，治療の継続，治療へのアドヒアランスの向上を促すことを通して，健康の向上につながるのです(Fuertes ら，2007)。

■相手の感情への理解と対応

　医療者-患者コミュニケーションのもう1つの重要な関係的機能 relational function は，相手の感情への理解 validating と対応 responding です。患者の感情は，病気とそれに対する対処の難しさから生じる人間的反応であり，深刻な疾患と診断された患者は，怖れ，悲しみ，不安，焦燥，後悔，怒りなど，様々な感情を経験し，そうした感情は，ただちに患者の QOL を低下させます。しかし，患者は自分のそうした感情を表に出さないことも多く，そのため医師は一般に患者のそうしたネガティブな感情を見落とすことが少なくありません。

　医療者の患者の感情への対応にはいくつかのアプローチがあります。第1は，当該疾患に関する情報を明確にかつ分かりやすく提供することです。それによって，患者は，不安を軽減することができ，気持ちを立て直したり，希望を見い出したり，また不確実性によりよく対処できるようになります。第2は，患者の感情を理解し，感情の率直な表出を促すことです。それによって患者は，不安感や抑うつ感 depression を軽減することができます(Epstein ら，2007)。医療者が温かみと信頼感ある態度で患者に接すれば，患者は，医療者が自分に関心を示している，自分の問題や感情を理解してくれていると感じることができ，医療者も患者からより多くの情報を引き出せるようになります(Arora，2003)。こうした患者の自信，自己価値感，希望感を高めるようなコミュニケーションは，患者の QOL を高めて，病気を抱えながらも，その生活に意味や意欲を与える効果をもたらす可能性があります。要するに，医療者-患者コミュニケーションには，患者の感情の理解や苦悩の軽減，あるいはストレス・不確実性などへの対応力の向上を通して，患者の情緒的安寧を高める役割があるということです。

課題遂行的機能

■情報の交換と管理

　歴史的に，医療者-患者コミュニケーションに関する研究では，情報交換の不足が問題とされてきました。例えば，患者におけるヘルスリテラシーの不足や患者が医療者から得られる情報量への不満(Arora, 2003)，患者側からの見方に対する医療者の無理解といったことなどです。文化，情報忌避，病気に対するスティグマ感，治療の選択肢に関する怖れ，医療機関におけるケアのあり方も，情報交換のあり方に影響を与えます(Street, 2013)。

　最近では，情報交換のプロセスモデルが提唱され，情報管理や，患者の健康状態の原因となっている医学的・個人的問題についての相互理解を促進するための医療者-患者双方の努力が重視されるようになっています(Kellyら，2013)。情報交換は，①患者が医療者からより多くかつ明確な情報を積極的に集めようとするとき(Shepherdら，2011)，②医療者が患者の考え方や感じ方を理解するために対等な姿勢でコミュニケーションを行うとき(Streetら，2005)，そして，③医療者が患者が理解できる形でリスクや臨床情報を説明できるとき(Hagertyら，2005)に，円滑に行くことが報告されています。情報交換のプロセスには，医療者以外の，家族，友人，その他の関係者との間における情報共有の程度(あるいは，意図的な情報回避を含む情報共有不足の程度)によって影響を受けます。

　さらには，医学情報には，"交換"されるだけではなく"管理"されるという側面もあります。患者はしばしば，率直な情報を望みますが(Quirkら，2008)，情報によっては患者への心理的影響の大きいものもあり(Fallowfieldら，2004)，また健康リスク(確率)の伝え方には難しい面もあることから(Epsteinら，2004)，患者の状態や求めている情報によっては，単純にいかないことも少なくありません。こうした個人レベルの問題に加えて，例えば，医師と患者間のリテラシーレベルの違いなどによっても情報交換は影響を受けますが(Street, 2001)，情報交換がうまくいけば，患者の満足感が高まり(Puroら，2013)，病気に対する対処能力が向上することが報告されています(Hagertyら，2005)。

　健康情報の交換と健康アウトカムとの関係には，単なる情報の伝達・理解以上の要素が含まれています。例えば，理解の共有といっても，医療者と患者とでは病気の見方が異なり，また，患者の健康信念 health beliefs は変わりやすくかつ複雑です。医療者と患者がお互いの病気の見方について理解し合えて初めて，患者の状態や治療の選択について合意しやすい状態に至ることができるのです。

■治療についての意思決定

　治療についての意思決定は，医療者-患者コミュニケーションにおいて，もっとも難しくかつ複雑な課題の1つで，患者の判断能力を超えることもあるこうした複雑な問題については，社会的関係がその助けとなることがあります(Epstein, 2013)。意思決定には，治療の選択肢，それぞれの治療に伴うリスクと利益，患者の自己効力感と選好，患者の期待と理解，病気の経過管理などが考慮され(Claymanら，2012)，当然，健康アウトカムに大きな影響を与えますが，何が優れた意思決定であるかについてはまだほとんど分かっていません。最低言えることは，優れた意思決定とは，医療者と患者がお互いに満足できるプロセスによって合意に達した決

定，患者の価値観に沿いかつ入手し得る限りの最善のエビデンスに基づいた決定，実行が可能な決定であるということです(Epstein, 2013；Epsteinら，2007)。最近になってようやく，研究者もこうした基準を盛り込んだ意思決定の質の測定尺度の開発に乗り出しています(Schollら，2012)が，患者中心のアプローチの重要性を考えれば，こうした基準の設定は不可欠と言えます(Barryら，2012)。また，意思決定への関わりの程度についての希望は患者によって様々であり(Kenealyら，2011)，医療者は個々の患者の希望の程度を理解した上で対応する必要があります。患者が，意思決定への関わりの程度が自分の望みに近いと感じる場合，医療や治療上の決定に対する満足度が高まることが報告されています(Lantzら，2005)。

　しかし，意思決定への関わりに関する患者の希望の程度や性質を正確に理解することは容易ではありません。なぜなら，意思決定のプロセスには，患者の選好 preference だけではなく，誰が決定に責任を持つべきかという問題が含まれるからで，これまでの研究ではその区別が曖昧なものが少なくありません。患者の多くが，治療の選択肢やそれぞれの治療のリスクと利益に関する議論に積極的に参加したいと考えていることは確かですが(Elwynら，2013)，しかしその同じ患者が最終的な意思決定には責任を負いたくないと考えていることもあります。その意味で，意思決定は必ずしもポジティブなものばかりではないことに注意が必要です。しかしそれでも，情報交換や議論への患者の積極的な参加は，患者の状態や最善の治療の選択肢についての理解を共有する上で重要であり，それができなければ，患者の価値観や医療者と患者の間の目標やニーズの違いを理解する機会を失うことになってしまいます。

　さらに問題を複雑にしているのは，治療選択の裏付けとなる臨床的なエビデンスに一貫性を欠くことが少なくないことです。例えば，専門家によって治療方針に関する見解が異なることがあり，その場合には，患者はその中から選択を強いられることになります。医師と患者の間に信頼関係があれば，満足度の高い意思決定ができる可能性が高くなりますが(Leeら，2011)，逆に，医師と患者が治療選択に必要な知識を共有できなければ，患者は十分な情報に基づく意思決定ができないことになります。

■患者の自己管理能力の向上

　患者が健康を自己管理 self-management できるように支援することの重要性は言うまでもありませんが，コミュニケーションが自己管理に及ぼす影響についての研究はまだ十分とは言えません。コミュニケーションには，症状，慢性疾患の罹患に伴う問題，行動変容(例：治療へのアドヒアランス，運動，喫煙，飲酒，性行動など)に伴う問題などを患者が自己管理できるように支援する働きがあるとされていますが(McCorkleら，2011)，自己管理を可能とするためには，情報交換の範囲を，ナビゲーション，自立支援，セルフケアに必要な指導やアドバイス，アドボカシー advocacy などにまで広げる必要があります。

　障害や疼痛など慢性的な問題を抱えた患者は，複雑な医療システムの中で適切なケアを受けられるところを探さなければなりません。その支援が「ナビゲーション」であり，経過観察に必要な検査，専門家の照会，専門家間での調整といった支援が含まれます。「自立支援」には，患者の自己効力感や健康管理意欲を高めるための支援が含まれますが，具体的には，行動決定に迷う患者に別の選択肢を紹介したり，意思決定に必要な時間を十分保障するといった内容が含まれます。「指導やアドバイス」も自己管理の促進に役立ちますが，これには，例えば，患者の心配事の緩和や解決に役立つような指導やアドバイスを行うこと，専門用語ではなく平易な言

葉で説明すること，医師のアドバイスを理解しているかどうかを患者に確認することなどが考えられます。患者の自立や自己管理能力を高めるコミュニケーションは，禁煙，体重減少，治療へのアドヒアランス，運動といった行動変容，また，血圧管理などを促進する効果があることが報告されています(Jones ら，2012)。

　医療者-患者コミュニケーションを介入に用いて，その自己管理に対する効果を検討した研究も報告されています。例えば，ある研究では，がん疼痛への対処法を指導し，痛みが対処し難い場合に医師とのコミュニケーションを促すことによって，痛みの強さが緩和したことが示されており(Miaskowski ら，2004)，また，自動応答式の電話相談サービスや看護師の支援による症状管理プロトコールの導入によって，症状の程度が減少したという報告もあります(Sikorskii ら，2007)。また，初期乳がんに罹患した母親に，感情のコントロール，子どもの行動の見方と対応の仕方，自己効力感の確認とその見直しに関する5回にわたる教育セッションを提供したところ，抑うつ気分や不安感や自信が改善し，子どもの問題行動も有意に減少したことが報告されています(Lewis ら，2006)。

　これらの3つの介入研究は，コミュニケーションが，患者の積極的な参加と自己管理能力や問題解決能力の向上によって状況が改善したことを示した多くの研究のごく一部に過ぎませんが，これらの事例から言えることは，自己管理に関するコミュニケーションには，課題遂行機能はもちろんですが，自己管理のプロセスを患者と一緒に作り上げるという面では，関係的機能も含まれているということです(McCorkle ら，2011)。最近の鍼(はり)治療に関する研究でも，施術者と患者の間のコミュニケーションには，課題遂行的機能と関係的機能が含まれていることが示されています(Paterson ら，2012)。

■不確実性への対処

　「不確実性uncertaintyへの対処」にも，医学的情報を意味づけするという課題遂行的機能と，これ先どうなるのかという不安な感情や，病気によって，自分の社会的な役割や人間関係がどうなるのかといった不安への対処という関係的機能があります。病気に対する不確実性は，病気の状態が曖昧，複雑，予測不能，あるいは確率的(例：5年生存率)である場合，あるいは，その病気についての知識全般あるいは自分が持っている知識が不確かと感じる場合に生じます(Babrow，2001)。「不確実性への対処」には，他のコミュニケーションとは異なる機能があることに注意が必要です。なぜなら，情報提供，心理的サポートの提供，意思決定の支援などを行っても，不確実性が必ずしも減少するとは限らないからです。不確実性は，情報が不足する場合(例：私は糖尿病なのだろうか？)，逆に多すぎる場合(例：どの治法を選べばよいのだろうか？)，あるいは情報が誤っている場合，情報が色々意味に解釈ができる場合(例：腫瘍マーカーの値に変化がないのは良い兆候か？)などに生じますが(Babrow，2001)，治療が様々な段階を含む場合や，さらには，専門用語，治療に伴うリスク，告知や同意の手続きや書式などに絡んで生じることもあります(Donovan-Kicken ら，2013)。

　不確実性は，患者の苦痛を増し，自分の対処能力を超えるという感覚を与えてしまう可能性がありますが，逆に，不確実性は希望や楽観主義が入る余地を残すことによって，自己防衛的な役割を持つことがあります(Brashers，2001)。したがって，不確実性とは，減らすべきものと言うよりは，適切に対処すべきものと言う方が適切かも知れません。医療者と患者は，診断や治療についての意思決定を行う際に，複雑さと曖昧さという問題に直面します。これは，確

立した治療法がない場合や，監視待機 watchful waiting などの治療方針を提示された場合に特にそうです。さらには，不確実性は多面的であり，罹病に伴って，患者の社会的役割や人間関係，例えば，経済面，社会的地位，恋人や配偶者やその他の人々との関係にも不確実性が生じる可能性があります。その他，関係者間での目標の食い違いや，文化的背景の違いなどからくる不確実性も，病気に関連した不確実性の問題として扱われる必要があります(Brashersら，2003)。つまり，不確実性は，一般には，多くの異なるしかし相互に関連し合った不確実性が絡んだものであり，その理解に立った包括的な対応が求められるということです。

3. コミュニケーションと健康アウトカム

　約半世紀にわたる医療者-患者関係に関する研究から，コミュニケーションによって，身体症状の改善，慢性疾患管理の向上，健康に関連した QOL の向上といった効果が生じることが明らかにされてきましたが(Arora, 2003)，有効なコミュニケーションに必要な要素を明確に示したモデル，つまり，コミュニケーションがどのように健康アウトカムの向上に結びつくのか，その系路やメカニズムを明確に示したモデルはほとんど存在しないのが現状です(例：Street, 2013；WHO, 2003)。

　健康アウトカムに関連するコミュニケーションプロセスには，①医療者と患者との相互作用中の要素(例：意思決定の共有，患者のセルフアドボカシー，医療者からの共感の表明，相互の気遣い)，②相互作用直後の要素(例：満足感，医師の勧めを受け入れる意思，知識)，③相互作用後数週間あるいは数か月後の要素(例：治療へのアドヒアランス，自己効力感，症状の軽減，医療過誤)が含まれますが(Streetら，2009)，以下にその主なものを解説します。

　満足感 satisfaction：患者の満足感は，医療者と患者の間で協力や協調を要する相互作用的プロセスに強い影響を受けます(Dugganら，2011；Hausman, 2004)。この分野では，小児科医と母親の満足度に関する古典的な研究が有名ですが(Korschら，1968)，これらの初期の研究では，患者・家族の満足度が医師のケアの主観的・客観的質をよく示す指標と考えられ，医療機関や医学部でのトレーニングにおいても，満足度の向上が，患者と医療者の協力関係における目標と見なされてきました。満足度が高いほど，来診期間が長く，ラポールが高く，率直な心理社会的会話がなされやすく，医師の支配的態度も少ないことが明らかにされています(Pieterseら，2007)。「満足」は，ダイナミックな概念であり，医療者や患者のコミュニケーションスキルが高いほど，医療に対する患者の満足度を高めることができます(Haskardら，2008)。満足度を測定すると，多くの場合低い方向に大きく偏っていますが，これは患者の満足度を低下させている多くの問題がまだ潜在している可能性を示唆しています。

　アドヒアランス adherence：非常に多くの患者が，行動変容や治療に関する医療者のアドバイスに従わず，実際，処方された薬の半分しか服用していないことが報告されています(Nieuwlaatら，2014)。ここには，コミュニケーションの関係的側面がよく表れており，医学的な情報の提供(課題遂行的機能)だけでは完全なアドヒアランスは達成できないことを示唆しています。例えば，自分を医師が，単に病人ではなく人間として扱ってくれてい

ると患者が感じられる場合には，患者のアドヒアランスが高く，したがって健康状態も向上することが報告されており(Beach ら，2006)．またアドヒアランスは，医療者が患者に対して温かみのある態度で接し，オープンで，積極的関心を示す場合(Fox ら，2009)，患者と意思決定を共有する場合に高まることが示されています(Lakatos，2009)．また，60年間にわたる論文をレビューした最近のメタアナリシスによれば，患者とのコミュケーションが下手な医師では，上手な医師よりも，患者の低アドヒアランスのリスクが19%高まることが示されています(Zolnierek ら，2009)．

医療過誤 malpractice：医療者-患者コミュニケーションは，医療過誤の訴えとも関連しており，ここにはコミュニケーションの関係的側面が働いています．医療過誤の訴訟は，もちろん実際の医療ミスによる場合もありますが，コミュニケーション不足が原因となる場合もあり，その頻度は，コミュニケーションの満足度が高いほど低いことが示されています(Roter，2006)．1976～2003年にかけての医療過誤訴訟を分析した研究では，声の調子(例：威嚇的，侮蔑的)などコミュニケーションに絡む様々な要因が，医療過誤訴訟の最も重要な決定要因であることが示されており(Vukmir，2004)，また，ジェンダーや人種によって違いはあるものの，支配的で患者の声を無視する傾向の強い医師ほど訴えられる確率が高いことが示されています(Wissow，2004)．そして，医療者チーム間の協力関係が良いほど医療過誤関連の訴訟が少ないことも知られています(Hickson ら，2008)．これらの研究結果は一見，訴訟を防ぐ上で魅力的な情報に思えますが，その解釈には注意が必要です．なぜなら，これらの知見は観察研究で得られた"関連 association"に過ぎず，実際に訴訟を防ぐ効果があるかどうかを確かめるには，介入研究が必要だからです．

4. 医療者-患者コミュニケーションから健康アウトカムに至る系路

観察研究でコミュニケーションと健康アウトカムの関連が報告されていますが，医療者-患者間相互作用のどの要素がどのように健康アウトカムと関連するのかという理論的理解はほとんど進んでおらず，今後の研究を待たねばなりません．こうした理論の欠如の原因の少なくとも一部は，心理的，行動的，文化的，組織的，経済的要因など，極めて多くの要因が，コミュニケーションと健康アウトカムの関係を複雑に修飾もしくは媒介しているためと考えられます．例えば，医療者-患者コミュニケーションを通じて，患者に複雑な処方にどう従えばよいかを理解してもらう場合や健康的なライフスタイル(禁煙，健康な食生活，運動)を患者に推奨する場合を考えてみましょう．患者が処方を正しく守れば，健康が改善することは明らかであり，また患者が健康的なライフスタイルを採用すれば，健康向上につながることも明らかです．しかし，現実には，患者は複雑な社会環境的文脈に置かれており，医療者-患者関係の質がいかに高くても，そこにある様々な要因によって，アドヒアランスや健康行動は阻害される可能性があります．つまり，医療者-患者コミュニケーションと健康アウトカムの間には複雑な要因が介在しており，単純ではないということです．

図13.1は，Streetらによる医療者-患者コミュニケーションと健康アウトカムの関係を説明する理論的フレームワーク(Street ら，2009)を，筆者らが課題遂行機能と関係的機能に分けて改変したものです．医療者-患者コミュニケーションは，直接的に，あるいは，「近位アウトカ

4. 医療者-患者コミュニケーションから健康アウトカムに至る系路

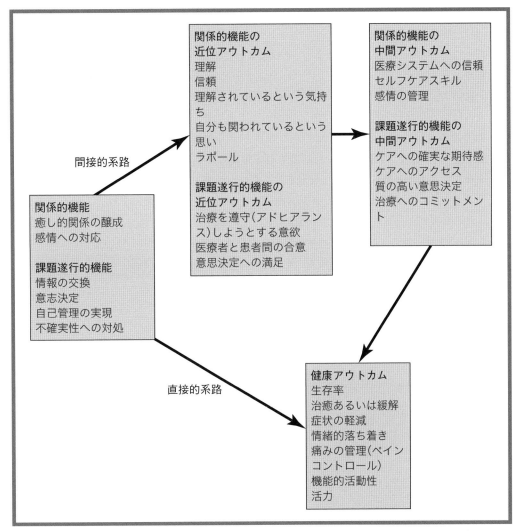

図 13.1 医療者-患者コミュニケーションが健康アウトカムに影響を与える直接的, 間接的系路

ム proximal outcome」(心理・認知的変化, 相互理解, 信頼, 患者の満足感, 意思決定における患者の参加など)と「中間アウトカム intermediate outcome」(行動変化や意思決定, 患者の健康行動の変化, セルフケアスキル, 治療へのアドヒアランス, 医学的意志決定など)を介して間接的に健康に影響を与えます。例えば, 医療者は, 不安を抱えた患者に, 支援的, 共感的, 安心を与える対応をすることによって, 患者の心理的苦悩を軽減させることができます(Hsu ら, 2012)。同じように, 医療者は, 検査値が正常範囲を超えていてもまだ許容範囲であることを説明することによって, 患者の不安を軽減させることができます。

ほとんどの場合, コミュニケーションと健康アウトカムのつながりには, この図よりもっと複雑なメカニズムが絡んでいますが(Arora, 2003), コミュニケーションと健康アウトカムのつながりを理解するには有用と思われます。例えば, 医療者と患者の間で効果的な情報交換や思いやりあるコミュニケーションが行われれば, 患者の信頼が高まって(近位アウトカム), 治療へのアドヒアランスも高まり(中間アウトカム), その結果, 生存率(健康アウトカム)が向上

することになります。また，医療者が，患者が理解しやすい形で医学情報を伝えることができれば，患者の理解が高まって(近位アウトカム)，患者の状況に最も適した質の高い意思決定を行うことができ(中間アウトカム)，それによって健康を向上させることができます(健康アウトカム)。

医療者-患者コミュニケーション自体に影響する要因，コミュニケーションから健康アウトカムに至る系路に介在する近位的，中間的要因の複雑な絡みを考えると，こうした研究では，要因間の多層的相互作用を考慮したマルチレベル解析を取り入れる必要があり(Street ら，2007)，そうしなければ，誤った結論を導く可能性があります。言い換えれば，コミュニケーションの効果は複雑な要因から規定されるため，かなり個人・状況特異的な可能性があるということであり，コミュニケーションスキルのトレーニングに当たっては，この点を十分考慮に入れる必要があります(Street ら，2013)。

図 13.1 は，コミュニケーションと健康アウトカムの関係を示す 1 つのモデルですが，その他にも表 13.1 に示すように，医療者-患者コミュニケーションに関連する多くの理論やモデルが存在します。

表 13.1　医療者-患者コミュニケーションに関する代表的な理論やモデル

コミュニケーションの機能	理論的，概念的モデル	重要な構成概念など
関係的機能		
医療者-患者関係の確立と維持	医師-患者関係における4つのタイプ(Roter ら，1992)	パターナリズム(父権主義)paternalism：医師の決定権が強く患者の決定権が弱いタイプ 消費者主義 consumerism：医師の決定権が弱く，患者の決定権が強いタイプ 相互参加 mutuality：医師と患者が対等に決定に参加するタイプ 不履行 default：医師も患者も決定に消極的なタイプ
	関係概念のモデル Model of relational topoi(Burgoon ら，1984)	関係的コミュニケーションに 12 の次元を提示：支配-服従，親密度 intimacy，愛情-敵意，関わり，包容-排除，信頼，深み，情動喚起 emotional arousal，冷静さ composure，類似性，形式性 formality，課題遂行-関係性
感情への対応	関係概念のモデル(Burgoon ら，1984)	感情への対応に焦点を置く関係的コミュニケーションに 4 つの次元を提示：親密度，愛情-敵意，情動喚起，冷静さ
	共感的理解のモデル Model of empathic understanding(Squier，1990)	①共感的理解は，他者理解スキル perspective-taking skill と感情反応性 emotional reactivity によって規定される，②患者の健康問題への理解は，自己開示，オープン(＝率直な)コミュニケーション，気持ちや感覚の適切な言語化によって達成される，という仮定に基づく。
課題遂行的機能		
情報の交換と管理	認知的モデル Cognitive model(Ley，1988)	①医学情報が理解できればその記憶が強化される，②記憶と理解は患者の満足度を高める，③満足は，治療へのアドヒアランスを高める，という仮定に基づく。

(つづく)

表 13.1 （つづき）

コミュニケーションの機能	理論的，概念的モデル	重要な構成概念など
治療の意思決定	ケアにおける患者参加の言語的モデル Linguistic model of patient participation in care(Street, 2001)	意思決定を含む患者参加は，準備要因 predisposing factor(例：動機，患者参加に対する信念)，実現要因 enabling factor(例：知識，コミュニケーションスキル)，医療者の行動(例：パートナーシップ構築)などによって決定されるという仮定に基づく。
	意思決定の共有に関する統合的モデル Integrative model of shared decision making(Makoulら, 2006)	医学的意思決定における共有性の程度を9段階に分類：①医師が単独で決定，②医師主導で患者が認容，③医師主導で患者も合意，④医師主導で患者も意見を言える，⑤対等，⑥患者主導で医師も意見を言える，⑦患者主導で医師も合意，⑧患者主導で医師が認容，⑨患者が単独で決定
患者の自己管理の促進	自己決定理論 Self-determination theory(Ryanら, 2000)	人間の行動は，3つの基本的ニーズ，つまり，能力 competence，自律性 autonomy，関係性 relatedness によって決まると仮定する。
	トランスセオレティカルモデル(行動変容ステージモデル) Transtheoretical Model(Prochaskaら, 1997)	行動変容には，無関心期 precontemplation，関心期 contemplation，準備期 preparation，実行期 action，維持期 maintenance，完結期 termination という段階があると仮定
	統合的行動モデル Integrated Behavioral Model(Fishbeinら, 2006)	健康行動は，行動意図 behavioral intention，知識とスキル，行動の重要度，環境要因，習慣性によって直接規定されるが，それらは，行動に対する態度，社会規範，自己効力感などによって規定されると仮定
	慢性的ケアの自己管理モデル Self-management chronic care model(McCorkleら, 2011)	慢性疾患の自己管理は，患者-医療者パートナーシップの構築，生産的な相互交流，ケアプランの共同作成，目標設定，自己管理の実施，目標達成というプロセスで達成されると仮定
不確実性への対処	ミッシェルの不確実性理論 Mishel's uncertainty theory(Mishel, 1999)	不確実性は，病気，治療，回復の過程が一貫性に乏しく，複雑で，予測不可能と患者が感じる場合に生じる。
	問題的統合理論 Problematic integration theory(Babrow, 2001)	あるイベントの"確率(起こりやすさ)likelihood"とその"価値(望ましさ)value"の間の関係に関する理論で，その関係が不調和な場合(問題的統合)problematic integration を4つに分類：分岐 divergence(確率と価値が乖離すると感じる場合)，曖昧 ambiguity(確率あるいは価値が不明瞭と感じる場合)，両義的 ambivalence(同じような価値を持つ出来事間，あるいは相反する価値を持つイベント間の選択を迫られる場合)，不可能 impossibility (確率がゼロに近いと感じる場合)
	不確実性対処理論 Uncertainty management theory(Brashers, 2001)	不確実性への対処には，不安を減らすために不確実性を解消しようとする試みから，希望を保つためにあえて不確実なままにしておこうとする試みに至るまで様々な選択肢があるとする。

5．医療問題への応用

この節では，身体障害と慢性疼痛を例に，医療者-患者コミュニケーションの課題遂行的機能と関係的機能を，健康向上の直接的あるいは間接的手段として適用した事例を紹介します。多くの場合，医療者のアドバイスのポジティブな影響が，医療者に対する患者の信頼が生まれる1つの要因であると言えます。

事例1：身体障害

身体障害を有する人々に対するケアを向上させるためのコミュニケーションには，具体的な問題に対処するための課題遂行的機能 task-driven function と，当事者の嗜好や価値観に配慮する関係的機能 relational function の両方が必要となります。しばしば，身体障害を有する人々の目標，希望，能力を，当事者のニーズや嗜好を聞こうともせず，医療者(医師，看護師，理学療法士)の側で勝手に設定もしくは解釈してしまうことがあります(Iezzoni, 2006)。米国では，全年齢を併せると，5000万人もの人々が何らかの障害を抱えて暮らしており(米国疾病管理予防センター[CDC]，米国保健統計センター[NCHS]，2010)，米国の場合，そうした人々の健康増進やソーシャルサポートについては，総合医 general practitioner が最初の相談先になることが少なくありません。こうした人々が抱える問題は，短い診察時間内では扱い切れないほど複雑で，視聴覚的あるいは認知的問題によるコミュニケーションの困難が伴うことがあり，また経済的問題や来院の物理的困難など，深刻で多岐にわたるため，特に丁寧なケアが必要となります(CDC, NCHS, 2010)。

医療者-患者コミュニケーションが健康アウトカムに及ぼす影響を評価する場合，Street(2013)は，演繹的アプローチ(コミュニケーションに含まれる要素を[質問票で]測定し，次にその要素が望ましいアウトカムを生むかどうかを実験的に検証するアプローチ)よりも，帰納的アプローチ(まず観察によって望ましい健康アウトカムとそれが生み出されたメカニズムを探索し，モデルを構築するというアプローチ)を推奨しています。これは健康教育の分野では古くから行われているアプローチです。医療者-患者コミュニケーションにおける2つの機能(課題遂行的機能と関係的機能)がそれぞれ独立したものであり，両者が背反的な場合(一方を立てれば一方が立たない場合)もあるという事実は，健康アウトカムが必ずしもコミュニケーションの一義的な目標ではないことを意味しています。医療者-患者コミュニケーションに関する論文の多くは質的研究であり，コミュニケーションと健康アウトカムの関係は，それぞれの疾患固有の文脈によって規定されることを示しています。

例えば，Duggan ら(2010)は，身体障害を持つ模擬患者を用いた医学生の教育の様子をビデオ撮影し，その分析結果を発表しています。これらの模擬患者たちは歩行障害があるため車椅子か杖を使っており，肩の痛みを訴えていました。医学生たちは予め，これは肩の腱鞘炎であることを知らされており，車椅子か杖の使用による反復した肩の動きがその原因と考えることが想定されていました。この問題への対処には，痛みを和らげるために，肩の使用を控えイブプロフェン(鎮痛消炎薬)を服用するという，課題遂行型の直接的アプローチをとることが考えられます。しかし，そうすると，患者は医療者に，肩が使えないと，他者に依存しなければな

らなくなり，自律性が損なわれてしまうと訴える可能性があります。つまり，図13.1に示されているように，痛みだけではなく，機能的能力 functional ability と活力 vitality もまた重要なアウトカムだということであり，コミュニケーションにおいては，患者の日々の仕事や活動（例：車椅子の乗り降り）に必要な機能的能力への配慮も必要だということです。障害を持つ人は，ケア"される"人と見られることを嫌がっている可能性があることを念頭において，相手を「障がい者」としてよりも，「一人の人間」とみるべきであり，それによって信頼とラポールを築くことができ，かつ満足感を与えることができるのです(Dugganら，2012)。

　肩の腱鞘炎を患っている障がい者に対する最も望ましい対応は，関係的アプローチと課題遂行的アプローチの両方を取り入れ，問題の微妙さに配慮することです。例えば，この研究では，障害を表現するときに患者の言葉を用いるなど，障害については障がい者自身が詳しいことを認識して対応した医学生は，癒し的な関係 healing relationship を築くことができました。肩の痛みが他者との人間関係を損なうかもしれないという懸念（動けないと他の人に迷惑をかけるから）について患者が発する微妙なシグナルを敏感に捉えることができれば，患者の心配事を正確に捉えることができます(Dugganら，2010)。つまり，医療者-患者コミュニケーションには多くの側面があり単純にはいかないこと，理論を考える場合には，コミュニケーションの持つこうした多様な側面を考慮に入れなければならないということです。

事例2：慢性疼痛

　痛みは，プライマリケアにおいて，もっとも頻繁に見られる問題の1つです。米国では，糖尿病，心疾患，がん患者の数を併せたよりも多くの人々が痛みに苦しんでおり，医療費やリハビリ費用の増加，労働生産性の低下，患者や家族の心理的・経済的負担など，様々な問題の原因となっています。痛みが長引けば，入院の長期化，再入院率の増加，外来受診の増加，身体機能の低下，収入の低下などの原因にもなります(Institute of Medicine[IOM]，2011)。よくある痛みには，腰痛，強い頭痛，偏頭痛，頸部痛，肩関節痛，膝関節痛，股関節痛などがあり，慢性疼痛を持つ患者ではほとんどの場合複数個所に痛みを抱えています(IOM, 2011)。痛みは，QOLや生活の喜びを損ない，抑うつ感を高め，また，しばしば集中力の低下，活力の低下，不眠などの原因となります(IOM，2011)。こうした疼痛の管理には，医学的な疼痛管理（ペインコントロール）だけではなく，コミュニケーションの関係的機能を活用することで，患者が自分の症状について率直にすべてを開示できるような信頼感に基づく共感的関係を築くことが望まれます。例えば，患者が痛みについてオープンに語れる雰囲気を作り(Street, 2013)，自分は理解されていると患者が感じられるような接し方ができれば信頼関係を高めることができます。そしてそうなれば，消えることのない痛みについての怖れや悲嘆などを患者が率直に打ち明けるようになる可能性があり，それによって感情の理解と管理が向上できる可能性があります。もう1つのアプローチは，患者の痛みの原因を，医学的指標ではなく，気分，食欲，睡眠，集中力など，患者の「生活世界 life world」(注：現象学の用語。人が自らの体験を通して知覚している世界のこと)との関連で理解しようとすることです。ここでも，自分は理解されていると患者が感じられる接し方をすることが重要であり，それによって患者との関係性を築くこができきれば，患者は自らの生活世界に即した自己管理ができるようになる可能性があります。

　こうしたアプローチを疼痛管理に応用した介入研究が行われています(Kravitzら，2011)。

この研究は，非医療者による個々の患者に特化された教育やコーチングによって，痛みに関する誤解の減少や医師とのコミュニケーションに対する患者の自己効力感を高めることができるかどうかを検討した研究で，実際に，予期した効果が得られたばかりではなく，介入の2週間後，介入群では，通常のケアを受けた対照群の患者に比べて，痛みの程度には影響はなかったものの，痛みに関係する障害 pain-related impairment が減少したことが示されました（Kravitzら，2011）。ただ，この介入による効果は小さく，また，他の心理教育的なプログラムの効果の小ささを考え合わせると，患者中心，あるいは家族中心のプログラムだけでは，十分な効果は期待できないことを示唆しています。マルチレベルの介入ができれば理想的ですが，その分費用がかかってしまいます。費用対効果を考えれば，ニーズが最も高くかつ介入の効果が期待できる患者のサブグループを同定し，選択的に介入を行うようにするのが最も効率的であると考えられます。

6. 今後の研究の方向

　本章で示した理論的枠組みは，医療者-患者コミュニケーションについての今後の研究にとって重要な意義があります。また，本章では，医療者-患者コミュニケーションに関する研究に焦点を当てて記述しましたが，家族と患者，友人と患者，恋人あるいは配偶者と患者の間など，医療者-患者以外のコミュニケーションにおいても，同じようにコミュニケーションの複合的な機能について，大きな研究の余地があるように思われます。また本章で指摘したように，行動変容の理論的プロセスを真に理解するためには，対人関係におけるコミュニケーションの役割を深く考慮する必要があります。例えば，家族関係の中には，行動変容理論の開発や応用に必要なあらゆる要因が含まれているはずであり，恋人や配偶者との関係，友人関係，その他日々の対人関係にも，行動変容に関係するそれぞれの文脈に固有の要因が含まれているはずです。医療者-患者関係と同じように，これらの対人関係においても，その本質は相互の役割と関係性の構築と維持にあり，行動変容の意味を真に理解するためには，コミュニケーションの複合的機能が考慮される必要があります。

　最初に述べたように，研究を行う上で，コミュニケーションと健康アウトカムとの間の関係を説明する理論的モデルは不可欠です。本章では，コミュニケーションには課題遂行的機能と関係的機能があることを指摘し，かつそれらが健康向上につながる系路を考察しました。しかし，これらの機能や系路の重要性を検証するには，これらのプロセスを把握できるような指標を開発しなければならず，そのためには，これらの機能や系路が働いた後にどのような健康アウトカムが生じるかを検討するための，縦断的研究が行われる必要があります。そしてそうした研究においては，従来のコミュニケーション研究で用いられてきた，医療者視点の「医療者内患者包含デザイン patient-nested-within-clinician design」ではなく，患者視点の「患者内医師包含デザイン physicians-nested-within-patients」が用いられるべきと考えられます。おそらくかかる経費と複雑さのために，これまで縦断的研究はほとんど行われていませんが，今後非常に必要な研究と言えます。

　臨床の場における医療者-患者の相互作用は，日常生活における患者の役割や人間関係とも密接に結びついています。したがって，健康行動を変えるための試みは，理想的には，臨床の

場と日常生活の場の両方に含まれる多くの要因を考慮に入れなければなりません。また，今後の研究においては，相互作用が行われる文脈と，コミュニケーションからアウトカムに至る系路に影響する外的要因を考慮に入れる必要があります。その中には，組織，政治，地理，メディアなどが含まれますが(Street, 2003)，特に重要なものが，家族，社会，メディア，医療システムです。例えば，家族と友人は，医療者と患者による意思決定を強めることも弱めることもあり，その結果，治療アドヒアランスや健康行動に影響を与えます。たとえその決定が，医師と患者の合意と臨床的エビデンスに基づく最善のものであっても，患者の友人が反対すれば無に帰することさえあるのです。臨床の場における家族の存在も，医療者-患者コミュニケーションにポジティブにもネガティブにも影響を与えます。メディアからの健康情報も患者の考え方や期待に影響を与えますが，メディアのカバー範囲が広く社会的影響力が強い場合は特にそうです。最近では，特にインターネットが，健康情報やソーシャルサポートの非常に重要な情報源となっています。少なくとも理論的には，患者はメディアから自分の健康状態や治療の見込みなどについての情報を得ることができ，臨床の場でのコミュニケーションにより深く関われるようになります(Hesseら, 2010；Street, 2003)。インターネットには，多くのオンラインサポートグループが存在し，特定の疾患に特化したものを含めて様々な情報や支援を得ることができます。しかし，非医療者によるサポートグループやインターネットが提供する情報には科学的正確性にばらつきがあるため，患者が自分のニーズに最も適した正確な情報を見極めるのは必ずしも容易ではありません。

7. まとめ

　医療者-患者コミュニケーションのモデルは，理解しやすくかつ実証的研究が可能な程度に簡潔でなくてはならず，同時に，複雑な臨床的現実を反映できるものでなくてはなりません。本章では，医療者-患者コミュニケーションが健康アウトカムに影響する系路についてのモデルを提示し，コミュニケーションには健康アウトカムの向上に寄与する6つの機能(①医療者-患者関係の確立と維持，②情報の交換と管理，③感情の理解validationとそれへの対応，④不確実性への対応，⑤治療の意思決定，⑥患者の自己管理の実現)があることを示しました(表13.1参照)。そして，コミュニケーションによって健康アウトカムが向上する系路には，関係的機能，課題遂行的機能それぞれに，"直接的な"，あるいは近位アウトカム(例：相互理解の向上，治療へのアドヒアランスの向上)と中間アウトカム(例：セルフケアスキルの向上，アクセスの向上，医学的意思決定の質の向上)を介した"間接的な"系路があることを示しました(図13.1)。

　しかし，こうしたコミュニケーションが健康アウトカムに影響を与える系路には，組織，政治，地理，メディア，医療システムなどの外的要因や，その他様々な文脈的要因(例：健康リテラシー，医療者と患者の社会的距離，患者に対する医療者の態度，医療者-患者関係における役割に関する医療者と患者の考え方)が影響を与えると考えられることから，そうした要因を含めた一層包括的な研究が行われる必要があります。そして，そうした研究においては，多層的で複雑な要因間の相互関係の分析を可能とするためのマルチレベル解析や，患者視点の「患者内医師包含デザイン」など，理論的，方法論的により優れた研究デザインが用いられる必要があります。

参考文献

Ackerson, L. K., & Viswanath, K. (2009). The social context of interpersonal communication and health. *Journal of Health Communication*, *14*(Suppl. 1), 5–17.

Agha, Z., Roter, D. L., & Schapira, R. M. (2009). An evaluation of patient-physician communication style during telemedicine consultations. *Journal of Medical Internet Research*, *11*(3), e36.

Arora, N. K. (2003). Interacting with cancer patients: The significance of physicians' communication behavior. *Social Science & Medicine*, *57*(5), 791–806.

Babrow, A. S. (2001). Uncertainty, value, communication, and problematic integration. *Journal of Communication*, *51*(3), 553–573.

Barry, M. J., & Edgman-Levitan, S. (2012). Shared decision making—pinnacle of patient-centered care. *New England Journal of Medicine*, *366*(9), 780–781.

Beach, M. C., Inui, T., & the Relationship-Centered Care Research Network. (2006). Relationship-centered care: A constructive reframing. *Journal of General Internal Medicine*, *21*(Suppl. 1), S3–S8.

Beach, M. C., Keruly, J., & Moore, R. D. (2006). Is the quality of the patient-provider relationship associated with better adherence and improved health outcomes for patients with HIV? *Journal of General Internal Medicine*, *21*(6), 661–665.

Borrell-Carrio, F., Suchman, A. L., & Epstein, R. M. (2004). The biopsychosocial model 25 years later: Principles, practice, and scientific inquiry. *Annals of Family Medicine*, *2*(6), 576–582.

Brashers, D. E. (2001). Communication and uncertainty management. *Journal of Communication*, *51*(3), 477–497.

Brashers, D. E., Neidig, J. L., Russell, J. A., Cardillo, L. W., Haas, S. M., Dobbs, L. K., . . . Nemeth, S. (2003). The medical, personal, and social causes of uncertainty in HIV illness. *Issues in Mental Health Nursing*, *24*(5), 497–522.

Burgoon, J. K., Buller, D. B., Hale, J. L., & deTurck, M. A. (1984). Relational messages associated with nonverbal behaviors. *Human Communication Research*, *10*(3), 351–378.

Centers for Disease Control and Prevention, National Center for Health Statistics. (2010). *DATA 2010*. Hyattsville, MD: Author. Retrieved from http://wonder.cdc.gov/data2010/focus.htm

Clayman, M. L., Makoul, G., Harper, M. M., Koby, D. G., & Williams, A. R. (2012). Development of a shared decision making coding system for analysis of patient-healthcare provider encounters. *Patient Education and Counseling*, *88*(3), 367–372.

Deledda, G., Moretti, F., Rimondini, M., & Zimmerman, C. (2013). How patients want their doctor to communicate: A literature review on primary care patients' perspective. *Patient Education and Counseling*, *90*(3), 297–306.

Donovan-Kicken, E., Mackert, M., Guinn, T. D., Tollison, A. C., & Breckinridge, B. (2013). Sources of patient uncertainty when reviewing medical disclosure and consent documentation. *Patient Education and Counseling*, *90*(2), 254–260.

Duggan, A. P., Bradshaw, Y. S., & Altman, W. (2010). How do I ask about your disability? An examination of interpersonal communication processes between medical students and patients with disabilities. *Journal of Health Communication*, *15*(3), 334–350.

Duggan, A. P., Robinson, J. D., & Thompson, T. L. (2012). Understanding disability as an intergroup encounter. In H. Giles (Ed.), *The handbook of intergroup communication* (pp. 250–263). New York: Routledge.

Duggan, A. P., & Thompson, T. L. (2011). Provider-patient communication and health outcomes. In T. L. Thompson, R. L. Parrott, & J. Nussbaum (Eds.), *The handbook of health communication* (2nd ed., pp. 414–427). New York: Routledge.

Elwyn, G., Lloyd, A., Joseph-Williams, N., Cording, E., Thomson, E., Durand, M., & Edwards, A. (2013). Options grids: Shared decision making made easier. *Patient Education and Counseling*, *90*(2), 207–212.

Epstein, R. M. (2006). Making communication research matter: What do patients notice, what do patients want, and what do patients need? *Patient Education and Counseling*, *60*(3), 272–278.

Epstein, R. M. (2013). Whole mind and shared mind in clinical decision-making. *Patient Education and Counseling*, *90*(2), 200–206.

Epstein, R. M., Alper, B. S., & Quill, T. E. (2004). Communicating evidence for participatory decision making. *JAMA*, *291*(19), 2359–2366.

Epstein, R. M., Shields, C. G., Franks, P., Meldrum, S. C., Feldman, M., & Kravitz, R. L. (2007). Exploring and validating patient concerns: Relation to prescribing for depression. *Annals of Family Medicine*, *5*(1), 21–28.

Epstein, R. M., & Street, R. L., Jr. (2007). *Patient-centered communication in cancer care: Promoting healing and reducing suffering*. Bethesda, MD: National Cancer Institute.

Fallowfield, L., & Jenkins, V. (2004). Communicating sad, bad, and difficult news in medicine. *Lancet*, *363*(9405), 312–319.

Fishbein, M., & Cappella, J. N. (2006). The role of theory in developing effective health communications. *Journal of Communication*, *56*, S1–S17.

Fox, S. A., Heritage, J., Stockdale, S. E., Asch, S. M., Duan, N., & Reise, S. P. (2009). Cancer screening adherence: Does physician-patient communication matter? *Patient Education and Counseling*, *75*(2), 178–184.

Frankel, R., Altschuler, A., George, S., Kinsman, J., Jimison, H., Robertson, N. R., & Hsu, J. (2005). Effects of exam-room computing on clinician-patient communication: A longitudinal qualitative study. *Journal of General Internal Medicine*, *20*(8), 677–682.

Frankel, R. M., Eddins-Folensbee, F., & Inui, T. S. (2011). Crossing the patient-centered divide: Transforming health care quality through enhanced faculty development. *Academic Medicine*, *86*(4), 445–452.

Fuertes, J. N., Mislowack, A., Bennett, J., Paul, L., Gilbert, T. C., Fontan, G., & Boylan, L. S. (2007). The physician-patient working alliance. *Patient Education and Counseling*, *66*(1), 29–36.

Gordon, H. S., Street, R. L., Jr., Sharf, B. F., & Souchek, J. (2006). Racial differences in doctors' information-giving and patients' participation. *Cancer*, *107*(6), 1313–1320.

Hagerty, R. G., Butow, P. N., Ellis, P. M., Lobb, E. A., Pendlebury, S. C., Leighl, N., . . . Tattersall, M.H.N. (2005). Communicating with realism and hope: Incurable cancer patients' views on the disclosure of prognosis. *Journal of Clinical Oncology*, *23*(6), 1278–1288.

Haskard, K. B., Williams, S. L., DiMatteo, R. M., Rosenthal, R., White, M. K., & Goldstein, M. G. (2008). Physician and patient communication training in primary care: Effects on participation and satisfaction. *Health Psychology*, *27*(5), 513–522.

Hausman, A. (2004). Modeling the patient-physician service encounter: Improving patient outcomes. *Journal of the Academy of Marketing Science*, *32*(4), 403–417.

Hesse, B. W., Moser, R. P., & Rutten, L. J. (2010). Survey of physicians and electronic health information. *New England Journal of Medicine*, *362*(9), 859–861.

Hickson, G. B., & Entman, S. S. (2008). Physician behavior and litigation risk: Evidence and opportunity. *Clinical Obstetrics & Gynecology*, *51*(4), 688–699.

Hsu, I., Korthuis, P. T., Sharp, V., Cohn, J., Moore, R. D., & Beach, M. C. (2012). Providing support to patients in emotional encounters: A new perspective on missed empathetic opportunities. *Patient Education and Counseling*, *88*(3), 436–442.

Iezzoni, L. I. (2006). Make no assumptions: Communication between persons with disabilities and clinicians. *Assistive Technology*, *18*(2), 212–219.

Institute of Medicine. (2001). *Crossing the quality chasm: A new health system for the 21st century*. Washington, DC: National Academies Press.

Institute of Medicine. (2011). *Relieving pain in America: A blueprint for transforming prevention, care, education, and research*. Washington, DC: National Academies Press.

Jones, D. E., Carson, K. A., Bleich, S. N., & Cooper, L. A. (2012). Patient trust in physicians and adoption of lifestyle behaviors to control high blood pressure. *Patient Education and Counseling*, *89*(1), 57–62.

Kelly, K. M., Ajmera, M., Bhattacharjee, S., Vohra, R., Hobbs, G., Chaudhary, L., . . . Agnese, D. (2013). Perception of cancer recurrence risk: More information is better. *Patient Education and Counseling*, *90*(3), 361–366.

Kenealy, T., Goodyear-Smith, F., Wells, S., Arroll, B., Jackson, R., & Horsburgh, M. (2011). Patient preference for autonomy: Does it change as risk rises? *Family Practice*, *28*(5), 541–544.

Korsch, B. M., Gozzi, E. K., & Francis, V. (1968). Gaps in doctor-patient communication. *Pediatrics*, *42*(5), 855–871.

Kravitz, R. L., Tancredi, D. J., Grennan T., Kalauokalani, D., Street, R. L., Jr., Slee, C. K., . . . Franks, P. (2011). Cancer health empowerment for living without pain (Ca-HELP): Effects of a tailored education and coaching intervention on pain and impairment. *Pain*, *152*(7), 1572–1582.

Lakatos, P. L. (2009). Prevalence, predictors, and clinical consequences of medical adherence in IBD: How to improve it? *World Journal of Gastroenterology*, *15*(34), 4234–4239.

Lantz, P. M., Janz, N. K., Fagerlin, A., Schwartz, K., Liu, L., Lakhani, I., . . . Katz, S. J. (2005). Satisfaction with surgery outcomes and the decision process in a population-based sample of women with breast cancer. *Health Services Research*, *40*(3), 745–767.

Lee, Y., & Lin, J. L. (2011). How much does trust really matter? A study of the longitudinal effects of trust and decision-making preferences on diabetic patient outcomes. *Patient Education and Counseling*, *85*(3), 406–412.

Lewis, F. M., Casey, S. M., Brandt, P. A., Shands, M. E., & Zahlis, E. H. (2006). The enhancing connections program: Pilot study of a cognitive-behavioral intervention for mothers and children affected by breast cancer. *Psycho-Oncology*, *15*(6), 486–497.

Ley, P. (1988). *Communicating with patients: Improving communication, satisfaction, and compliance.* London: Croom Helm.

Makoul, G., & Clayman, M. L. (2006). An integrative model of shared decision making in medical encounters. *Patient Education and Counseling*, *60*(3), 301–312.

McCorkle, R., Ercolano, E., Lazenby, M., Shulman-Green, D., Shilling, L. S., Lorig, K., & Wagner, E. H. (2011). Self-management: Enabling and empowering patients living with cancer as a chronic illness. *CA: A Cancer Journal for Clinicians*, *61*(1), 50–62.

McCormack, L. A., Treiman, K., Rupert, D., Williams-Piehota, P., Nadler, E., Arora, N. K., . . . Street, R. L., Jr. (2011). Measuring patient-centered communication in cancer care: A literature review and the development of a systematic approach. *Social Science & Medicine*, *72*(7), 1085–1095.

Miaskowski, C., Dodd, M., West, C., Schumacher, K., Paul, S. M., Tripathy, D., & Koo, P. (2004). Randomized clinical trial of the effectiveness of a self-care intervention to improve cancer pain management. *Journal of Clinical Oncology*, *22*(9), 1713–1720.

Mishel, M. H. (1999). Uncertainty in chronic illness. *Annual Review of Nursing Research*, *17*, 269–294.

Nieuwlaat, R., Wilczynski, N., Navarro, T., Hobson, N., Jeffery, R., Keepanasseril, A., . . . Haynes, R. B. (2014, November 20). Interventions for enhancing medication adherence. *Cochrane Database of Systematic Reviews*, *2014*(11), CD000011.

Paterson, C., Evans, M., Bertschinger, R., Chapman, R., Norton, R., & Robinson, J. (2012). Communication about self-care in traditional acupuncture consultations: The co-construction of individualized support and advice. *Patient Education and Counseling*, *89*(3), 467–475.

Pieterse, A. H., van Dulmen, A. M., Beemer, F. A., Bensing, J. M., & Ausems, M. G. (2007). Cancer genetic counseling: Communication and counselees' post-visit satisfaction, cognitions, anxiety, and needs fulfillment. *Journal of Genetic Counseling*, *16*(1), 85–96.

Prochaska, J. O., & Velicer, W. F. (1997). The transtheoretical model of health behavior change. *American Journal of Health Promotion*, *12*(1), 38–48.

Puro, H., Pakarinen, P., Korttila, K., & Tallgren, M. (2013). Verbal information about anesthesia before scheduled surgery—content and patient satisfaction. *Patient Education and Counseling*, *90*(3), 367–371.

Quirk, M., Mazor, K., Haley, H. L., Philbin, M., Fischer, M., Sullivan, K., & Hatem, D. (2008). How patients perceive a doctor's caring attitude. *Patient Education and Counseling*, 72(3), 359–366.

Roter, D. (2006). The patient-physician relationship and its implications for malpractice litigation. *Journal of Health Care Law and Policy*, 9(2), 304–314.

Roter, D., & Hall, J. A. (1992). *Doctors talking to patients/patients talking to doctors: Improving communication in medical visits*. Westport, CT: Auburn House.

Rouf, E., Whittle, J., Lu, N., & Schwartz, M. D. (2007). Computers in the exam room: Differences in physician-patient interaction may be due to physician experience. *Journal of General Internal Medicine*, 22(1), 43–48.

Ryan, R. M., & Deci, E. L. (2000). Self-determination theory and the facilitation of intrinsic motivation, social development, and well-being. *American Psychologist*, 55(1), 68–78.

Scholl, I., Kriston, L, Dirmaier, J., Buchholz, A., & Harter, M. (2012). Development and psychometric properties of the shared decision making questionnaire (SDM-Q-Doc). *Patient Education and Counseling*, 88(2), 284–290.

Shepherd, H. L., Barratt, A., Trevena, L. J., McGeechan, K., Carey, K., Epstein, R. M., . . . Tattersall, M.H.N. (2011). Three questions that patients can ask to improve the quality of information physicians give about treatment options: A cross-over trial. *Patient Education and Counseling*, 84(3), 379–385.

Sikorskii, A., Given, C. W., Given, B., Jeon, S., Decker, V., Decker, D., . . . McCorkle, R. (2007). Symptom management for cancer patients: A trial comparing two multimodal interventions. *Journal of Pain Symptom Management*, 34(3), 253–264.

Squier, R. S. (1990). A model of empathic understanding and adherence to treatment regimens in practitioner-patient relationships. *Social Science & Medicine*, 30(3), 325–329.

Street, R. L., Jr. (2001). Active patients as powerful communicators. In W. P. Robinson & H. Giles (Eds.), *The new handbook of language and social psychology* (pp. 541–560). New York: Wiley.

Street, R. L., Jr. (2003). Mediated consumer-provider communication in cancer care: The empowering potential of new technologies. *Patient Education and Counseling*, 50(1), 99–104.

Street, R. L., Jr. (2013). How clinician-patient communication contributes to health improvement: Modeling pathways from talk to outcome. *Patient Education and Counseling*, 92(3), 286–291.

Street, R. L., Jr., & De Haes, H. C. (2013). Designing a curriculum for communication skills training from a theory and evidence-based perspective. *Patient Education and Counseling*, 93(1), 27–33.

Street, R. L., Jr., & Epstein, R. M. (2008). Key interpersonal functions and health outcomes: Lessons from theory and research on clinician-patient communication. In K. Glanz, B. K. Rimer, & K. Viswanath (Eds.), *Health behavior and health education: Theory, research, and practice* (4th ed., pp. 237–269). San Francisco: Jossey-Bass.

Street, R. L., Jr., Gordon, H., & Haidet, P. (2007). Physicians' communication and perceptions of patients: Is it how they look, how they talk, or is it just the doctor? *Social Science & Medicine*, 65(3), 586–598.

Street, R. L., Jr., Gordon, H. S., Ward, M. M., Krupat, E., & Kravitz, R. L. (2005). Patient participation in medical consultations: Why some patients are more involved than others. *Medical Care*, 43(10), 960–969.

Street, R. L., Jr., Makoul, G., Arora, N. K., & Epstein, R. M. (2009). How does communication heal? Pathways linking clinician-patient communication to health outcomes. *Patient Education and Counseling*, 74(3), 295–301.

Suchman, A. L. (2006). A new theoretical foundation for relationship-centered care: Complex responsive processes of relating. *Journal of General Internal Medicine*, 21(Suppl. 1), S40–S44.

Thompson, T. L., Parrott, R. L., & Nussbaum, J. (Eds.). (2011). *The Routledge handbook of health communication* (2nd ed.). New York: Routledge.

Vangelisti, A. (Ed.). (2013). *The Routledge handbook of family communication*. New York: Routledge.

Vukmir, R. B. (2004). Medical malpractice: Managing the risk. *Medicine and Law*, 23(3), 495–513.

Wicks, P., Keininger, D. L., Massagli, M. P., de la Loge, C., Brownstein, C., Isojärvi, J., & Heywood, J. (2012). Perceived benefits of sharing health data between people with epilepsy on an online platform. *Epilepsy and Behavior*, 23(1), 16–23.

Wissow, L. S. (2004). Patient communication and malpractice: Where are we now? *Patient Education & Counseling, 52*(1), 3–5.

World Health Organization. (2003). *Adherence to long-term therapies: Evidence for action.* Geneva: Author.

Ye, J., Rust, G., Fry-Johnson, Y., & Strothers, H. (2010). E-mail in patient-provider communication: A systematic review. *Patient Education and Counseling, 80*(2), 266–273.

Zolnierek, K., & DiMatteo, R. (2009). Physician communication and patient adherence to treatment: A meta-analysis. *Medical Care, 47*(8), 826–834.

第IV部

健康行動変容の コミュニティ・ グループモデル

第14章
健康行動変容のグループ，組織，コミュニティレベルのモデル

Karen Glanz
Alice Ammerman

　健康を促進するためには，グループ，組織，コミュニティの役割を理解することが不可欠であり，これらの集団の健康向上に有効な行動変容プログラムの開発や，政策，制度，環境の改善を行うことは，公衆衛生の核心的課題と言って過言ではありません(Brownsonら，2006；Glanzら 2010；Smedleyら，2000)。コミュニティ全体の健康を向上させるためには，健康的なライフスタイルを可能とする政策，制度，環境の整備やメディアを通したコミュニケーションが必要であり，そのためには，社会システムがどのように機能しているか，コミュニティ間や組織間あるいはそれぞれの内部でどのように変化が生じているか，またインターネットやソーシャルメディアを含めて，考えや情報がどのように社会の中で拡散していくかについての理解が求められます。

　第Ⅳ部では，グループ，組織，コミュニティのレベルにおける行動変容の促進やサポートに関する理論に基づく3つのアプローチについて，その概念や事例が紹介されます。

　第15章では，コミュニティオーガニゼーション，コミュニティビルディング，コミュニティとの連携 coalition・パートナーシップの促進，コミュニティベースの参加型研究 community-based participatory research (CBPR) などを含めた，健康向上を目的とする「コミュニティエンゲージメント community engagement」の原則や方法について，最新の知見が紹介されます。ここでは，コミュニティの概念，コミュニティエンゲージメントに関する主な理論と概念，健康向上に向けたコミュニティオーガニゼーションとコミュニティビルディングに関するモデルが紹介され，そして，サンフランシスコのチャイナタウンの飲食店で働く移民労働者における取り組みを事例として，これらのモデルについて具体的な解説がなされた後，測定や評価に関する問題が論じられます。

　第16章では，集団(地域，組織，コミュニティ)を対象とした介入の長期効果を高めるためのアプローチとして，エビデンスに基づく公衆衛生的介入の実装 implementation，普及 dissemination，拡散 diffusion とそのための戦略の重要性が論じられます。この分野は，最近，研究と実践が急速に発展している分野です。ここではまず主な用語の説明がなされ，その後，「イノベーション拡散モデル Diffusion of Innovations」と「統合的インプリメンテーション研究フレームワーク Consolidated Framework for Implementation Research (CFIR)」について詳細に論じられた後，これらのモデルの具体的応用例を示しながら，それぞれのモデルの概念や特徴が論じられます。

第17章では，急速に変化するメディア環境の中におけるコミュニケーションと健康行動の問題に焦点が当てられます。ここでは，コミュニケーション革命の主な特徴とそれがヘルスコミュニケーションと健康行動に与える意味，ヘルスコミュニケーションの主な理論，そして，情報通信技術（ICT）の発達が，オーディエンス，メディア組織，メディア効果に与えつつある影響，健康格差 health disparity に与える影響について解説し，さらに2つの事例，つまり携帯電話を用いた mHealth による介入と，ヒトパピローマウイルス（HPV）ワクチン接種を推奨するリスクコミュニケーションによる介入の事例を用いて，これらの概念や問題が具体的に論じられます。

1. コミュニティ，グループ，組織レベルでの介入

　第Ⅳ部の中心テーマは，組織，コミュニティ，社会のシステムや構造が健康行動にどのような影響を与えるかを理解し，それらを効果的に変えていくにはどうすればよいかということです。そのためには，こうしたプロセスを理論化したモデルが必要です。ソーシャルネットワーク，システム間あるいはシステム内部での変化，組織的プロセス，コミュニケーションチャネルの重要性は，第Ⅳ部でも変わることはありませんが，第Ⅳ部の章では，それに加えて技術革新，政治的環境の変化，介入のスケールアップの必要性が叫ばれる最近の傾向から生じてきた新たな概念や考え方についても論じられます。

　第Ⅲ部までとは異なり，第Ⅳ部では，1つの理論やモデルだけを拡大鏡で見るのではなく，より広い見方，つまり各章の中心的テーマに必要と考えられる，個人間，コミュニティ/組織，政策/環境レベル，そして必要に応じて個人レベルの行動理論やモデルを統合し，応用します。

　第15章では，コミュニティエンゲージメントという大枠の概念のもとで，コミュニティオーガニゼーションやコミュニティビルディングなどのモデルが論じられます。これらの新しいモデルのねらいは，単なる問題解決ではなく，長期間にわたるコミュニティの資源やキャパシティの育成にあります。そして，それらは単にコミュニティベースというだけではなく，"コミュニティ主導型 community-driven" でもあります。これ自体は新しい概念ではありませんが（Minkler, 2000），この章ではこれらをより広い文脈の中で再定義します。

　この章では，エンパワメント，批判的意識化 critical consciousness，コミュニティキャパシティ，ソーシャルキャピタル（社会関係資本）social capital を定義し，リーダーシップがコミュニティキャパシティの戦略としていかに重要かを解説し，さらに，対話的問題解決法 dialogical problem solving，戦略的アクションプラン strategic action planning，フォトヴォイス photovoice（訳注：写真を利用した参加型の問題提起手法）を含めた問題選択の手法についても解説します。そして，データ収集，組織化のための情報伝達，社会的に疎外されたコミュニティ内でのネットワーク化，地理的に離れた活動家のネットワーキングを可能とすることでコミュニティビルディングの主要なツールとして登場してきインターネットについてもその可能性が論じられます。

　第16章では，プログラム実施に関する主な概念，イノベーションの普及や拡散，健康増進に関する研究と政策・実践の間のギャップを埋めることの意味などが解説されます。現在，資金提供者や公衆衛生組織の間では，エビデンスに基づく介入の"スケールアップ"に関する関心が

高まっていますが，この章では，その観点から，「普及と実装の科学 dissemination and implementation(D&I)science」や，複合的介入(個人，組織，社会レベルの対策を複合して実施すること)の重要性が重視されるようになった経緯が論じられます。そして最後に，イノベーションの拡散 diffusion of innovation がマルチレベルのプロセスであり，したがって拡散の場となる社会や組織のシステムや文化についての理解が不可欠であることが指摘されます。

第17章では，情報通信技術(ICT)が，どのようにオーディエンス，メディア組織，メディア効果に関する概念を変えてきたかが論じられます。ここでは，生物医学とコミュニケーションという2大技術革新が交差する領域に注目しつつ，ヘルスコミュニケーションに極めて大きな意味を持つコミュニケーション革命の4つの特徴，つまり，①情報プラットフォームの増大，②健康情報の蓄積と発信の分散化，③健康情報の膨大化，④デジタルデバイド digital divide とコミュニケーション格差の拡大，が論じられます。これらは，社会活動やアドボカシー，リスクコミュニケーションに新たな可能性を開く一方で，社会経済的格差に根差す健康格差の拡大や固定化，人々の世界観への影響など，予期し難い影響を与える可能性もあります。

このように，第Ⅳ部では，単に1つの理論ではなく，健康行動や健康教育の重要な分野に貢献する多数の理論やフレームワークを扱うため，読者には理解が難しい面があるかもしれませんが，しかし，そうして初めて，モデル間での類似性や共通するテーマが明らかになり，健康行動や公衆衛生に関する研究や実践におけるそれらのモデルの有用性を批判的に検討することができるのです。

2. マルチレベルでの影響と行動

本書の中心となる前提は，健康の向上には，健康行動のマルチレベルでの決定要因と，マルチレベルでの対策についての理解が不可欠だということです。対策が有効であるためには，つまり個人レベルでの変化が維持され続けるためには，社会レベルでの変革と支援的な環境が必要だという見解は現在では広く認められています(Brownson ら，2006；Glanz ら，2010)。第Ⅳ部の各章では，個人や個人間の行動変容理論を踏まえた，マルチレベルでの対策のあり方を具体的事例を含めて提示します。

例えば，第15章におけるサンフランシスコ市のチャイナタウンのレストランで働く移民労働者の事例では，不当な賃金搾取による差別や危害に関する個々の例が詳しく記録されることから始まり，それが労働者を守るための条例の制定に結び付いた事例であり(Gaydos ら，2011)，第16章で紹介される Pool Cool (皮膚がん予防プログラム)の普及研究 dissemination study では，D&I(普及と実装)のための戦略の向上を通じて，個人，組織，環境をどうすれば同時に変えることができるかが論じられます(Glanz ら，2014)。そして第17章の MobileMum という社会的認知理論 Social Cognitive Theory(第9章参照)をベースとした，低社会経済階層の産後の母親の運動促進を目的とした介入研究の事例では，新しい情報通信技術である携帯電話とテキストメッセージが，いかに対象を絞ったかつ広域の介入に応用できるかが示されます。

これらの章の核心となるメッセージは，コミュニティレベルあるいは組織レベルの理論やモデルは，組織やコミュニティを構成している人々(個人)を無視するものでは決してないということです(Kegler ら，2008)。組織的変容に重要な概念や問題(Butterfoss ら，2008)は，連携と

パートナーシップとの関連で，第15章に取り入れられており，また，組織によるエビデンスに基づく介入の採用に関連して，第16章でも取り入れられています。マクロレベルの理論は，行動が行われる複雑な環境についての理解を深める上で重要ですが，これらの環境を変化させるためには，新たなゲートキーパー，政治家，学校の管理職など，変化の鍵を握る"個人"を同定し，介入の対象とする必要があります。言い換えれば，組織のポリシーなど，健康を直接的の介入の対象としない場合でも，"個人の行動"を理解することは不可欠だということです。なぜなら，組織の構造を作るのも，コミュニティでリーダーシップを発揮するのも，グループに参加するかしないかを決めるのも，地方や州や国家で政策やその優先順位を決めるのも，結局はその主体は個人の集まりだからです。

3. 健康分野以外のモデルの採用

　これらの章で論じられる様々な理論やフレームワークの歴史に関して興味深いのは，それらは，もともとは，健康，医学，公衆衛生の分野で開発されたものではないということです。コミュニティエンゲージメントやコミュニティオーガニゼーションの概念や原理は，もともとソーシャルワークの分野で生まれたものであり（第15章），また，「普及と実装 dissemination and implementation（D&I）」や，イノベーション拡散モデル Diffusion of Innovations model も，米国のアイオワ州で雑種のトウモロコシの種の普及する試みの中から生まれてきたものです（第16章）。コミュニケーションやメディアに関する章で核心となっている概念も，もともと心理学，社会心理学，社会学の分野で開発されたものです（第17章）。

　しかし，これらのモデルを健康行動に適用するに当たっては，測定や研究デザインの面での困難が伴います。Wallerstein らは，コミュニティエンゲージメントやコミュニティベースの参加型研究 community-based participatory research（CBPR）における"プロセス"や"アウトカム"の測定法の開発における最近の進歩を指摘していますが，同時にその活用があまり進んでいないことも認めています。統合的インプリメンテーション研究フレームワーク（CFIR）は，インプリメンテーション科学に関する多くのモデルから基本的構成概念を統合したモデルですが（Damschroder ら，2009），その構成概念や領域を評価するための測定方法はまだ開発の初期段階にあります（第16章）。

　コミュニティエンゲージメント，普及と実装（D&I），メディアコミュニケーションに関する介入を検証するための研究デザインには，共通した難しさがあります。第1に，そうした介入は通常複雑であり，マルチレベルの介入（個人，個人間，グループ，組織，コミュニティなどのレベルの介入を複合したもの）を行う場合には，厳密な効果評価を行うことが難しいという問題があります。しかし，Brownson らが第16章で指摘するように，例えば学校，教会，職場であれば，それらを単位とした，クラスターランダム化比較試験が可能です。メディアの効果も，メディアマーケットをランダムに分割できればランダム化比較試験に持ち込むことができます。しかし，そうした野心的な研究は，例えば費用の問題などからいつも実施可能というわけではなく，また，プロセス指標や中間アウトカムをどう測定するかも問題となります。大規模で多数の組織やコミュニティを対象とした介入において，個人レベルでの行動や健康アウトカムを評価する必要があるかどうか，エビデンスに基づく介入の採用や実施をポジティブアウ

カムと見なしてよいかどうかについては，今後も議論が続くものと思われます。

4. 今後の方向

　第Ⅳ部に含まれる章では，いずれも新しい研究や公衆衛生的問題の傾向や出現について論じていますが，急速に変化するメディア環境の中におけるコミュニケーションや健康行動を扱った第17章ほど，劇的にそれを指摘した章は他にありません。新たな情報交流プラットフォームの増加，草の根からの参加の増加，変化の速度，根強く残るコミュニケーション格差は，公衆衛生の専門家や健康行動の研究者にとって，非常に難しい課題を提示しています。本章を書き終えたほんの数か月後には，西アフリカとその周辺地域でエボラ出血熱の流行が起こり，米国ではリスクコミュニケーションが，政治，コミュニティ，保健医療システムの中で未曾有のスピードで問題化しました。「事実」に基づいて行われた連邦政府のコミュニケーションアプローチ（www.cdc.gov/vhf/ebola/resources/index.html）は，様々な政治的勢力や社会的文脈を通して，様々に解釈されて伝わっていきました。この例は，健康に関するコミュニケーションの複雑性を象徴しており，健康行動の専門家が直面する問題の難しさを象徴するものとなっています。

　コミュニティ，システム，組織における理論，研究，実践についての理解は，今後の健康向上にとってその重要性が増しつつあります。この第Ⅳ部では，研究者と実践者のために，様々な理論・モデル・フレームワークと事例を紹介しました。これらは複雑で理解に苦労するかもしれませんが，読者にはぜひ時間と労力を惜しまず学習に努めていただきたいと思います。

参考文献

Brownson, R. C., Haire-Joshu, D., & Luke, D. A. (2006). Shaping the context of health: A review of environmental and policy approaches in the prevention of chronic diseases. *Annual Review of Public Health, 27*, 341–370.

Butterfoss, F. D., Kegler, M. C., & Francisco, V. T. (2008). Mobilizing organizations for health promotion: Theories of organizational change. In K. Glanz, B. K. Rimer, & K. Viswanath (Eds.), *Health behavior and health education: Theory, research, and practice* (4th ed., pp. 336–361). San Francisco: Jossey-Bass.

Damschroder, L. J., Aron, D. C., Keith, R. E., Kirsh, S. R., Alexander, J. A., & Lowery, J. C. (2009). Fostering implementation of health services research findings into practice: A consolidated framework for advancing implementation science. *Implementation Science, 4*, 50.

Fjeldsoe, B. S., Miller, Y. D., & Marshall, A. L. (2012). Social cognitive mediators of the effect of the MobileMums intervention on physical activity. *Health Psychology, 32*(7), 729–738.

Gaydos, M., Bhatia, R., Morales, A., Lee, P. T., Liu, S. S., Chang, C., . . . Minkler, M. (2011). Promoting health equity and safety in San Francisco's Chinatown restaurants: Findings and lessons learned from a pilot observational survey. *Public Health Reports, 126*(Suppl. 3), 62–69.

Glanz, K., & Bishop, D. (2010). The role of behavioral science theory in development and implementation of public health interventions. *Annual Review of Public Health, 31*, 399–418.

Glanz, K., Escoffery, C., Elliott, T., & Nehl, E. (2014, December 18). Randomized trial of two dissemination strategies for a skin cancer prevention program in aquatic settings. *American Journal of Public Health*, e1–e9.

Kegler, M., & Glanz, K. (2008). Perspectives on group, organization, and community interventions. In

K. Glanz, B. K. Rimer, & K. Viswanath (Eds.), *Health behavior and health education: Theory, research, and practice* (4th ed., pp. 389–403). San Francisco: Jossey-Bass.

Minkler, M. (2000). Using participatory action research to build Healthy Communities. *Public Health Reports*, *115*, 191–197.

Smedley, B. D., & Syme, S. L. (Eds.). (2000). *Promoting health: Intervention strategies from social and behavioral research*. Washington, DC: National Academies Press.

第15章
コミュニティエンゲージメント，コミュニティオーガニゼーション，コミュニティビルディングによる健康の向上

Nina Wallerstein
Meredith Minkler
Lori Carter-Edwards
Magdalena Avila
Victoria Sánchez

[キーポイント]
- コミュニティオーガニゼーション，コミュニティビルディング，連携・パートナーシップ，コミュニティベースの参加型研究(CBPR)を含め，コミュニティエンゲージメントの歴史を概説する。
- コミュニティエンゲージメントにおける"コミュニティ"の概念を検討する。
- コミュニティエンゲージメントの主要な概念と原則を検討する。
- コミュニティエンゲージメントの背景としてのコミュニティオーガニゼーション，コミュニティビルディング，連携，CBPRなどのモデルを解説する。
- コミュニティオーガニゼーション，コミュニティビルディング，連携，CBPRを含むコミュニティエンゲージメントを応用した事例を紹介する。
- 測定と評価の問題を論じる。

「コミュニティエンゲージメント community engagement」の概念は，その多角性から考えれば，社会正義やコミュニティ変容のプロセスにその基盤があると考えられます。米国疾病管理予防センター Centers for Disease Control and Prevention(CDC)が1997年に出版した，「Principles of Community Engagement」によれば，コミュニティエンゲージメントは，「健康や福祉に影響を与える問題について，地理的に近い人々，あるいは利害や境遇が類似する人々が協働して活動するプロセス」と定義されています(CDC, 1997, p.9)。この用語は，特に Clinical and Translational Science Awards(CTSA)プログラム(www.ctsacentral.org)の発展に伴って近年注目が集まるようになった用語で，コミュニティオーガニゼーション/コミュニティビルディング，連携 coalition・パートナーシップ，そしてコミュニティベースの参加型研究 community-based participatory reserach(CBPR)という3つの，内容や歴史に重なりのある領域を包括する概念です。

コミュニティオーガニゼーション(組織化)とは，コミュニティがその共通する目的を達成するために，改善すべき問題の同定，資源の動員，実施戦略の開発などについて支援されかつ組

織化されるプロセスのことを言います。理想主義的イメージのある"コミュニティエンゲージメント"とは異なり，コミュニティオーガニゼーションには，協働という側面ばかりではなく，闘いや対立も含まれます(Minklerら，2012)。コミュニティビルディング(構築)も関連した概念ですが，キャパシティを共同して構築するというアプローチに比べると戦略性はやや劣りますが(Walterら，2012)，コミュニティオーガニゼーションとコミュニティビルディングにはいずれも，ソーシャルアクションと社会正義の原則がその根底にあります。

人々と組織が共同して問題解決に取り組む「連携とパートナーシップ coalitions and partnerships」は，近年その実践が増え(Butterfoss，2007)，コミュニティエンゲージメントを構成する概念の1つとなっています。また，コミュニティ，学術機関や関係組織のステークホルダー間のパートナーシップに基づく「コミュニティベースの参加型研究(CBPR)」や「コミュニティ関与型研究 community-engaged research(CEnR)」も，コミュニティエンゲージメントに研究的側面を加えるものとなっています。公衆衛生関係のCBPRでは，多くの場合，コミュニティメンバーが研究者や組織の代表者たちと協働して社会的格差や健康格差を克服すること，あるいは社会変革のために研究的手法を応用できるようにコミュニティをエンパワーすることを目的として研究が行われています(Israelら，2012；Minklerら，2008)。

本章では，これまでのコミュニティオーガニゼーションとコミュニティビルディングに関する取り組みをさらに発展させる形で，また，「連携・パートナーシップ」の幅広さとその効果を強調しながら，コミュニティエンゲージメントの概念と方法を解説します(Minklerら，2008)。まず，コミュニティの概念と原則を論じ，その後，コミュニティエンゲージメントの歴史，その概念と原則，様々なモデルについて概観し，さらに，コミュニティエンゲージメントの概念とモデルを応用した事例を紹介した後に，その効果の測定や効果評価の問題を論じて締めくくります。

1. コミュニティの概念

「コミュニティcommunity」というと一般には地理的な集団を思い描きがちですが，人種や民族，性的指向，職業など，"共通する特徴"に基づくコミュニティもあります。コミュニティについての定義には様々なものがあり，代表的なものとしては，①基本的ニーズを共有する機能的・空間的な人々の集合体，②ある特定の様式で社会的相互作用を行う人々の集合体，③共通するアイデンティティを持つ人々の象徴的集合体，④政治的変革を目的とする人々の社会的集合体，などがあります(Minklerら，2008)。

コミュニティの概念を理解するためには，いくつかの鍵となる"観点 perspectives"を知っておく必要があります。その第1は，「生態システム的観点 ecological systems perspective」(第3章参照)で，これは，コミュニティの集団特性(規模，密度，多様性)や社会組織的側面だけではなく，それを取り巻く環境(例：物理的環境，テクノロジーの影響)なども重視する観点で，自律的な生活を営む地域コミュニティの研究に特に有用です。この観点では，「コミュニティがうまく機能するためには，コミュニティ組織におけるそれぞれの構成部分がその役割を果たす必要がある」という視点でコミュニティを把握しようとします(Clinical and Translational Science Awards[CTSA]Consortium 他，2011，p.5)。

第2は，「社会システム的観点 social systems perspective」で，Warren(1963)による古典的定義によれば，この観点ではコミュニティ"内部"で活動する公的，非公的組織(システム)に主に焦点が置かれ，それらのシステム間の相互作用を，コミュニティ内部において(＝水平的に)，あるいは他の権力システムとの関係において(＝垂直的に)明らかにしようとします。さらに，この観点からは，コミュニティメンバー，組織(システム)，リーダー間の相互作用のあり方を明らかにすることが，そのコミュニティの能力向上やそのコミュニティとの協働を促進する上で不可欠であることも示唆されます(CTSA Consortium 他，2011；Minkler ら，2012)。

　ここで注意すべきは，当然のことですが，同じ社会システム的観点と言っても，人によって対象が異なる可能性があることです。例えば，コミュニティ開発の専門家は主に地理的なコミュニティをその活動の対象としますが，ソーシャルアクション(社会活動)に携わる人々は，社会経済的重要性の観点から，住宅問題や失業といった「問題」に直面する"社会的"コミュニティを活動の対象とします(Alinsky，1972)。

　第3は，「文化的/歴史的観点 cultural/historical perspective」で，これも，コミュニティに対する私たちのアプローチに影響を与えます(Gutiérrez ら，2012)。例えば，Chavez ら(2010)は，有色の人々のコミュニティの独特の特徴と歴史を念頭に置きつつ，この観点の重要性を強調しています。West(1993)は，アフリカ系アメリカ人のコミュニティでは，商業主義の蔓延が，歴史的にコミュニティの苦悩を和らげる働きをしてきた宗教的，市民的組織の衰退を招いたことを指摘し，「闘争の記憶―悲惨に塗り込められた過去の唯一の光 subversive memory―the best of one's past without romantic nostalgia」(女性黒人作家でノーベル文学賞受賞者の Toni Morrison の小説の"Beloved"からの一節)に基づく主体意識と政治的抵抗の復活を通したコミュニティの変革を提唱し(West, 1993, p.19)，同じように，今日のインド系アメリカ人のコミュニティにおいても，その組織化と，数世代にわたる差別の歴史的トラウマからの回復を目指す文化的刷新運動が発展しつつあります(Walters ら，2011)。この観点からコミュニティを見る人々は，自己決定 self-determination やエンパワメント empowerment を重視し，ソーシャルネットワークやコミュニティ能力の向上の必要性を主張します(Chavez ら，2010；Gutiérrez ら，2012)。

　第4は，「バーチャル的観点 virtual perspective」で，最近その重要性が増大しつつあります。この観点では，「情報を得るにも，人と会うにも，また人生に影響するような決断を行うにも，コンピュータを介したコミュニケーションに頼ることが増えている」ことを重視します(Kozinets, 2002；CTSA Consortium ら，2011)。例えば，フェイスブック facebook だけで，その登録者は現在10億人にものぼり，これが国家なら，世界第3位に相当します(Statistic Brain, 2015)。こうした新たなツールの使用の容易さとそれによって生じる膨大なネットワークを考えれば，このバーチャルコミュニティはもはや無視することは不可能です(Bazell ら 2012；Kanter ら，2010)。コミュニティの形成や支援を行うオンライングループ(例：障がい者，LGBT の若者，B型肝炎に感染しているアジア太平洋島嶼系住民，およびその他のアイデンティティ，利害，差別などで共通性を持つ人々のグループ)は，数の増加とともに活動の質も高まりつつあります(Bazell ら，2012)。

　第5は，「個人的観点 individual perspective」で，これまでのコミュニティエンゲージメントの研究ではしばしば見逃されがちだった"内部的"観点です。この観点では，人は自分の属するコミュニティの人々を，コミュニティエンゲージメントの研究者や実践者がひとまとめに定義

するような単純な存在ではなく，多様なアイデンティティを持った存在として定義します（CTSA Consortium ら，2011）。コミュニティエンゲージメントに関わる人々にとって，コミュニティの人々がどのように自らを認識しているかを知ることは非常に重要です。

2. コミュニティエンゲージメントの歴史

　コミュニティエンゲージメントには多くの歴史が交錯しています。コミュニティオーガニゼーション（組織化）という用語は，1800年代に，新たに米国大陸に上陸した移民や貧困者などに，居住施設提供などのサービスを提供していた米国のソーシャルワーカーの間で生まれたものでした（Garvin ら，2001）。コミュニティオーガニゼーションについての詳しい歴史は他の文献（例：Minkler ら，2012）に譲ることとして，その歴史は，アフリカ系アメリカ人が新たに獲得した権利を高めるために組織化されたレコンストラクション Reconstruction の時期（訳注：南北戦争による連合制と奴隷制崩壊後の問題解決の努力が行われた1860〜1870年代），ポピュリスト・農民運動 populist agrarian movement の時期（1880〜1890年代），労働運動期 labor movement（1930〜1940年代）に大別することができます（Garvin ら，2001）。もともとは合意形成のためのモデルとして始まったコミュニティオーガニゼーションは，労働争議が注目を集めるにつれて，1950年代までには，社会改革のための闘争や対立を戦略として強調するようになって行きました（Alinsky，1972）。そして，1950年代以降になると，その戦略や戦術は，例えば，市民，女性，ゲイ，障がい者の権利運動や，さらには，中絶やゲイの結婚の禁止を求める新右翼 New Right の運動をも含む幅広い社会変革の目的に応用されるようになり，1990年代の半ば以降には，活動を大規模に展開するために，様々な政治的主張を持ったグループがオンラインのコミュニティを形成していきました（Smith，2011）。

　コミュニティエンゲージメントの歴史は，世界保健機関（WHO）の参加型戦略 participation strategies にも一部関係があります。WHOは，1948年のその憲章で，健康向上を図る上では「市民の十分な情報に基づく意見や積極的な協力は極めて重要である」と述べています。この憲章に基づいてその後様々な重要な文書が作成されましたが，その中で強調されたのが"参加"でした。そして，1978年には，WHOとUNICEFが開催したプライマリヘルスケア国際会議 International Conference on Primary Health Care で署名されたアルマアタ宣言 Declaration of Alma-Ata によって，すべての人にプライマリヘルスケアが提供されるべきことが謳われ，それとともに，コミュニティのメンバーに対して，自らの医療のプラニングと実施への参加が呼びかけられていったのです（www.who.int/publications/almaata_declaration_en.pdf）。そして，その10年後，やはりWHOによって主催された第1回ヘルスプロモーション国際会議で署名されたオタワ憲章 Ottawa Charter for Health Promotion でも，その5つの優先事項の中で，コミュニティアクションの重要性が指摘されています（www.who.int/healthpromotion/conferences/previous/ottawa/en）。こうした人権的なアプローチは，後のヘルスプロモーション会議（Fawcett ら，2010）や，社会的決定要因に関するWHO委員会 WHO Commission on Social Determinants（WHO，2015）の報告書でも強調され，健康の平等を，すべての人のエンパワメントや参加を通して実現すべきことを強調しています（Wallerstein ら，2011）。

　米国では，コミュニティヘルスセンター community health center 運動を含め，「最大限可能

な参加 maximum feasible participation」を義務付ける，ケネディ大統領のニューフロンティア New Frontier 政策と，続くジョンソン大統領の「貧困との闘い War on Poverty」が打ち出された1960年代に，「コミュニティ参加」という用語が使われるようになりました(Geiger, 2005)。米国疾病管理予防センター(CDC)は，長年にわたり，参加型のプランニングやプログラムを主導し，Planned Approach to Community Health，Prevention Research Centers，人種的民族的平等のためのREACH initiative などのプログラムの実施や"Principles of Community Engagement"の初版の出版などを行い，そして最近では，Community Transformation Grants という研究助成(www.cdc.gov/communitytransformation)も行っています。また，米国環境保健科学研究所(NIEHS)は1995年以降，コミュニティベースの参加型研究(CBPR)を実施する多くの研究機関に持続的な研究助成を実施しています。

一方，米国衛生研究所(NIH)は最近，コミュニティエンゲージメントを支援する大規模なプロジェクトを新たに開始し，その助成による臨床・トランスレーショナル科学研究助成プログラムコンソーシアム Clinical and Translational Science Awards(CTSA) Consortium のコミュニティエンゲージメント関連委員会は，大学などの医学研究機関や一次医療機関が実施するコミュニティ関与型アプローチを取り入れた取り組みへの助成を開始しました(Carter-Edwards ら，2013；Westfall ら，2012)。CTSA はもともとは学術的な医学研究結果の臨床応用を加速することと，個人あるいは集団の健康を最大限向上させることを目的に開発されたもので，2006年から助成を開始して以来，現在では30の州とワシントンDCの合計60のプロジェクトに助成が行われており，NIH に新たに設置された国立先進トランスレーショナル科学センター(NCATS)によって運営されています(www.ncats.nih.gov/research/cts/ctsa/about/about.html)。

もともとCTSAでは，コミュニティの関与は条件に含まれていませんでしたが，多くのプロジェクトでそれが取り入れられ，コミュニティの参加によって医学的研究やコミュニティベースの研究が活発化するようになるにつれて，コミュニティエンゲージメントは，CTSAプログラムの不可欠の要素となって行きました(Katzら，2011)。CTSAコンソーシアムのコミュニティエンゲージメント関連委員会は，「コミュニティと国家の健康を最大限に高める」(CTSA 戦略目標4)ために，広範な関係者を含めたコミュニティエンゲージメントのプロジェクトにとりわけ高い関心を寄せています。2010年に署名された「患者保護ならびに医療費負担適正化法 Patient Protection and Affordable Care Act」(いわゆるオバマケア)は，国家的優先事項を，予防，コミュニティ・ステークホルダー・患者の参加，そして医療システム全体での医療供給の調和に重点を置く形で，コミュニティエンゲージメントへのパラダイムシフトを後押しするものとなっています(Selbyら，2012；www.pcori.org)。

実際には，コミュニティエンゲージメントの取り組みはまだ発展途上の段階にあります。"Principles of Community Engagement"の改訂版(CTSA Consortium ら，2011)では，コミュニティエンゲージメントの取り組みを支援するために，エンゲージメントの段階分類つまり，若干のコミュニティアウトリーチが実施される段階から，協議や協働を経て，リーダーシップが共有される段階に至るまでの分類を提示しています。CTSAで行われている個々のプロジェクトの段階は様々であり，一部の学術的研究機関のプロジェクトように，一般の市民や組織を研究上の意思決定のパートナーとして組み込んだものもあれば，コミュニティの組織や医療システムと関係を築きながらも双方向的ではない関係にとどまっているもの，コミュニティの

パートナーをどうやって探せばよいかを検討中という段階のものもあります。さらには，NIHが助成する研究の中でも，特に臨床・トランスレーション研究では，コミュニティエンゲージメントを含めた研究がどれほどあるかの調査さえまともに行われていません(Hood ら，2010)。しかし，徐々にではあれ，コミュニティエンゲージメントの組み込みは次第に進みつつあります。

米議会の要請でNIHの委託によって作成された米国医学研究所Institute of Medicine(IOM)による臨床・トランスレーショナル科学研究助成(CTSA)プログラムに関する2013年の報告書では，7つの勧告がなされていますが，そのうちの1つがコミュニティエンゲージメントであり，これは報告書に一貫する3つの領域の1つでもあります(IOM, 2013, p.116)。その第6番目の勧告である「コミュニティエンゲージメントを研究のあらゆるフェーズに取り入れる」では，国立先進トランスレーショナル科学センター(NCATS)とCTSAが助成するプログラムは，①コミュニティエンゲージメントを幅広く定義する，②研究とリーダーシップにおいて，積極的かつ実質的にコミュニティのステークホルダーの参加を保証する，③コミュニティエンゲージメントの目的，期待される結果，ベストプラクティスを明確に定義しかつ表現する，④より多様なコミュニティが関与できるような機会と参加意欲を高める工夫を探求することが求められています(IOM, 2013, p.127)。

IOMの委員会は，コミュニティを，「①臨床研究とトランスレーショナル研究に関わるすべてのステークホルダー，②コミュニティや大学あるいは民間の医療機関における医療の受給者と提供者，および③コミュニティの人々の健康と福祉の向上のために働く個人と組織」を含むものと定義しています(IOM, 2013, p.116)。しかしこの定義は，集団の健康 population healthをかなり幅広く定義してはいるものの，医療に重点が置かれているという意味で，かなり臨床的見方に偏っており，社会的決定要因 social determinant of health や環境的・政治的要因を集団の健康や福祉の社会生態学的影響を重視する公衆衛生的アプローチとは異なった内容となっています。研究結果の完全なトランスレーションを実現するためには，臨床的アプローチと公衆衛生的アプローチの両者が必要です。

コミュニティエンゲージメントは多くの研究者にとってまだ目新しい概念であるため，そのメリットに対する理解不足やパートナーシップ構築を軽視する学術界の文化を含め，まだ多くの障壁が存在しています。またコミュニティの立場から見ると，研究に利用されたり見下されたりしてきた歴史から，また，コミュニティのパートナーに対して研究参加に必要なトレーニングさえまともに行われていなかったことから，「不信感」が根強く残っているという問題があります。

NIHには，CTSAのモデルとなるプログラムが存在しています。例えば，米国がん研究所(NCI)に，有効ながん予防や治療へのアクセス向上を通じて健康格差を減少させることを目的として設置された Community Networks Program Centers は，コミュニティベースの参加型研究(CBPR)を採用することによって，コミュニティに必要な資源を提供しています(www.cancer.gov/aboutnci/organization/crchd/disparitiesresearch/cnpc)。また国立マイノリティ健康格差研究所(NIHMHHD)は，CTSAと協働関係にある Research Centers in Minority Institutions と Centers of Excellence to Reduce Health Disparities に助成を行っています。これら以外にも，米国各地で，パートナーシップに基づくコミュニティベースの参加型研究(CBPR)の成功モデルが生まれつつあります。

研究を円滑に進めるためには，すべてのステークホルダーを含めることが大切ですが，とりわけ，これまで研究の意思決定に参加できていなかったコミュニティの一般の人々を対等な立場で含めることが重要です。最近では，研究において，対象となるコミュニティの出身もしくはつながりを持つパートナー（大学の研究者もしくは顧問委員会に属するコミュニティメンバー）がそれぞれの有するソーシャルキャピタル（社会関係資本）をブリッジする（繋ぎ合わせる）ことの価値が次第に認識されつつありますが，その役割に最もふさわしいのは，多くの場合，機関や人種・民族の文化の違いを超えて，あるいは，多様なステークホルダーの間の力関係を超えて活動できる能力のある人々です（Muhammadら，2014）。

コミュニティエンゲージメントへのアプローチは臨床でも公衆衛生でも増加しつつありますが，その定義や受け止め方，理解については，まだ議論が定まっていません。ただ，Arnsteinの古典的な「参加のはしごモデル Ladder of Citizen Participation」（Arnstein, 1969）や近年提唱されている「公衆衛生のはしご public health ladder」（Morganら，2006）には，「ごまかし manipulation」という最低の段階があり，学術研究機関に働く私たちのような研究者に，コミュニティエンゲージメントを有効に促進するためには，自らの行動や意識についての絶えざる自省 self-reflection が必要であることを想起させるものとなっています。

今日コミュニティエンゲージメントは，基本的には合意形成的アプローチと見なされており，アウトリーチの段階から，リーダーシップの共有やパートナーシップに基づく「コミュニティベースの参加型研究（CBPR）」の段階にまで到達できるかどうかは，初期のコミュニティオーガナイゼーションの重要な要素でもあった，エンパワメント，参加性 inclusivity，協働，健康の公平といった概念や原則をどれほど内包できるかにかかっています。

3. コミュニティエンゲージメントの概念と原則

コミュニティエンゲージメントの概念と原則 principle は，1つの科学的基礎を，また研究の意思決定やソーシャルアクションにコミュニティの人々を関与させるという核心的価値観と現実的戦略を，公衆衛生の専門家やコミュニティリーダーに示すものです。かつ，これらの概念や原則は，単なる技術的あるいは形式的な要件ではなく，コミュニティとその人々に敬意を払いかつ誠実であることをコミュニティとの協働の前提として位置付けるものです。Nyswanderの有名な格言である「人々のいる所から始めよ start where the people are」（1956）は，コミュニティエンゲージメントの中心に健康教育を置くべきこと，それによってコミュニティエンゲージメントを健康教育の根本的な理念とするべきことを意味しています。現在コミュニティエンゲージメントに含められている領域は，実はそれぞれ独自に発展し，それぞれ固有の原則を発展させてきた領域です。例えば，コミュニティオーガニゼーションの原則（Alinsky，1972），環境的正義（Principles of Environmental Justice, 1991），双方向的コミュニティエンゲージメント（CTSA Consortiumら，2011），そして，コミュニティ関与型研究（CEnR）などがそうで，現在では，古典的な「コミュニティベースの参加型研究（CBPR）の原則」（Israelら，1998）や「先住民に関する CBPR の原則」などもコミュニティエンゲージメントに含まれるものと考えられています（Waltersら，2009）。これらの原則は，研究か実践かにかかわらず，コミュニティと協働する場合の当然のプロセスを反映したものであり，コミュニティエンゲージメントのどの

表 15.1 コミュニティエンゲージメントの鍵となる概念と原則

鍵となる概念	定義	原則	応用
コミュニティキャパシティ Community capacity	問題を見つけ、資源を動員し、それに対処する能力に影響するコミュニティの特性	コミュニティはアイデンティティの基本単位。キャパシティはそのコミュニティの持つ強み strength の上に築かれる。	コミュニティメンバーが自分で問題を見つけて解決する活動に積極的に参加し、将来の問題についてもコミュニティで協働して対処できるようになる。
エンパワメント Empowerment	コミュニティの人々が、自分たちもしくは自分たちの生活やコミュニティの生活を管理改善できるようになるソーシャルアクション（社会活動）のプロセス	学び合いを促進する。知識と行動を統合する。	状況を改善するためにコミュニティのメンバーが自らの力を高めるか、もしくは変化を妨げている権力構造に立ち向かう。
批判的意識化 Critical consciousness	実践に基づく意識化のこと。社会変革に向けた行動と熟慮 reflection の繰り返しによって到達することができる。	循環的で反復的なプロセスを含む。多様性と文化的謙虚さを重んじる協働的メンターシップの実践	人々は、傾聴と対話、そして問題の根本な社会的原因とコミュニティの行動を結び付けるような活動を行う。
参加と適切性 Participation and relevance	コミュニティオーガニゼーションは、「人々のいる所から始め」、コミュニティのメンバーを対等な立場で扱うことを最優先としなければならない。	実践と研究のあらゆる段階にコミュニティのメンバーを対等な立場で含めなければならない。長期にわたる関わりを持つ。文化的適切性を保つ。	コミュニティのメンバーは、彼らが直面するニーズ、コミュニティ存在する力や資源に基づいて改革の計画を作成する。
健康の公平 Health equity	人はその社会的地位や社会的環境にかかわらず、最善の健康を享受する機会が保証されなければならない。	健康格差の原因となっている不公平な条件に対処する。健康の社会的決定要因を明らかにする。	不健康の原因となっている不公平な条件の改善につながるような、コミュニティ、政治、制度レベルの変化を促進するために資源を投入する。

段階にも応用できるものです。

　以下、本節では4つの相互に重なる概念について解説しますが、上述した原則は、これらすべての概念に貫いています（表 15.1 参照）：①コミュニティキャパシティ community capacity（コミュニティをアイデンティティを持つ1つの基本単位と認識することと、コミュニティの持つ強み strength を生かすという原則を含む）、②エンパワメントと批判的意識化 critical consciousness（双方向的な学び合い、文化的謙虚さ cultural humility、知識と行動の統合という原則、および多様性を尊重する協働的メンターシップの実践という原則を含む）、③参加と適切性 relevance（実践や研究に参加するすべてのパートナーの対等性の促進と長期間の関わりという原則を含む）、④重要な変革の対象としての不公平 inequity の認識。

コミュニティキャパシティ

　コミュニティキャパシティ community capacity は、「社会的、公衆衛生的問題を明らかに

し，資源を動員し，それらに対処する能力に影響するコミュニティの特性」と定義されており（Goodman ら，1998, p.259），その特性は，メンバーの積極的参加の程度，リーダーシップ，サポートネットワークの豊かさ，存在するスキルと資源，コミュニティの状況に対する批判的熟慮 critical reflection, コミュニティ意識（共同体意識）sense of community の高さ，コミュニティの歴史への理解，コミュニティの持つ価値の認識，利用できるパワーなど多くの要素によって規定されます（Goodman ら，1998）。

コミュニティキャパシティと，それに関連する，コミュニティコンピテンス（能力），ソーシャルキャピタル（社会関係資本），コミュニティエンパワメントなどの概念には，その根底に，コミュニティがアイデンティティの基本単位であるとの原則が存在しています（Steckler ら 1993）。もちろん，コミュニティ"外部"の研究者や保健医療の専門家が持つスキルや資源はコミュニティにとって役立つ可能性がありますが，コミュニティオーガニゼーションを通じて，コミュニティ自身が持つ強み strength を認識しそれを生かす方が，問題解決に向けてのコミュニティの人々のつながりを強めることができます（Minkler ら，2012；Israel ら，1998）。

人々の関係的つながりであるソーシャルネットワークと，そのネットワークを通じて受けるもしくは提供される物的・非物的なサポートを意味する「ソーシャルサポート social support」は，コミュニティのキャパシティビルディングに重要な意味があります（第 11 章参照）。ソーシャルネットワークを通じて発見される，コミュニティの自然のリーダーは，効果的なキャパシティビルディングの鍵となる存在であり，Gutiérrez ら（2012）が示唆したように，アウトリーチの取り組みが，有色の人々を，コミュニティを変革するための"対等なパートナー"ではなく単に"活動の対象"することが多い現状に鑑みれば，リーダーシップの開発はこうしたコミュニティではとりわけ重要であると言えます。

エンパワメントと批判的意識化

エンパワメント empowerment と批判的意識化 critical consciousness は，コミュニティエンゲージメントの中に深く内包された概念です。エンパワメントは社会科学の分野で，しばしば"雑多な用語 catchall term"という批判を浴びることがありますが（Rappaport, 1984），コミュニティオーガニゼーション，コミュニティビルディング，そしてコミュニティエンゲージメントにおいては，欠くことのできない概念です。確かに一定した定義はありませんが，エンパワメントは，個人やコミュニティや組織が，変化する社会的・政治的環境の中で，健康や生活の質の格差を改善するために自らの生活を変えていくのに必要なソーシャルアクションのプロセスを意味する言葉です（Rappaport, 1984；Wallerstein, 2006）。理論あるいは方法として見るとき，コミュニティエンパワメントには，プロセスとアウトカムの両方が含まれており，人々の間あるいは組織内に存在する力関係の変革やコミュニティ自身の社会構造の変革などを重視しています。個人レベルのエンパワメント（心理的なエンパワメント）は，コントロール感，批判的意識化，政治的効力感 political efficacy，変革への参加などを意味し（Peterson ら, 2006），組織レベルのエンパワメントには，政治的変革におけるアドボカシー（世論喚起）のプロセスや組織活動の有効性 organizational effectiveness（訳注：目標達成のために組織がいかに有効に活動できているかということ）が含まれます（Laverack, 2007）。コミュニティエンパワメントのアウトカムとしては，コミュニティ意識（グループや地域への帰属意識），コミュニティキャパシ

ティ，あるいは健康格差の改善につながる政策や状況の変化，資源の増加などがあげられます（Wallerstein，2006）。

　エンパワメントには多くの原則が含まれます。その1つが「学び合い co-learning」で，コミュニティのすべての人々がそれぞれにスキルや得意分野，経験を有しているという考えのもと，関わるすべての人々が自分の持つスキルや知識や能力をお互いに交換することを言います（Israel ら，1998）。そのプロセスは，知識を批判的に検討して変革 transformation し，批判的意識化（Freire，1970）を促し，そしてパートナーシップが持つ力を高める，対話的なプロセスです。

　「学び合い」は，その循環的，反復的プロセスの原則を含めて，パウロ・フレイレ Paulo Freire（1970）の対話的アプローチにその起源を持つもので，実践と，「傾聴→批判的対話→熟慮に基づく行動→傾聴」というサイクルを重視するものですが（Wallerstein ら，2004），多くの議論があるように，学び合いとエンパワメントは，文化的謙虚さ cultural humility，つまり，他の文化への受容的態度と，コミュニティのパートナーとの間に存在する力関係を熟慮しそれを正すことができる能力がなければ実現は不可能です（Chavez ら，2010）。

　「知識と行動の統合」という原則は，エビデンスに基づく知識・実践とコミュニティの経験に基づく知識の間のバランスをとりながら，コミュニティの状況の改善につながる行動を生み出す双方向的なプロセスのことを言います。コミュニティのメンバーは自らの文化的，社会的文脈の中で獲得した知識を提供し，研究者と実践者は，様々なスキル（例：計画法，評価法，研究方法）やエビデンスに基づくアプローチを提供します（Andrews ら，2012）。こうしたコミュニティの知識の取入れによって，プログラムの持続性やコミュニティのニーズにあった政策が実施される可能性が高まるのです。

　最近強調されるようになった「協働的メンターシップ collaborative mentorship」（訳注：教える側［メンター］と教えられる側［メンティー］の間の批判的対話に基づくメンタリングのこと）という原則は，多様性を重んじ，すべてのパートナー間での"学び合い"と"教え合い"を促す知識と経験の交換の重要性を強調しています。メンターシップは，従来よりも多元的で双方向的かつ対等な性格なものになりつつあり，多様な情報源からの知識を尊重するようになっています。従来のメンターシップでは，経験を積んだ専門家が学生や若いスタッフやコミュニティメンバーにトップダウンに"教える"という形が取られていましたが，協働的メンターシップでは，トップダウン，ボトムアップ，ピアメンタリングなど様々なタイプのメンタリングを統合的に用いることを重視しています。なぜならそれによって，認識論的多様性 epistemological diversity（訳注：主観，客観を含めた知識の多様性）や深い傾聴 deep listening の価値が認識されるようになり，またそれぞれのパートナーの持つ見方や価値観への敬意が生じると考えられるからです（Duran ら，2012）。

参加と適切性

　参加 participation と適切性 relevance の概念は，前述した Nyswander（1956）の「人々のいる所から始めよ start where the people are」という価値観と，お互いの強みとスキルを認め合いながらコミュニティと働くという価値観を反映するもので，問題の特定と対処計画の立案からその計画の実施と評価に至るコミュニティとの関わりの「あらゆる段階にコミュニティを含め

る」という原則を意味するものです．この原則の中には，変化は短期間に達成できるものではなく，コミュニティが直面する「害悪 wicked」，つまり，厄介で多くの要因が重なり合った問題に対しては，長期間の取り組みが必要だという認識があります．

　コミュニティエンゲージメントにおける最初でかつ最も重要なステップは，コミュニティの強いニーズである問題（＝適切な問題）と単なる厄介な問題とを適切に区別することです（Staples，2004）．問題の適切性を的確に評価するにはデータが必要であり，そのためにコミュニティの人々が用いることのできる方法には，様々なものがあります．例えば，面接調査には，フォーカスグループインタビュー，個別家庭訪問，個別インタビューがあり，これらは，人々が感じているニーズの評価だけではなく，コミュニティメンバーの参加意識を高めるのにも役立ちます（Duran ら，2012）．Freire（1970）の対話型 dialectic，課題提供型 problem-posing の方法は，コミュニティメンバーの「批判的意識化 critical consciousness」を高め，その後の「活動と熟慮 action and reflection」のサイクルに人々を引き入れるのにとりわけ有効であることが証明されています（Wallerstein ら，2004）．

　フォトボイス photovoice は，問題のみならず，コミュニティの強みへの気づきを重視するアプローチです（Catalani ら，2010；Wang ら，2008）．この方法では，まず研究者や実践者がコミュニティの人々にカメラとその使い方のトレーニングを提供し，次に人々が，カメラを使って，コミュニティの持つ強みや問題を含めて，自分たちのコミュニティのイメージを伝えるという形で行われます．フォトボイスは，よく課題提供型の問題 problem-posing questions とともに用いられます．つまり，参加者にはまず一緒になって自分のコミュニティの優れた点を最もよく表す写真を探してもらい，次にそれらの写真使ってコミュニティや自分たちのことを語ってもらい，それによって，コミュニティの組織化や組織もしくは政治レベルでの行動を促し，変化を引き出そうとするのです．

　インターネットも，コミュニティのニーズや強みの評価，コミュニティビルディング，アドボカシーなどに，コミュニティの参加の促進と取り組みの社会文化的適切性を保つツールとして活用することができます（Bazell ら，2012）．インドで行われた 2 つのプロジェクトでは，ばらばらで地理的にも孤立した地域コミュニティ同士を繋ぎ合わせて，教育し触発する上でのインターネットの有用性が示されています．Just Move It（JMI）（www.justmoveit.org/jmi）は，先住民医療サービス Indian Health Service（IHS）の健康増進・疾病予防プログラム（HPDP）によって始められ，現在は Healthy Native Communities Partnership（HNCP）と Assembly of First Nations in Canada も参加しているプログラムで，100 万人の先住民おける身体活動の増進を目的とするものです．JMI のウェブサイトでは，ヘルスプロモーションの担当者やコミュニティの人々に，イベント情報の掲載スペースや成功例の記事を提供するとともに，プログラムの実績を掲載しています．

　同じように，JMI と似た経過をたどった Healthy Native Communities Fellowship（HNCF）（www.hncpartners.org/HNCP/Fellowship.html）も，"フェロー Fellow" と呼ばれる人々のチームを，コミュニティ（この場合は地域）の内部で，あるいは地域を超えて，人々の健康や福祉の向上のために働く "変革者 change agent" へと強化するためのリーダーシップトレーニングを 9 年間も提供してきました．2005 年以来このプログラムには，12 の先住民医療サービス（IHS）地域の 119 チーム 299 人のフェローが参加しています．1 週間にわたるトレーニングコースの期間には，フェロー同士，チーム間，コース卒業生間のつながりの維持やお互いの実績の紹介，

そして，教育資材の入手，チーム間での戦略的思考や立案の促進を目的とする「Fellow Space」という双方向性の書き込みサイトが用いられました。

コミュニティオーガニゼーションや健康プログラム立案のための教育資材を提供する最大のウェブサイトの1つが，Fawcettらによって開発されています。Community Tool Box（ctb.ku.edu）と名付けられたこのウェブサイトは9000頁にも及び，コミュニティアセスメントから連携開発，政策アドボカシー，効果評価にいたるコア・コンピテンシィ（基本能力）を中心に構成されています。汎米保健機関Pan American Health Organization（PAHO）との共同事業の一環として，Community Tool Boxはスペイン語に翻訳されつつあり，いずれポルトガル語にも翻訳される予定になっています。貧困な地方部のコミュニティでは，インターネットアクセスが難しいところも少なくありませんが，ZeroDivide（www.zerodivide.org）やDigital Divide Network（www.digitaldivide.net）などのグループによって，そうした地域でもインターネットが使用できるような専門的技術的支援や，インターネットを使用できない人々への支援を行うことによって，こうしたデジタルデバイドを解消する努力が行われています（Bazellら，2012）。ただし，こうした手法も，各コミュニティが抱える真に重要な問題をコミュニティの人々が自ら発見する上でどれほど役に立つかにその意義があることを忘れてはなりません。

不公平の認識

人種的・民族的マイノリティやその他の脆弱性vulnerabilityの高い人々における社会格差と健康格差についての明確なエビデンスが蓄積されるに伴い，研究者や実践者の間では，そうした格差解消のための取り組みが増えつつあります。コミュニティオーガニゼーションにとって，格差や不公平は何ら目新しいものではありませんが，社会的・構造的格差に関するエビデンスが蓄積されるにつれて，弾みがついてきました（Ramirezら，2008；Wallersteinら，2011）。しかし，とは言え，構造化された人種差別やその他の差別，教育機会の不平等などの社会的要因が依然困難な問題であることに変わりはありません。「人々のいる所から始める」キャパシティビルディングのパートナーシップでは，知識やスキルを上から下に与えるもの（垂直的なもの）としてではなく，それぞれのコミュニティや人々に備わっているもの（水平的なもの）とみなし，また，コミュニティを，そのどこに「弱み」があるかという視点ではなく，逆にどこに「強み」があるかという視点から見るため，不公平を低減するのに役立ちます。これらの概念や原則に貫かれることによって，コミュニティエンゲージメントは，コミュニティの生活や健康を向上するのに不可欠なコミュニティの人々との信頼や彼らの積極的な関わりを引き出すことができるのです。

4. コミュニティオーガニゼーションとコミュニティビルディングのモデル

コミュニティオーガニゼーションとコミュニティビルディングは，それぞれ1つのモデルであるかのように扱われることがありますが，いくつかの類型化が行われています。最もよく知られているのは，コミュニティオーガニゼーションの有名な理論家であるRothman（2007）によ

る類型化で，彼は，3つの異なる，しかし重なりのあるモデルを提案しています。当初は，①地域性の開発 locality development，②ソーシャルプランニング，③ソーシャルアクションと分類されていましたが，以下に述べるように，用語や内容についてはその後改定が行われています(Rothman，2007)。

「コミュニティキャパシティ開発 community capacity development」は，"①地域性の開発"を発展させた概念で，オーガニゼーションのアプローチとして，協働 cooperation を重視し，グループとしてのアイデンティティの確立と問題解決をその主な目標とするものです。この改称によって，当初の名称にあった"地域"という限定を解き，コミュニティビルディングを含むものへと発展させたのです。一方，「ソーシャルプランニングと政策 social planning and policy」は，"②ソーシャルプランニング"を発展させた概念で，真のコミュニティオーガニゼーションの精神に則ってコミュニティの参加に配慮しつつも，データの活用と合理的で実証的な問題解決を重視するものです。この改称によって，当初のソーシャルプランニングにあった，"専門家から提供されるもの"という限界を超えた概念へと発展しました。最後に，「ソーシャルアドボカシー social advocacy」は，当初の"③ソーシャルアクション"を発展させたもので，力関係に具体的変化を引き起こすために，対立 confrontation を含めた圧力戦術を重視する点では"ソーシャルアクション"と同じですが，より21世紀的な社会変革のための戦術や戦略に沿ったものとなっています(Rothman，2007)。これらの中には，ごく身近での行動もあれば，インターネットの助けを借りて，国家規模での行動や，難民救済や気候変動のように地球規模での変化を促すような行動までが含まれます。

上述したように，Rothman が提示した3つのモデルは，当初も改定後も概念的に重なり合うモデルであり，実際には，組み合わせて用いられることが少なくありません。例えば，フェミニストコミュニティのオーガニゼーションにおいては，ソーシャルアドボカシーの目標がコミュニティキャパシティ開発で使われる方法と組み合わせて用いられ(Hyde，2005；Rothman，2007)，同じように，人種的格差や健康格差の低減を目的として，米国の5つの中西部の州で実施されている Healthy Heartlands Initiative では，宗教的理念に基づくコミュニティのキャパシティ開発・プランニング・政策が，議員その他の重要関係者を巻き込んだソーシャルアドボカシーと組み合わせて用いられています(Blackwell ら，2012)。

モデルという形でありませんが，Walter らの(2012)コミュニティビルディングアプローチは，実践の中心に，コミュニティオーガナイザーではなく，コミュニティ自体を置くものです。彼らの考えは「自助 self-help」の比重を高め，ともすれば現状を暗黙のうちに受け入れ外部からの支援に頼ることの多い「コミュニティ開発」の限界を超えようとするものであり，健全でより対等性の高い関係の構築を目指すものです(Hyde，2005；Walter ら，2012)。また，このアプローチは，従来のオーガニゼーションの多くの手法(例：コミュニティの目指す目的の明確化，コミュニティ力の向上)を踏まえつつも，単なる「コミュニティの改良 community betterment」ではなく，コミュニティのリーダーシップとエンパワメントに重点を置くものとなっています(Wolff，2010)。McKnight(1987)の「コミュニティ再生 community regeneration」という概念も，その根底には，コミュニティの人々それぞれが持つ"長所 gifts"に気づき，それを出し合えるようにするという考え方があります。最後に，広義のコミュニティビルディングの概念では，地域的な経済開発や，国家や自治体によるコミュニティに対する政策レベルでの再投資も非常に重視されています(Blackwell ら，2000)。

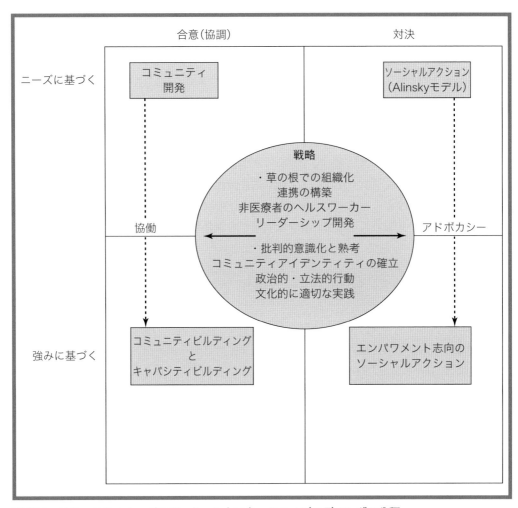

図15.1 コミュニティオーガニゼーションとコミュニティビルディングの分類

　フェミニストや有色の学者たちは，自らのコミュニティのオーガニゼーションにおける特有の要因の存在を指摘しています(Gutiérrezら，2012；Riveraら，1995)。Hyde(2005)は，フェミニストのオーガニゼーションでは，ジェンダー暴力や賃金の公平といった"典型的なフェミニスト問題"を扱う必要はなく，むしろ，オーガニゼーションにはエンパワメントがその主要な課題となると指摘しており，一方，有色の人々自身による，もしくは有色の人々と協働したオーガニゼーションでは，文化的，歴史的，人種・民族的アイデンティティがその中心的課題となります。また，差別の撤廃など文化間問題に関わる活動 cross-cultural work においては，"対決 conflict"も必要であり(Gutiérrezら，2012)，その意味で一部の理論家は，コミュニティとの最初の関わりは，コミュニティと人種・民族などのアイデンティティが共通するオーガナイザーによってなされるべきだと指摘しています(Riveraら，1995)。

　以上を要約すると，過去20年の間に，それまでのオーガニゼーションアプローチを補完するために，コミュニティオーガニゼーションとコミュニティビルディングに関するいくつかのモデルが提唱されてきました。図15.1は，これらのアプローチを，"ニーズ"と"強み"，そして"合意(協調)"と"対決"というアプローチの違いによって類型化を試みたものです。ニーズに基

づくアプローチのカテゴリーには，基本的に"合意"に基づくアプローチである「コミュニティ開発」と，"対決"に基づくアプローチである Alinsky の「ソーシャルアクション」が含まれます。一方，"強み"に基づくモデルには，合意に基づくアプローチである「コミュニティビルディング」と「キャパシティビルディング」，そして"対決"に基づく「エンパワメント志向のソーシャルアクション」が含まれます。そして，"合意（協調）"に基づくアプローチでは「協働 collaboration」が，一方，"対決"に基づくアプローチではアドボカシーとアドボカシーを強めるための団結 ally が基本戦略として用いられます。またそれ以外にも中央の丸枠の中に示したような様々な戦略が用いられ，ニーズに基づくアプローチでは，草の根の組織化やリーダーシップの開発などが，強みに基づくアプローチでは，批判的意識化・熟考や政治的・立法的行動などが戦略として用いられますが，多くのオーガニゼーションの取り組みでは，その実施とコミュニティエンゲージメントの過程に応じて，様々な戦略が組み合わせて用いられます。

5. 連携とパートナーシップ構築モデル

「連携 coalitions」とは，資源の共有とそれを用いた取り組みの効率化を通した，連携の開始から定着に至るまでの，個人や組織のコミュニティエンゲージメントの意識的なプロセスを表す概念です（Butterfoss, 2007；Minkler ら，2012）。連携では，コミュニティメンバーに，コミュニティの状況を改善するのに必要なリーダーシップや研究手法の開発に向けてのお互いの協力を促し，それによって，コミュニティのキャパシティを醸成しようとします。連携は，いかなるレベルでも応用可能であり（Nelson ら，2012），かつ，力と権利の獲得とそのバランスの維持のために絶えざる交渉を要する，ダイナミックなプロセスです（CTSA Consortium ら，2011）。

過去20年間の間，数多くの連携プログラムが確立されてきましたが，その中には，公的資金による American Stop Smoking Intervention Study（ASSIST），Racial and Ethnic Approaches to Community Health（REACH），Steps to a Healthier US，その他，様々な薬物中毒やヘルシーコミュニティに関する連携，また，ケロッグ社の Community-Based Public Health Initiative や Robert Wood Johnson 財団の Fighting Back and Allies Against Asthma など，財団の出資による連携も含まれています。

連携やパートナーシップに基づくプロジェクトが数と種類において増加を続ける中，それらの効果評価に関する研究も，その構造やプロセスを記述するタイプの研究から（Granner ら，2004；Zakocs ら，2006），健康アウトカムにつながる中間的なシステム変化（例：コミュニティのキャパシティや参加の向上，プログラムや政策などの実施）を明らかにするモデルの作成へとシフトしてきました（Cheadle ら，2003；Kegler ら，2009；Sanchez ら，2011）。連携 coalition の健康影響を明らかにした事例も，慢性疾患予防，予防接種，薬物使用，10代の妊娠，飲酒予防などの分野での文献が増加しつつあります（本書に付属するウェブ資料を参照）。

Robert Wood Johnson 財団によって2000年に設立された Allies Against Asthma（AAA）は，コミュニティパートナーシップが，社会システムの変化の重要性を認識するようになったことを示す好例と言えます（AAA, 2011）。このプロジェクトでは，コミュニティ組織と医療機関や大学がパートナーとなり，7つの低所得の有色者コミュニティにおいて，喘息管理の向上，情報交換とアドボカシー，そして活動拠点形成による活動の持続性を高める取り組みが行われま

した。

　この助成事業では「連携モデル」を採用することが必須とされ，各プロジェクトは，それぞれのコミュニティの文化や活動や資源に適した戦略や実施方法を取り入れるとともに(Clark ら，2010)，社会的決定要因に対処する観点から，個人レベルとシステムレベルの両方に介入するマルチレベルのアプローチが取られました(Clark ら，2010)。そして最終的にこれら7つのプロジェクトでは，医療機関における診療のレベルから州レベルでの新たな立法の実現に至る合計89の政策と制度の変革を勝ち取るとともに，症状の減少や医療利用の向上などの健康アウトカムの改善も達成したのです(AAA，2011)。

6．コミュニティベースの参加型研究(CBPR)

　過去20年の間に，コミュニティキャパシティの向上，研究に関わるパートナーの多様化，コミュニティによる文化や研究実施の文脈の多様性への配慮，研究成果の外的妥当性の向上を重視する様々な新たな研究形態(コミュニティベースの参加型研究[CBPR]，コミュニティ関与型研究[CEnR]，実践ベースの研究ネットワーク practice-based research networks[PBRN]，部族主導型研究 tribally driven research およびその他の協働研究ネットワーク)が登場し，そうしたアプローチが健康格差を減少させる上で極めて重要であることが認識されるようになってきました。リーダーシップの共有やコミュニティ主導型という面で，コミュニティエンゲージメントの最も進んだ段階に位置づけられるCBPRには，双方向的学びを促し，健康問題に関する科学的知識とそのコミュニティ固有の知恵と解決法の組み合わせを可能にしてきた歴史があります(Andrews ら，2012)。対等でお互いに関与し合うパートナーシップを築くことで，CBPRは健康格差の減少や社会変革のための能力の育成に貢献してきました(Cargo ら，2008；Israel ら，2012；Minkler ら，2008)。

　連携プロジェクトの効果評価と同じように，CBPR の効果評価に関する論文も次第に増え，パートナーシップのプロセスから多くの中間的システム変化に至る，様々な指標による評価が行われるようになってきました。CBPR による成果の中には，新たな健康政策の実現，持続的で文化的に配慮されたコミュニティプログラムの開発，コミュニティの研究能力およびその他の能力の向上，そして，健康アウトカムの改善などが含まれます(効果評価の問題については，本章の後半で少し詳しく解説しますが，本書のウェブサイトも参照)。

　CBPR の1つの例として，信仰に基礎を置く(faith-based)Bronx Health REACH パートナーシップがありますが，これは，Institute for Family Health とアフリカ系・ラテン系アメリカ人の教会，コミュニティベースの組織，その他のグループとの協働によるパートナーシッププロジェクトです。このプロジェクトは，米国疾病管理予防センター(CDC)，米国衛生研究所(NIH)などの助成を得て，コミュニティビルディング，コミュニティオーガニゼーション，そしてCBPRの観点から，健康の社会的決定要因の問題に取り組むものでした(Bronx Health Reach，2010-2015)。当初からのキャパシティビルディングの視点に加えて，このプロジェクトはコミュニティビルディングを戦略として採用し，連携の拡大に意欲的な牧師や信徒の中の実力者の協力を得て，様々な介入の開発を目指した取り組みが行われました(注：教会の連携は，当初の7から47に拡大しました)。これらの介入の中には，教会が提供する食事の健康化，

栄養教育やフィットネス活動の提供，福利厚生の取り組みの持続性の向上を目的とした健康に特化した新たな教会職の創設(ボランティアで働く信徒の中の看護師やその他の保健医療専門家から選出)，牧師の協力を得て説教の中に健康のメッセージを入れることなどが含まれていました。

Bronx Health REACH は，ニューヨーク市の学校に低脂肪乳を採用させるためのアドボカシー戦略を採用しましたが，これは酪農業界のロビイストとの対立を招きました。このパートナーシップでは，医療システムの二重構造の問題にも取り組みました。これは一種の医学的アパルトヘイト(隔離主義)というべきもので，教会に来る信徒の中には，無保険者もいれば，Medicaid の受給者もおり，また民間保険に加入している人もいます。こうした格差は特に有色の人々で顕著でした。NIH の CBPR 助成金を得て，このパートナーシップでは，糖尿病のセルフケアと自己管理を促進するために，文化的に適切で信仰に基づくモデルを用いた，エビデンスに基づく糖尿病カリキュラムを適用しました。CBPR の原則に基づいて，このプロジェクトでは，研究方法の共同開発やその継続を監督するために研究者とコミュニティのパートナーから成るコミュニティ研究委員会が設けられ，意思決定はそこで行われました。

7. コミュニティエンゲージメントの応用：サンフランシスコのチャイナタウンのレストランで働く移民労働者の事例

この事例は，コミュニティエンゲージメントを最大限に応用したもので，コミュニティオーガニゼーション，コミュニティビルディング，連携とパートナーシップ，そしてコミュニティベースの参加型研究(CBPR)がすべて含まれています。

サンフランシスコの中国系移民コミュニティの文化的中心であるチャイナタウンは，海外から多くの観光客が訪れるダイナミックなコミュニティです。しかし，約3分の1がそこのレストランに働く住民たちにとって，チャイナタウンは，仕事に関連した病気や傷害に溢れた場所でもあり，切り傷，火傷，仕事上のストレスといった通常の問題だけではなく，賃金搾取 wage theft などの社会・経済的問題に日常的に曝されていました。賃金搾取は，低賃金の移民労働者にとってとりわけ大きな問題であり，その中には，最低賃金以下の賃金，支払いの遅延，未払い賃金の支払い拒否，病気休暇や残業手当の欠如，チップの没収などが含まれます(Bernhardt ら，2009)。

Chinese Progressive Association(CPA)は，過去30年にわたって労働問題に取り組んできた組織で，2007年にレストラン労働者の健康と安全のための CBPR パートナーシップを，カリフォルニア大学バークレー校の公衆衛生大学院と同校の Labor Occupational Health Program (LOHP)，サンフランシスコ市公衆衛生局，カリフォルニア大学サンフランシスコ校の産業環境医学分野との連携で構築しました。6人のレストラン労働者に研究に関する実地訓練が提供され，彼らが，CPA が行う労働条件改善のキャンペーンのリーダー育成の取り組みの中心的存在となりました。

研究の実施に先立って，"研究者パートナー"，"労働者パートナー"および"行政パートナー"間でそれぞれのニーズ，強み，展望，活動目標を出し合い，そしてそれらを調整するためのパートナーシップ会議が何度も開催されました(Chang ら，2013)。6人の労働者パートナーは，8週

間にわたるトレーニングの中で，パウロ・フレイレ Paulo Freire の民衆教育 popular education，学び合いの対話 co-learning dialogue，批判的検討 critical reflection などの訓練を受け(Freire, 1970；Wallerstein ら，2004)．その後，毎週もしくは隔週でのセッションで，労働者自身からの観点の重要性，調査方法，人権保護，労働者の権利・健康・安全を保障するための戦略などを含めた参加型研究のスキルについてのトレーニングを受けました．同時に，労働者パートナーたちは，CPA の組織化に関する活動にも参加しました．

この研究では，フォーカスグループインタビュー focus group interview，433 人のレストラン労働者を対象とした労働条件や健康に関する詳細な調査，公衆衛生局がレストランの労働状況に関するデータを集めるためのチェックリストの作成(108 のレストラン中 106 で使用)，パートナーシップの評価などが行われました(Chang ら，2012；Gaydos ら，2011)．

労働者パートナーと CPA は，調査やチェックリストが現場にふさわしい項目を含み，かつ文化的にも言語的に適切であるように調整するのに貢献しました．

調査の結果，50％の労働者が最低賃金さえ受け取っていないこと，17％が決まった日に給料の支払いを受けていないこと，そして週に 40 時間も超過勤務をしている労働者の 76％が残業代を支払われていないことなどが明らかとなりました(CPA, 2010)．公衆衛生局のチェックリスト調査からは，最低賃金やその他の労働法規に関する情報が労働者に知らされていないといった，数多くの改善可能な状況が放置されていることが示されました(Chang ら，2012；CPA, 2010；Gaydos ら，2011)．データの最初の分析は 2 人の研究者パートナーによって実施され，分析結果は直ちに，6 回にわたって実施されたデータ解釈ワークショップで，分かりやすい形で発表されました．労働者パートナーはデータ分析の用語に慣れて行くに伴い，研究者パートナーや行政パートナーが当初気づかなかった多くの解釈を提供するようになりました(Chang ら，2012；CPA, 2010)．

研究を行動に移していく上で鍵となったのは，CPA による「*Check, Please!*」とタイトルされた報告書の作成と出版です．これは，研究で得られた知見を要約し，そのコミュニティにおける低賃金労働が，全市や全国の中でどの程度の位置づけにあるかを論じた 3 言語による包括的な報告書で，CPA と地域の労働組合の連携によって新たに生まれた San Francisco Progressive Workers Alliance(PWA)が開発した人権規定を掲げ，労働者に対する行動の勧めも含むものでした．「*Check, Please!*」の出版を発表した記者会見には，主要メディアとエスニックメディアの記者 20 人と数人の市の管理職を含む 200 人近くの人々が詰めかけ，そこで労働者パートナーは，研究結果の発表やデータに現実味を持たせるために自分の実情を話すなど，顕著な役割を果たしました(会見の様子は，以下のウェブで見ることができます．www.youtube.com/watch?v=96dQzjKXFoE)．

この記者会見の後，CPA と労働者パートナー，PWA，市の管理職が一緒になって，San Francisco Wage Theft Prevention Ordinance(賃金搾取防止条例)を草案し，2011 年に全会一致で市議会で可決され，サンフランシスコ市はマイアミ市に続き，この種の法律を制定した第 2 の自治体となったのです．そして，この条例を実効あるものとするために，チャイナタウンプロジェクトの数人のメンバーがタスクフォースに参加して，市役所に毎週集まって実施状況を確認し，実際に効力を発揮していることを確認しました．2013 年 2 月に市は，従業員を 1 週間 6 日，毎日 11 時間働かせていた上に，わずか 4 ドルの時給しか払っていなかったチャイナタウンの製パン業者から，これまで最高となる和解金(52 万 5000 ドル以上)を出させることに成

功しました。理解ある雇用者を集めて，労働法に則り健康的で安全な労働条件の導入を後押しするためのプログラムも開始され，CPAとそのパートナーたちは，市全域のすべての低賃金労働者の問題の解決に関わり続けたのです(Gaydosら，2011)。

コミュニティオーガニゼーションやコミュニティベースの参加型研究(CBPR)は，現実を変えるための研究と行動を非常に重視しますが，個人もしくは集団としての変革も同じ程度に重視しています。このプロジェクトの場合，労働者パートナーは，新しい人々に関わることや見知らぬ人々と話すことに対する抵抗感の減少，勇気と自信の高まり，自分の身の上話や経験を他の人々と共有することによる問題や解決に対する当事者意識の高まり，CPAのリーダーシップへの参加など，多くの自らの「変革」を自覚していました(Changら，2012)。つまり，Freire流の民衆教育，コミュニティオーガニゼーション，連携，CBPRは，労働者のエンパワメント，コミュニティパートナーの組織力や存在感の向上，賃金搾取を防止する条例の成立と実施に役立ったということです。そして，このプロジェクトによって，中国人移民労働者のみならず，市全体の低賃金労働者の健康状態が向上するという画期的な成果がもたらされたのです。

8. 測定と評価の問題

コミュニティエンゲージメント，コミュニティオーガニゼーション，コミュニティビルディング，コミュニティベースの参加型研究(CBPR)の抱える問題は，適切なプロセス評価やアウトカム評価の実施が難しいところにあり，これは，資金不足，コミュニティエンゲージメントの効果評価に関する研究面の遅れ，適切なアウトカムの設定の難しさなどによるものです。コミュニティエンゲージメントには通常の単純な効果評価の手法の適用が難しい面がありますが，それはコミュニティエンゲージメントが時とともに変遷すること，その内部で複雑でダイナミックなプロセスが生じること，そして多くの場合，マルチレベルでの変化が追及されることなどの理由によるものです(Craigら，2008；Fettermanら，2005；Glasgow，2013)。通常の効果評価では，健康や社会的変化など，結果がでるまでにかなりの時間を要する指標が用いられますが，そうした指標だけに限れば，コミュニティエンゲージメントやコミュニティオーガナイゼーションにとって重要な短期的なシステム変化は評価できなくなってしまいます。ビジョンの共有，リーダーシップ，異なるパートナー間の連携を築くスキル，プロセスの重視など，コミュニティとの協働が成功する条件の多くはすでに明らかになっていますが(Butterfoss，2007；Chavezら，2010；Laskerら，2003；Wolff，2010)，まだ多くの要因が評価される必要があります。

コミュニティエンゲージメントに関連する効果評価に興味がある人々のために，多くの新たなツールや資源が開発され続けていますが，その中で特に重要なものが，Fosterら(2010)のコミュニティオーガニゼーション測定用のツール一覧，Butterfossら(2009)の「連携を理解するための包括的コミュニティアクションモデル」，Wolffが著した「The Power of Collaborative Solutions」(2010)，そして最近使用が増えている，ウェブベースのPartnership Self-Assessment Tool(www.nccmt.ca/uploads/registry/PSA%20Tool%20Questionnaire.pdf)です(Lempaら，2008；Mattessichら，2001；Zakocsら2006も参照)。

コミュニティエンパワメントやマルチレベルでのコントロール感 multilevel perceived control(Peterson ら, 2006；Wallerstein, 2006). 市民の関わり, ソーシャルキャピタル(社会関係資本)は, 次第のその重要性に対する認識が高まりつつあり, 測定面での進歩も見られていますが, まだ利用できる範囲に限界があるのが現状で, 例えば, 個人レベルの自記式質問票を用いた測定では, 組織やコミュニティレベルで生じるプロセスの時間経過を描くことはできません。ここでは, 文脈や変化のダイナミズム, そしてアウトカム(状況の変化, 新しい政策の出現, 参加, 政治的主張)などについての質的アプローチが必要となります。

最後に, コミュニティベースの参加型研究(CBPR)論理モデルの開発や(Hicks ら, 2012；Schulz ら, 2003), 現在 NIH が全国規模で実施している CBPR パートナーシップに関するミクストメソッド研究で用いられている CBPR の新しい測定方法(Sandoval ら, 2012)の開発によって, CBPR におけるパートナーシップの評価(Israel ら, 2012)が可能となってきました。学術的医療機関の中にコミュニティと関わりを持つ新たな組織が開発されたことは, 大学やコミュニティのキャパシティ評価に新たな視点を加える可能性を示唆しています(Eder ら, 2013)。CDC の Prevention Research Centers が開発した初期の尺度(CDC, 2012；Lucero ら, 2013)で測定できるパートナーショップの相乗効果や, 信頼関係に関する構成概念(Jagosh ら, 2012；Khodyakov ら, 2011)も, コミュニティエンゲージメント, ソーシャルネットワーク形成, パートナーシップ機能に共通する重要な要素と認識されつつあります。

9. まとめ

健康教育, 公衆衛生, ソーシャルワーク, 医学, コミュニティ関与型/参加型研究におけるコミュニティエンゲージメントの重要な役割に関する認識の高まりは, その効果が歴史的に確かめられてきたことと, それが, これらの分野本来の最も基本的な原則に適合していることによるものです。コミュニティエンゲージメントでは, 全体として, ①「強み strength」に基づくアプローチ, ②適切性 relevance(=「人々のいる所から始める」こと), ③個人やコミュニティが問題解決能力を高めるにつれてエンパワーされ, かつ健康向上につながる公平で平等な人権を要求できるような環境の創出, が重視されます。現在, コミュニティエンゲージメントはそのほとんどが, 協働的でキャパシティビルディング的アプローチにシフトしていますが, コミュニティオーガニゼーションにおけるソーシャルアクションは, 健康格差の原因となっている政策を変更させるためのアドボカシーにおいて, 依然として重要な意義があります。多様性の尊重や不公平の是正を最大限に重んじるためには, 時間と資源が必要であり, また, 本章で論じた概念や原則の中に強く内在している知的・感情的コミットメントを必要とします。

純粋にコミュニティ主導型アプローチを取るか, 単にコミュニティエンゲージメントに含まれる様々な戦略のスキルを借用するかにかかわらず, コミュニティの問題に関わる専門家や研究者は, コミュニティとのパートナーシップの複雑性を理解するためにも, 自らの文化的謙虚さや力関係について常に自問し続ける必要があります。コミュニティエンゲージメントは, 様々なコミュニティや組織に重要な戦略をもたらすものであり, 変遷する21世紀の社会政治的環境にとりわけ適切なアプローチであると思われます。

参考文献

Alinsky, S. D. (1972). *Rules for radicals: A pragmatic primer for realistic radicals*. New York: Vintage.

Allies Against Asthma. (2011). [Organization website.] cmcd.sph.umich.edu/Allies-Against-Asthma.html

Andrews, J. O., Cox, M. J., Newman, S. D., Gillenwater, G., Warner, G., Winkler, J. A., . . . Slaughter, S. (2012). Training partnership dyads for community-based participatory research: Strategies and lessons learned from the Community Engaged Scholars Program. *Health Promotion Practice*, *14*(4), 524–533.

Arnstein, S. R. (1969). A ladder of citizen participation. *Journal of the American Institute of Planners*, *35*(4), 216–224.

Bazell, N., & Wong, A. (2012). Creating an online strategy to enhance effective community building and organizing. In M. Minkler (Ed.), *Community organizing and community building for health and welfare* (3rd ed., pp. 269–287). New Brunswick, NJ: Rutgers University Press.

Bernhardt, A., Milkman, R., Theodore, N., Heckathorn, D., Auer, M., DeFilippis, J., . . . Spiller, M. (2009). *Broken laws, unprotected workers: Violations of employment and labor laws in America's cities*. New York: National Employment Law Project.

Blackwell, A. G., & Colmenar, R. (2000). Community-building: From local wisdom to public policy. *Public Health Reports*, *115*, 161–166.

Blackwell, A. G., Thompson, M., Freudenberg, N., Ayers, J., Schrantz, D., & Minkler, M. (2012). Using community organizing and community building to influence public policy. In M. Minkler (Ed.), *Community organizing and community building for health and welfare* (3rd ed., pp. 371–385). New Brunswick, NJ: Rutgers University Press.

Brennan Ramirez, L. K., Baker, E. A., & Metzler, M. (2008). *Promoting health equity: A resource to help communities address social determinants of health*. Atlanta: Centers for Disease Control and Prevention.

Bronx Health Reach. (2010–2015). [Organization website.] http://www.bronxhealthreach.org

Butterfoss, F. D. (2007). *Coalitions and partnerships in community health*. San Francisco: Jossey-Bass.

Butterfoss F. D., & Kegler, M. C. (2009). Toward a comprehensive understanding of community coalitions: Moving from practice to theory. In R. DiClemente, L. Crosby, & M. C. Kegler (Eds.), *Emerging theories in health promotion practice and research* (pp. 1157–1193). San Francisco: Jossey-Bass.

Cargo, M., & Mercer, S. L. (2008). The value and challenges of participatory research: Strengthening its practice. *Annual Review of Public Health*, *29*, 325–350.

Carter-Edwards, L., Cook, J., McDonald, M. A., Weaver, S. M., Chukwuka, K., & Eder, M. (2013). Report on CTSA consortium use of the community engagement consulting service. *Clinical and Translational Science*, *6*(1), 34–39.

Catalani, C., & Minkler, M. (2010). Photovoice: A review of the literature in health and public health. *Health Education & Behavior*, *37*(3), 424–451.

Centers for Disease Control and Prevention. (1997). *Principles of community engagement*. Atlanta: CDC, Public Health Practice Program Office. Retrieved from http://www.cdc.gov/phppo/pce

Centers for Disease Control and Prevention. (2012). PRC Partnership Trust Tool. Retrieved from http://www.cdc.gov/prc/program-material/partnership-trust-tools.htm

Chang, C., Salvatore, A., Lee, P. T., Liu, S. S., & Minkler, M. (2012). Popular education, research and community organizing with immigrant restaurant workers in San Francisco's Chinatown: A case study. In M. Minkler (Ed.), *Community organizing and community building for health and welfare* (3rd ed., pp. 246–264). New Brunswick, NJ: Rutgers University Press.

Chang, C., Salvatore, A. L., Lee, P. T., Liu, S. S., Tom, A. T., Morales, A., . . . Minkler, M. (2013). Adapting to context in community-based participatory research: Participatory starting points in a Chinese immigrant worker community. *American Journal of Community Psychology*, *51*(3–4), 480–491.

Chavez, V., Minkler, M., Wallerstein, N., & Spencer, M. (2010). Community organizing for health and social justice. In L. Cohen, V. Chavez, & S. Chehimi (Eds.), *Prevention is primary: Strategies for community well-being* (2nd ed., pp. 87–112). San Francisco: Jossey-Bass.

Cheadle, A., Beery, W. L., Greenwald, H. P., Nelson, G. D., Pearson, D., & Senter, S. (2003). Evaluating the California Wellness Foundation's Health Improvement Initiative: A logic model approach. *Health Promotion Practice*, *4*(2), 146–156.

Chinese Progressive Association. (2010). *Check, please! Health and working conditions in San Francisco Chinatown restaurants*. San Francisco: Author. Retrieved from www.cpasf.org

Clark, N., Lachance, L., Doctor, L. J., Gilmore, L., Kelly, C., Krieger, J., . . . Wilkin, M. (2010). Policy and system change and community coalitions: Outcomes from Allies Against Asthma. *American Journal of Public Health*, *100*(5), 904–912.

Clinical and Translational Science Awards Consortium, Community Engagement Key Function Committee, & Task Force on the Principles of Community Engagement. (2011). *Principles of community engagement* (2nd ed.). Washington, DC: Department of Health and Human Services, National Institutes of Health, Centers for Disease Control and Prevention, Agency for Toxic Substances and Disease Registry, Clinical and Translational Science Awards.

Craig, P., Dieppe, P., Macintyre, S., Michie, S., Nazareth, I., & Petticrew, M. (2008). Developing and evaluating complex interventions: The new Medical Research Council guidance. *BMJ*, *337*, a1655. Retrieved from http://www.ncbi.nlm.nih.gov/pmc/articles/PMC2769032

Duran, B., Wallerstein, N., Minkler, M., Foley, K., Avila, M., & Belone, L. (2012). Initiating and maintaining partnerships. In B. A. Israel, E. Eng, A. J. Schulz, & E. A. Parker (Eds.), *Methods for community-based participatory research for health* (2nd ed., pp. 43–68). San Francisco: Jossey-Bass.

Eder, M., Carter-Edwards, L., Hurd, T. C., Rumala, B. B., & Wallerstein, N. (2013). A logic model for community engagement within the Clinical and Translational Science Awards consortium: Can we measure what we model? *Academic Medicine*, *88*(9), 1430–1436.

Fawcett, S., Abeykoon, P., Arora, M., Dobe, M., Galloway-Gilliam, L., Liburd, L., & Munodawafa, D. (2010). Constructing an action agenda for community empowerment at the 7th Global Conference on Health Promotion in Nairobi. *Global Health Promotion*, *17*(4), 52–56.

Fetterman, D., & Wandersman, A. (Eds.). (2005). *Empowerment evaluation principles in practice*. Thousand Oaks, CA: Sage.

Foster, C. C., & Louie, J. (2010). *Grassroots action and learning for social change: Evaluating community organizing*. Washington, DC: Center for Evaluation Innovation. Retrieved from http://www.innonet.org/client_docs/File/center_pubs/evaluating_community_organizing.pdf

Freire, P. (1970). *Pedagogy of the oppressed*. New York: Seabury Press.

Garvin, C. D., & Cox, F. M. (2001). A history of community organizing since the Civil War with special reference to oppressed communities. In J. Rothman, J. L. Erlich, & J. E. Tropman (Eds.), *Strategies of community intervention* (6th ed., pp. 65–100). Itasca, IL: Peacock.

Gaydos, M., Bhatia, R., Morales, A., Lee, P. T., Chang, C., Salvatore, A., . . . Minkler, M. (2011). Promoting health equity and safety in San Francisco's Chinatown restaurants: Findings and lessons learned from a pilot observational survey. *Public Health Reports*, *126*(Suppl. 3), 62–69.

Geiger, J. (2005). The first community health centers: Model of enduring value. *Journal of Ambulatory Care Management*, *28*(4), 313–332.

Glasgow, R. (2013). What does it mean to be pragmatic? Pragmatic methods, measures, and models to facilitate research translation. *Health Education & Behavior*, *40*, 257–265.

Goodman, R. M., Speers, M., McLeroy, K., Fawcett, S., Kegler, M., Parker, E., . . . Wallerstein, N. (1998). Identifying and defining the dimensions of community capacity to provide a basis for measurement. *Health Education & Behavior*, *25*(3), 258–278.

Granner, M. L., & Sharpe, P. A. (2004). Evaluating community coalition characteristics and functioning: A summary of measurement tools. *Health Education Research*, *19*(5), 514–532.

Gutiérrez, L. M., & Lewis, E. A. (2012). Education, participation, and capacity building in community organizing with women of colour. In M. Minkler (Ed.), *Community organizing and community building for health and welfare* (3rd ed.). New Brunswick, NJ: Rutgers University Press.

Hicks, S., Duran, B., Wallerstein, N., Avila, M., Belone, L., Lucero, J., . . . Hat, E. W. (2012). Evaluating community-based participatory research to improve community-partnered science and community health. *Progress in Community Health Partnerships: Research, Education, and Action, 6*(3), 289–299.

Hood, N. E., Brewer, T., Jackson, R., & Wewers, M. E. (2010). Survey of community engagement in NIH-funded research. *Clinical and Translational Science, 3*(1), 19–22.

Hyde, C. A. (2005). Feminist community practice. In M. Weil (Ed.), *Handbook of community practice* (pp. 360–371). Thousand Oaks, CA: Sage.

Institute of Medicine. (2013). *The CTSA program at NIH: Opportunities for advancing clinical and translational research*. Washington, DC: National Academies Press.

Israel, B. A., Eng, E., Schulz, A. J., & Parker, E. A. (Eds.). (2012). *Methods for community-based participatory research for health* (2nd ed.). San Francisco: Jossey-Bass.

Israel, B. A., Schulz, A. J., Parker, E. A., & Becker, A. B. (1998). Review of community-based research: Assessing partnership approaches to improve public health. *Annual Review of Public Health, 19*, 173–202.

Jagosh, J., Macaulay, A. C., Pluye, P., Salsberg, J., Bush, P. L., Henderson, J., . . . Greenhalgh, T. (2012). Uncovering the benefits of participatory research: Implications of a realist review for health research and practice. *Milbank Quarterly, 90*(2), 311–346.

Kanter, B., & Fine, A. H. (2010). *The networked nonprofit: Connecting with social media to drive change*. San Francisco: Jossey-Bass.

Katz, J. M., Rosas, S. R., Siskind, R. L., Campbell, D., Gondwe, D., Munroe, D., . . . Schouten, J. T. (2011). Community-research partnerships at NIAID HIV/AIDS clinical trial sites: Insights for evaluation and enhancement. *Progress in Community Health Partnerships: Research, Education, and Action, 6*(3), 311–320.

Kegler, M. C., Painter, J. E., Twiss, J. M., Aronson, R. E., & Norton, B. (2009). Evaluation findings on community participation in the California Healthy Cities and Communities program. *Health Promotion International, 24*(4), 300–310.

Khodyakov, D., Stockdale, S., Jones, F., Ohito, E., Jones, A., Lizaola, L., & Mango, J. (2011). The effect of community engagement in research on perceived outcomes of partnered mental health services projects in an NIH-funded center. *Society and Mental Health, 1*(3), 185–199.

Kozinets, R. V. (2002). The field behind the screen: Using netnography for marketing research in online communities. *Journal of Marketing Research, 39*, 61–72.

Lasker, R. D., & Weiss, E. S. (2003). Creating partnership synergy: The critical role of community stakeholders. *Journal of Health and Human Services Administration, 26*(1), 119–139.

Laverack, G. (2007). *Health promotion practice: Building empowered communities*. London: McGraw-Hill.

Lempa, M., Goodman, R. M., Rice, J., & Becker, A. B. (2008). Development of scales measuring the capacity of community-based initiatives. *Health Education & Behavior, 35*(3), 298–315.

Lucero, J. E., & Wallerstein, N. (2013). Trust in community–academic research partnerships: Increasing the consciousness of conflict and trust development. In S. Ting-Toomey & J. Oetzel (Eds.), *Sage handbook of conflict communication* (2nd ed., pp. 537–563). Thousand Oaks, CA: Sage.

Mattessich, P. W., Murray-Close, M., & Monsey, B. R. (2001). *Collaboration: What makes it work* (2nd ed.). St. Paul, MN: Wilder Publishing Center, Amherst H. Wilder Foundation.

McKnight, J. (1987). Regenerating community. *Social Policy, 17*(3), 54–58.

Minkler, M., & Wallerstein, N. (2012). Improving health through community organizing and community building. In M. Minkler (Ed.), *Community organizing and community building for health and welfare* (3rd ed., pp. 37–58). New Brunswick, NJ: Rutgers University Press.

Minkler, M., Wallerstein, N., & Wilson, N. (2008). Improving health through community organizing and community building. In K. Glanz, B. K. Rimer, & F. M. Lewis (Eds.), *Health behavior and health education: Theory, research, and practice* (4th ed., pp. 287–312). San Francisco: Jossey-Bass.

Morgan, M. A., & Lifshay, J. (2006). *Community engagement in public health*. Retrieved from http://www.barhii.org/resources/downloads/community_engagement.pdf

Muhammad, M., Wallerstein, N., Sussman, A., Avila, M., Belone, L., & Duran, B. (2014). Reflections on researcher identity and power: The impact of positionality on community based participatory research (CBPR) processes and outcomes. *Critical Sociology*. doi:10.1177/0896920513516025

Nelson, G. M., Salmon, M. A., Altman, H. K., & Sprigg, P. E. (2012). Organizing communities around care transitions: The community connections experience. *North Carolina Medical Journal*, *73*(1), 41–44.

Nyswander, D. B. (1956). Education for health: Some principles and their application. *Health Education Monographs*, *14*, 65–70.

Peterson, N. A., Lowe, J. B., Hughey, J., Reid, R. J., Zimmerman, M. A., & Speer, P. W. (2006). Measuring the intrapersonal component of psychological empowerment: Confirmatory factor analysis of the sociopolitical control scale. *American Journal of Community Psychology*, *38*(3–4), 287–297.

Principles of Environmental Justice. (1991). Retrieved from http://www.ejnet.org/ej/principles.html

Rappaport, J. (1984). Studies in empowerment: Introduction to the issue. *Prevention in Human Services*, *3*(2–3), 1–7.

Rivera, F., & Erlich, J. (1995). An option assessment framework for organizing in emerging minority communities. In J. E. Tropman, J. L. Erlich, & J. Rothman (Eds.), *Tactics and techniques of community intervention* (3rd ed., pp. 198–213). Itasca, IL: Peacock.

Rothman, J. (2007). Multi modes of intervention at the macro level. *Journal of Community Practice*, *15*(4), 11–40.

Sanchez, V., Carrillo, C., & Wallerstein, N. (2011). From the ground up: Building a participatory evaluation model. *Journal of Progress in Community Health Partnerships: Research, Education, and Action*, *5*(1), 45–52.

Sandoval, J., Lucero, J., Oetzel, J., Avila, M., Belone, L., Mau, M., . . . Wallerstein, N. (2012). Process and outcome constructs for evaluating community-based participatory research projects: A matrix of existing measures. *Health Education Research*, *27*(4), 680–690.

Schulz, A., Israel, B. A., & Lantz, P. (2003). Instrument for evaluating dimensions of group dynamics within community-based participatory research partnerships. *Evaluation and Program Planning*, *26*(3), 249–262.

Selby, J. V., Beal, A. C., & Frank, L. (2012). The Patient-Centered Outcomes Research Institute (PCORI) national priorities for research and initial research agenda. *JAMA*, *307*(15), 1583–1584.

Smith, A. (2011). *The Internet and Campaign 2010*. Washington, DC: Pew Internet & American Life Project. Retrieved from http://pewinternet.org/Reports/2011/The-Internet-and-Campaign-2010.aspx

Staples, L. (2004). *Roots to power: A manual for grassroots organizing* (2nd ed.). Westport CT: Praeger.

Statistic Brain. (2015). Facebook statistics. Retrieved from www.statisticbrain.com/facebook-statistics

Steckler, A. B., Dawson, L., Israel, B. A., & Eng, E. (1993). Community health development: An overview of the works of Guy W. Steuart. *Health Education Quarterly*, Suppl. 1, S3–S20.

Wallerstein, N. (2006). *What is the evidence on effectiveness of empowerment to improve health?* (Health Evidence Network report). Copenhagen: World Health Organization. Retrieved from http://www.euro.who.int/__data/assets/pdf_file/0010/74656/E88086.pdf

Wallerstein, N., & Auerbach, E. (2004). *Problem-posing at work: Popular educators guide* (2nd ed.). Edmonton: Grass Roots Press.

Wallerstein, N., Mendes, R., Minkler, M., & Akerman, M. (2011). Reclaiming the social in community movements: Perspectives from the USA and Brazil/South America: 25 years after Ottawa. *Health Promotion International*, *26*(Suppl. 2), ii226–ii236.

Wallerstein, N., Yen, I., & Syme, L. (2011). Integrating social epidemiology and community-engaged interventions to improve health equity. *American Journal of Public Health*, *101*(5), 822–830.

Walter, C. L., & Hyde, C. A. (2012). Building practice: An expanded conceptual framework. In M. Minkler (Ed.), *Community organizing and community building for health and welfare* (3rd ed., pp. 78–93). New Brunswick, NJ: Rutgers University Press.

Walters, K. L., Beltran, R. E., Huh, D., & Evans-Campbell, T. (2011). Dis-placement and dis-ease: Land, place and health among American Indians and Alaska Natives. In L. M. Burton, S. P. Kemp, M. C.

Leung, S. A. Matthews, & D. T. Takeuchi (Eds.), *Communities, neighborhoods, and health: Expanding the boundaries of place* (pp. 163–199). New York: Springer.

Walters, K. L., Stately, A., Evans-Campbell, T., Simoni, J. M., Duran, B., Schultz, K., . . . Guerrero, D. (2009). Indigenist collaborative research efforts in Native American communities. In A. R. Stiffman (Ed.), *Field survival guide* (pp. 146–173). Oxford, UK: Oxford University Press.

Wang, C., & Pies, C. (2008). Using photovoice for participatory assessment and issue selection: Lessons from a family, maternal, and child health department. In M. Minkler & N. Wallerstein (Eds.), *Community-based participatory research for health* (2nd ed., pp. 183–198). San Francisco: Jossey-Bass.

Warren, R. (1963). *The community in America.* Chicago: Rand McNally.

West, C. (1993). *Race matters.* Boston: Beacon Press.

Westfall, J. M., Ingram, B., Navarro, D., Magee, D., Niebauer, L., Zittleman, L., . . . Pace, W. (2012). Engaging communities in education and research: PBRNs, AHEC, and CTSA. *Clinical and Translational Science, 5*(3), 250–258.

Wolff, T. (2010). *The power of collaborative solutions: Six principles and effective tools for building healthy communities.* San Francisco: Jossey-Bass.

World Health Organization. (2015). *Social determinants of health.* Retrieved from www.who.int/social_determinants/thecommission/en/index.html

Zakocs, R., & Edwards, E. (2006). What explains community coalition effectiveness? A review of the literature. *American Journal of Preventive Medicine, 30*(4), 351–361.

第16章
公衆衛生的介入の実施, 普及および拡散について

Ross C. Brownson
Rachel G. Tabak
Katherine A. Stamatakis
Karen Glanz

[キーポイント]
- 「普及 dissemination と実装 implementation」(以下, D&I)に関する研究と実践を概観する。
- D&I研究の理論的モデルの重要性について概説する。
- 2つのモデル(イノベーション拡散モデル Diffusion of Innovations と統合的インプリメンテーション研究フレームワーク Consolidated Framework for Implementation Research[CFIR])とそれぞれの基本概念を詳しく解説する。
- これらのモデルの応用例を用いて, これらのモデルの基本概念と特徴について解説する。
- 今後の研究のために, この分野における困難と可能性を明らかにする。

　研究における新しい発見とその公衆衛生, 医療, 政策への応用との間には極めて大きなギャップがあります(Greenら, 2009；Institute of Medicine[IOM], 2001)。このギャップを埋め, 実際に健康を向上させるためには, エビデンスに基づく介入 evidence-based interventions(EBI)」の, 効果的な「普及と実装 dissemination and implementation(D&I)」が不可欠です(Glasgowら, 2012)。D&Iでは, 計画的な戦略により, EBIを必要な場所で必要な対象に対して, 積極的に拡張していく必要がありますが, 残念ながら, せっかくのEBIも実際には十分実装されていないのが現状です(Greenら, 2009)。例えば, 米国の12の大都市圏に住む成人が受ける医療のうち, 科学的文献で推奨されたエビデンスに基づいて行われているものはわずか55％に過ぎず(McGlynnら, 2003), また, 米国各地の公衆衛生部局を対象に行われた調査では, エビデンスに基づくプログラムや政策の実施率は58％に過ぎなかったと推定されています(Dreisingerら, 2008)。

　保健や医学の分野におけるこうした研究と実践の大きなギャップは, 重要な報告書でも指摘されており, 入手可能な研究成果を活用しないことは, 資金の無駄と実害を社会もたらすと警告されています(IOM, 2001)。Kernerら(2005)が指摘しているように, 「効果が実証された介

本章は, Prevention Research Centerによる成果で, 米国疾病管理予防センター(CDC)の助成(承認番号 U48/DP001903)と米国衛生研究所(NIH)の国立がんセンター(NCI)の助成(承認番号 R01CA92505)を受けたものですが, ここで述べる知見や結論は, 著者らの見解であり, CDCやNIHの公式の見解を示すものではありません。

入を普及させようとする取り組みは，一般に非系統的，非組織的で，かつ資金投入も不十分であり，どうすれば最も効果的かつ急速に普及させることができるかについての戦略はほとんど知られていません」(p.443)。研究と実装のギャップは，医学や公衆衛生のあらゆる分野に見られますが，それにとどまらず，教育，工学，音楽，心理学，ビジネス，農学など様々な分野にわたっています(Greenら，2009；Rogers，2003)。ある研究では，23のエビデンスに基づく介入が42の国で実施されれば，600万人もの子どもの命が救われると推計がなされていますが(Bryceら，2005)，タバコ規制といったもう何十年にもわたって十分なエビデンスが蓄積されている介入でさえも，ほとんどの先進国でその実装は不十分なままであり，途上国ではさらに深刻な状態にあります(Davisら，2007)。世界的には，WHOのタバコ規制枠組み条約Framework Convention on Tobacco Control(FCTC)は，国連の歴史の中でも最も早く合意された条約の1つですが，2007〜2010年にかけて，FCTCの政策の少なくとも1つを実行した41か国を対象に行われた研究では，それによって喫煙によって生じたはずの740万人の死亡が予防されたと推定され，もし世界全体で完全に実行されれば，数千万人の早期死亡を予防できると見積もられています(Levyら，2013)。

　こうした研究から導かれる教訓は以下の6点にまとめることができます。①"普及と実装"(D&I)は，たとえ介入が効果的で訴求性の高いものであっても，自然にそれが生じることはない(Glasgowら，2004)，②理論とモデルはD&Iをデザインする上で有用である(Tabakら，2012)，③D&Iへの受動的アプローチは大抵の場合有効ではない(Lehouxら，2005)，④研究や効果評価へのステークホルダー(介入の受け手)の巻き込みはD&Iを促進する上で有用である(Minklerら，2012)，⑤D&Iは対象とするオーディエンスに適合したものでなくてはならない(Lomas，1993)，⑥組織レベル(例：保健医療局，コミュニティ組織)におけるD&Iは，時間がかかり過ぎず，組織の文化や資源に適し，担当する人々のスキルで実施可能なものでなくてはならない(Jacobsら，2010)。

　D&Iに関するアイデアの多くは，"イノベーションの拡散"という考えがその基礎となっています。フランスの裁判官であったGabriel Tardeは，その著書「The Laws of Imitation」(Tarde，1903)の中で"拡散"の概念について明確に述べています。彼は，法廷に来る人々の使う新しいスラングや服装の移り変わりから，イノベーションの拡散がS字曲線(図16.1)の形を取ること，そして，イノベーションの拡散には，オピニオンリーダーの役割が重要であることを指摘しています。彼のこの観察は，社会システムにおけるイノベーションの拡散が，社会が変化し進歩していく上での基礎となるメカニズムであることを示唆するものでした(Dearing，2008)。ほぼ同じ時期に，政治哲学者であったGeorg Simmelは，個人の考えや行動がどのように個人間の関係に影響されるかについて記述しています(Wolff，1950)。Simmelは，人々が網の目のようにつながり合っている様子を描き，社会的絆やネットワークの重要性を指摘した最初の学者の1人です。彼の業績は，イノベーションの拡散におけるソーシャルネットワークの役割についてのその後の研究を促すものとなりました(Dearing，2008；第11章も参照)。米国では，1943年に，アイオワ州の2つのコミュニティにおける雑種のトウモロコシの種の普及に関する重要な論文(Ryanら，1943)が出版され，それによって，拡散に関する実践や研究が刺激され，農業普及に重要な手法を提供することとなりました(Dearingら，2012)。

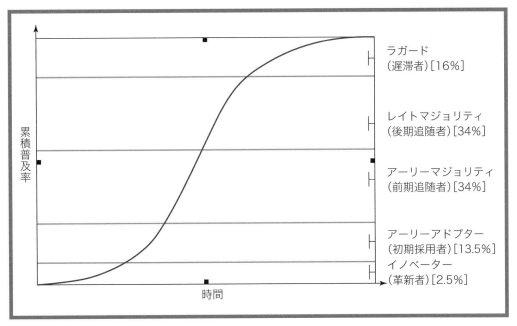

図 16.1　拡散の S 字曲線

1．重要な用語

　Ciliska ら(2005)が指摘しているように，"知識の生産"と実践や政策の意思決定における"知識の活用"との間にはギャップがあり，その原因の1つは，用語の統一が行われていないことにあります。本章では，主に米国で開発された用語を用いますが，その中には，他の国々とほぼ同じ定義で使われているものもあります(特に，英国，カナダ，オーストラリア)。本章では，"普及と実装 dissemination and implementation(D&I)"という用語を，普及研究 diffusion research を含む広義のトランスレーショナル研究を包括する用語として用いています(訳注：ここで使われる implementation は，定義上は"実装"という訳が最も適しますが文脈上"実践"と訳す場合もあり，科学や研究のタイプとして強調する場合にはそのまま"インプリメンテーション"としています)。この分野の用語の複雑さについては，Graham らが，応用研究に研究助成を行っている9か国の33の組織が使っている用語を調査した結果，同じ D&I(あるいはナレッジトランスレーション knowledge translation[KT])のプロセスに対して，29 もの異なった用語が使われていたことによく示されています(Graham ら，2006)。D&I 研究の完全な語彙集は，Rabin ら(2012)によって作成されていますが，表 16.1 は，その中から主なものを抽出したものです。これらの定義の多くは，健康分野以外から作られたものですが，表には，健康分野で使われ，最も広く受け入れられているものを示してあります(Rabin ら，2008)。

表 16.1 D&I 研究と実践でよく用いられる用語

用語	定義
拡散 diffusion	新たな介入の受動的で,ランダムな広がりのこと。"拡散"は,「拡散-普及-実装」という段階の一部で,成るに任せるといった最も努力を要しないアプローチ(Lomas, 1993;MacLean, 1996)
普及 dissemination	計画に従って,かつ予定したチャネルを通して,対象集団にエビデンスに基づく介入(EBI)を積極的に広げるアプローチ(Lomas, 1993;MacLean, 1996)
普及研究 dissemination research	エビデンスに基づく介入が対象集団において広汎に使われるようになるプロセスやそれに関連する要因に関する系統的な研究。その目的は,介入の採用と活用を最大限高める方法を探求することにある(Johnson ら, 1996;Sussman ら, 2006)。
エビデンスに基づく介入 evidence-based interventions (EBI)	公衆衛生や医療の分野における D&I の最も共通した目的。ここで言う介入とは,効能 efficacy と効果 effectiveness が実証されたものを言い,プログラム,実装,プロセス,政策,ガイドラインなどを広く含む(Rabin ら, 2006)。D&I 研究では,多くの場と多くの対象集団,そして多くのアプローチを含むような複雑な介入(例:コミュニティ規模での教育介入)が用いられることが少なくない(Greenhalgh ら, 2004;Hawe ら, 2004)。
インプリメンテーション(実装/実践)implementation	エビデンスに基づく介入を目的とする場(例:学校,職場)にプログラムとして組み込むプロセス(NIH, 2013)
インプリメンテーション(実装/実践)研究 implementation research	エビデンスに基づく介入を目的とする場(例:学校,職場)にプログラムとして組み込む上でのプロセスや要因に関する研究(NIH, 2013)
インプリメンテーション科学 implementation science (実装[実践]志向型科学と訳されることもある。)	エビデンスに基づく実践・政策が受け入れられるプロセスやその促進に共通する原理の解明,それに基づくモデルやデザインの開発・応用を含む広義の用語で,D&I の科学的探究,学術的パートナーシップの開発,組織の行動パターンについての理解,集中したトレーニングによるキャパシティ向上など幅広い活動を含む。
イノベーション innovation	個人もしくはそれ以外のユニットによって,「新しいもの」と認識された考え,実践,あるいは物品(Rogers, 2003)
ナレッジトランスレーション knowledge translation(KT)	Canadian Institutes of Health Research(CIHR)によって用いられた用語で,知識の統合・普及・交換,倫理的に適切な応用を含むダイナミックで反復を伴うプロセスを意味する(CIHR, 2013)。ナレッジトランスレーション(KT)は,人々の健康の向上,より効果的な保健医療サービスや製品の提供,保健医療システムの強化を目的とした,研究者(知識の生産者)と知識の利用者が複雑に相互作用する社会システムの中で生じる。

2. 理論とモデル

　上述したように,理論やモデルの使用は,複雑な行動変容のプロセスの本質的な部分を明示することによって,介入効果を高める意義があり,それを示すかなりのエビデンスが存在します(Bartholomew ら, 2001;Glanz ら, 2010)。用語にかなりの重複があるため,この章では,理論とフレームワークを含む概念として「モデル」という用語を使用しますが,最近の研究によれば,D&I 研究には 61 のモデルがあることが明らかにされています(Tabak ら, 2012)。表 16.2 は,その中で比較的よく使われるものを示したもので,それぞれのモデルについて,実証的な

エビデンスを示した論文，文献中でそのモデルが引用された回数，そして，主要な構成概念が示されており，モデルの多様性を見ることができます。ここに示したほとんどのモデルには実証的エビデンスが存在しますが，それらは必ずしも，D&Iプロジェクトに参考になるような，

表16.2　モデルの例：引用回数，重要な構成概念，効果評価研究の例

モデル名	引用回数[1]	主要な構成概念	引用対象の文献	効果評価を行った主な論文
イノベーション拡散モデル Diffusion of Innovations	51,102[2]	比較的優位 relative advantage 適合性 compatibility 観察可能性 observability 試用可能性 trialability	Rogers, 1995	Deschesnes, 2010；Glanzら, 2005；Rogers, 2003；Shivelyら, 1997；Wiechaら, 2004
政策ストリーム Policy Streams	10,428[3]	プロセスストリーム 問題認識ストリーム 政策ストリーム 政治的ストリーム （訳注：ストリームとは情報やデータの流れのこと）	Kingdon, 2003	Craigら，2010
サービス組織におけるイノベーション拡散モデル Diffusion of Innovations in Service Organizations	1,949	ファジィ境界 観察可能性 必要な知識の性質（暗黙的，明示的） 投入された時間と資源 インセンティブと指示 同化 assimilation 第一線チームによる独立した意思決定	Greenhalghら, 2004	Deschesnesら, 2010
RE-AIM	1,107	R：目的とする集団への到達（reach） E：効果あるいは効能（effectiveness/efficacy） A：目的とする場もしくは組織における採用（adoption） I：実施（implementation）と介入の提供の一貫性 M：個人や場における介入効果の持続性の維持（maintenance）	Glasgowら, 1999	Brugら，2011；De Meijら，2010；Glasgowら，2006；Van Ackerら，2011；RE-AIM publications, 2015
積極的インプリメンテーションフレームワーク Active Implementation Framework（AIF）	1,448	スタッフの選択 サービス実施前・実施中のトレーニング 継続的なコンサルテーションとコーチング スタッフとプログラムの評価 積極的な実施支援	Fixsenら, 2005	Casadoら，2008

（つづく）

表 16.2 （つづき）

モデル名	引用回数[1]	主要な構成概念	引用対象の文献	効果評価を行った主な論文
インプリメンテーション効果モデル Implementation Effectiveness (IE) Model	1089	実践環境 イノベーションの価値 インセンティブ（促進策）と抑制策 障害の不在 実践の効果 イノベーション採用の戦略的正しさ	Klein ら, 1996	Dong ら, 2008；Holahan ら, 2004, Ose-Bryson ら, 2008
粘着する知識 Sticky knowledge	5863[4]	粘着性 知識の生産者の信頼性 知識の受け手のモティベーション 因果関係の曖昧な知識 不確かな知識 知識の受け手の吸収能力	Elwyn ら, 2007；Szulanski, 1996	Szulanski, 2000
プリシード・プロシードモデル PRECEDE-PROCEED Model	597	前提（準備）要因 predispose 強化要因 reinforce 実現要因 enable	Green ら, 2005	Howat ら, 1997；Macaulay ら, 1997；*Published Applications of the PRECEDE Model*, 2015.
統合的インプリメンテーション研究フレームワーク Consolidated Framework for Implementation Research (CFIR)	339	介入の特徴 内的セッティング 外的セッティング 関係する人々の特性 実装（実践）プロセス	Damschroder ら, 2009	Damschroder ら, 2011；Damschroder ら, 2013；Gordon ら, 2011；Williams ら, 2011
保健医療サービスにおける研究実施促進モデル Promoting Action on Research Implementation in Health Services (PARiHS)	810	エビデンス 文脈 促進	Kitson ら, 1998；Kitson ら, 2008；Malone, 2004	Cummings ら, 2007；Ellis ら, 2005；Helfrich ら, 2010；Helfrich ら, 2009；Sharp ら, 2004
利用可能性・反応性・持続性モデル Availability, Responsiveness & Continuity (ARC)	139	3 つのレベル（コミュニティ，組織，個人） 開発の 4 つのフェーズ（問題の同定，方向の設定，実践，安定化） 介入の 10 の要素（例：個人的関係，ネットワーク開発，チーム構築）	Glisson ら, 2005；Glisson ら, 2010	Glisson ら, 2006；Glisson ら, 2010

[1] ほとんどの場合，そのモデルに関する最初の文献が引用された回数を示すもので，モデルが研究に使われたどうかを完全に反映するものではない．文献の中には，著者の判断で数に含めたものもある．引用回数は 2013 年 11 月 9 日時点のものである．
[2] この数値は，Roger の第 4 版の著書の引用回数（第 5 版［2003 年］よりも引用回数が多いため第 4 版の引用回数を掲載した．）
[3] 第 2 版（2003）の引用回数
[4] Elwyn ら（2007 年，引用回数 33 回）と Szulanski（1996 年，引用回数 5,830）の合計

厳密で前向きの研究デザインで行われたものばかりではありません(Helfrich ら，2010)。

イノベーション拡散モデル：理論と実践

表16.2に示されているように，イノベーション拡散モデル Diffusion of Innovations(Rogers, 2003)は最もよく引用されているモデルで，前述したように，このモデルの基礎となる事実は100年も前から知られており，その原理のほとんどは，米国中西部における農業のイノベーション(革新的技術)の拡がり方を研究した農村社会学者 rural sociologist によって開発されたものです。農業に関する初期の研究の多くは，農業改良普及事業に関するものでしたが(Dearing, 2008)，農業分野で生まれたこの拡散の概念は，健康，ビジネス，コミュニケーション，教育の分野へと広がっていきました(Dearing ら，2012；Rogers, 2003)。現在知られている拡散の特性の多くは，農村社会学者である Everett M. Rogers が著した Diffusion of Innovations(Rogers, 1962)という教科書の中に記述されているもので，その教科書は5版まで改訂が続けられました(Rogers, 2003)。

■イノベーション拡散モデルの基本構成概念

イノベーション拡散モデルの基本となる前提は，イノベーションの中には，迅速にかつ広く，S字曲線のパターンをとって拡散するものがあるということです(図16.1)。それ以外のイノベーションは採用されないか，一旦採用されてもその後破棄されてしまいます。また，イノベーションの受け入れは人のタイプによって異なり，イノベーションはそのタイプごとに異なる速度で広がっていきます。イノベーターとは，新規なものを求める人のことを言いますが，そういう人は人口全体のごく一部を占めるに過ぎません。最も初期にイノベーションを受け入れる人は，「オピニオンリーダー」であり，イノベーションの広がりに重要な役割を果たします。

イノベーション拡散モデルは，イノベーション採用のプロセスを，"認識→説得→決定→実行→確認"という段階に理論化した最初のモデルの1つです(Rogers, 2003)。

- 認識 awareness：これは個人や組織がイノベーション(健康分野では，エビデンスに基づく介入[EBI]であることが多いが必ずしもそうとは限らない)に出会い，それがどのように機能しどのように問題の解決に役立つかを知ったときに生じる。
- 説得 persuasion：これは個人や組織に対してイノベーションの採用を働きかけるプロセスで，それにより，個人や組織はイノベーションに対して好意的あるいは非好意的態度をとるようになる。
- 決定 decision：これはイノベーションの採否を決める初期の段階で，個人や組織はイノベーションを採用するかもしくは拒否するかの行動をとる。
- 実施 implementation：これは，個人や組織がイノベーションを使い始める段階で，一般には明確な行動変容を伴うことが多い。
- 確認 confirmation：これは，イノベーションを使い始めた個人や組織がその是非を再確認するプロセスのことで，これによって，イノベーションを完全に使うようになるか，もしくはその実行を取り止める。この概念は，他のモデルの，維持，持続の段階に相当する(Tabak ら，2012)。

■イノベーションの拡散に影響を与える要因

イノベーション拡散モデルは，50年以上も前に開発されたもので，モデルの構成概念や公衆衛生や医療に対する貢献は現在膨大でかつ複雑なものとなっています。以下に示すように，このモデルには少なくとも5つの要素があると考えられています(Dearing，2009；Dearingら，2012；Haiderら，2004)。

1. イノベーションの特性：これによって，採用の速度や広がりが規定される(表16.3参照)。
2. アドプターの特性：アドプター adopter(イノベーションを受け入れる個人あるいは組織)の特性，特にイノベーションの新規性の程度によって，拡散は影響を受ける。
3. 社会システムの特性：社会システムの特性，とくにその構造，その社会に存在するインフォーマルなオピニオンリーダー，そのイノベーションの採用についてアドプターが感じる社会的圧力はイノベーションの拡散に影響を与える。
4. 外部者の影響：イノベーションの利点，逆にその欠点についての情報を提供する外部者は人々のイノベーションの採用に影響を与える。
5. 外部者と人々との関係：外部者と人々とのコミュニケーションが良好な場合には，イノベーションはより早く拡散する。

■イノベーション拡散モデルの効果に関する実証的エビデンス

表16.2に示したように，イノベーション拡散モデルは，過去50年以上にわたって5万回も引用されてきました。最近出版されたいくつかのレビュー論文でこのモデルの定量的な効果が示されており(Greenら，2009；Greenhalghら，2004，2005；Haiderら，2004)，このモデルの使用回数，使われ方，定量的な効果がまとめられていますが，その中で最も包括的なものが，実証的なものと非実証的なものを含む495の論文をレビューしたGreenhalghらによる論文です(Greenhalghら，2004，2005)。このモデルのインパクトを測る1つの簡単な方法は，これを主なモデルとして使った論文の分析を行うことで，Greenhalghら(2005)はその方法を用いて，1996年と1997年に論文数がピークとなり，医学教育と看護の領域，特に看護領域で最もよく使われたことを明らかにしています。その後，看護領域では論文数が著しく低下していきましたが，その一方で，エビデンスに基づく医療や診療指針への応用は増加していきました。

イノベーション拡散モデルは，農村社会学，医療社会学，コミュニケーション，マーケティングの領域でよく用いられてきましたが，それらのエビデンスから，表16.3で示したモデル構成概念の有効性と役割の重要性が明確に示されています。このモデルを用いた研究は，公衆衛生と医学の分野に特に集中していますが，Greenhalghらは，組織学や経営学の分野まで広くレビューし，重要な考察を行っています(Greenhalghら，2004)。その第1は，組織の革新性 organizational innovativeness は主に構造的要因(例：職務の分け方)の影響を受けること，第2は，組織内あるいは組織間におけるイノベーションの拡がりは，組織内部の規範に強い影響を受けること，第3は，オンザジョブトレーニングを重視する組織ほど，イノベーションが効果的に拡がりやすい価値観や組織文化(例：創造性の重視，新しい知識への積極的共有)を有すること，そして第4は，イノベーティブな組織とは，いわゆる「実践コミュニティ communities of practice」(目的を共有し，実践の向上のためにお互いに絶えず自由に相互作用しながら知識

表 16.3 イノベーションの拡散：その概念，定義，そして公衆衛生，医療への応用

主な概念	定義	応用
コスト	イノベーションの採用と実践に伴って生じると思われるコスト	イノベーションの使い方を学び，かつそれを日常的に使用するのにどれほどの時間と労力を要するか。そうした労力を埋め合わせるのにどれほどの時間がかかるか。
比較優位 relative advantage	イノベーションが既存のものに比べてどれほど優れているか。	イノベーション（例：新製品）の性能が，コストを上回るほどのものかどうか。ステークホルダーがそのイノベーションの優位性を認めるかどうか。
単純性 simplicity	イノベーションがどれほど理解しやすいか，その程度	イノベーションがアドプターにとってどれほど理解しやすいか，それを実行するのにどれほどの学習努力が必要とされるか。
適合性 compatibility	対象とする人々が望む目標を達成するのにイノベーションがどれほど適しているか，その程度	イノベーションの導入によって，その組織が望んでいる仕事の効率化をどれほど達成できるか。
観察可能性 observability	イノベーションの採用によって得られるアウトカムがどれほど可視的で測定可能か。	イノベーション実施の効果が，アドプターや資金提供者などにどれほど速く見えるようになるか。
試用可能性 trialability	イノベーションを完全に採用する前にどれほど試しが許されるか。	イノベーションを，あまりコストをかけることなくパイロット的に実施できるか，やめる場合もあまり損害を被ることなくそれが可能か。

出典：Dearing ら，2012；Oldenburg ら，2008；Rogers, 2003 より引用

　やスキルの獲得が可能となる集団のこと）の性格を持つ組織である場合が多いこと，そして第 5 は，組織は複雑であり，イノベーションが効果的に拡がるためには，その複雑性に対処しなければならないことです。

　これらの知見は最近の健康行動や公衆衛生に関する研究に取り入れられ，"介入研究"の中でイノベーション拡散モデルが応用されるようになっていますが（Oldenburg ら，2008），これは，それまでの研究が，イノベーションの拡散の分布を単に観察する"横断的研究"であったこととは対照的な状況となっています（Rogers, 2003）。例えば，運動促進の分野では，学校ベースの体育教育推進プログラムである SPARK（Sports, Play, and Active Recreation for Kids）と CATCH（Coordinated Approach to Child Health）が広く普及していますが，これらのプログラムにはイノベーション拡散モデルの基本的な構成概念が生かされており（Owen ら，2006），また，がん予防の分野では，水上スポーツにおける日焼け予防プログラムである Pool Cool プログラム（詳しくは後述）が，実験的研究の段階から D&I（普及と実装）の段階にまで進んだ行動変容プログラムの事例となっています（Glanz ら，2005）。また，Body and Soul プログラムは，果物と野菜の摂取量の増加を目的としてアフリカ系アメリカ人の教会を通して行われた，厳密な評価を伴う栄養的介入研究で，米国対がん協会，米国疾病管理予防センター（CDC），国立がん研究所のパートナーシップによって広く普及されました（Campbell ら，2007）。このプログラムの特に重要な点は，がん予防に関わる主な組織が協働して，このエビデンスに基づく栄養プログラムの普及版の作成と効果の検証を行ったことにあります。こうした協働と普及への投資

は珍しい事例と言えます。HIV/AIDS の分野では，イノベーション拡散モデルは，先進国と途上国で，様々なプログラムの開発，実施，広範な普及に極めて頻繁に用いられてきました（Bertrand, 2004）。

ただ，イノベーション拡散モデルにはいくつかの限界も指摘されています（Greenhalgh ら，2004；Oldenburg ら，2008）。その中には，例えば，①1 つのイノベーションとそれを受け入れる個人（アドプター adopter）という具合にスコープが狭く限定されている（＝個人が置かれている組織やシステムの影響が過小評価されている可能性がある），②イノベーションが受け入れられないプロセスにほとんど関心が向けられていない，③イノベーションが"良いものという偏った前提がある，したがって，④受け入れない人は"悪い"というイメージを招く恐れがある，⑤個人の特性を固定したものと捉え過ぎている，⑥イノベーションの採用と人の社会経済的状態との関係が考慮されていない，したがって，⑦イノベーションの拡散に関する知見を他の集団に外挿できない，などが含まれます。さらには，D&I（普及と実装）は，一般には，エビデンスに基づく介入（EBI）の移転の試みですが，イノベーション拡散モデルの対象となっていたイノベーションは，必ずしもエビデンスの確かなものばかりではなく，治療や予防戦略の場合，そうした不確かな"イノベーション"の拡散は，有害でさえあることに注意が必要です。

■イノベーション拡散モデルの応用：Pool Cool 皮膚がん予防プログラム

Pool Cool は，スイミングプールをセッティングとする多くの要素からなる皮膚がん予防プログラムで，日焼け予防行動やプールの環境整備に対する効果が認められています（Glanz ら，2002）。この予防プログラムには，スタッフの研修，日焼けと皮膚がんに関する講義，プール客との双方向的やり取り，サングラス・日よけ・日焼けに関する注意文の提供，日焼け予防になる環境整備の促進などが含まれています。このプログラムは 5～10 歳の子ども（プールで水泳の教育を受ける年齢），その親，水難救助員，水泳指導員を対象としたものでした。その効能 efficacy は，ハワイとマサチューセッツ州の 28 のスイミングプールにおける"実験的研究"で評価され（注：クラスターランダム化比較試験。対照群には日焼け予防プログラムではなく，傷害予防プログラムを提供），その結果，子どもにおける日よけやサングラスの使用，日焼け予防行動全般，日焼けの数に有意な改善が見られ，親においても，縁付き帽子の着用や日焼け予防行動が向上し，そして日焼け予防に関する政策や環境整備にも進歩が見られたことが報告されています。

この研究結果を踏まえて，イノベーション拡散モデルを用いた"応用研究（普及研究）"である Pool Cool Diffusion Trial が計画され，米国と沖縄の 400 以上のスイミングプールが 2 群に分けられて，2 種類の介入（基本介入と強化介入）について，①プログラムの実施，維持管理，継続の状況，②プールでの日焼け予防に対する組織的，環境的支援の状況，③子どもにおける日焼け予防行動や実際の日焼けの状況が比較評価されました（Glanz ら，2005）。この 4 年間（2003～2006 年）にわたるトライアルでは，各スイミングプールが研究の単位（ユニット）とされ，効果評価のための測定も各プールを単位として実施されました。各地域にはフィールドコーディネーターが置かれ，その地域のスイミングプールにおけるプログラムを管轄しました。そして，それぞれのフィールドコーディネーターが管轄するプール群を 1 つのクラスターとして，ランダム化と介入が実施されました。水難救助員と水泳指導員は，子どもへのプログラム効果を及ぼす上での"媒介者 mediator"とされ（Rabin ら，2010），プールで水泳の指導を受

表16.4 Pool Cool Diffusion Trial から得られた問題点と教訓

基本概念	背景と教訓
研究デザイン	・実験的研究ではプールを単位とするクラスター化，普及研究ではフィールドコーディネーターの管轄するプール群を単位とするクラスター化が行われた。 ・普及研究のデザイン(フィールドコーディネーターの管轄するプール群を単位とするクラスター化)は様々な場所で応用しやすく，かつ費用対効果が高かった。
プログラムの実装	・Pool Cool プログラムの実装 implementation はトライアル開始後1年目から2年目にかけて増加した。 ・プログラムの実装を促進するためには，普及戦略のデザインが重要であり，かつ徹底したプロセス評価を伴うものでなければならない。
参加と参加率	・参加者の減少は，普及研究にとってしばしば重要な問題となる。 ・適切な参加率を保つためには，リマインダー(督促)とインセンティブを研究計画の中にしっかりと組み込んでおく必要がある。
測定上の問題	・実施，維持管理，継続の各時期における測定は複雑である。 ・自己報告による行動アウトカムについては，パイロット研究で良好もしくは優れた妥当性があることが示されたが，それでも自己報告による測定にはバイアスを伴う可能性がある。 ・主観的測定(自己報告)でも客観的測定でも，その開発においては，コホート内で信頼性と妥当性を検討することが望ましい。

ける5～10歳の子どもたちが介入の第1ターゲット，保護者が第2ターゲットに設定されました。

このD&I(普及と実装)トライアルでは，参加したすべてのプールは基本介入と強化介入のいずれかを受けるようにデザインされ，いずれの群にも，フィールドコーディネーター研修プログラムとスイミングプールでの対策を含む基本介入プログラムが提供されましたが，強化介入群にはそれに加えて，日焼け防止用のグッズの配布，プールサイトでの日焼け注意標識など既存のツールの提供，さらには追加的な目標設定や高い実践成績に対する報償の提供などのプログラムが追加されました。

この介入研究では，社会的認知理論 Social Cognitive Theory，イノベーション拡散モデル，組織変容理論 theories of organizational change の主な構成概念が取り入れられ，その変化が測定されました。1年目と2年目に，それぞれ120のプールを対象に独立して実施されたプロセス評価では，実施状況とプログラムの維持管理が非常に良好であることが確認されました。また，初期のプロセス評価によれば，最初の2年間には，2群間に実施状況にはほとんど違いが認められなかったことも示されています(Escofferyら，2008)。表16.4 は，このトライアルから得られた重要な問題点や教訓をまとめたものです。

この研究では組織レベルでの効果評価によって，いずれの群(基本介入群と強化介入群)でも，①プログラムの実施，維持管理，継続と，②プールでの組織的，環境的日焼け防止対策の向上に効果が見られたことが確認されました。その効果は，両群で，実施後3年間の夏期にわたって認められましたが，強化介入群では基本介入群よりも，プログラムの全体的維持管理が有意に優れていること，さらには，両群で日焼け防止の対策や環境に向上が見られたものの，強化介入群では基本介入群よりも，より徹底した日焼け防止対策が確立され，長期間適切に維持管理されていたことが示されました(Glanzら，2014)。このように Pool Cool プログラムから

は，徹底して理論に基づく普及戦略が，プログラムの実施や維持管理，そして健康によい環境や対策の向上をもたらし得ることが示されたのです。

またこのプロジェクトでは，プログラムの実施，普及，評価のために，各レベル（国，地域，地元）で，専門機関やプールを管理する組織の協力関係を確立する必要がありました。これは，水上スポーツなどの関連会議への参加（発表や展示），地元メディアによるプログラム活動の放映（Hall ら，2009），プログラムに参加した施設に対するプログラム実施に必要な資源の提供（Hall ら，2010）などによって達成されたものです。

統合的インプリメンテーション研究フレームワーク

統合的インプリメンテーション研究フレームワーク Consolidated Framework for Implementation Research（CFIR）は，米国退役軍人局（VA），米国退役軍人保健局，VA の Health Services Research & Development Service とミシガン州 Ann Arbor にあるその Diabetes Quality Enhancement Research Initiative（QUERI）の支援によって，インプリメンテーション研究（実装志向型研究）の進歩を促進するために，2009年に開発されたものです（Damschroder, 2010）。CFIR は多くの理論やモデルから最も重要な構成概念を抽出して系統的に統合したモデルで，用語も一貫したものが用いられています（Damschroder ら，2009）。CFIR は，実践への有用性，定義の一貫性，開発チーム自身が持っている知見との整合性，測定の可能性などの点について，概念的あるいは実証的に確かと考えられるモデル（イノベーション拡散モデルを含む）に関する膨大な文献レビューを踏まえて開発されたものです。その上で，選択された構成概念は，重複を省き，複数の概念が混在する場合には分割するなどして，系統的に統合されています。

■統合的インプリメンテーション研究フレームワークの基本的要素

統合的インプリメンテーション研究フレームワーク（CFIR）は，以下の5つの主な領域から成り，それぞれに構成概念が含まれています。①介入の特性（8つの構成概念。例：介入の適切性，比較優位性，複雑さ），②外的セッティング outer setting（4つの構成概念。例：外部組織とのつながりの程度，政府などによる政策や規制，ガイドライン），③内的セッティング inner setting（5つの主たる構成概念と9つの下位概念。例：実施組織内部のネットワークや意思疎通の状態，組織の文化，介入実施の準備状態），④関係する人々の特性（5つの構成概念。例：知識や信念，自己効力感，行動ステージ），⑤実装（実施）プロセス（4つの主たる構成概念と4つの下位概念。例：実施計画，関わりの積極性，効果評価）。表16.5 は，これら5つの領域とそれぞれの定義およびその説明をまとめたものです。

■統合的インプリメンテーション研究フレームワークをどのように活用するか

他のモデルと同じように，統合的インプリメンテーション研究フレームワーク（CFIR）は定量的な測定がそのベースとなっています。まだ，すべての構成概念について測定法が開発されている段階ではありませんが，このモデルに含まれる構成概念は操作可能性 operationalizability と可測性 measurability という明確な基準で選ばれたものです。CFIR では構成概念の新たな測定方法の開発が続けられており（例：「関係する人々の特性」，内的セッティングの「構造的

表 16.5 統合的インプリメンテーション研究フレームワークの構成領域：定義とインプリメンテーション研究への応用

領域	定義	説明
介入の特性	実装(実践)の成功の可否に影響する介入の性格	実施されるセッティング(場所，組織)にその介入が適したものかどうか。その介入が他の介入よりも優れているかどうか。
外的セッティング outer setting	介入を実施する組織が置かれた経済的，政治的，社会的文脈	実施組織が外部の組織とどの程度コネクションを持ち得ているか。介入の実施が外部の上位組織からの指示によるものかどうか。
内的セッティング inner setting	介入を実施する組織内部の構造的，政治的，文化的文脈	その組織が，介入を実施するのに必要な組織性，能力，意欲，資源，リーダーシップなどを持ち合わせているかどうか。
関係する人々の特性	介入の対象となる人々，あるいは実施プロセスに関わる人々の特性	介入の実施プロセスを担う人々の介入プログラムに対する態度
実装(実施)プロセス	介入が，個人レベルと組織レベルで計画通りに実施されるようにするための積極的な活動のプロセス	どのような人々が介入の実施に関わるべきで，その人々をどのように実施プロセスに組み込んでいくか。

特性」)，そして新たな測定方法が開発されるたびに，CFIR の web サイトの技術支援のページ(cfirguide.org)に掲載されます。このサイトには構成概念以外にも，インタビューガイドの例や質的コーディングの方法など，このモデルに関係する様々な情報や資源が掲載されています。研究者や実践者は，CFIR が提供する構成概念を，例えば，形成調査やプログラム維持の段階などのフェーズで活用することができ，また，CFIR は，研究で得られた知見を，時間経過に沿って，あるいは，研究間で系統的に統合するときの"フレーム"としても活用することができます。

■統合的インプリメンテーション研究フレームワークの妥当性を裏付ける実証的なエビデンス

統合的インプリメンテーション研究フレームワーク(CFIR)は開発されてまだ 10 年足らずですが，すでにその妥当性を裏付けるいくつかの研究成果が得られています。Damschroder の主導で行われた米国退役軍人医学センターにおける MOVE! Program の実装 implementation に関する研究では，実装の成否には，それぞれのセンターの組織的要因が強く関連していることが明らかとなり(Damschroder ら，2011，2013)，その他にも，薬物使用障害の治療(Gordon ら，2011)，アルコール中毒のスクリーニング(Williams ら，2011)に関する研究では，プログラム実装(実施)の促進要因と阻害要因が明らかとなり，プログラムではそうした実施組織内部の要因に配慮することの重要性が指摘されています。

■統合的インプリメンテーション研究フレームワークの応用：薬物使用障害の治療

薬物使用障害の急性期治療後に継続して行われるケアは，健康アウトカムの向上に効果があることが示されています。急性期の治療は集中的に行われますが，継続ケアは，対面，電話もしくは集団で行われ，短いチェックアップと相互援助ミーティング mutual help meeting(訳

注：患者同士による情報交換や助け合いを行うミーティング）が含まれます。エビデンスに基づく継続ケア（介入法）は開発されてはいたものの，患者の参加率は低く，むしろエビデンスを欠くケアが広く使われていた状況で，それはエビデンスに基づく継続ケアの普及が戦略的に行われていなかったことによると考えられました。マニュアルの作成や臨床家対象のワークショップなど，古典的な普及の取り組みは行われていましたが，それらは効果がなく，また臨床試験のときに行われたような丁寧な取り組みはほとんど継続されていませんでした（Lash ら 2011）。

こうした研究と実践のギャップを埋めるために，Lash ら（2011）は，エビデンスに基づく介入 evidence-based intervention（EBI）の実施に関する論文のレビューを行いました。そのレビューでは，①治療とモニターの継続，②治療後の相互援助グループ mutual help group への参加という2つの EBI に絞って，CFIR のフレームに沿った分析が行われました。このレビューの主たる目的は，EBI を普及する上での障害を明らかにし，それをどう克服するかを提言することにありました（Lash ら，2011）。

レビューの対象となったインプリメンテーション（実装）研究は，そこに含まれる要素を，CFIR の領域と構成概念のフレーム上にマッピングにするという形で分析されました。対象となった研究は，①実施に関連した患者レベルの情報がある効能/効果トライアル，②実施についてのプロセスデータがある効果トライアル，③実施状況を評価したトライアルの3つのタイプに分類することができます。こうした様々なタイプの研究から，著者らは，厳格なデザインで行われた研究が存在しなかったにもかかわらず，実装に関係する情報を抽出し，その分析から，継続ケアの実装に関する研究では，CFIR の5つの各領域に当てはまる提言がなされていることと，しかし同時に，それぞれの領域に問題があることも明らかとなりました。例えば，「介入の特性」の領域（表 16.5）では，エビデンスとしての強さ strength と適合性 adaptability は適切であったものの，介入の"複雑性"に問題があったことが指摘されています。さらには，他の EBI との比較優位性や各 EBI の費用対効果に関する情報，また各 EBI において，どの要素が不可欠でどれがそうでないかに関する情報が欠落していたことが，実装（実施）を困難にしていたことが明らかになりました。

3. インプリメンテーション科学の現状と今後の研究の方向

効果的なプログラムや政策が取り入れられるプロセスをよりよく理解するために，この節では D&I（普及と実装）研究に関する4つのトピックについて解説します。その第1はインプリメンテーション（実装）科学の最近の進歩，第2はコミュニティや公衆衛生の場における D&I に伴う困難と機会，第3は普及研究のデザインの問題で，前述の Pool Cool を例に取り上げて，プログラムや政策の開発段階から普及方法を組み込んでおくべきことを論じます。そして第4は方法や測定の問題で，それに関する概念的あるいは実証的開発の必要性を論じます。

インプリメンテーション科学の最近の進歩

インプリメンテーション（実装）科学（定義については表 16.1 参照）は，過去 10 年の間に大きな進歩を遂げています（Chambers, 2012）。保健医療の分野では，インプリメンテーション科

学の起源は，1972年に出版されたArchibald Cochraneの名著「Effectiveness and Efficiency」と，その後のCochrane Collaborationの発達に遡ることができます。また，集団健康population healthの分野では，米国疾病管理予防センター(CDC)が作成した「The Guide to Community Preventive Services」(健康向上，疾患・傷害・障害・早期死亡の予防，環境ハザードへの曝露の減少などを目的とした集団レベルの介入の効果や費用対効果に関する系統的レビュー)も重要な出版物であり(Zazaら，2005)，D&I(普及と実装)に関する効果的なEBI(エビデンスに基づく介入)についてのメニューが提供されています。その後も，D&Iの科学や実践に関する学際的な文献の増加が続き(Brownsonら，2012)，最近ではこの分野の論文に特化した「Implementation Science and Translational Behavioral Medicine」という学術誌も出版されるに至っています。米国の国立衛生研究所(NIH)は，2002年に，D&I研究に関する最初の助成プログラムを開始し，現在では，NIH内に，D&I研究に特化した研究セクション(研究費を審査するパネル)が設置されています。

コミュニティおよび公衆衛生の場における困難と機会

D&Iの取り組みにおいて，「エビデンスに基づく公衆衛生evidence-based public health (EBPH)」はその核心と言えるものです。EBPHは，集団の健康を向上するために，エビデンスに基づく介入と対象コミュニティの選好preferenceとを統合したものと定義されています(Kohatsuら，2004)。この定義には，さらに実施組織内部でのプロセス(例：介入を担う人々の育成，組織の雰囲気や文化，リーダーシップ)を含めることができます(Brownsonら，2012)。

介入の対象となるコミュニティや組織・地域は極めて多様であり，それがEBIの促進やその受け入れに関する研究にとって，困難の原因とも重要な機会ともなっています。一定の中央集権的構造を持つ米国の州やコミュニティの公衆衛生組織の中においてさえ，EBIの受け入れは一様ではなく，例えば，CDCが作成した「The Guide to Community Preventive Services」の活用状況を調べたある研究では，州や市・郡の公衆衛生行政担当者の中で，「The Guide to Community Preventive Services」という文書のことを聞いたことがあると答えたのは30％に過ぎませんでした。さすがに州レベルの担当者では，90％が知っていましたが，その文書の勧告に従って，既存あるいは新規のプログラムを自分の地域の状況に合うように修正したと回答したのは，それぞれ20％，35％に過ぎませんでした(Brownsonら，2007)。その論文では，「時間がない」，「十分な資金がない」，「組織的な支援が得られない(特に資金援助)」，「"エビデンス"という言葉に関する理解が人によって異なる」，「EBPHに組織的な優先順位が与えられていない」，「プログラムの採用や実施の決定に役立つような研究活動が行われていない」などがEBPHの障害としてあげられています(Brownsonら，2011)。しかしそうした障害にもかかわらず，オンラインでの分析ツールを含む様々な資源が無料で利用可能であり，そうした資源を活用すれば，世界全体でEBPHを促進できる可能性があります(本章のweb資料の**付録16.1**を参照)。

多くの困難があるにもかかわらず，最近の公衆衛生においては，エビデンスに基づく介入(EBI)のD&I(普及と実装)が拡がる傾向にあります。それは第1に，公衆衛生行政の分野では，自発的に認証を受ける動き，それと密接に関連して，実践の質を高めようとする動きが広がっていることです。2012年の秋に，国家的な公衆衛生認証プログラムが開始され，現在(2017年

12月14日時点。翻訳者調べ)までに，211の州もしくは市・郡レベルの公衆衛生部局が認証を受けるに至っています(Public Health Accreditation Board, 2017)。こうした認証プログラムの効果を評価する研究は，「実践に基づくエビデンスpractice-based evidence(PBE)」生み出す可能性のある研究の好例と言えます。PBEとは，高度にコントロールされた研究的条件下ではなく，"現実社会の条件下"で獲得されたエビデンスのことで，現実により適合しかつ実施可能性が高いエビデンスのことを言います(Green, 2008)。これ以外にも，米国のInstitute of Medicine(IOM)は公衆衛生に関する3つの関連した報告書を出版し，測定，法制，財政についての改革が必要であることを強調しています(Committee on Public Health Strategies to Improve Health[CPHSIH], 2010-2012)。そしてそうした取り組みの一環として，必要最小限の公衆衛生機能についての見直しが行われましたが，これは，以前に提言された基本サービスに関するフレームワークに一部基づいて行われました(CPHSIH, 2012)。最後に，「患者保護ならびに医療費負担適正化法 Patient Protection and Affordable Care Act」(いわゆるオバマケア)が実施されれば，公衆衛生と医療の統合に関して新たな機会と必要性が生まれることが期待されます(Shaffer, 2013)。例えば，米国国税庁(国内歳入庁)Internal Revenue Serviceは，非営利の病院は，州もしくは市・郡の公衆衛生部局と協力してコミュニティの健康評価を行うことを求めていますが，これは，集団ベースの予防対策と医療的予防対策の協働と統合に新たな可能性を拓くものとなっています。

普及プログラムのデザイン

「普及プログラムのデザインdesigning for dissemination」とは，「公衆衛生的介入(研究者によって評価されることが多い)がそれを実施する人々のニーズに沿い，かつ資源や期間などの面で実施可能なものとなるように支援する意識的なプロセス」と定義されるものです(Brownsonら, 2013)。米国における公衆衛生研究者による最近の研究では，「普及プログラムのデザイン」には多分に改善の余地があることが示唆されており(Brownsonら, 2013)，普及に責任を負うべき部局で，それを担当する個人やチームを有していた部局は約半数(53％)，また普及活動を計画するときに何らかのモデルを参考にしていたのは17％，研究のプロセスにステークホルダー(介入の受け手)を常にもしくは多くの場合含めていたのは，約3分の1(34％)に過ぎませんでした。

「普及プログラムのデザイン」が抱える困難は，研究者と公衆衛生行政担当者の間での優先事項の違いに一部その原因があります(Colditzら, 2008)。研究者の主な関心は，研究費や研究実績などの理由も手伝って，多くの場合，応用ではなく新しい知識の"発見"に置かれますが，一方，公衆衛生行政担当者や政策決定に関わる人々の主な関心は，発見された知識の"応用"に置かれるのが普通です(Kreuterら, 2009)。しかし，"普及dissemination"に関しては両者いずれも関心が低いことが，米国国立がんセンターが主催した「普及プログラムのデザイン」に関するワークショップの様子から知ることができます(2002)。このワークショップでは，参加した全員が"普及"の重要性を認識していたものの，研究者は，自分たちの役割は有効な介入の発見で，それを"普及"させることではないと答え，公衆衛生行政担当者も"普及"は自分たちの役割ではないと答えていたのです。つまり，残念なことに，誰も"普及"は自分の役割ではないと考えているということであり，そのため，業務がすでに過密な組織においては，"普及"は非常に低い

表 16.6 「普及プログラムのデザイン」の原則

領域	下位領域	行動の例
システム	研究助成の促進と助成のあり方の見直し	・普及計画などを研究助成における評価項目に加える。 ・研究助成の選考過程にステークホルダー(介入の受け手)を加える。 ・普及の可能性が高いと思われる実践ベースの研究に迅速に助成を行う。 ・普及に必要な費用を追加助成する。
	研究者に対するインセンティブや機会の提供	・昇進やテニュアポジションなどに有利となるようなインセンティブや得点を提供する。 ・実践経験のあるスタッフを雇用する。 ・実践現場での経験を積む機会をスタッフに提供する。 ・普及,実装,評価,トランスレーションの向上に役立つ研修を実施する。
	新しい測定法やツールの開発	・普及活動を評価するための測定方法を開発する。 ・測定を追跡実施するシステムを開発・維持する。 ・普及プログラムのデザインを支援するツールを開発する。
	報告様式の新しい標準的スタイルの開発	・普及を重点とした研究の報告様式について標準的なスタイルを開発する。 ・D&I(普及と実装)研究の報告様式について新しい標準的スタイルを開発する。
	必要なインフラストラクチャーの整備	・普及と評価に必要な人材を獲得する。 ・普及に必要なインフラ(例:情報技術,メディア)を整備する。
プロセス	できるだけ早期にステークホルダー(介入の受け手)を巻き込む	・ステークホルダーをアドバイザーあるいは協力者として巻き込む。 ・研究のプロセスにステークホルダーを巻き込む。
	オーディエンス調査における重要なステークホルダーの巻き込み	・研究,方法の適切性,メッセージについて不十分な部分を明らかにする。 ・介入対象となる組織を正しく代表するステークホルダーを選ぶ。 ・介入の受け入れに関するオピニオンリーダーを見い出す。 ・普及の阻害要因を特定する。 ・成功もしくは失敗の事例を集める。
	普及活動のモデルを示す。	・既存のモデルから応用可能な構成概念がないかどうかを検討する。 ・モデルの構成概念を評価するための測定方法をステークホルダーの間で予備テストしてみる。 ・対象集団の文脈に適した普及活動のモデルを開発する。
	メッセージの適切な配布法を示す。	・普及に適した人材を見つける(通常は研究者ではない)。 ・普及を担う人材と研究者,そして実務・政策の専門家を結び付ける。 ・普及に適切なチャネルや知識伝達に適した方法を明らかにする。
プロダクト	適切なメッセージを明らかにする。	・介入の選択に必要なエビデンス(効果,実施にかかるコスト,費用対効果など)を提示する。 ・疾患リスクに関する研究では,リスクコミュニケーションまで視野に入れる。 ・普及可能性や実施の容易さに関するエビデンスを提示する。
	研究の要約を,一般の人々にもわかりやすい形で作成する。	・問題の要点,政策の要点,そして事例紹介などを作成する。 ・ソーシャルメディア(例:ツィッター,フェイスブック)が果たし得る役割の可能性を明らかにする。 ・介入についてステークホルダーに分かりやすく説明する機会を設ける。

出典:Brownson ら,2013.

優先順位しか与えられていないのが現状です。

「普及プログラムのデザイン」に関する文献は増加傾向にあり（Brownson ら，2013；Glasgow ら，2007；Lehoux ら，2005；Owen ら，2012；Tabak ら，2012），それらを有効に活用することができれば，様々なレベルやプロセスにおける「普及プログラムのデザイン」を向上できる可能性があります（表 16.6）。

D&I 研究のための方法と測定法

「測れるものは達成できる（What gets measured, gets done）」は，公衆衛生や質向上の取り組みにおける格言の1つです（Thacker, 2007）。D&I（普及と実装）研究が科学として発展するためには，信頼性 reliability と妥当性 validity の高い実用的な測定方法が不可欠であり，そうした方法があれば，D&I の取り組みの成否を実証的に検証することができます。政策の実施から長期的健康アウトカムが生じるまでの流れで見ると，長期的な変化（例：死亡率，がんの発生率）については，多くの優れた測定法が存在しますが，残念ながらこうした測定法のほとんどは D&I プロジェクトにはあまり役立たないばかりか，プロジェクトの期間中には結果を得られないものがほとんどです。D&I 研究が必要としているのは，もっと近位の変化（例：健康増進のための公共政策）の測定であり（McKinlay, 1998），D&I のプロセスや D&I 的アウトカムの測定を可能とする方法の開発が強く求められています。そして，そうした新しい測定法の開発（あるいは既存の測定法の改変）を行う場合には，以下の点に配慮が必要です。①D&I モデルの構成概念を洗練する，②D&I モデルの中心的構成概念をどのように測定するかを決める，③どのアウトカムを追跡測定するか，効果が表れるまでにどれほど時間がかかるかを明確にしておく，④様々な D&I 研究に応用できるような，実施の忠実度 fidelity や対象に対する適合度 adaptation の優劣の測定法を開発する，⑤基準妥当性 criterion validity（何らかのゴールドスタンダードとの比較）の評価ができるようにする，⑥様々な介入の場（例：学校，職場）における媒介要因の測定ができるようにする，⑦研究者が毎回新しい測定法を開発しなくて済むように，汎用性が高く実用的な測定法を開発する。

4. まとめ

本章では，イノベーション拡散モデル Diffusion of Innovations model を基礎に行われることの多い D&I の研究と実践の豊富な事例の中から，その一部を紹介しました。おそらく，こうした研究から得られる最も重要な教訓は，介入（イノベーション）を普及させる上では，介入の特性，対象となる個人や組織，介入が実施される環境や文脈をいかに相互にうまく適合させられるかが重要だということです。

D&I 研究の概念の定義には，この 10 年間でかなりの進歩が見られ（Brownson ら，2012），今後新たなアプローチが開発され，また新たな健康問題が生じるにつれて，進化を続けるものと思われます。最近では，喫煙，HIV/AIDS，肥満，精神保健などの様々な健康問題や健康行動に対処する上での，多角的かつマルチレベルのプログラムの必要性に対する認識が高まりつつあります。これまでの数十年にわたる公衆衛生や健康行動分野における介入研究の成果を現実

社会における健康向上に結び付けるためには，効果的なプログラムや政策の普及を促進する要因，阻害する要因についてのよりよい理解とそれに基づく行動が必要とされています。

参考文献

Bartholomew, L. K., Parcel, G. S., Kok, G., & Gottlieb, N. H. (2001). *Intervention Mapping: Designing theory- and evidence-based health promotion programs*. Mountain View, CA: Mayfield.

Bertrand, J. T. (2004). Diffusion of innovations and HIV/AIDS. *Journal of Health Communication*, 9(Suppl. 1), 113–121.

Brownson, R. C., Allen, P., Duggan, K., Stamatakis, K. A., & Erwin, P. C. (2012). Fostering more-effective public health by identifying administrative evidence-based practices: A review of the literature. *American Journal of Preventive Medicine*, 43(3), 309–319.

Brownson, R. C., Baker, E. A., Leet, T. L., Gillespie, K. N., & True, W. R. (2011). *Evidence-based public health* (2nd ed.). New York: Oxford University Press.

Brownson, R. C., Ballew, P., Brown, K. L., Elliott, M. B., Haire-Joshu, D., Heath, G. W., & Kreuter, M. W. (2007). The effect of disseminating evidence-based interventions that promote physical activity to health departments. *American Journal of Public Health*, 97(10), 1900–1907.

Brownson, R. C., Colditz, G. A., & Proctor, E. K. (Eds.). (2012). *Dissemination and implementation research in health: Translating science to practice*. New York: Oxford University Press.

Brownson, R. C., Jacobs, J. A., Tabak, R. G., Hoehner, C. M., & Stamatakis, K. A. (2013). Designing for dissemination among public health researchers: Findings from a national survey in the United States. *American Journal of Public Health*, 103(9), 1696–1699.

Brug, J., Tak, N. I., & Te Velde, S. J. (2011). Evaluation of nationwide health promotion campaigns in The Netherlands: An exploration of practices, wishes and opportunities. *Health Promotion International*, 26(2), 244–254.

Bryce, J., Black, R. E., Walker, N., Bhutta, Z. A., Lawn, J. E., & Steketee, R. W. (2005). Can the world afford to save the lives of 6 million children each year? *Lancet*, 365(9478), 2193–2200.

Campbell, M. K., Resnicow, K., Carr, C., Wang, T., & Williams, A. (2007). Process evaluation of an effective church-based diet intervention: Body & soul. *Health Education & Behavior*, 34(6), 864–880.

Canadian Institutes of Health Research. (2013). More about knowledge translation at CIHR. Retrieved from http://www.cihr-irsc.gc.ca/e/39033.html

Casado, B. L., Quijano, L. M., Stanley, M. A., Cully, J. A., Steinberg, E. H., & Wilson, N. L. (2008). Healthy IDEAS: Implementation of a depression program through community-based case management. *Gerontologist*, 48(6), 828.

Chambers, D. (2012). Foreword. In R. C. Brownson, G. A. Colditz, & E. K. Proctor (Eds.), *Dissemination and implementation research in health: Translating science to practice* (pp. vii–x). New York: Oxford University Press.

Ciliska, D., Robinson, P., Armour, T., Ellis, P., Brouwers, M., Gauld, M., ... Raina, P. (2005). Diffusion and dissemination of evidence-based dietary strategies for the prevention of cancer. *Nutrition Journal*, 4, 13.

Cochrane, A. (1972). *Effectiveness and efficiency: Random reflections on health services*. London: Nuffield Provincial Hospital Trust.

Colditz, G. A., Emmons, K. M., Viswanath, K., & Kerner, J. F. (2008). Translating science to practice: Community and academic perspectives. *Journal of Public Health Management and Practice*, 14(2), 144–149.

Committee on Public Health Strategies to Improve Health. (2010). *For the public's health: The role of measurement in action and accountability*. Washington, DC: National Academies Press.

Committee on Public Health Strategies to Improve Health. (2011). *For the public's health: Revitalizing law and policy to meet new challenges*. Washington, DC: National Academies Press.

Committee on Public Health Strategies to Improve Health. (2012). *For the public's health: Investing in a healthier future*. Washington, DC: National Academies Press.

Craig, R. L., Felix, H. C., Walker, J. F., & Phillips, M. M. (2010). Public health professionals as policy entrepreneurs: Arkansas's childhood obesity policy experience. *American Journal of Public Health*, *100*(11), 2047–2052.

Cummings, G. G., Estabrooks, C. A., Midodzi, W. K., Wallin, L., & Hayduk, L. (2007). Influence of organizational characteristics and context on research utilization. *Nursing Research*, *56*(4), S24.

Damschroder, L. (2010). *Consolidated framework for implementation research (CFIR)*. Retrieved from www.cfirguide.org

Damschroder, L. J., Aron, D. C., Keith, R. E., Kirsh, S. R., Alexander, J. A., & Lowery, J. C. (2009). Fostering implementation of health services research findings into practice: A consolidated framework for advancing implementation science. *Implementation Science*, *4*, 50.

Damschroder, L. J., Goodrich, D. E., Robinson, C. H., Fletcher, C. E., & Lowery, J. C. (2011). A systematic exploration of differences in contextual factors related to implementing the MOVE! weight management program in VA: A mixed methods study. *BMC Health Services Research*, *11*, 248.

Damschroder, L. J., & Lowery, J. C. (2013). Evaluation of a large-scale weight management program using the consolidated framework for implementation research (CFIR). *Implementation Science*, *8*, 51.

Davis, R. M., Wakefield, M., Amos, A., & Gupta, P. C. (2007). The hitchhiker's guide to tobacco control: A global assessment of harms, remedies, and controversies. *Annual Review of Public Health*, *28*, 171–194.

De Meij, J.S.B., Chinapaw, M.J.M., Kremers, S.P.J., Van der Wal, M. F., Jurg, M. E., & Van Mechelen, W. (2010). Promoting physical activity in children: The stepwise development of the primary school-based JUMP-in intervention applying the RE-AIM evaluation framework. *British Journal of Sports Medicine*, *44*(12), 879–887.

Dearing, J. W. (2008). Evolution of diffusion and dissemination theory. *Journal of Public Health Management and Practice*, *14*(2), 99–108.

Dearing, J. W. (2009). Applying diffusion of innovation theory to intervention development. *Research on Social Work Practice*, *19*(5), 503–518.

Dearing, J. W., & Kee, K. F. (2012). Historical roots of dissemination and implementation science. In R. C. Brownson, G. A. Colditz, & E. K. Proctor (Eds.), *Dissemination and implementation research in health: Translating science to practice* (pp. 55–71). New York: Oxford University Press.

Deschesnes, M., Trudeau, F., & Kebe, M. (2010). Factors influencing the adoption of a health promoting school approach in the province of Quebec, Canada. *Health Education Research*, *25*(3), 438–450.

Dong, L., Neufeld, D. J., & Higgins, C. (2008). Testing Klein and Sorra's innovation implementation model: An empirical examination. *Journal of Engineering and Technology Management*, *25*(4), 237–255.

Dreisinger, M., Leet, T. L., Baker, E. A., Gillespie, K. N., Haas, B., & Brownson, R. C. (2008). Improving the public health workforce: Evaluation of a training course to enhance evidence-based decision making. *Journal of Public Health Management and Practice*, *14*(2), 138–143.

Ellis, I., Howard, P., Larson, A., & Robertson, J. (2005). From workshop to work practice: An exploration of context and facilitation in the development of evidence-based practice. *Worldviews on Evidence-Based Nursing*, *2*(2), 84–93.

Elwyn, G., Taubert, M., & Kowalczuk, J. (2007). Sticky knowledge: A possible model for investigating implementation in healthcare contexts. *Implementation Science*, *2*, 44.

Escoffery, C., Glanz, K., & Elliott, T. (2008). Process evaluation of the Pool Cool Diffusion Trial for skin cancer prevention across 2 years. *Health Education Research*, *23*(4), 732–743.

Fixsen, D. L., & Mental, L.P.F. (2005). *Implementation research: A synthesis of the literature*. Tampa: University of South Florida, National Implementation Research Network.

Glanz, K., & Bishop, D. B. (2010). The role of behavioral science theory in development and implementation of public health interventions. *Annual Review of Public Health*, *31*, 399–418.

Glanz, K., Escoffery, C., Elliott, T., & Nehl, E. (2014, December 18). Randomized trial of two dissemination strategies for a skin cancer prevention program in aquatic settings. *American Journal of Public Health*, e1–e9. doi:10.2105/AJPH.2014.302224

Glanz, K., Geller, A. C., Shigaki, D., Maddock, J. E., & Isnec, M. R. (2002). A randomized trial of skin cancer prevention in aquatics settings: The Pool Cool program. *Health Psychology*, *21*(6), 579–587.

Glanz, K., Steffen, A., Elliott, T., & O'Riordan, D. (2005). Diffusion of an effective skin cancer prevention program: Design, theoretical foundations, and first-year implementation. *Health Psychology*, *24*(5), 477–487.

Glasgow, R. E., & Emmons, K. M. (2007). How can we increase translation of research into practice? Types of evidence needed. *Annual Review of Public Health*, *28*, 413–433.

Glasgow, R. E., Marcus, A. C., Bull, S. S., & Wilson, K. M. (2004). Disseminating effective cancer screening interventions. *Cancer*, *101*(Suppl. 5), 1239–1250.

Glasgow, R. E., Nelson, C. C., Strycker, L. A., & King, D. K. (2006). Using RE-AIM metrics to evaluate diabetes self-management support interventions. *American Journal of Preventive Medicine*, *30*(1), 67–73.

Glasgow, R. E., Vinson, C., Chambers, D., Khoury, M. J., Kaplan, R. M., & Hunter, C. (2012). National Institutes of Health approaches to dissemination and implementation science: Current and future directions. *American Journal of Public Health*, *102*(7), 1274–1281.

Glasgow, R. E., Vogt, T. M., & Boles, S. M. (1999). Evaluating the public health impact of health promotion interventions: The RE-AIM framework. *American Journal of Public Health*, *89*(9), 1322–1327.

Glisson, C., Dukes, D., & Green, P. (2006). The effects of the ARC organizational intervention on caseworker turnover, climate, and culture in children's service systems. *Child Abuse & Neglect*, *30*(8), 855–880.

Glisson, C., & Schoenwald, S. K. (2005). The ARC organizational and community intervention strategy for implementing evidence-based children's mental health treatments. *Mental Health Service Research*, *7*(4), 243–259.

Glisson, C., Schoenwald, S. K., Hemmelgarn, A., Green, P., Dukes, D., Armstrong, K. S., & Chapman, J. E. (2010). Randomized trial of MST and ARC in a two-level evidence-based treatment implementation strategy. *Journal of Consulting and Clinical Psychology*, *78*(4), 537–550.

Gordon, A. J., Kavanagh, G., Krumm, M., Ramgopal, R., Paidisetty, S., Aghevli, M., . . . Liberto, J. (2011). Facilitators and barriers in implementing buprenorphine in the Veterans Health Administration. *Psychology of Addictive Behaviors*, *25*(2), 215–224.

Graham, I. D., Logan, J., Harrison, M. B., Straus, S. E., Tetroe, J., Caswell, W., & Robinson, N. (2006). Lost in knowledge translation: Time for a map? *Journal of Continuing Education in the Health Professions*, *26*(1), 13–24.

Green, L. W. (2008). Making research relevant: If it is an evidence-based practice, where's the practice-based evidence? *Family Practice*, *25*(Suppl. 1), i20–i24.

Green, L. W., & Kreuter, M. W. (2005). *Health promotion planning: An educational and ecological approach* (4th ed.). New York: McGraw-Hill.

Green, L. W., Ottoson, J. M., Garcia, C., & Hiatt, R. A. (2009). Diffusion theory, and knowledge dissemination, utilization, and integration in public health. *Annual Review of Public Health*, *30*, 151–74.

Greenhalgh, T., Robert, G., Macfarlane, F., Bate, P., & Kyriakidou, O. (2004). Diffusion of innovations in service organizations: Systematic review and recommendations. *Milbank Quarterly*, *82*(4), 581–629.

Greenhalgh, T., Robert, G., Macfarlane, F., Bate, P., Kyriakidou, O., & Peacock, R. (2005). Storylines of research in diffusion of innovation: A meta-narrative approach to systematic review. *Social Science & Medicine*, *61*(2), 417–430.

Haider, M., & Kreps, G. L. (2004). Forty years of diffusion of innovations: Utility and value in public health. *Journal of Health Communication*, *9*(Suppl. 1), 3–11.

Hall, D., Dubruiel, N., Elliott, T., & Glanz, K. (2009). Linking agents' activities and communication patterns in a study of the dissemination of an effective skin cancer prevention program. *Journal of Public Health Management and Practice*, *15*(5), 409–415.

Hall, D. M., Escoffery, C., Nehl, E., & Glanz, K. (2010). Spontaneous diffusion of an effective skin cancer prevention program through web-based access to program materials. *Preventing Chronic Disease, 7*(6), A125.

Hawe, P., Shiell, A., & Riley, T. (2004). Complex interventions: How "out of control" can a randomised controlled trial be? *BMJ, 328*(7455), 1561–1563.

Helfrich, C. D., Damschroder, L. J., Hagedorn, H. J., Daggett, G. S., Sahay, A., Ritchie, M., . . . Stetler, C. B. (2010). A critical synthesis of literature on the Promoting Action on Research Implementation in Health Services (PARIHS) framework. *Implementation Science, 5*(1), 82.

Helfrich, C. D., Li, Y. F., Sharp, N. D., & Sales, A. E. (2009). Organizational Readiness to Change Assessment (ORCA): Development of an instrument based on the Promoting Action on Research in Health Services (PARIHS) framework. *Implementation Science, 4*, 38.

Holahan, P. J., Aronson, Z. H., Jurkat, M. P., & Schoorman, F. D. (2004). Implementing computer technology: A multiorganizational test of Klein and Sorra's model. *Journal of Engineering and Technology Management, 21*(1–2), 31–50.

Howat, P., Jones, S., Hall, M., Cross, D., & Stevenson, M. (1997). The PRECEDE-PROCEED model: Application to planning a child pedestrian injury prevention program. *Injury Prevention, 3*(4), 282–287.

Institute of Medicine. (2001). *Crossing the quality chasm: A new health system for the 21st century*. Washington, DC: National Academies Press.

Jacobs, J. A., Dodson, E. A., Baker, E. A., Deshpande, A. D., & Brownson, R. C. (2010). Barriers to evidence-based decision making in public health: A national survey of chronic disease practitioners. *Public Health Reports, 125*(5), 736–742.

Johnson, J. L., Green, L. W., Frankish, C. J., MacLean, D. R., & Stachenko, S. (1996). A dissemination research agenda to strengthen health promotion and disease prevention. *Canadian Journal of Public Health, 87*(Suppl. 2), S5–S10.

Kerner, J., Rimer, B., & Emmons, K. (2005). Introduction to the special section on dissemination: Dissemination research and research dissemination: How can we close the gap? *Health Psychology, 24*(5), 443–446.

Kingdon, J. W. (2003). *Agendas, alternatives, and public policies* (2nd ed.). New York: Addison-Wesley.

Kitson, A., Harvey, G., & McCormack, B. (1998). Enabling the implementation of evidence based practice: A conceptual framework. *Quality in Health Care, 7*(3), 149.

Kitson, A. L., Rycroft-Malone, J., Harvey, G., McCormack, B., Seers, K., & Titchen, A. (2008). Evaluating the successful implementation of evidence into practice using the PARiHS framework: Theoretical and practical challenges. *Implementation Science, 3*, 1.

Klein, K. J., & Sorra, J. S. (1996). The challenge of innovation implementation. *Academy of Management Review, 21*, 1055–1080.

Kohatsu, N. D., Robinson, J. G., & Torner, J. C. (2004). Evidence-based public health: An evolving concept. *American Journal of Preventive Medicine, 27*(5), 417–421.

Kreuter, M. W., & Bernhardt, J. M. (2009). Reframing the dissemination challenge: A marketing and distribution perspective. *American Journal of Public Health, 99*(12), 2123–2127.

Lash, S. J., Timko, C., Curran, G. M., McKay, J. R., & Burden, J. L. (2011). Implementation of evidence-based substance use disorder continuing care interventions. *Psychology of Addictive Behaviors, 25*(2), 238–251.

Lehoux, P., Denis, J. L., Tailliez, S., & Hivon, M. (2005). Dissemination of health technology assessments: Identifying the visions guiding an evolving policy innovation in Canada. *Journal of Health Politics, Policy and Law, 30*(4), 603–641.

Levy, D. T., Ellis, J. A., Mays, D., & Huang, A. T. (2013). Smoking-related deaths averted due to three years of policy progress. *Bulletin of the World Health Organization, 91*(7), 509–518.

Lomas, J. (1993). Diffusion, dissemination, and implementation: Who should do what? *Annals of the New York Academy of Sciences, 703*, 226–235.

Macaulay, A. C., Paradis, G., Potvin, L., Cross, E. J., Saad-Haddad, C., McComber, A., . . . Rivard, M. (1997). The Kahnawake Schools Diabetes Prevention Project: Intervention, evaluation, and baseline results of a diabetes primary prevention program with a native community in Canada. *Preventive Medicine, 26*(6), 779–790.

MacLean, D. R. (1996). Positioning dissemination in public health policy. *Canadian Journal of Public Health, 87*(Suppl. 2), S40–S43.

McGlynn, E. A., Asch, S. M., Adams, J., Keesey, J., Hicks, J., DeCristofaro, A., & Kerr, E.A. (2003). The quality of health care delivered to adults in the United States. *New England Journal of Medicine, 348*(26), 2635–2645.

McKay, J. R. (2005). Is there a case for extended interventions for alcohol and drug use disorders? *Addiction, 100*(11), 1594–1610.

McKinlay, J. B. (1998). Paradigmatic obstacles to improving the health of populations—implications for health policy. *Salud Pública de México, 40*(4), 369–379.

Minkler, M., & Salvatore, A. (2012). Participatory approaches for study design and analysis in dissemination and implementation research. In R. C. Brownson, G. A. Colditz, & E. K. Proctor (Eds.), *Dissemination and implementation research in health: Translating science to practice* (pp. 192–212). New York: Oxford University Press.

National Cancer Institute. (2002). *Designing for dissemination: Conference summary report*. Washington, DC: Author.

National Institutes of Health. (2013). *Dissemination and implementation research in health* (R01). Retrieved from http://grants.nih.gov/grants/guide/PA-files/PAR-13-055.html

Oldenburg, B., & Glanz, K. (2008). Diffusion of innovations. In K. Glanz, B. Rimer, & K. Viswanath (Eds.), *Health behavior and health education: Theory, research, and practice* (4th ed., pp. 313–334). San Francisco: Jossey-Bass.

Osei-Bryson, K. M., Dong, L., & Ngwenyama, O. (2008). Exploring managerial factors affecting ERP implementation: An investigation of the Klein-Sorra model using regression splines. *Information Systems Journal, 18*(5), 499–527.

Owen, N., Glanz, K., Sallis, J. F., & Kelder, S. H. (2006). Evidence-based approaches to dissemination and diffusion of physical activity interventions. *American Journal of Preventive Medicine, 31*(Suppl. 4), S35–S44.

Owen, N., Goode, A., Fjeldsoe, B., Sugiyama, T., & Eakin, E. (2012). Designing for the dissemination of environmental and policy initiatives and programs for high-risk groups. In R. C. Brownson, G. A. Colditz, & E. K. Proctor (Eds.), *Dissemination and implementation research in health: Translating science to practice* (pp. 114–127). New York: Oxford University Press.

Public Health Accreditation Board. (2011). *Public health accreditation board standards: An overview*. Alexandria, VA: Author.

Published applications of the PRECEDE model. (2015). [Bibliography.] Retrieved from http://lgreen.net/precede%20apps/preapps-NEW.htm

Rabin, B. A., & Brownson, R. C. (2012). Developing the terminology for dissemination and implementation research. In R. C. Brownson, G. A. Colditz, & E. K. Proctor (Eds.), *Dissemination and implementation research in health: Translating science to practice* (pp. 23–51). New York: Oxford University Press.

Rabin, B. A., Brownson, R. C., Haire-Joshu, D., Kreuter, M. W., & Weaver, N. L. (2008). A glossary for dissemination and implementation research in health. *Journal of Public Health Management and Practice, 14*(2), 117–123.

Rabin, B. A., Brownson, R. C., Kerner, J. F., & Glasgow, R. E. (2006). Methodologic challenges in disseminating evidence-based interventions to promote physical activity. *American Journal of Preventive Medicine, 31*(Suppl. 4), S24–S34.

Rabin, B. A., Nehl, E., Elliott, T., Deshpande, A. D., Brownson, R. C., & Glanz, K. (2010). Individual and setting level predictors of the implementation of a skin cancer prevention program: A multilevel analysis. *Implementation Science, 5*, 40.

RE-AIM publications. (2015). [Bibliography.] Retrieved from http://www.re-aim.hnfe.vt.edu/publications/index.html

Rogers, E. M. (1962). *Diffusion of innovations*. New York: Free Press.

Rogers, E. M. (2003). *Diffusion of innovations* (5th ed.). New York: Free Press.

Ryan, B., & Gross, N. (1943). The diffusion of hybrid seed corn in two Iowa communities. *Rural Sociology, 8*(1), 15–24.

Rycroft-Malone, J. (2004). The PARIHS framework—a framework for guiding the implementation of evidence-based practice. *Journal of Nursing Care Quality, 19*(4), 297–304.

Shaffer, E. R. (2013). The Affordable Care Act: The value of systemic disruption. *American Journal of Public Health, 103*(6), 969–972.

Sharp, N. D., Pineros, S. L., Hsu, C., Starks, H., & Sales, A. E. (2004). A qualitative study to identify barriers and facilitators to implementation of pilot interventions in the Veterans Health Administration (VHA) Northwest Network. *Worldviews on Evidence-Based Nursing, 1*(2), 129–139.

Shively, M., Riegel, B., Waterhouse, D., Burns, D., Templin, K., & Thomason, T. (1997). Testing a community level research utilization intervention. *Applied Nursing Research, 10*(3), 121–127.

Sussman, S., Valente, T. W., Rohrbach, L. A., Skara, S., & Pentz, M. A. (2006). Translation in the health professions: Converting science into action. *Evaluation and the Health Professions, 29*(1), 7–32.

Szulanski, G. (1996). Exploring internal stickiness: Impediments to the transfer of best practice within the firm. *Strategic Management Journal, 17*, 27–43.

Szulanski, G. (2000). The process of knowledge transfer: A diachronic analysis of stickiness. *Organizational behavior and human decision processes, 82*(1), 9–27.

Tabak, R. G., Khoong, E. C., Chambers, D. A., & Brownson, R. C. (2012). Bridging research and practice: Models for dissemination and implementation research. *American Journal of Preventive Medicine, 43*(3), 337–350.

Tarde, G. (1903). *The laws of imitation*. New York: Henry Holt.

Thacker, S. B. (2007). Public health surveillance and the prevention of injuries in sports: What gets measured gets done. *Journal of Athletic Training, 42*(2), 171–172.

Van Acker, R., De Bourdeaudhuij, I., De Cocker, K., Klesges, L., & Cardon, G. (2011). The impact of disseminating the whole-community project "10,000 Steps": A RE-AIM analysis. *BMC Public Health, 11*(1), 3.

Wiecha, J. L., El Ayadi, A. M., Fuemmeler, B. F., Carter, J. E., Handler, S., Johnson, S., . . . Gortmaker, S. L. (2004). Diffusion of an integrated health education program in an urban school system: Planet Health. *Journal of Pediatric Psychology, 29*(6), 467–474.

Williams, E. C., Johnson, M. L., Lapham, G. T., Caldeiro, R. M., Chew, L., Fletcher, G. S., . . . Bradley, K. A. (2011). Strategies to implement alcohol screening and brief intervention in primary care settings: A structured literature review. *Psychology of Addictive Behaviors, 25*(2), 206–214.

Wolff, K. (1950). *The sociology of Georg Simmel*. Glencoe, IL: Free Press.

Zaza, S., Briss, P. A., & Harris, K. W. (Eds.). (2005). *The guide to community preventive services: What works to promote health?* New York: Oxford University Press.

第17章
変貌するメディア環境における
コミュニケーションと健康行動

K. Viswanath
John R. Finnegan Jr.
Sarah Gollust

[キーポイント]
- コミュニケーション革命の主な特徴と，ヘルスコミュニケーションと健康行動におけるその意義を論じる。
- ヘルスコミュニケーションにおける主な理論や仮説を概説する。
- 情報通信技術(ICT)の発達が，どのようにオーディエンス，メディア組織，メディアの健康影響についての概念を変化させつつあるかを論じる。
- 行動変容に，コミュニケーション理論と健康行動理論を応用した2つの事例を紹介する。

　今世紀におけるコミュニケーション革命と生物医学的革命(Neuman, 1999；Viswanath, 2005)，そしてビッグデータの分析を可能とする解析技術の高まりが相俟って，人々の健康に関する様相は大きく変貌しつつあります。情報通信技術(ICT)の発達は，個人レベルでも明らかであり，人々の仕事，遊び，学習，コミュニケーションのあり方に大きな影響を与えています。私たちは，情報が比較的限られていたアナログ時代から，情報が過剰に溢れるデジタル時代へと短期間に移行してきました。急激な技術革新によって，コミュニケーションに要するコストは大幅に低下し，今や，携帯電話，タブレット，卓上コンピュータを持つ人ならそれこそ誰でも，グローバルなネットワークの一員として，情報の受け取りや発信を行うことができるようになっています。

　同じく技術革新に支えられて生物医学的革命も進み，ゲノム，ゲノミクス，プロテオミクス，ヘルスインフォマティクス health informatics など，次々と新しい技術や研究領域が生まれ，世の中には膨大な健康情報が溢れ返るようになっています。ヘルスインフォマティクスとは，サーベイランス，予防，意思決定などに必要な情報の収集・処理・普及に，情報通信技術がどのように使われているかを研究する公衆衛生の学問分野で，人々の処理能力をはるかに超える勢いでデジタル情報が膨張しつつある現代に必要な学問分野として誕生したものです。

　コミュニケーション革命は，人々の健康情報の入手，それに伴う行動，保健医療の専門家との関わり方を変化させることによって，ヘルスコミュニケーション，健康教育，ヘルスプロモーションにいくつかの面で大きな影響を与えてきました。その1つが，様々な人々が情報を自由に発信しアクセスし合う多くのプラットフォームの出現で，これによりマスコミュニケー

ションやマスメディアの定義自体が根本的に問い直される事態が生じ(Viswanathら，2012)，今や，新しい医学情報は，全国テレビの夜のニュース番組を待つまでもなく，何百というケーブルテレビや無数のインターネットサイト，ウィキペディア，ブログ，あるいはFacebookやTwitterのようなソーシャルメディアから得られるようになっています。

　もう1つの重要な変化は，健康情報の生成や伝達の，従来のトップダウン的なパターンから，いわば"水平的な"パターンへのシフトです(Viswanathら，2012)。以前は，ビッグメディアが主な情報源であり，人々は大半の情報をそうした"中央の"メディアから得，それが人々の世界観にさえ影響を与えていました。しかし，情報の生産が"水平化(非中央集権化)"され，一個人でさえ世界規模で健康情報を(正確であるかどうかを問わず)発信できるようになると，従来の「専門性」の概念，専門領域，そして地理的境界すら曖昧になりつつあります。その結果，健康や医学の進歩，それが健康教育や健康行動に与える意味などに関する情報が，専門家による妥当な評価を経ることもなく，必要な装置さえあれば，誰でも発信できるようになってしまいました。アナログ時代のコミュニケーションシステムは専門家優位で，組織的に運営されるマスメディアからオーディエンス(視聴者)に情報が流されるという形であり，オーディエンスと情報の発信者との間にはほとんど相互作用がありませんでした。しかし，デジタル時代のコミュニケーションシステムでは，オーディエンス自身が情報を発信することができ，非常に双方向的で，情報はオーディエンスの視点や期待に沿った形で発信されます。しかし，その一方で，アナログ時代とは異なり，人々は自分の選好に沿って情報を選ぶことができるため，情報を共有しコンセンサスを築くという方向よりも，それぞれ自分の好き勝手な態度や意見，そして行動をとるという方向が強まる可能性があります(Baum，2011)。

　これらの変化(情報プラットフォームの増加，ゲートキーパーの減少，個人レベルからの情報発信)によって，膨大な量の健康情報が生産・発信されるようになっています。この情報の人海の中で，何が真実で何が真実でないかを見極めること，特に，情報の中に紛れ込んだ嘘や誤りを見極めることは，保健医療・社会・政治システムのみならず，個々人にとっても大きな問題となってきています。こうした状況の中で，情報を見極める上での個人の責任は増大しており，人々は，この情報の氾濫に自ら対処し，適切な情報を選び取り，それに基づいて行動しなければなりませんが，健康情報自体に混乱があったり(Nagler，2014)，情報が専門的過ぎる場合などには，それは非常に難しいため，それを支援するサポート体制の重要性が増しつつあります。さらには，健康科学における「真実」も必ずしも固定したものではなく，ほぼ毎日と言えるほど次々と新しい知見が研究から生み出されるに伴って変わっていくことも問題を難しくしています。

　これらに加えて，情報通信技術(ICT)の発達は，私たちの社会に蔓延している既存の「格差」をさらに押し広げる可能性があることにも注意が必要です。いわゆる「健康の社会的決定要因social determinants of health」は，一般に，コミュニケーション格差，つまり健康情報や保健医療サービスへのアクセスやそこから得られる利益の享受の格差の原因となることが知られていますが，新たなICTの出現はそれをさらに押し広げつつあります(Niederdeppeら，2013；Viswanath，2011；Viswanathら，2011)。例えば，携帯電話などの新しい技術は，それが社会に拡がる一方で，特に低社会経済階層の人々では，料金を払えないなどの理由でそれを十分に使用できなくなる可能性があります。

　しかし，それにもかかわらず，情報通信技術革命には，従来のこうした格差や障害を乗り越

え，またそれぞれのオーディエンスに適した情報提供を可能とすることによって，ヘルスプロモーションやヘルスコミュニケーションに重要な機会をもたらす可能性も秘めていますが，同時に，こうしたICTの発達は，メディア組織の理解，オーディエンスの定義と特性，メディア効果を含めて，コミュニケーションの理論やモデルの理解や応用の面で，ヘルスコミュニケーション研究に，難しい課題を突き付けてもいます。こうしたコミュニケーション環境の変化が，本章のこの後の記述の背景となっています。

1. マスコミュニケーション理論の概説

　マスコミュニケーションの影響はあらゆる面にわたっており，人間の行動を理解する上で欠かすことのできないものですが，その理解には理論が不可欠です。なぜなら，理論は重要な構成概念間の関係を示すフレームワークとなるからです。構成概念の中には，介入によって変化可能なものがあり，介入による効果を予測することができます。しかし，コミュニケーション技術は複雑でかつ変化しやすく，またコミュニケーションは様々なレベルで，同時にかつ相乗的に作用して行動に影響を与えるため，1つの理論だけでコミュニケーションによるすべてのアウトカムを説明したり予測することは不可能です(Bryanら，2004)。ミクロレベルからマクロレベルに至る，コミュニケーションのプロセスとアウトカム，そしてそれに関わる要因を捉える上で最も適切なものは，生態学的モデル(第3章参照)であると思われますが(**表17.1**)，本章では，個々の理論には細かく立ち入ることはせず，様々な分野で生まれたメディア効果に関する様々な仮説やモデルを包括的に扱います。ヘルスコミュニケーションの学際的な性格から，この数十年間に，様々な分野で仮説やモデルが開発され，以下に述べるように実証的な研究が行われてきました。

表17.1　主なコミュニケーション理論と分析のレベル

分析のレベル	ミクロレベル (例：個人に対するメディア効果)	マクロレベル(例：コミュニティや社会システムへの直接的効果および間接的効果)
理論あるいは概念	1. 期待-価値モデル expectancy-value model／統合的行動モデル(IBM) 2. 社会的認知理論 3. 情報処理理論 4. メッセージ効果理論と説得理論 persuasion theory	A. 知識格差仮説 B. アジェンダ設定 C. フレーミング D. カルティベーション研究(文化の影響に関する研究) E. リスクコミュニケーション
主な研究あるいはレビュー	1. Fishbeinら，2006 2. Bryantら，1994 3. Cappellaら，2006 4. Palmgreenら，2002；Zillman，2006	A. Tichenorら，1970；Viswanathら，1996 B. Kosicki，1993 C. Bryantら，2004；Scheufeleら，2007 D. Gerbnerら1994 E. Rimerら，2006
理論が作られた学問分野	1〜4：心理学 1〜4：社会心理学	A. 社会学—機能主義と紛争理論 B. 社会学，心理学，政治科学 C. 社会学／知識の社会的構築 D. 大衆社会 mass society の社会学 E. 社会学，心理学

個人レベルのモデル

メディア研究では，個人レベルにおいては，人の動機，認識，意見，態度，行動に対するメディア効果に重きが置かれ，それらの理解のために，表17.1に示したような健康行動理論がよく用いられていますが，それ以外にも，精緻化見込み理論 Elaboration Likelihood Model やメッセージ効果理論 message effect theories（例：フレーミング framing）などの情報処理理論が用いられることもあります（Bryant ら，2002）。

■コミュニケーションの行動に及ぼす効果に関する理論

健康行動や健康教育でよく用いられる理論の中には，個人レベルでのメディア効果の理解に役立つものがあります。例えば，健康信念モデル Health Belief Model（第5章），合理的行動理論 Theory of Reasoned Action と計画的行動理論 Theory of Planned Behavior（第6章）を含む「期待－価値モデル expectancy-value model」は，態度や信念 belief の変化を通した行動変容のメカニズムを説明するものです。これらすべての理論では，人々の行動は，信念，自己効力感，主観的規範などの相互作用によって生じると考えます。メディアコミュニケーションは，これらの構成概念を変化させる（強化させる）ことを目的として行われます。

Fishbein らは，これらの異なる理論を統合した，統合的行動モデル Integrated Behavioral Model（IBM）（第6章参照）を提唱し（Fishbein ら，2006），マリファナの使用や性行動に対するメディアの影響の説明に応用しています。このモデルの重要なポイントは，メディアの影響は，対象となる行動，集団の特性，決定要因の相対的重要性によって異なるということ，また，「行動意図 behavioral intention」に最も影響を与える可能性のある構成概念の違いによって，メディアメッセージを調整する必要があるということです。

■情報処理理論

情報処理理論 information processing theories は，簡単に言えば，メディアメッセージは，態度の変化や強化を引き起こすという理論で，いくつかの理論が提案されています。その中で最もよく使われているのが，精緻化見込み理論 Elaboration Likelihood Model（ELM）やヒューリスティック-システマティック処理モデル Heuristic-Systematic Processing Model（HSPM）（Bryant ら，1994）などの，「2重処理モデル dual process model」と呼ばれる理論です。いずれのモデルも，禁煙メッセージなどの説得的メッセージ persuasive message の処理には，2つのタイプがあると考えます。つまり，1つは，"システマティックな処理"で，受け取ったメッセージは慎重に思慮深く検討され，持続性の高い変化が生じる傾向があります。もう1つは，"ヒューリスティック（発見的，場当たり的）な処理"で，行動への動機づけが弱い場合に生じ，例えば，メッセージを送った人が自分の好きな有名人かどうかといった些細な理由が変わる動機となりますが，持続性は低い傾向があります。これに関連したものとして，"オンライン処理 online processing"（情報が新たに加わるごとに考えを変えること）と"記憶に基づく処理 memory-based processor"（情報を蓄積した上で慎重に考えること）を区別する分類もあります（Brinol ら，2005）。こうした情報処理スタイルの個人間の違いが，メディア情報に対する人々の影響の受けやすさの違いの原因であると考えられています（Druckman ら，2012）。

■メッセージ効果理論

メッセージの効果に関する研究では，メッセージの要素(フォーマットや構成)がどのようにオーディエンスの特性と相互作用しつつ，オーディエンスの情報処理に影響するかが検討されます(Cappellaら，2006)。その中で，最もよく研究対象となる要素が，フレーミング，模範の提示，そしてナラティブ(語り)です。

「フレーミング framing」は，多くの分野で様々な定義がなされていますが，コミュニケーション分野の研究者は，以下のいずれかの定義を用いるのが普通です。第1は，Tverskyらが，疾患のリスク情報を，"失われた生命 lives lost"と"救われた生命 lives gained"の観点からフレーミングしたように，同じ情報を異なる見方で提示することとする定義です(Tverskyら，1981)。Tverskyらのこの業績は，ポジティブあるいはネガティブにフレーミングされた健康メッセージの効果を検討するという重要な研究アプローチの出発点となり，それは現在でも続いています。第2は，フレーミングを"問題の定義"とするもので，これは，社会におけるある特定の問題について議論する場合に，まず議論する側面(切り口)を設定するという形をとり，しばしばその原因，解決策，モラル的側面などが議論の対象となります(Chongら，2007；Entman，1993)。後者のフレーミングは，「問題のフレーミング issue framing」とも呼ばれることがあり，肥満を例にとれば，この問題は，個人の行動の問題(例：不健康な食事摂取や運動不足)とも，社会構造の問題とも，あるいは意図的に肥満を促進するような社会環境を生み出している食品・飲料産業の問題ともフレーミングすることができます(Barryら，2013)。メッセージはまた，意図的にあるいは非意図的に，感情(例：恐怖感，罪悪感，怒り)を惹起させることがあり，それが，メッセージの効果や処理に様々な影響を与えます(Dillardら，2006)。

メッセージにおける「模範の提示 exemplification」は，メッセージに特別な具体性を与える効果があります。例えば，子どもの予防接種に関するニュースに，自分の子どもにB型肝炎ウイルスの予防接種を受けさせることを決めた親の事例を登場させるといったことがそれに相当します。これについては，一部の研究からは，模範例が単純で，感動的で，具体的な場合により有効であることが示唆されていますが(Zillman，2006)，模範例の効果については研究結果は必ずしも一致しておらず，例えば，ある特定の人物を模範例として使う場合は，気持ちの高揚や共感的な反応が生じるとする報告がある一方で(Slovic，2007)，特定の個人を取り上げると，社会的問題が個人的問題にすり替えられてしまい，その個人に対する批判が高まったり，政策やプログラムへの支持が逆に後退してしまうといった影響が生じる可能性が指摘されています(Barryら，2013；Iyengar，1991)。

模範例の拡張である，「ナラティブ(語り) narrative」は，最も強力で可視性の高いメッセージ形態の1つです。ありきたりのキャンペーンでは効果に限りがあることから，公衆衛生対策関係者は，ナラティブ形式のコミュニケーション(物語の中に説得力のあるヘルスメッセージを含める形式)を多用する傾向にあります(Hinyardら，2007)。健康情報が物語形式(例：登場人物，問題の発生，解決といった話の流れ)で伝えられると，オーディエンスは，従来の解説型のメッセージ(例：統計データや研究結果の提示，勧告や説得)で情報を受け取る場合よりも，推奨されている行動に対する関心が高まり，態度や行動を変えやすいことが研究から明らかになっています(Greenら，2000；Kreuterら，2007；Niederdeppeら，2013)。ナラティブによる介入に説得力が高いことは，社会的認知理論(第9章参照)からも示唆されています。つまり，

模範となる行動(たとえ架空のものでも)を見ると，人はそれを真似てみようとします。それは，他の人々，特に自分に近いような人々がその行動をしているのを見ると，社会的にそれが認められている(推奨されている)と感じるからです(Ajzen ら，1980)。ナラティブ介入は，ワクチン接種やがん検診などのように，人々が抵抗を感じるような行動に対しては特に有効である可能性があります(Kreuter ら，2007)。「追体験理論(ナラティブ転移理論)theory of narrative transportation」(Green ら，2000)によれば，人は物語の筋やその登場人物の世界に転移(追体験)してしまうと，そこにある説得的意図を感じにくくなるため，メッセージへの抵抗性が低下し，また，転移(追体験)の程度が強いほど，それに抗おうとする気持ちが減少するとされています(Green ら，2000；Kreuter ら，2007)。ナラティブの効果を説明するメカニズムは深く検討されエビデンスも存在しますが，オーディエンスの考え方や態度，行動を効果的に変えるためにはどのようにナラティブをデザインすればよいかについてはほとんど分かっていません。

■オーディエンスの特性

ある種の個人の性格，価値観，情報処理のスタイルが，その人の態度や行動に対するコミュニケーション効果に影響を与えることが知られています。言い換えれば，そうしたオーディエンスの特性をよりよく理解できれば，メッセージをより効果的なものにデザインできるということでもあります。例えば，「刺激希求 sensation seeking」とは，新しいものを求める，スリルを楽しむ，物事を即決する(そのためにリスクのある行動に陥りやすい)といった性格のことを言い，それはメッセージへの関心，その処理，理解に影響を与えます(Palmgreen ら，2002)。感情に訴える力の強いメッセージほど，薬物使用やリスクの高い性行動を抑制する効果が高いことが報告されています(Stephenson ら，2006)。また，メッセージの内容とオーディエンスの持つ価値観との対応関係を調べた研究では，一般に，メッセージがオーディエンスの持つ社会的あるいは政治的価値観と一致するときに，特に有効であることが報告されています(Shen ら，2005)。「リアクタンス(感応抵抗)理論 Reactance Theory」(Brehm，1966)によれば，説得的内容を持つメッセージは，それがどのようなものであれ(特に個人の自由を侵害すると思われる場合)，それを拒絶しようとする，「リアクタンス(感応抵抗)」という感情を引き起こすとされています(Dillard ら，2005)。そうした反応が生じるとメッセージは逆効果となり，例えば，健康リスクに関するメッセージに接した思春期の若者において，却ってリスク行動への興味が高まってしまったという報告があります(Fishbein ら，2002)。「偏った処理理論 Theory of Biased Processing」(注：「意識的理屈付け motivated reasoning」とも呼ばれる)の観点からは，リアクタンスとは，人がもともと自分が持っていた態度や信念に合うように，メッセージの強さや信憑性を歪めて評価しようとする態度のことと説明されます(Taber ら，2006)。Nyhan ら(2014)は，この理論を用いて，ワクチンの副作用批判に対抗するためのメッセージがなぜワクチンに反対する人々に有効でないのかを説明しています。

以上をまとめると，コミュニケーション理論には様々なものがあり，どのように態度や行動が個人レベルで変容し得るかや，メッセージの形式のあり方とオーディエンスの特性との相互作用が，どのように行動変容につながるかを説明するものとなっています。これらの理論は，社会心理学や認知心理学，そして政治科学の分野を含む様々な分野で開発されたもので，それぞれの分野で重要な役割を果たしています。

■個人間コミュニケーションモデルとソーシャルネットワーク

　情報や影響（説得 persuasion）の個人間における拡散は，Katz ら（1955）の有名な「2 段階フロー（流れ）two-step flow」研究を皮切りに，非常に大きな注目を集めてきました。Katz らは，メディアの効果は，直接に影響を与えるよりも，そのメッセージが個人間のネットワークを介して"流れて"いくことで影響が拡がっていくと主張しました。その後，イノベーション拡散モデル Diffusion of Innovations（Rogers, 2003；第 16 章も参照）やソーシャルネットワーク（第 11 章）などに関する研究が発展し，多くの分野の中でも特に健康分野で，イノベーションや情報のフロー（流れ）に果たす個人間ネットワークの役割が検討されてきました。個人間あるいは小グループにおけるコミュニケーションの役割に関する研究から，2 つの異なる，しかし，しばしば重複することもあるヘルスコミュニケーション研究の潮流が生まれてきました。その 1 つが，患者-医療者 patient-provider 間のコミュニケーションに関する研究であり，もう 1 つが，健康へのメディア効果に対する個人間コミュニケーションの影響に関する研究です（第 13 章参照）。

　前者については，第 13 章ですでに十分論じたので，ここでは，後者を中心に論じることとします（Southwell ら，2009）。この後者の潮流は，情報流通に革命をもたらしたソーシャルメディアやインターネットの出現によって，その重要性が年々高まりつつあります（第 10 章）。ソーシャルサポートだけではなく，個人間コミュニケーションによっても，健康に関する様々な知識が増加することが，研究から明らかになっています（Viswanath ら，2006）。例えば，ピアを用いた介入研究では，ピアと対象層との間のコミュニケーションを促進することによって，乳房 X 線検査の受診率が上昇することが示されています（Southwell ら，2012）。個人間コミュニケーションがソーシャルネットワークの一部であることを考えれば，個人間コミュニケーションは健康情報の普及にとって重要な可能性を持つものと言えます（Ackerson ら，2009）。

組織レベルのモデル

　組織レベルでのコミュニケーションに関する学術的研究は，経営学研究の一部として始まったもので，組織が合理的に機能し目標を達成する上でのコミュニケーションの役割がその関心の中心でした。今日，この分野は，「ある特定の文脈における言語的，非言語的な記号 sign や象徴 symbol の使用を通して，人々が相互作用し合いながら，意味 meaning を生成し，維持し，かつ管理するプロセス」を分析する分野となっていますが（Conrad ら，2012），Mumby ら（1996）は，この分野を「集団レベルでの行動，主体 agency，メッセージ，象徴，言説に関心」を置く分野と表現しています。組織と言えば，大きな構成体をイメージしがちですが，この分野の研究者は，コミュニティベースの非営利団体やベンチャー企業など，規模は小さくても同じ目標を目指して活動する小さなグループもその視野に入れています。しかし，どういう文脈であれ，組織レベルでのコミュニケーションの役割の理解は重要です。なぜなら，組織は，コミュニティや国家や社会を構成するユニットであり，価値観，態度，信念，また，文化的規範や行動の形成に強い影響を与えるからです（Lammers ら，2006）。例えば，健康の分野では，医療者のコミュニケーション能力と患者の行動・満足度・処方へのアドヒアランスなどとの関係や，また，医療機関自体が患者-医療者関係のあり方にどのような影響を与えているかなどが，研究

対象とされることがあります。これらは組織内部でのコミュニケーションプロセスとその効果に関する分析ですが，公共政策の形成やパブリックアジェンダの設定に対する組織の影響力やその説得のプロセスなども研究の対象となります(Zhanら，2013)。

マクロレベルのモデル

　人種，社会経済的地位，コミュニティ資源へのアクセスといった社会的文脈やコミュニティの構造が，ヘルスコミュニケーションの授受，解釈，それに応じた行動にどのような影響を与えるかについては非常に多くの研究が行われてきました。以下にマクロレベルの理論と仮説についていくつかの例を解説します。

■アジェンダ設定とフレーミング

　一時期，コミュニケーション研究では，マスメディアの，世論，特に政治や政策決定に関する世論への影響に焦点が置かれていました。例えば初期の研究者であるLippman(1922)は，1つの話題を深く追求することなく，次々と色々な話題に飛びついて回るメディアの行動を「休みなきサーチライト restless searchlight」と形容しました。その後，Berelson(1948)は，世論はメディアの影響を受けるが，逆にメディア報道は世論の影響を受けると論じ，またLazarsfeldら(1948)は，メディアで報道されることによって問題の位置づけと重要度が高まると論じました。これらの洞察はいずれも，1970年代から本格化した，パブリックアジェンダの設定に果たすマスメディアの役割に関する研究の基礎となり，公衆衛生分野でも様々な研究が行われるようになりました(Bryantら，2004)(表17.2参照)。Kosicki(1993)は，アジェンダ設定に関する研究に3つのタイプ，すなわち，①パブリックアジェンダ設定に関する研究(メディアによる問題の取り上げ方が，人々が問題に与える優先順位に及ぼす影響に関する研究)，②政策アジェンダ設定に関する研究(メディアによる問題の取り上げ方が，政策決定に及ぼす影響に関する研究)，③メディアアジェンダ設定に関する研究(メディアによる問題の取り上げに影響する要因に関する研究)を区別しています。

　こうしたアジェンダ設定理論は，初期の相関研究の段階から，その後因果関係をより明確に推論できるより高度なデザインによる研究が進んだことで(Iyengarら，1987；McCombs，2004)，その後さらに洗練され(Shahら，2009；Takeshita，2006)，概念も明確化されていきました。そして現在研究者の間では，メディアは単に重要な情報を右から左に伝達するだけではなく，メディア自身が用いる記号sign，象徴symbol，用語などを通して，問題に対する1つの考え方を提示する役割があることが認識されています。この観点に立てば，社会問題は社会的に構築されたものということになります(Borah，2011)。社会では，様々なコミュニティグループ，組織，アドボケーターが競って問題を同定し，その意味(意義)を定義し，それをパブリックアジェンダに載せようとします(Entman，1993)。つまり，メディアのアジェンダ設定機能は完全に独立なものではなく，コミュニティグループ，組織，アドボケーターによって構築されるものであることを示唆しており，これは，メディアを用いて重要な健康問題に対する社会の関心を高めたいと願っている公衆衛生関係者にとって，それを応用する意義があることを示唆するものです。この方面での最近の研究では，アジェンダ設定理論，フレーミング framing，プライミング priming が統合して用いられる傾向にあります(Scheufeleら，2007)。フ

表 17.2 アジェンダ設定の概念と定義と応用

概念	定義	応用
メディアアジェンダ設定	「メディアにおける問題の定義，選択，重視」に影響を与える組織的要因やプロセス	メディアの専門家と共同して，メディアにおける仕事のニーズやニュースの収集・報道における日常的業務の実情を理解する。
パブリックアジェンダ設定	メディアによる問題の取り上げ方が，人々が問題に与える優先順位に及ぼす影響	メディアの専門家とアドボカシーやパートナーシップで連携し，重要な健康問題に関するパブリックアジェンダを構築する。
政策アジェンダ設定	メディアによる問題の取り上げと行政機関による政策決定との間の関係	コミュニティリーダーや政策決定に携わる人々と共同して，メディアアジェンダやパブリックヘルスアジェンダに重要な健康問題が取り上げられるようにする。
問題の同定と定義	社会組織によってなされる問題設定のプロセスやそれに影響を与える要因	コミュニティリーダー，アドボカシーグループ，組織が一緒になって，問題，解決法，必要な行動を定義(決定)する。
フレーミング	問題のある側面を特に強調することで，問題に異なる視点を与えること	公衆衛生のアドボカシーグループが，メディアや一般の人々向けに重要な健康問題をフレーミングする(例：タバコ擁護論者の"喫煙の自由"という言説に対して，受動喫煙を，"有害汚染物質への曝露を避ける自由の侵害"と表現する)。

レーミングとは，特にニュースなどで，問題をある視点から特徴づけることを言い，一方，プライミングとは，関連する情報を意識的に流しておくことで，その問題に対するオーディエンスの認識を高める操作のことを言います。

■コミュニケーション格差と健康格差

　健康問題は，放置すれば，長期的には，予防から診断，治療，生存に至るあらゆる側面にわたって，社会階層や人種・民族の間に深刻な格差を生み出してしまいます(Phelanら，2010)。そして，こうした格差は，社会経済的地位，政治的パワー，人種・民族，地理的条件，社会的つながり，人種差別，労働条件，社会政策・保健医療政策など，様々な社会的要因によって発生します(Berkmanら，2000，Williamsら，2012)。

　同じように，社会集団間での情報の生産・処理・普及の格差や，個人間における情報へのアクセスやその活用能力の格差と定義される「コミュニケーション格差 communication inequalities」(Viswanath，2006)も，最近注目を集めています。こうした格差は，社会の様々なレベルに存在し，究極的には，組織，ソーシャルネットワーク，そして個人に影響を与えます(第3章参照)。

　コミュニケーション格差は，特に組織間で顕著です。その典型的な例がタバコ産業で，実に年間約50億米ドルもの費用を，マーケティングや販促に費やし，また食品・飲料産業も子どもを対象とするマーケティングに年間約20億米ドルもの費用を投じています(Kovacic，2008)。

こうした巨費によるマーケティングや販促キャンペーンは，特にビデオゲーム(Chester, 2009)やFacebookやTwitter(Richardsonら，2011)などを高度に活用して行われており，公衆衛生的メッセージと矛盾する場合には，社会に混乱をもたらす原因ともなります。そして重要なことは，子ども(Powellら，2011)やマイノリティ(Grierら，2010)など，脆弱性の高い層をターゲットにする巧妙なこれらのマーケティングや販促キャンペーンは，健康格差をさらに拡大させる危険があることです。

コミュニケーション格差については，①様々なメディアへのアクセスや活用(Viswanathら，2011)，②健康情報への関心(Viswanath, 2005；Viswanathら，2011)，③情報希求 information seeking(Galarceら，2011)，④情報忌避 information avoidance(McCloudら，2013)，⑤知識を含む健康アウトカム(Hwangら，2009；Tichenorら，1970；Viswanathら，1996)，⑥患者，医療者，家族の間での終末期コミュニケーション(Mackら，2010)など，様々な角度から膨大な研究が行われています。そしてほとんどどの場合でも，社会経済的地位の高い人々，白人，ホワイトカラー的職種にある人たちほど，インターネットやブロードバンドを含めた情報通信技術にアクセスしそれを活用する機会が多いことが報告されています。これは，よく「デジタルデバイド digital divide」と呼ばれる現象です(DiMaggioら，2004；Viswanathら，2012)。

最近の研究によれば，コミュニケーション格差は，健康格差の原因ともなっており，インドにおけるAIDSに関する態度や行動に関する研究(Ackersonら，2012)，エチオピアの農村部における研究(Bekaluら，2013)，14のサハラ以南アフリカ諸国での研究(Jungら，2013)などでそうした事実が報告されています。これらの格差の中でも，過去35年間に，最もよく研究されてきたものを，「知識格差仮説」というタイトルで以下に解説します。

■知識格差仮説

長い間，根強い社会問題も，公衆教育さえ充実すれば解決できると信じられてきました。しかし，今や，知識や情報は，集団間で不平等に分布するようになっています。この事実は，ミネソタ大学の研究者であるTichenorら(1970)によって，「知識格差仮説 knowledge gap hypothesis」と命名され，彼は，社会システムへの情報の流入(例：メディアキャンペーン)は，社会経済階層的地位の低い人々よりも高い人々を裨益するため，社会システムにおける情報の増加は，これらの社会階層間格差をさらに悪化させるだけだと主張しました。そして，健康を含むいくつかの問題に関する研究をその論拠として提示しました。しかし，これでは公衆衛生的キャンペーンは単に格差を助長するだけという困ったことになってしまいます。このため，この仮説は，社会変革の根幹に関わる問題として，研究者や政策決定者の間で大きな論議を呼び起こすことになったのです。

「知識格差仮説」は，メディア効果に対する考え方に，重要な進歩をもたらしました。つまり，メディアキャンペーンは，社会問題に対する万能薬であるという旧来の考え方を否定し，メディアの影響は，オーディエンスによって異なり，その違いが，社会階層やコミュニティの社会構造の違いによることを示唆しました。こうして，この仮説は，個人に対するメディアの影響に社会環境が果たす役割に注意を向けさせた最初の仮説となったのです(Viswanathら，1996)。

しかし，幸いなことに，その後の研究で，知識格差を縮小させるような，効果的な公衆衛生キャンペーンを可能とする様々な条件が発見され，知識格差は可逆的であることが明らかに

表17.3 知識格差の定義と公衆衛生キャンペーンにおける応用の可能性

概念	定義	応用
知識格差	異なる社会経済階層間での知識の違い	公衆衛生介入はそのあり方によっては，社会経済階層の知識格差を，意図せずして拡大してしまう可能性がある。
知識	それに基づく行動に意味があることが理解できるような，事実もしくは情報	疾患の原因や予防，健康増進のためのスキルに関する事実もしくは情報を普及する。
情報のフロー	社会システム内での，問題や話題に関する情報の流れ	コミュニティ内で，様々なメディアやその他のチャネルを通して健康情報や知識を伝達する。
社会経済階層	教育，収入，財産，職業の違いによって規定される，集団間の社会的立場の違い	社会経済階層によって，興味のある情報や情報の活用の仕方が異なる。社会経済レベルの低い層に特化したコミュニケーション戦略をデザインする。
多元的社会構造	コミュニティを構成するサブシステム（社会的機関，組織，利害グループ，社会システムの維持に影響のあるセンターなど）間の違いや相互依存関係のこと。コミュニティの大きさによって異なり，大きいほどサブシステムの分化度が大きい。	サブシステムの分化度が大きいコミュニティほど，サブシステムが発信する健康情報に対する人々の注目度が競合する。大きいコミュニティほど，より集中的なコミュニケーション活動が要求されることが多いが，それに必要な公衆衛生的資源はほとんど存在しない。特に関心の高いグループに到達できるように，メディアなどのコミュニケーション戦略を重点化する。
社会的論争	問題についての見解の相違のことで，社会に存在するグループやリーダーの間での権力や影響力に関する争いを反映することが多い。	高度に分化した社会では，特に論争に対するメディアの関心は高く，その報道は社会的関心を高め，社会経済階層間の情報格差を減少させる可能性がある。
モビライゼーション	問題への対処に必要なコミュニティの関心を引き出すための組織的行動	メディアによる公衆衛生問題の報道は，社会グループやリーダーの活動によって引き出されることが多い。報道は社会的関心を高め，社会経済階層間の情報格差を減少させる可能性がある。
モティベーション	情報や知識への関心やそれに対応した行動に影響する要因（例：個人的興味，関わり，自己効力感）	情報や知識の獲得やそれに対応した行動へのモティベーションを高めることを目的とした戦略を立てる。

なっていきました(表17.3)。その条件には，コンテンツのタイプ，チャネル(メディア媒体)の種類，社会的論争 social conflict，コミュニティモビライゼーション，コミュニティの構造，個々人のモティベーションなどがあります(Viswanathら，1996)。

レベル横断的モデル：リスクコミュニケーション

リスクコミュニケーションとは，危険の同定，その評価，それによるネガティブなアウトカムの低減や予防に関するもので，公衆衛生においても特に重要なテーマの1つです(McComas，2006)。リスクコミュニケーションに関する研究では，個人やグループが，リスクをどのように受け止め，判断し，それに基づく行動をとるか，そして，そのプロセスにメディアやその他の

社会的に有力な機関・組織がどのように影響を与えるかが研究の対象となります。

具体的には，例えば，リスク情報が処理される認知メカニズム，コミュニケーションに関するエキスパートモデルやメンタルモデルの開発，混乱や偽情報の問題(Weinstein，2000)，個人レベルでのカウンセリングの効果(Rimerら，2001)，集中的でターゲット化されたコミュニケーションの効果(Rimerら，1999)などについての研究が行われていますが，さらには，リスクに関する情報に人々が接しそれに関心を向ける認知的メカニズム，人々がリスク情報をどのように自分に関連付けて解釈するか，人々がリスク情報に基づいてどのように反応し自分の行動を変えるか(Glanzら，1996；Weinstein，2000)なども研究対象となります。

リスクコミュニケーションの研究は，コミュニティレベルでもかなりの発展がみられ，リスクに関するパブリックオピニオンや政策の形成・維持における，人々の集団populationと社会的組織(政府機関，アドボカシーグループ，マスメディア)との相互作用に注目した研究が行われています。こうした分野では，前述したアジェンダ設定やアジェンダ構築の理論，また，社会的な問題の同定とフレーミングに関する研究などが大きく貢献しています(Glanzら，1996；Sandman，1987)。

リスクの定義には，何らかの形で科学的に評価されたリスク情報(客観的リスク)が含まれ，それがそれぞれの政治的あるいは社会的立場で解釈されます。「社会的論争 social conflict」はそうして生じ，社会問題に人々の関心を引き付け，人々の覚醒を促し，問題の重要性を高める効果があります。これに伴う結果は，実際のリスクの程度や人々が持つ社会的不満outrageの程度によって，ネガティブにもポジティブにもなります。社会が不満で満ちているときには，重要な情報は，あらゆる社会経済階層の人々に速やかに行き渡り，逆に，不満のレベルがそれほどでもない場合には，知識やリスク認識には社会経済階層間に格差が存在する傾向があります。人々に情報が行きよく渡っている場合，あるいはあまり行き渡っていない場合，いずれの場合もリスクに関する政策決定はその影響を受ける可能性があります。例えば，アフリカにおけるエイズ問題のように，リスクがコミュニティによってどのように定義されるかは，社会に影響力のある人々の社会的行動に大きな影響を与えます。最も望ましいケースでは，リスクに対する戦略的コミュニケーションによって，新たな社会的価値を創り出すというポジティブな結果が生まれることがありますが(Palencharら，2007)，最悪の場合には，破壊的で危険な結果を生じる可能性すらあります。

2．応用

このセクションでは，本章で論じてきた技術革新や概念を活用した2つの事例を紹介します。その第1は，情報通信技術(ICT)，特に携帯電話の発達が，健康増進にどのように活用可能かを示した例で，第2は，ヒトパピローマウイルス(HPV)や子宮頸がんなどの重要な公衆衛生的問題に，コミュニケーション科学を用いてどう対処すればよいかという事例です。

応用1：mHealth——健康領域における携帯電話の活用

コミュニケーション革命(Viswanath，2005)は，人々による情報の授受のあり方を急速に変

え，健康情報の普及に全く新しい戦略の可能性をもたらしました。mHealthと呼ばれるモバイルテクノロジーは，リアルタイムのデータ収集や個人的なフィードバックを可能することを含め，健康介入のあり方に大きな影響を及ぼす可能性を秘めています(Nilsenら，2012)。携帯電話は，その持ち運びの容易さや常時通信が可能というその特徴ゆえに，旧来のメディアコミュニケーションが抱えていた時空の制限を一挙に乗り越えることを可能としました(Viswanathら，2012)。2013年時点で，米国の成人の91％が何らかの携帯電話を所有し，56％がスマートフォンを所有していると推定されています(Smith, 2013)。このように，ほぼ全員が携帯電話を所有するという状況は，この機器を用いれば，様々な層の人々に到達できる可能性があることを意味しており(Fjeldsoeら，2009)，事実，携帯可能で比較的安く利用できるこうした機器の登場によって，低所得層もwebサイトやその他の情報にアクセスすることが可能となってきました。携帯電話はこの10年余りで，先進国でも途上国でもその保有者は何倍にも増加しました。途上国での普及は先進国よりも緩やかですが(Viswanathら，2012)，この携帯電話の普及は，使用者個々人に個別化された情報提供を可能するというかつてない可能性をもたらすものです。

ヘルス研究にとっての携帯電話の優れた特徴は，目的とする対象者に，短く簡潔なテキストメッセージを個別に送ることができることです。このショートメッセージサービス(SMS)は，健康メッセージを簡単な言葉で伝達することができるため，多くの介入で用いられてきました(Fjeldsoeら，2012)。その1つの例が，オーストラリアで実施された，MobileMumsと命名された運動促進を目的とする介入プログラムで，このプログラムでは，低い社会経済階層に属する産後の母親に，身体活動を増やすための12週間にわたる，理論に基づいたプログラムが提供されました(Fjeldsoeら，2010)。携帯電話が媒体として選ばれたのは，1つには，社会経済階層に関わりなく平等にアクセスできる介入プログラムを開発する必要があったからです。

このプログラムを開発した研究者たちは，介入を作成する上で，社会的認知理論 Social Cognitive Theory(SCT)(第9章参照)を利用し，特にその相互規定作用 reciprocal determinism を重視して，①個人的要因(認知プロセス)，②環境要因(環境条件の認識)，③行動の間の相互作用を重視しました(Fjeldsoeら，2012)。参加者は，介入群と対照群にランダムに割り付けられ，すべての参加者には最初に，専門の行動カウンセラーによる対面での相談機会が提供され，そこで運動目標が設定されました。その後，介入群の参加者には，6週間目の電話相談，目標や経過を確認・記録するための冷蔵庫貼付用マグネットシート，行動学的・認知的戦略に基づいて運動を増加させるための42種類の個別対応用のテキストメッセージを含む，12週間にわたる介入が提供されました。表17.2に示したように，これらのテキストメッセージは，社会的認知理論(SCT)の構成概念である，結果予期 outcome expectancies，環境への認識(運動をしやすい環境や機会の存在を知ること)，自己効力感，ソーシャルサポート，目標設定スキルなどを向上させることを狙ったものです。メッセージの中には，目標を達成できたかどうかを毎週参加者に聞くものも含まれていました。そして，これらのメッセージに対する参加者の返事の内容に応じて，参加者には，励ましのメッセージ，もしくは次の週に目標を達成できるようにするためのアドバイスがなされ，さらには目標達成を支援してくれる人の紹介まで行われました(表17.4参照)。

こうした介入の結果，介入群では，1週間に実施された中等度から高度の運動の頻度が，介入期間の終わりまでに，対照群よりも1.82日分，運動のためのウォーキングが1.08日分増加し

表 17.4　MobileMums のコンテンツの例

モデルの構成概念	メッセージの例
自己効力感 self-efficacy	Lee（参加者）は Kevin（支援者）に，運動をしている間の子どもの世話について相談しています。Kevin「毎週決まった時間に運動するようにすれば，何とかなるんじゃないの？」
結果予期 outcome expectancy	Kevin「あなたは運動が睡眠の促進やストレスの軽減に役立つことを知ってた？」
目標設定スキル goal-setting skills	Kevin「ハイ Lee。今週の運動目標を達成したら，入浴剤がもらえるよ。さあ，もうひと頑張りしてゲットしよう。」
ソーシャルサポート social support	Kevin「Lee。Susie に交渉して，運動している間子どもを見てくれるよう頼んでみたら？　何かお返しすれば OK かも」
環境への認識（運動をしやすい環境や機会の存在を知ること）	Kevin「Lee。お母さんのためのウォーキングプログラムが 6 月 25 日月曜日の午前 9：30 から，湖の近くのエイペックス公園で始まるよ。ベビーカーでも OK。参加してみない？」

注：ここに登場する名前はすべて仮名で，Lee は参加者，Kevin は支援者，Susie は運動のパートナーとなる可能性のある人。
出典：Fjeldsoe ら，2010，p.104.

ました。介入後のインタビューでは，参加者たちから，プログラムが満足度の高いものであったこと，MobileMums が自分たちにニーズに合い，運動を促す効果のあるメッセージや運動のできる機会についての情報が提供されたことに謝意が表明されました。MobileMums は現在，大規模なコミュニティベースのランダム化比較試験でその効果が検証されています（Fjeldsoeら，2012）。様々なグループの人々にメッセージを届けられる利点があることから，こうしたショートメッセージサービス（SMS）は糖尿病の管理（Franklin ら，2006），運動（Kim ら，2013），禁煙（Naughton ら，2012），その他の健康行動の介入に用いられてきました。最近のメタアナリシスでは，SMS を用いた介入は，禁煙や運動の促進には統計学的に有意な効果があったが，それ以外の健康行動には効果はなく（Head ら，2013），また，理論に基づいて作成されたメッセージはそうでないメッセージよりも介入効果が強かったとされています。ただ，こうした形態の介入は比較的新しいため，今後の新たな研究の知見に注目しておく必要があります。

応用 2：コミュニケーションと HPV ワクチン

　米国におけるヒトパピローマウイルス（HPV）ワクチンに関するコミュニケーションには，これまでに述べてきたテーマの多くを見ることができます。HPV は性行為によって感染するウイルスで非常に有病率（存在率）が高く，米国では約 7900 万人もの人々が感染していると推定されています（CDC，2013）。このウイルスには，子宮頸がんと関連のあるウイルス株をターゲットとした 2 つのワクチン（メルク社の Gardasil と GSK 社の Cervarix）が開発されていますが，ワクチン接種率は目標に達せず，2013 年時点で，3 回の接種を完了した思春期の若者は，女性で 37.6％，男性で 13.9％に過ぎません（Elam-Evans ら，2014；National Cancer Institute，2014）。がん予防の効果があるにもかかわらず，このように接種率が低いことから，接種率に影響する多くの要因についての研究が行われてきました。コミュニケーション（患者-医療者間コミュニケーション，親子間コミュニケーション，メディアコミュニケーション，マーケティングを含む）は，公衆衛生関係の研究者にも，また国家の公衆衛生対策に関わる専門家にも関心の

高い問題であり，このワクチンの導入や普及にもマスコミュニケーションは重要な役割を果たしました。例えば，メルク社が行った非常に高度で消費者に直接訴えるマーケティングキャンペーンは，ターゲットである10代女性を広くカバーし(Leaderら，2011)，またニュースメディアもこの問題に注目を集めるのに大きく貢献しました。ある研究によれば，2006〜2007年の間に，地方新聞に載ったHPVワクチンに関する記事は2000件以上にも上りました(Fowlerら，2012)。CDCが推奨する接種対象が若年層の人々であったことから，コミュニケーションには新しい情報技術が取り入れられ，HPVワクチンについての議論は，ブログやソーシャルメディア上でも展開されました(Brionesら，2012)。

こうした集中的なキャンペーンが行われ，HPVワクチンの存在が広く知られるようになったにもかかわらず，期待されたほどの接種率が達成されなかったため，その理由を明らかにするために，いくつかのヘルスコミュニケーション理論を活用した実証的研究が試みられてきました。以下の節では，情報の偏った扱いやフレーミングが，HPVワクチンをめぐるコミュニケーションにどのような役割を演じたかを検討します。

■フレーミング

いくつかの研究で，HPVワクチンに対する態度や行動が形成される上での，フレーミングの役割が検討されています。例えば，Leaderら(2009)は，HPVワクチンの目的を，"性感染症予防"ではなく，"がん予防"とフレーミング(形容)する方が女性のワクチン接種意図の向上に有効であったことを示し，さらにその後の研究で，Kriegerら(2013)は，ワクチンのフレーミングと人々の行動の間の関連を分析して，ワクチンを"性器疣贅(いぼ)の予防"とフレーミングすると，若い女性の自己効力感を高め，医師とワクチンについて話そうとする気持ちが高まることを示唆しています。ワクチンについては全く違った角度からのフレーミングもあり得ます。例えば，Bigmanら(2010)は，一種の「利得−損失フレーミング gain-loss framing」を用いて，理屈上は等しい2種類のワクチン効果の提示の仕方(70％で効果がある vs. 30％で効果がない)がどのように人々のワクチンに対する態度に影響するかを検討しました。その結果，ポジティブなフレーミング(70％で効果がある)に接した人々では，ネガティブなフレーミング(30％で効果がない)に接した人々よりも，ワクチンの有効性を信じる人が多く，生徒へのワクチン接種の義務付けにも支持的であることが明らかになったのです。

■情報処理

いくつかの研究から，個人の政治的志向に基づく「偏った情報処理 biased processing」が，人々の態度や行動，そしてHPVワクチンに関係する情報への反応に影響することが示唆されており，例えば，政治的にリベラルな人々の方が保守的な人々よりもHPVワクチンを受容する傾向が強いことが示されています(Constantineら，2007；Stupianskyら，2010)。HPVワクチンの義務化をめぐるメディア報道や政治的議論では，HPVが性感染することへの懸念，ワクチンの副作用の可能性，政策決定における製薬メーカーの関与の問題，ワクチンの義務化に伴う選択権の侵害など，様々なグループの激しい主張が扱われる傾向にあり(Colgroveら，2010)，こうした政治性の強い情報環境においては，政治的イデオロギーが人々のマスメディア情報の受け止め方に影響を与えている可能性，つまり，HPVワクチンの議論に「偏った情報処理 biased processing」が作用している可能性が示唆されています(Gollustら，2013)。

3. まとめ

　デジタル時代は，コミュニケーションの形態を大きく変え，人間の健康に関する活動や行動に，カップル，家族，組織，コミュニティ，社会，文化という社会のあらゆるレベルで影響を与えつつあります。コミュニケーションが起こる文脈はそれぞれのレベルで特有ですが，文脈の理解は，①保健医療の場で行動理論やコミュニケーション理論を応用する場合(特に近年の変化の激しいメディア環境において)，②プロセス，効果，アウトカムのダイナミクスを理解しようとする場合，③キャンペーンや介入を通して積極的に人々の意識や行動を変えようとする場合には，欠かすことはできません。本章や他の章で論じてきたように，それぞれのレベル(カップル，家族，組織，コミュニティ，社会，文化)は，人々の行動を規定する，様々な力と条件が交錯する社会生態構造の一部であり，それが文脈の本質を成すものです。理論は，行動に至るプロセスに関わる重要な構成概念の相互関係をモデル化したもので，修正が可能 modifiable な概念をターゲットとして介入を行えば，行動変化を予測できるという意味で，コミュニケーションにとって非常に重要な意義があります。集団やコミュニティレベルでの行動変容を有効に行うためには，例えば，対象者のセグメンテーション，メッセージのポジショニング，効果のマルチレベルでの検討など，理論や実証的研究を適切に用いる必要があります。つまり，健康に関するコミュニケーション理論が有効であるためには，それぞれのレベルに応じた目標設定が必要だということです。例えば，公共政策の変容を促すためのヘルスコミュニケーション戦略と，子どもの定期的予防接種に消極的な母親を前向きにさせるための戦略とは異なります。

　ヘルスコミュニケーションにも方法論的問題，特に，効果の測定の問題があります。比較的孤立したコミュニティメディアが存在したアナログ時代であれば，ヘルスコミュニケーションキャンペーンの介入効果を，キャンペーンが行われるコミュニティとそうでないコミュニティ間で比較する準実験的研究 quasi-experimental study も可能でした。しかし，人々がユビキタスにつながり合うデジタル時代においては，こうした研究デザインは次第に難しくなっており，時系列的(縦断的)なデザインが現実的なオプションとなりつつあります。また Google Analytics のようなビッグデータ分析も新たな技術として出現し，膨大なデータを集めて，その内容や検索動向，そしてパブリックオピニオンに至るまでの傾向や方向を分析できるようになっています。ビッグデータの問題は，混沌の中からいかに意味のある結果を取り出すかにあります。

　こうした動向や要因は，本書の基本概念である生態学的モデルの枠組みにおけるヘルスコミュニケーションの今後の研究に大きな影響を与えると考えられます。加えて，神経科学や脳科学の発達も，特にそれらが脳の発達，情報処理，コミュニケーションのダイナミクス，健康に影響を与える行動に新たな知見をもたらす場合には，今後のヘルスコミュニケーションに関する研究にも重要な影響を与えることでしょう。また，情報技術の発達に伴って，人々の間のネットワークや相互作用がさらに増大すると考えられますが，それによって健康情報がどのように形成されていくかも，この領域での重要な研究課題であり続けると思われます。そして，こうした研究の進歩は，ライフコースにわたる有効なコミュニケーション戦略をもたらすことによって，すべての人々の健康の向上という最終的な目標の達成に貢献する可能性があります。

参考文献

Ackerson, L. K., Ramanadhan, S., Arya, M., & Viswanath, K. (2012). Social disparities, communication inequalities, and HIV/AIDS-related knowledge and attitudes in India. *AIDS Behavior*, *16*(7), 2072–2081.

Ackerson, L. K., & Viswanath, K. (2009). Communication inequalities, social determinants, and intermittent smoking in the 2003 Health Information National Trends Survey. *Preventing Chronic Disease*, *6*(2), A40.

Ajzen, I., & Fishbein, M. (1980). *Understanding attitudes and predicting social behavior*. Englewood Cliffs, NJ: Prentice Hall.

Barry, C. L., Brescoll, V. L., & Gollust, S. E. (2013). Framing support for childhood obesity policies: The effects of individualizing the problem. *Political Psychology*, *34*(3), 327–349.

Baum, M. A. (2011). Red state, blue state, flu state: Media self-selection and partisan gaps in swine flu vaccinations. *Journal of Health Politics, Policy and Law*, *36*(6), 1021–1059.

Bekalu, M., & Eggermont, S. (2013). Determinants of HIV/AIDS-related information needs and media use: Beyond individual-level factors. *Health Communication*, *28*(6), 624–636.

Berelson, B. (1948). Communications and public opinion. In W. Schramm (Ed.), *Communications in modern society*. Urbana: University of Illinois Press.

Berkman, L., & Kawachi, I. (2000). *Social epidemiology*. New York: Oxford University Press.

Bigman, C. A., Cappella, J. N., & Hornik, R. C. (2010). Effective or ineffective: Attribute framing and the human papillomavirus (HPV) vaccine. *Patient Education and Counseling*, *81*(Suppl.), S70–S76.

Borah, P. (2011). Conceptual issues in framing theory: A systematic examination of a decade's literature. *Journal of Communication*, *61*(2), 246–263.

Brehm, J. W. (1966). *A theory of psychological reactance*. New York: Wiley.

Brinol, P., & Petty, R. E. (2005). Individual differences in persuasion. In D. Albarracín, B. Johnson, & M. Zanna (Eds.), *The handbook of attitudes and attitude change* (pp. 575–616). Hillsdale, NJ: Erlbaum.

Briones, R., Nan, X., Madden, K., & Waks, L. (2012). When vaccines go viral: An analysis of HPV vaccine coverage on YouTube. *Health Communication*, *27*(5), 478–485.

Bryant, J., & Miron, D. (2004). Theory and research in mass communication. *Journal of Communication*, *54*(4), 662–704.

Bryant, J., & Zillman, D. (1994). *Media effects: Advances in theory and research*. Hillsdale, NJ: Erlbaum.

Bryant, J. Z., Zillman, D., & Oliver, M. B. (2002). *Media effects: Advances in theory and research*. Hillsdale, NJ: Erlbaum.

Cappella, J. N., & Rimer, B. K. (Eds.). (2006). The role of theory in developing effective health communications (Special issue). *Journal of Communication*, *56*, S1–S279.

Centers for Disease Control and Prevention. (2013). *Genetic HPV infection—fact sheet*. Retrieved from http://www.cdc.gov/std/hpv/stdfact-hpv.htm

Chester, J.M.K. (2009). *Digital marketing: Opportunities for addressing interactive food and beverage marketing to youth*. Berkeley, CA: Berkeley Media Studies Group.

Chong, D., & Druckman, J. N. (2007). Framing theory. *Annual Review of Political Science*, *10*, 103–126.

Colgrove, J., Abiola, S., & Mello, M. (2010). HPV vaccination mandates: Lawmaking amid political and scientific controversy. *New England Journal of Medicine*, *363*(8), 785–791.

Conrad, C., & Poole, M. S. (2012). *Strategic organizational communication: Into the 21st century*. Fort Worth, TX: Harcourt Brace.

Constantine, N. A., & Jerman, P. (2007). Acceptance of human papillomavirus vaccination among Californian parents of daughters: A representative statewide analysis. *Journal of Adolescent Health*, *40*(2), 108–115.

Dillard, J. P., & Nabi, R. L. (2006). The persuasive influence of emotion in cancer prevention and detection messages. *Journal of Communication*, *56*(Suppl. 1), S123–S139.

Dillard, J. P., & Shen, L. J. (2005). On the nature of reactance and its role in persuasive health communication. *Communication Monographs, 72*(2), 144–168.

DiMaggio, P., Hargittai, E., Celeste, C., & Shafer, S. (2004). Digital inequality: From unequal access to differentiated use. *Social Inequality*, 355–400.

Druckman, J. N., & Leeper, T. J. (2012). Learning more from political communication experiments: Pretreatment and its effects. *American Journal of Political Science, 56*(4), 875–896.

Elam-Evans, L. D., Yankey, D., Jeyarajah, J., Singleton, J. A., Curtis, C. R., MacNeil, J., & Hariri, S. (2014). National, regional, state, and selected local area vaccination coverage among adolescents aged 13–17 years—United States, 2013. *Morbidity and Mortality Weekly Report, 63*(29), 625–633.

Entman, R. (1993). Framing: Toward clarification of a fractured paradigm. *Journal of Communication, 34*(4), 51–85.

Fishbein, M., & Cappella, J. (2006). The role of theory in developing effective health communication. *Journal of Communication, 56*(Suppl. 1), S1–S17.

Fishbein, M., Hall-Jamieson, K., Zimmer, E., Von Haeften, I., & Nabi, R. (2002). Avoiding the boomerang: Testing the relative effectiveness of antidrug public service announcements before a national campaign. *American Journal of Public Health, 92*(2), 238–245.

Fjeldsoe, B. S., Marshall, A. L., & Miller, Y. D. (2009). Behavior change interventions delivered by mobile telephone short-message service. *American Journal of Preventive Medicine, 36*(2), 165–173.

Fjeldsoe, B. S., Miller, Y. D., & Marshall, A. L. (2010). MobileMums: A randomized controlled trial of an SMS-based physical activity intervention. *Annals of Behavioral Medicine, 39*(2), 101–111.

Fjeldsoe, B. S., Miller, Y. D., & Marshall, A. L. (2012). Social cognitive mediators of the effect of the MobileMums intervention on physical activity. *Health Psychology, 32*(7), 729–738.

Fowler, E. F., Gollust, S. E., Dempsey, A. F., Lantz, P. M., & Ubel, P. A. (2012). Issue emergence, evolution of controversy, and implications for competitive framing: The case of the HPV vaccine. *International Journal of Press/Politics, 17*(2), 169–189.

Franklin, V. L., Waller, A., Pagliari, C., & Greene, A. (2006). A randomized controlled trial of sweet talk, a text-messaging system to support young people with diabetes. *Diabetic Medicine, 23*(12), 1332–1338.

Galarce, E. M., Ramanadhan, S., Weeks, J. C., Schneider, E., Gray, S., & Viswanath, K. (2011). Class, race, ethnicity and information needs in post-treatment cancer patients. *Patient Education and Counseling, 85*(3), 432–439.

Gerbner, G., Gross, L., Morgan, M., Signorelli, N., & Bryant, J. (1994). *Growing up with television: The cultivation perspective.* Hillsdale, NJ: Erlbaum.

Glanz, K., & Yang, H. (1996). Communicating about risk of infectious diseases. *JAMA, 275*(3), 253–256.

Gollust, S. E., Attanasio, L., Dempsey, A., Benson, A. M., & Fowler, E. F. (2013). Political and news media factors shaping public awareness of the HPV vaccine. *Women's Health Issues, 23*(3), e143–e151.

Green, M. C., & Brock, T. C. (2000). The role of transportation in the persuasiveness of public narratives. *Journal of Personality and Social Psychology, 79*(5), 701–721.

Grier, S. A., & Kumanyika, S. (2010). Targeted marketing and public health. *Annual Review of Public Health, 31*, 349–369.

Head, K. J., Noar, S. M., Iannarino, N. T., & Grant Harrington, N. (2013). Efficacy of text message-based interventions for health promotion: A meta-analysis. *Social Science & Medicine, 97*, 41–48.

Hinyard, L. J., & Kreuter, M. W. (2007). Using narrative communication as a tool for health behavior change: A conceptual, theoretical, and empirical overview. *Health Education & Behavior, 34*(5), 777–792.

Hwang, Y., & Jeong, S. (2009). Revisiting the knowledge gap hypothesis: A meta-analysis of thirty-five years of research. *Journalism & Mass Communication Quarterly, 86*(3), 513–532.

Iyengar, S. (1991). *Is anyone responsible?* Chicago: University of Chicago Press.

Iyengar, S., & Kinder, D. R. (1987). *News that matters.* Chicago: University of Chicago Press.

Jung, M., Arya, M., & Viswanath, K. (2013). Effect of media use on HIV/AIDS-related knowledge and condom use in sub-Saharan Africa: A cross-sectional study. *PLoS ONE, 8*(7), e68359.

Katz, E., & Lazarsfeld, P. (1955). *Personal influence*. New York: Free Press.

Kim, B., & Glanz, K. (2013). A motivational text messaging walking program for older African Americans: A pilot study. *American Journal of Preventive Medicine, 44*, 71–75.

Kosicki, G. M. (1993). Problems and opportunities in agenda-setting research. *Journal of Communication, 43*(2), 100–127.

Kovacic, W. E. (2008). *Marketing food to children and adolescents: A review of industry expenditures, activities, and self-regulation: A Federal Trade Commission report to Congress*. Washington, DC: Federal Trade Commission.

Kreuter, M. W., Green, M. C., Cappella, J. N., Slater, M. D., Wise, M. E., Storey, D., . . . Woolley, S. (2007). Narrative communication in cancer prevention and control: A framework to guide research and application. *Annals of Behavioral Medicine, 33*(3), 221–235.

Krieger, J. L., & Sarge, M. A. (2013). A serial mediation model of message framing on intentions to receive the human papillomavirus (HPV) vaccine: Revisiting the role of threat and efficacy perceptions. *Health Communication, 28*(1), 5–19.

Lammers, J. C., & Barbour, J. B. (2006). An institutional theory of organizational communication. *Communication Theory, 16*(3), 356–377.

Lazarsfeld, P., Berelson, B., & Gaudet, H. (1948). *The people's choice*. New York: Columbia University Press.

Leader, A. E., Cashman, R., Voytek, C. D., Baker, J. L., Brawner, B. M., & Frank, I. (2011). An exploratory study of adolescent female reactions to direct-to-consumer advertising: The case of the human papillomavirus (HPV) vaccine. *Health Marketing Quarterly, 28*(4), 372–385.

Leader, A. E., Weiner, J. L., Kelly, B. J., Hornik, R. C., & Cappella, J. N. (2009). Effects of information framing on human papillomavirus vaccination. *Journal of Women's Health, 18*(2), 225–233.

Lippman, W. (1922). *Public opinion*. New York: MacMillan.

Mack, J. W., Paul, M. E., Viswanath, K., & Prigerson, H. G. (2010). Racial disparities in the outcomes of communication on medical care received near death. *Archives of Internal Medicine, 170*(17), 1533–1540.

McCloud, R., Jung, M., & Viswanath, K. (2013). Class, race and ethnicity and information avoidance among cancer survivors. *British Journal of Cancer, 108*(10), 1949–1956.

McComas, K. A. (2006). Defining moments in risk communication research: 1996–2005. *Journal of Health Communication, 11*(1), 75–91.

McCombs, M. (2004). *Setting the agenda: The mass media and public opinion*. Cambridge, UK: Polity Press.

Mumby, D. K., & Stohl, C. (1996). Disciplining organizational communication studies. *Management Communication Quarterly, 10*(1), 50–72.

Nagler, R. H. (2014). Adverse outcomes associated with media exposure to contradictory nutrition messages. *Journal of Health Communication, 19*(1), 24–40.

National Cancer Institute. (2014). *Accelerating HPV vaccine uptake: Urgency for action to prevent cancer. A report to the President of the United States from the president's cancer panel*. Retrieved from http://deainfo.nci.nih.gov/advisory/pcp/annualreports

Naughton, F., Prevost, T., Gilbert, H., & Sutton, S. (2012). Randomized controlled trial evaluation of a tailored leaflet and SMS text message self-help intervention for pregnant smokers (MiQuit). *Nicotine & Tobacco Research, 14*(5), 569–577.

Neuman, R. (1999). Broadcasting and bandwidth. *Economics of Science, Technology, and Innovation, 15*, 215–236.

Niederdeppe, J., Bigman, C. A., Gonzales, A. L., & Gollust, S. E. (2013). Communication about health disparities in the mass media. *Journal of Communication, 63*(1), 8–30.

Nilsen, W., Santosh, K., Shar, A., Varoquiers, C., Wiley, T., Riley, W., . . . Atienza, A. (2012). Advancing the science of mHealth. *Journal of Health Communication, 17*(Suppl. 1), 5–10.

Nyhan, B., Reifler, J., Richey, S., & Freed, G. L. (2014). Effective messages in vaccine promotion: A randomized trial. *Pediatrics, 133*(4), e835–e842.

Palenchar, M. J., & Heath, R. L. (2007). Strategic risk communication: Adding value to society. *Public Relations Review, 33*, 120–129.

Palmgreen, P., & Donohew, L. (2002). Effective mass media strategies for drug abuse prevention campaigns. In Z. Sloboda & W. Bukoski (Eds.), *Effective strategies for drug abuse prevention.* New York: Plenum Press.

Phelan, J. C., Link, B. G., & Tehranifar, P. (2010). Social conditions as fundamental causes of health inequalities: Theory, evidence, and policy implications. *Journal of Health and Social Behavior, 51*(Suppl.), S528–S540.

Powell, L. M., Schermbeck, R. M., Szczypka, G., Chaloupka, F. J., & Braunschweig, C. L. (2011). Trends in the nutritional content of television food advertisements seen by children in the United States: Analyses by age, food categories, and companies. *Archives of Pediatrics & Adolescent Medicine, 165*(12), 1078–1086.

Richardson, J., & Harris, J. L. (2011, November). *Food marketing and social media: Findings from fast food FACTS and sugary drink FACTS.* Paper presented at the American University Digital Food Marketing Conference, Washington, DC.

Rimer, B. K., Glanz, K., & Rasband, G. (2001). Searching for evidence about health education and health behavior interventions. *Health Education & Behavior, 28*(2), 231–248.

Rimer, B. K., & Glassman, B. (1999). Is there a use for tailored print communications in cancer risk communication? *Journal of National Cancer Institute Monographs, 25*, 140–148.

Rogers, E. M. (2003). *Diffusion of innovations* (5th ed.). New York: Free Press.

Sandman, P. M. (1987). Risk communication: Facing public outrage. *US Environmental Protection Agency Journal, 13*, 21–22.

Scheufele, D. A., & Tewksbury, D. (2007). Framing, agenda-setting and priming: The evolution of three effects models. *Journal of Communication, 57*(1), 9–20.

Shah, D., McLeod, D., Gotlieb, M., & Lee, N. (2009). Framing and agenda setting. In R. Nabi & M. Oliver (Eds.), *The Sage handbook of media processes and effects* (pp. 83–98). Thousand Oaks, CA: Sage.

Shen, F. Y., & Edwards, H. H. (2005). Economic individualism, humanitarianism, and welfare reform: A value-based account of framing effects. *Journal of Communication, 55*(4), 795–809.

Slovic, P. (2007). If I look at the mass I will never act: Psychic numbing and genocide. *Judgment and Decision Making, 2*(2), 79–95.

Smith, A. (2013). *Smartphone ownership 2013* (Pew Research Center report). Retrieved from http://www.pewinternet.org/Reports/2013/Smartphone-Ownership-2013.aspx

Southwell, B. G., Slater, J. S., Nelson, C. L., & Rothman, A. J. (2012). Does it pay to pay people to share information? Using financial incentives to promote peer referral for mammography among the underinsured. *American Journal of Health Promotion, 26*(6), 348–351.

Southwell, B. G., & Yzer, M. C. (2009). When (and why) interpersonal talk matters for campaigns. *Communication Theory, 19*(1), 1–8.

Stephenson, M. T., & Southwell, B. (2006). Sensation-seeking, the activation model, and mass media health campaigns. *Journal of Communication, 56*(Suppl. 1), S38–S56.

Stupiansky, N. W., Rosenthal, S. L., Wiehe, S. E., & Zimet, G. D. (2010). Human papillomavirus vaccine acceptability among a national sample of adult women in the USA. *Sexual Health, 7*(3), 304–309.

Taber, C. S., & Lodge, M. (2006). Motivated skepticism in the evaluation of political beliefs. *American Journal of Political Science, 50*(3), 755–769.

Takeshita, T. (2006). Current critical problems in agenda-setting research. *International Journal of Public Opinion Research, 18*(3), 275–296.

Tichenor, P. J., Donohue, G. A., & Olien, C. N. (1970). Mass media flow and differential growth in knowledge. *Public Opinion Quarterly, 34*(2), 159–170.

Tversky, A., & Kahneman, D. (1981). The framing of decisions and the psychology of choice. *Science,*

211(4481), 453–458.

Viswanath, K. (2005). The communications revolution and cancer control. *Nature Reviews: Cancer*, *5*(10), 828–835.

Viswanath, K. (2006). Public communications and its role in reducing and eliminating health disparities. In G. E. Thomson, F. Mitchell, & M. Williams (Eds.), *Examining the health disparities research plan of the National Institutes of Health: Unfinished business* (pp. 215–253). Washington, DC: Institute of Medicine.

Viswanath, K. (2011). Cyberinfrastructure: An extraordinary opportunity to bridge health and communication inequalities? *American Journal of Preventive Medicine*, *40*(5, Suppl. 2), S245–S248.

Viswanath, K., & Ackerson, L. (2011). Race, ethnicity, language, social class, and health communication inequalities: A nationally-representative cross-sectional study. *PLoS ONE*, *6*(1), e14550.

Viswanath, K., & Finnegan, J. R. (1996). The knowledge gap hypothesis: Twenty-five years later. In B. Burleson (Ed.), *Communication yearbook* (Vol. 19, pp. 187–227). Thousand Oaks, CA: Sage.

Viswanath, K., Nagler, R. H., Bigman-Galimore, C. A., Jung, M., McCauley, M., & Ramanadhan, S. (2012). The communications revolution and health inequalities in the 21st century: Implications for cancer control. *Cancer Epidemiology, Biomarkers & Prevention*, *21*(10), 1701–1708.

Viswanath, K., Randolph Steele, W., & Finnegan, J. R. (2006). Social capital and health: Civic engagement, community size, and recall of health messages. *American Journal of Public Health*, *96*(8), 1456–1461.

Weinstein, N. D. (2000). Perceived probability, perceived severity, and health-protective behavior. *Health Psychology*, *19*(1), 65–74.

Williams, D. R., Kontos, E. Z., Viswanath, K., Haas, J. S., Lathan, C., MacConaill, L., . . . Ayanian, J. Z. (2012). Integrating multiple social statuses in health disparities research: The case of lung cancer. *Health Services Research*, *47*(3, Pt. 2), 1255–1277.

Zhan, X., & Tang, S. Y. (2013). Political opportunities, resource constraints and policy advocacy of environmental NGOs in China. *Public Administration*, *91*(2), 381–399.

Zillman, D. (2006). Exemplification effects in the promotion of safety and health. *Journal of Communication*, *56*(Suppl. 1), S221–S237.

第V部

研究と実践における理論の利用

第18章
研究と実践における理論の応用：イントロダクション

編集者

　公衆衛生の専門家にとって最大の課題の1つは，目的とする問題や対象集団に対して適切な理論やモデルをどのように選択し組み合わせるかということです。その最初のステップは，いくつかの理論，それもできればそれぞれ生態学的レベルの異なる理論（例：個人レベルとコミュニティレベル）について，それらがどのように応用されているかを学ぶことです。次に，それらを適切にかつ効果的に用いる術（すべ）を修得しなければなりませんが，そのためには，まず介入対象とする集団の状況に最も適した理論を選ぶ必要があり，加えて，対象とする健康問題や介入の行われる文脈（社会文化）および対象集団の固有の特性に適した研究デザインや測定法，そして効果が期待できる介入の開発と実施（あるいはすでに有効性が証明された介入の実施）などが必要となります。

　どのケースにも当てはまるような万能な理論やモデルなどは存在せず，対象集団の特性や対象とする健康行動によって，理論の適切性，実用性，有効性は異なります。大抵の場合は，複数の理論が必要ですが，包括的な行動変容プログラムではほぼ常にそうであり，専門分野の文献を見てもそれは明らかです。

　これまでの章から，理論間には，概念に重複があることや適用範囲に違いがあることが明らかですが，一般的には，理論は包括的なプラニング（設計）フレームワークの中に組み込まれて用いられるときに最も有効性を発揮します。そうしたフレームワークでは，"研究"がその核心にあり，対象とする集団の状況やニーズ，利用できる資源，様々な段階でのプログラムの進捗や効果が評価されます。ここで言う"プラニング（設計）planning"とは，初めに立てればそれで終わりというものではなく，継続収集される情報によって絶えず向上させていくプロセスを意味します。

　第V部の各章では，プログラムをより効果的なものとするためにどのように理論を組み合わせるかその事例を紹介します。第19章では，2つの優れたプラニングモデル，つまり，プリシード・プロシードモデル PRECEDE-PROCEED Model（PPM）と，介入マッピング Intervention Mapping（IM）について紹介しますが，これらは，様々な理論を統合するための枠組みと言うべきもので，いずれも問題と対象集団についての評価に始まり，介入の計画，実施，継続的な評価という包括的なアプローチが行われます。

　第20章では，健康向上プログラムに行動経済学 behavioral economics を応用する上での理論的基礎や基本的概念について解説します。行動経済学は，古典的な経済学と期待効用理論 expected utility theory を起源とし，それに，心理学や社会学の理論やエビデンスを統合したものですが，この章では，行動経済学の応用可能性の広さを解説するとともに，体重減少，治

療アドヒアランスのための介入に応用された具体的事例を紹介します。

第21章はソーシャルマーケティング social marketing に関する章で，その目的，基本的要素，方法，そして，それをエジプトにおける家族保健プログラムに応用した事例と，ウガンダで，エイズ，マラリア，家族計画，母子保健など多くの問題に野心的に応用した事例を紹介します。

この章(第18章)では，第V部の各章のハイライト部分を紹介し，それぞれの領域における最近の進歩や問題点，研究や実践における理論の活用に関する最新の知見について論じます。理論を注意深くかつ適切に用いることは簡単なことではありませんが，それは努力に値するものです。ただどうすれば理論を最も適切に使いこなせるかについての決定的な答えはないため，この章では，それについての多少の考察や議論を行いたいと考えています。

1. 理論に基づくプラニングモデル

第19章では，理論とエビデンスに基づくヘルスプロモーションプログラムを系統的に開発するための2つのプラニングプログラム，つまり，プリシード・プロシードモデル PRECEDE-PROCEED Model(PPM)と介入マッピング(IM)を紹介します。これらはいずれも，健康行動理論を系統的なプラニングプロセスに組み込むための枠組み(フレームワーク)としての役目を持つものです。これまでの章で紹介したモデルでもそうであったように，こうしたプラニングモデルの活用には，かなりの時間や労力を要しますが，それを習得できれば，効果的で適切な行動変容プログラムを開発できるようになります。

この章での重要な前提は，介入にとって，健康行動理論は重要なツールではあるが，決して適切なプラニングにとって代わるものではないということです。とは言え，理論は不可欠な要素であり，行動変容が生じるプロセスをモデル化することによって，問題の理解，実行可能で効果的な介入プログラムの設計，そして評価するべき中間段階の変数を明確化する上で重要な意義があります。

プリシード・プロシードモデル(PPM)は，理論や先行研究の成果を，人々のニーズ，関心事，環境，資源の評価に系統的に応用することを目的に作成されたもので(Greenら，1994)，いくつかの段階から構成され，その第3段階は，生態診断の段階で，行動や環境を形成する要因が詳しく調べられます。対象とする行動については，その準備(前提)要因 predisposing factor，実現要因 enabling factor，強化要因 reinforcing factor が検討されますが，その際には理論が必要です。例えば，健康信念モデル Health Belief Model(HBM)の構成概念は，一部の女性がなぜ乳房X線検査を受けようとしないのかその理由を理解するのに役立ち(第5章参照)，また，対象の行動段階に適した介入をデザインするためには，トランスセオレティカルモデル(汎理論モデル，行動変容ステージモデル)Transtheoretical Model(TTM)が非常に役に立ちます(第7章参照)。健康行動の決定要因以外にも，優先性 priority，可変性 changeability，コミュニティの選好 community preference といった概念にも配慮が必要です。例えば，住民に安全な水を供給する対策を考える場合には，そのコミュニティの住民が水について抱いている信念や，どの信念が変容可能かについて事前によく理解しておく必要があります。こうした発想は，第15章のコミュニティエンゲージメント，第16章の普及と実装(実施)にも共通するものです。

第19章では，介入マッピング Intervention Mapping(IM)(Bartholomewら，2011)の概念とその応用例についても解説しますが，これは，理論とエビデンスに基づく健康行動変容・教育プログラムを開発するためのモデルで，プリシード・プロシードモデル(PPM)の計画段階に相

当する5つのステップから構成されています。このモデルは，行動変容介入の開発を，理論と実証的なエビデンスに基づくものとする上で役立ちます。

2. 行動経済学

　行動経済学 behavioral economics は，上述したように，古典経済学と期待効用理論 expected utility theory を起源とし，それに，心理学や社会学の理論やエビデンスを統合したもので，近年大きな注目を集めており，労働市場，賃金政策，退職貯蓄計画，組織の行動など，損益に対する期待が中心的役割を演じるいくつかの分野で応用されています（Camererら，2004；Diamondら，2007）。第20章で論じるように，最近，健康行動や受診行動など健康分野でのその応用が急速に進んでいます。

　行動経済学は，単一の理論ではなく，心理学，社会学，意思決定分析などの知見を取り入れることによって，経済学による行動の説明力を高めることを目的とするもので（Camererら，2004），①人は自らの行動に伴う損益の判断を誤ることがある，②説得型のメッセージに対する人の反応にはそのフレーミング framing が影響を与える，という認識に基づくものです。行動経済学に基づく行動変容介入では，インセンティブが手段として用いられますが，インセンティブの"量"よりもその"提供の仕方"の重要性が特に重視されます。これは，応用行動分析 applied behavioral analysis や社会的認知理論 Social Cognitive Theory（SCT，第9章参照）に共通する考え方で，実際，第20章の著者らは行動経済学に基づく介入研究を実施し，かなりの成功を収めています。

　第20章では，また，インセンティブとフィードバックを用いて，体重減少や治療へのアドヒアランス向上に成功した Volpp らの事例も紹介されますが，こうした事例からは，行動経済学的アプローチの限界もまた指摘されます。それはつまり，インセンティブは行動変容の有効な手段ではあるものの，それが無くなると，行動変容も逆戻りしてしまうということです。これはインセンティブを長期間用いたほとんどの研究に共通して認められている現象で，行動変容が単にインセンティブへの反応に過ぎず，内的に動機づけされていない場合には，インセンティブが止まると行動変容もまた止まってしまうということです。行動経済学は，習慣的行動に対してはまだ応用されておらず，今後の研究課題となっています。おそらく興味深いのは，行動経済学と自己決定理論 Self-Determination Theory（行動変容が長期間維持されるためには，行動変容に対する価値観やスキルを内面化する必要があるとする理論）の組み合わせで，そこから健康行動学の新たな展望が拓ける可能性があります（Ryanら，2000）。

3. ソーシャルマーケティング

　ソーシャルマーケティング social marketing とは，魅力的な利益を提供するか，行動変容の阻害要因を低減することによって，自発的な行動変容を促進するアプローチで，商業的マーケティングの手法を健康分野の行動変容に応用したものです。第21章では，新しい観点，つまり包括的なヘルスプロモーション戦略の観点から，ソーシャルマーケティングをどのように応用できるか，またその効果を高めるために，ヘルスコミュニケーションや健康行動の既存の理論とどのように結合できるかに重点を置いて記述します。

　ソーシャルマーケティングが成功するためには，何よりも，対象となる人々の考え方，感じ方，ニーズ，ウォンツを正確に把握し，適切で訴求力があり，かつ明確なプロダクト（メッセージや物品）を，

優れたデザインとコミュニケーション手法を用いて，かつ適切なプライス(利益とコストのバランス)で提供しなくてはなりません。言い換えれば，ソーシャルマーケティングは，専門家(組織)の立場(トップダウン)からではなく，オーディエンスの立場(ボトムアップ)から発想するということです。この発想は，コミュニティオーガニゼーション(第15章参照)の原則に通じるもので，そのプロダクト開発のアプローチは，イノベーション拡散モデル(第16章参照)のイノベーション開発のプロセスと共通するものです。また，経済学的観点からは，上述した行動経済学とも多くの共通点がありますが(Bickelら，2000)，ソーシャルマーケティングが商業的マーケティング，行動経済学が古典的経済学理論という，それぞれ成熟した学問分野から派生したという点にも類似点を指摘することができます。

プリシード・プロシードモデル(PPM)や介入マッピング(IM)と同様に，ソーシャルマーケティングも行動や行動変容を促進・維持する要因の理解や介入を設計する上での系統的フレームワークを提供するものですが，それだけにとどまらず，媒介要因，プロダクト普及やコミュニケーションのためのチャネルやツール，提供するプロダクト(メッセージや物品)に競合する要因の同定などを含む点で，より具体的で実践性の高いモデルということができます。第21章で示されるように，健康行動理論は，ソーシャルマーケティングの分析段階で役立つだけではなく，介入の戦略や資材を開発する上でも役に立ちます。第21章では，ソーシャルマーケティングに役立つ4つの理論が示されています。つまり，計画的行動理論 Theory of Planned Behavior(TPB)，それを拡張した統合的行動モデル(IBM)，社会的認知論 Social Cognitive Theory(SCT)とその構成概念である"観察学習"，そしてイノベーション拡散モデル Diffusion of Innovations です。ソーシャルマーケティングは，対象とするオーディエンスの徹底した理解に基づいて行われるため，方法論として堅固であり，社会的に不利な立場に置かれている人々や民族的マイノリティを含む様々な集団に対して，そして，様々な国で使用することができます。実際，このオーディエンス中心のアプローチによって，ソーシャルマーケティングプログラムは必然的に文化的に適切なものとなると考えられます。ソーシャルマーケティングでは，人々のニーズを把握しそれを満たすことが重視されますが，それはすなわち，「人々のいる所から始める(start where the people are)」ことに他なりません(第15章参照)。

4. 理論を用いる場合の注意点

ここで，健康行動理論を用いる場合に注意すべき点についてまとめておくことにしましょう。これらの注意点は，第Ⅴ部の各章ばかりではなく，本書全体にも当てはまるものです。

1. 理論の"使用(応用)"と理論の"検証・開発"と混同してはならない。これらは，相補的な部分もあるが，本質的に異なるものである(訳注：後者は研究的条件下で行われるが，前者は現実的条件下で行われるという意味で)。
2. 理論に基づく介入の効能 efficacy もしくは効果 effectiveness の有無の検証は，理論の検証自体とは異なる(訳注：介入の結果は，理論だけではなく，様々な他の要因に影響を受けるため)。
3. 多くの理論を組み合わせて初めて，強力な介入を開発することができる。そしてその場合は，それぞれの理論の役割が明確になるように設計することによって，介入を追試可能で透明性の高いものとすることができる。
4. 理論を組み合わせる場合には，その中でそれぞれの理論がどのような独自の役割を果たせるかを明確に考え抜いておく必要がある。それが不十分な場合には，理論同士が重複してしまい，それぞれの理論の役割を正しく解釈できなくなってしまう。

5. 理論に基づく介入の効果を厳密に検証すること(例：効果測定や媒介要因・修飾要因の分析など)は，行動変容に関するエビデンスへの貢献になる。
6. 理論の使用・検証・開発は，過去のエビデンス(測定手段や研究結果)を適切に踏まえることによって，公衆衛生的な意義を高めることができる。また，理論の使用・検証・開発には，それぞれの理論の測定にどのような測定手段が用いられたか，あるいは理論がどのように介入に生かされたかが明確になるように，臨床研究で用いられている研究デザインを用いることが望ましい。最近のオンライン出版では，付録として資料を添付できるため，これは以前よりも可能となってきている。
7. 理論，研究，実践は，それぞれ①行動の決定要因の理解→②行動変容戦略の効果の検証→③有効な介入の普及，に対応する(第16章と第19章参照)。
8. 失敗からも成功と同じほどの学びを得ることができる。理論に基づく介入の開発・検証を行う研究者や実践者は，その介入に効果があった場合でもなかった場合でも，それを出版するようにしなければならない。
9. オーディエンスを知ることは不可欠である。これは特定の人々，集団，コミュニティのためのヘルスプロモーションプログラムを開発する場合だけではなく，基礎的な研究にも当てはまる。その意味で，研究やプログラムを"参加型"にすることで，成功の可能性を大きく高めることができる。

第Ⅴ部の各章では，理論を応用する場合に不可欠な，ツール，戦略，モデル，問題が解説されますが，特に，健康行動やマルチレベルでのヘルスプロモーションの複雑性に重点が置かれます。ここでの基本的なテーマは，「介入が，行動の決定要因や環境についての丁寧な調査と理解に基づき，またそのデザイン・実施・評価が適切かつ系統的に行われる場合に，介入が成功する可能性が高まる」ということです。そして，その場合は，たとえ介入が失敗に終わった場合でも，その理由を理解することができ，そうした理解は，将来の成功にとって不可欠です。

5. 今後の展望

ある健康行動理論を理解できたとして，その次に来る問題は，それを包括的なプラニングプロセスにどう組み込んでいくかということです。生態学的モデル(第3章)で解説したように，健康や行動を"マルチレベル"で検討することによって，介入が成功する確率を高めることができます。

最も単純に言えば，生態学的モデルは2つの選択に帰着します。つまり，"人々を変える"か，あるいはまた"環境を変える"かという選択で，当然，両者を選択することによって介入をより強力なものとすることができます(Smedleyら，2000)。"人々を変える"最も直接的な活動には，健康信念モデル(HBM)，トランスセオレティカルモデル(TTM)，統合的行動モデル(IBM)などの個人レベルのモデルが役立ちますが，"環境を変える"ためには，コミュニティレベルの理論が役に立ちます。その中間的な存在が，社会的認知理論(SCT)，ソーシャルサポートやソーシャルネットワークの理論，そして，個人間コミュニケーションモデルです。これらの理論は，いずれも個人間，あるいは個人と環境間の相互関係 reciprocal relation に注目した理論です。

理論的枠組みは，介入の企画，実施，評価の柔軟性を最大限に高め，抽象的な概念を様々な場や状況に最も効果的な形で応用する上で有用であり，それぞれの理論や包括的なプラニングシステムについての理解は，その意味で非常に役に立ちます。その他にも，プログラムを成功

に導くためには，プログラムとオーディエンスの適合，入手しやすく実用的な情報の提供，アクティブラーニングと参加者の巻き込み，スキルビルディング・実践・強化などが必要となります。優れた介入は，多くの場合，理論に基づいて作られますが，逆はまた真ならずで，理論を使えば常に優れた介入が保証されるかと言えば，そうとは限りません。もちろん理論は，介入に必要な要素を明確にし，効果的な介入プログラムを作成するのに役立つものですが，実際には，理論を基礎にいかに効果的な介入プログラムを"創造"できるか，そして，それをいかに忠実に実行し，評価できるかが問題となります。理論は抽象概念に過ぎず，現実の行動は多様な要因の影響を受けるため，理論を効果的に介入プログラムに転換するためには，それなりの経験を要します。私たちの最終的な目標は人々の健康に向上をもたらすことであり，理論はそのための1つの手段で，それ以下でもそれ以上でもないということです。

　本書の初版で，Rosenstock は，「将来，健康教育（や健康行動）に関する研究や実践のニーズがどうなるかは，カリフォルニアの有名な占い師 Great Kreskin の力でも借りない限り誰にもわからない」と述べていますが（Rosenstock, 1990, p.405），時は移り，実際彼が予言したように，科学の進歩と新しい技術の登場によって，私たちの生活は劇的な変化を遂げ，私たちは日々，驚くべき速度で現れてくる新しい技術に生活を合わせながら生きています。それによって，健康リスクについての理解，入手し得る情報，日々の関心事や心配事，人間関係，そしてコミュニケーションのあり方は大きく変わってきました。

　今日の健康行動学が始まったのはほんの80年前のことに過ぎませんが，ここ30年の進歩は特に目覚ましいものがあります。本書の各章で示されているように，今日までの行動学の発展は，初期の多くの社会理論や行動理論の基礎の上に築かれたものです。今後のさらなる発展のためには，先達たちの成果を踏まえる必要がありますが，加えて，それを超える創造性を培い，今日的な問題を見極めてそれにふさわしい手法を開発し，今後生じる問題に備えなければなりません。

参考文献

Bartholomew, L. K., Parcel, G. S., Kok, G., Gottlieb, N. H., & Fernández, M. E. (2011). *Planning health promotion programs: An intervention mapping approach* (3rd ed.). San Francisco: Jossey-Bass.

Bickel, W. K., & Vuchinich, R. E. (Eds.). (2000). *Reframing health behavior change with behavioral economics*. Mahwah, NJ: Erlbaum.

Camerer, C. F., Loewenstein, G., & Rabin, M. (Eds.). (2004). *Advances in behavioral economics*. Princeton, NJ: Princeton University Press.

Diamond, P., & Vartianen, H. (Eds.). (2007). *Behavioral economics and its applications*. Princeton, NJ: Princeton University Press.

Green, L. W., Glanz, K., Hochbaum, G. M., Kok, G., Kreuter, M. W., Lewis, F. M., . . . , Rosenstock, I. M. (1994). Can we build on, or must we replace, the theories and models in health education? *Health Education Research*, 9, 397–404.

Rosenstock, I. M. (1990). The past, present, and future of health education. In K. Glanz, F. M. Lewis, & B. K. Rimer (Eds.), *Health behavior and health education: Theory, research, and practice*. San Francisco: Jossey-Bass.

Ryan, R. M., & Deci, E. L. (2000). Self-determination theory and the facilitation of intrinsic motivation, social development, and well-being. *American Psychologist*, 55, 68–78.

Smedley, B. D., & Syme, S. L. (Eds.). (2000). *Promoting health: Intervention strategies from social and behavioral research*. Washington, DC: National Academies Press.

第19章
理論に基づくヘルスプロモーション介入のためのプラニングモデル

L. Kay Bartholomew
Christine Markham
Pat Mullen
María E. Fernández

[キーポイント]
- 理論/エビデンスに基づくヘルスプロモーションプログラムの系統的開発のために作られた2つのモデル,すなわちプリシード・プロシードモデル(PPM)と介入マッピング(IM)を解説する。
- ヘルスプロモーション介入において,理論とエビデンスの系統的な使用を促進するためのプラニングモデルの用い方を説明する。
- 介入開発のためにプリシード・プロシードモデル(PPM)と介入マッピング(IM)のプロセスをフルに使った事例を紹介する。

　建築に設計図が必要なように,介入の開発にも,設計を助けるフレームワークがあれば,健康行動理論やその構成概念constructなどをうまく配置しながら,介入の開発を系統的に進めることができます。本章ではそうしたフレームワークの中から,プリシード・プロシードモデルPRECEDE-PROCEED Model(PPM)と介入マッピングIntervention Mapping(IM)を紹介します。こうしたフレームワークには,通常複数の理論からの構成概念が用いられ,また,必ずしも理論に基づかない構成概念が使われることもあります(Fishbeinら,2001；Noarら,2005)。

　公衆衛生問題を解決するための介入に理論を「応用する」場合と,理論自体を「開発・検証する」場合とでは理論に対するアプローチは根本的に異なります。前者,つまり理論を応用する場合には,解決すべき問題が起点となって,応用行動学的あるいは社会科学的なアプローチがとられ(Buunkら,2008),そうしたアプローチにおいては,理論は,介入開発に利用されるツールの1つに過ぎません。

　プリシード・プロシードモデルモデル(PPM)と介入マッピング(IM)は,健康に影響する行動要因あるいは環境要因を変容させるための理論を選択する枠組み(フレームワーク)として開発されたもので,これらを用いることによって,介入を開発する際の「論理モデルlogic model」を構築することができます。論理モデルとは,健康問題やその改善に関係する概念間の因果関係を表すもので,「問題の論理モデルlogic model of the problems」と「変化の論理モデルlogic model of the change」の2つがあり，前者は，健康問題が生じる場合の因果関係のプロセス，後者は，介入で生じると想定される変化のプロセスについての仮説を表すものです（Buunkら，2008；Glanzら，2008；Rossiら，2004）。例えば，「問題の論理モデル」では，ボックスや線・矢印を用いて，ある行動に影響を与える行動要因や環境要因の関係が図示されますが，「変化の論理モデル」には，それに，行動や健康アウトカムを改善するための介入法が加わります。

　以下，プリシード・プロシードモデルモデル（PPM）と介入マッピング（IM）をそれぞれ解説しますが，その前に，これらのフレームワークの前提であり，かつヘルスプロモーションプログラムを企画する際に常に守るべき原則を指摘しておくこととします。それは，「協働の原則 principles of collaboration」であり，その中には，①対象とする個人もしくは組織の歴史を理解する，②多様なステークホルダーの参加を促進する，③多様なメンバーのそれぞれの得意分野を認識する，④意思決定や共有学習 shared learning における公平性を促進する，といった原則が含まれます（Israelら，2005；Minklerら，2010；第15章も参照）。どういうフレームワークを用いる場合でも，介入を開発する場合には，これらの原則を踏まえる必要があります。プリシードモデル PRECEDE Model が開発されたのは（注：プロシード PROCEED は後から付け加えられた），多くのヘルスプロモーション関係者の間で，介入プログラムの開発においては，ステークホルダーの参加，理論（その構成概念），文化的な適切性に十分に配慮すべきだとの意見が高まっていた時代だったのです（Greenら，1980）。

1. プリシード・プロシードモデル

　プリシード・プロシードモデル PRECEDE-PROCEED Model（PPM）は，30年間にわたってヘルスプロモーション分野でよく用いられてきたモデルで，行動変容プログラムのデザイン，実施，評価の設計を行う上で有用です（Greenら，1980，2005）。このモデルは，たとえて言えばロードマップであり，その目的は，行動変容プログラムの企画や評価に理論や構成概念を包括的かつ系統的に応用する枠組みと観点を提供することにあります（Gielenら，2008）。行動変容理論はその枠組みに道筋を与える構成要素と言うことができます。

　その意味でプリシード・プロシードモデルモデル（PPM）（Greenら，1991，1999，2005）の観点は生態学的（エコロジカル）であり，これまで何百ものヘルスプロモーションプログラムで用いられてきました（Aboumatarら，2012；Butaら，2011；Coleら，2009；Hazaveiら，2012；Liら，2009）。このフレームワークの登場によって，アウトカム（問題）焦点型のアプローチが大きく前進し，それ以前のような，健康問題の解決にいきなり理論を応用するといった乱暴なアプローチ（理論焦点型）ではなく，対象とするコミュニティ，集団あるいはオーディエンスとそのニーズの深い理解，健康やQOLの直接的要因だけではなく，社会的，環境的，文脈的要因の理解が，介入の前提として重要であることが認識されるようになったのです。

　プリシード・プロシードモデル（PPM）の"プリシード（PRECEDE）"の部分は，「問題の論理モデル」を開発する部分で，3つの相（第1～3相）から構成されています（図19.1）。ここは健康問題の原因をいくつかの生態学的レベル（＝マルチレベル）で分析するプロセス，つまり健康に関係する行動や環境の決定要因を包括的に明らかにするプロセスで（Gómezら，2009；Peacockら，2008），ここでは，人の生物学的，心理学的，行動学的な特性と環境との相互関係が重視さ

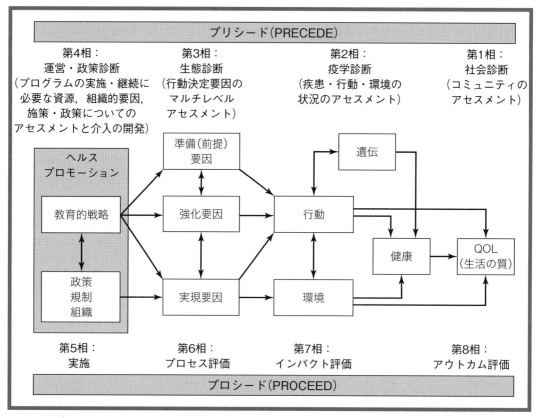

図 19.1　プリシード・プロシードモデル

れます。つまり、「問題の論理モデル」の中には、環境の重要性が明確に位置づけられているということです(Bronfenbrenner, 1979；Kokら, 2008；第3章も参照)。

　これら3つの相に含まれる各要因は、相互に影響し合うことによって、個人の行動と環境の両方に影響を与えます。子どもの加糖飲料の消費を例にとれば、個人間レベルの要因としては、親が子どもに炭酸飲料を与えること、組織的レベルの要因としては、学校における炭酸飲料の自動販売機に対して何も対策がなされていないこと、コミュニティレベルの要因としては、炭酸飲料の消費を問題視しない規範意識、社会的レベルの要因としては、スーパーやレストランなどでの大型ペットボトルによる炭酸飲料の販売を制限する法律の欠如をあげることができます。また、院内感染を例にとれば、個人レベルの要因としては、医療従事者における手洗い実施の不徹底、組織レベルの要因としては、医療従事者に対するガイドラインに基づく手洗い指導や施設・機器表面の除菌の不徹底があり、これらすべてが、多剤耐性菌感染の原因となります(Aboumatarら, 2012)。同じように、スーパーのレジ係の職業関連性筋骨格系障害の例では、レジにおける長時間の立位、管理者による政府のガイドライン遵守の不徹底、レジ部の建築学的デザインの不備などが、問題に関係します(Wasilewskiら, 2007)。

　プリシード・プロシードモデルモデル(PPM)の第1相は、「社会診断」(social assessment, 社会やコミュニティ自体についてのアセスメント)の相で、介入を行おうとするコミュニティを理解するために行われます。コミュニティと言えば、従来は地理的コミュニティを意味することが多く、そこで人々は、様々な生活や仕事を営み、また、価値観、文化、規範、言語、健

康問題，QOL（生活の質），地域の境界，自治のための組織，ニーズなどが共有され，さらには例えば騒音問題などの生活環境に起因する健康問題では，地域単位で対策が行われることになります．しかし，社会の中には，地理的条件以外にも，多様なコミュニティが存在します．例えば，属性（例：社会経済階層，ジェンダー，年齢，家族構成），民族（例：ラテン系，欧米系，アフリカ系），問題（例：同じ疾患の患者・家族，同じ環境問題を抱える人々），アイデンティティ（例：政治的，行動的，宗教的）などに基づくコミュニティがそうです．

この相では，コミュニティから情報や意見を集めるのに質的方法 qualitative method（例：個別インタビュー，フォーカスグループインタビュー，概念マッピング［Trochim ら，2004］）がよく用いられますが，これに量的方法である集団調査 survey を組み合わせて用いるのが理想的です（ミクストメソッド mixed methods）．そして，ここで重要なことは，対象とするコミュニティのメンバーの参加を保証することです．それによって，介入プログラムが扱う問題をそのコミュニティにとって真に重要なものとすることができ，その成果をそのコミュニティに真に役立つものとすることができます．また，参加はコミュニティの介入開発能力や研究能力の向上にもつながります．ここでは，コミュニティエンゲージメント，コミュニティの構造やニーズの見方に関する理論的なアプローチも役に立ちますが（Bartholomew ら，2011），特に有用なものとしては，システム理論 systems theories（Goodson, 2009；National Cancer Institute, 2007），ソーシャルネットワークに関する諸理論（Heaney ら，2008），ソーシャルキャピタル（社会関係資本）やコミュニティキャパシティの構成概念（Green ら，2005；Wendel ら，2009）などがあり，その他，ステークホルダー理論（Foster-Fishman ら，2007）や連携理論 coalition theories（Butterfoss ら，2008）などは，コミュニティエンゲージメントを考える際に参考となります．表 19.1 は，プリシード・プロシードモデル（PPM）の様々な相で用いられる理論の例を示したものです．

第 2 相は，「疫学診断」（epidemiological, behavioral, and environmental assessment：疾患・行動・環境の状況に関するアセスメント）の相（段階）で，ここでは右から左に矢印が向かう論理モデルが作成されます．通常は，当該コミュニティの健康問題や関係する QOL（生活の質）の記述から始まり，これが完成すると，モデルは左から右への因果関係を示すものとして理解されます．"疫学分析"では，健康問題や QOL，健康問題の原因となる行動要因，健康問題や行動の原因となる環境要因の分析が含まれます．健康教育やヘルスプロモーション介入では，当然ながら健康問題の低減や解消がその目的となります．例えば，院内感染による早期死亡や罹病が問題である場合には，それによる生産可能年の喪失や医療ケアに要するコストによって，個人や社会全体の QOL が影響を受けます．"行動分析"では，健康リスクの高い集団においてどのようなリスク行動が行われているかが分析され，例えば，2 次・3 次予防の場合であれば，どのような行動が患者における障害や死亡のリスクを高めているかが分析されます．例えば，処方された食事療法・運動・服薬へのアドヒアランスの悪さが原因で糖尿病が増え（悪化し），疾病負荷が増えるといったことです．

"環境分析"では，健康問題に直接的あるいは間接的に影響を与える，社会的，物理的，生物学的環境が分析されます．ほとんどの健康問題にとって，環境は，重要かつ修正可能な要因であり，例えば鉛を含むペンキや埃への曝露，あるいは，職場での禁煙政策の欠如などは，それぞれ健康に影響を与えますが，対策を講じれば修正することができます．

行動や環境を分析する上では，いくつかの理論が役に立ちます．例えば，社会的認知理論

表 19.1 理論や構成概念を用いるフレームワークとしてのプリシード・プロシードモデル

各生態学的レベルにおける理論と原則の例	第1相（社会診断）：コミュニティのアセスメント	第2相（疫学診断）：疾患・行動・環境の状況のアセスメント	第3相（生態診断）：行動決定要因のマルチレベルアセスメント	第4相（運営・政策診断）：プログラムの実施・継続に必要な資源，組織的要因，施策・政策についてのアセスメントと介入の開発
コミュニティレベル				
参加と適合性 relevance（例：ステークホルダー理論，パワー理論，連携理論）	X	X	X	X
コミュニティアセスメント（例：システム理論，ソーシャルキャピタル，コミュニティキャパシティ）	X	X	X	X
介入（例：コミュニティオーガニゼーション，コミュニティモビライゼーション，組織変容理論，イノベーション拡散モデル）		X		X
個人間レベル				
社会的認知理論		X	X	x
生涯学習		X	X	
個人間コミュニケーション			X	
ソーシャルネットワークとソーシャルサポート			X	
個人的レベル				
社会的認知理論		X	X	
自己制御理論		X	X	
目標設定とプランニング			X	
健康信念モデル			X	
トランスセオレティカルモデル			X	
合理的行動理論			X	
計画的行動理論			X	
情報処理理論			X	

Social Cognitive Theory（SCT）（第9章参照）は，行動と環境の相互作用 reciprocal interaction に重きを置く理論ですが，目的とする行動自体の詳細な分析に役立つ理論もあります．その他，自己制御理論 Self-Regulation Theory（Vohs ら，2011），目標設定やプランニングに関する諸理論（Gollwitzer ら，2006），トランスセオレティカルモデル Transtheoretical Model（TTM）（Prochaska, 2013；第7章参照）などは，行動を変化させるステップを理解する上で役立ちます（表19.1 参照）．

この相では，既存のデータ（例：地域，州，国レベルでの集団調査，疾病登録，医療保険支払

い請求 medical claim)を用いた，コミュニティにおける健康問題やその原因の分析も行われますが，こうしたデータは，多くの場合インターネットから入手可能で，現在では膨大なデータが，アクセス可能な形で提供されています(例：National Health Information Center, www.health.gov/nhic；National Library of Medicine databases, www.nlm.nih.gov/databases；National Center for Health Statistics, www.cdc.gov/nchs)。

第3相は，「生態診断」(ecological and educational assessment：行動規定要因のマルチレベルでのアセスメント。"教育・組織診断"と訳されることもある)で，第2相で記述された行動や環境の原因となる要因が検討されます。ここでの問題は，健康問題の発生や悪化につながるような行動や環境の状況が，どのような要因によって形成されているかということです。Greenら(2005)は，これらの要因を，「準備(前提)要因 predisposing factors」(行動変容の促進もしくは阻害要因となる，個人や集団の知識，態度，信念，価値観，認識)，「強化要因 reinforcing factors」(行動変容したことによって他者から得られる報酬やフィードバック)，「実現要因 enabling factors」(望ましい行動や環境の変容を促進するスキルや資源，もしくはそれを阻害する要因)に分類しています。例えば，院内感染に関する研究で，Aboumatarら(2012)は，多剤耐性菌に関する知識の欠如や懐疑的態度といった準備(前提)要因がコンプライアンスの悪さに関係していることを指摘し，Wasilewskiら(2007)は，ある職業に伴う筋骨格系障害に関する研究で，筋骨格系障害に対する自身の罹患可能性(感受性)やその障害の深刻さ(健康信念モデルの構成概念，第5章参照)についての職員の認識の低さや，職場管理者の支援や人間工学的配慮の不足を，その原因として指摘しています。

行動の規定要因の分析をする際には，"理論に照らして考える"ことが非常に役に立ちます。健康信念モデル Health Belief Model(HBM)(深刻感，罹患可能感，コスト感と利益感，行動のきっかけ，自己効力感)(第5章)，計画的行動理論 Theory of Planned Behavior(態度，主観的規範，行動意図，行動コントロール感)(第6章)，社会的認知理論(SCT)(自己効力感，行動スキル，結果予期，強化，観察学習，相互規定)(第9章)の構成概念 constructs はすべて行動の決定に関わるものです。これらの決定要因は，個人レベルのリスク行動にも，環境を変え得る立場にある人々の行動にも当てはまります(表19.1)。

初期のプリシードモデル PRECEDE Model には，疾患の自然史など，行動とは関係のない要因も含まれていました(Greenら，1980)。これらは修正のできない要因ですが，それでも，修正可能な要因に影響を与えることがあるため，ニーズアセスメントにおいては考慮しなければなりません。なぜなら，行動とは一見無関係のように見えるこうした要因も，人々の行動に，社会的，生物学的背景を与える効果があるからです。現在のプリシード・プロシードモデル(PPM)にも，修正できない遺伝要因が含まれていますが，遺伝要因は，健康問題やその影響を受けている人々を理解する上で非常に重要な意味があります(Greenら，2005)。

第4相は，「運営・政策診断」(administrative and policy assessment and intervention alignment：プログラムの実施・継続に必要な資源，組織的要因，施策・政策についてのアセスメントと介入の開発)が行われる相で，ここでは，これまでの相で同定された行動やその決定要因を踏まえて，プログラムにどのような要素や介入が必要かが検討され，また，プログラムを開発・実施するのに必要な組織・政策・運営面での能力や資源があるかどうかが評価されます。Greenら(2005)は，プログラム開発に関する膨大な文献を検討して，包括的なプログラムを開発するのに必要なプロセスを，「介入のマッチング，マッピング，プーリング，パッチング」

(p.197)として提案しています。①マッチング matching とは，プログラムに含まれる要素をマルチレベルに当てはめること，②マッピング mapping とは，理論や先行研究や実践に基づく介入を，準備(前提)要因，強化要因，実現要因をカバーするように配置すること，③プーリング pooling とは，以前に行われた介入やコミュニティに好意的に受け入れられた介入であまりエビデンスが明確でない事例の情報を蓄積すること，④パッチング patching とは，③で集めた介入事例を，必要がある場合(他に使える介入がない場合)に介入として用いることを意味します。第3相では，健康問題の発生や悪化につながるような行動要因や環境要因とその改善方法を"理解するために"理論を活用しましたが，第4相では，それらを変化させる"介入法を開発するために"理論を応用します。ここで難しい課題は，①第3相で明らかになった行動要因や環境要因を適切な理論に当てはめること，②目的とする行動変容に必要な介入方法を開発・実施する上で制約となる組織的・政治的条件をいかに克服するかということです。後者については，組織変容理論 theories of organizational change (Butterfoss ら，2008) が特に有用である可能性があります。

後半のプロシードモデル PROCEED Model の第5相では，1～4相で集められたデータを用いて，介入プログラムの実施に必要な，関係者のトレーニング，資材の作成，資源の準備などが行われ，第6～8相では，プロセス，インパクト，アウトカムの評価に必要なデータを収集するための計画が立案・実施されます (Green ら，2005)。プロセス評価 process evaluation では，当初の計画に照らして，介入プログラムがどの程度実際に実行されたかが評価され，インパクト評価 impact evaluation では，準備(前提)要因，強化要因，実現要因，行動要因，環境要因における変化が測定され，そして，アウトカム評価 outcome evaluation では，健康や QOL の指標に対する介入プログラムの効果が評価されます。通常，プリシード・プロシードモデル (PPM) の各相には，測定可能な目標が設定され，それに照らして進捗が評価されます。

2. 介入マッピング

介入マッピング Intervention Mapping (IM) とは，行動要因や環境要因のそれぞれに対して，理論に基づく介入法を適応させるプロセスのことを意味し (Bartholomew ら，1998)，プリシード・プロシードモデル (PPM) がその基礎となります。介入マッピング (IM) はプリシード (PRECEDE) の段階で作成された「問題の論理モデル」(後述)に基づいて開発され，その論理モデルにおける行動要因や環境要因のそれぞれに対して，理論やエビデンスに基づく介入法が設定されます (Bartholomew ら，1998)。介入マッピング (IM) は，多くのヘルスプロモーションプログラムに用いられており，最近の例としては，抗 HIV 治療へのアドヒアランス (de Bruin ら，2005)，運動 (Brug ら，2005)，喫煙 (Dalum ら，2012)，肥満 (Lloyd ら，2011)，がん検診 (Byrd ら，2012)，慢性疾患の自己管理 (Detaille ら，2010)，HIV 予防 (Munir ら，2013)，予防接種 (Kok ら，2011)，性の健康 (Mkumbo ら，2009；Newby ら，2011) などがあげられます。その他にもコミュニティベースの参加型研究 (Belansk ら，2011) や，介入プログラムの中で効果のあった部分 (有効成分 active ingredients) を理解する目的 (Brendryen ら，2010；Kok ら，2011)，エビデンスに基づく介入を新しい状況に適応させ実施する目的 (Tortolero ら，2010) で用いたものがあります。

2. 介入マッピング 345

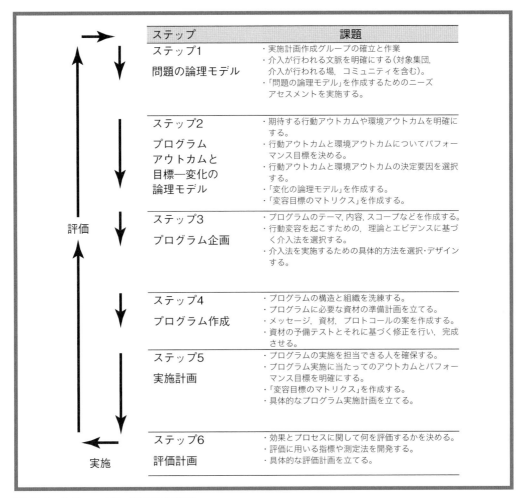

図19.2 介入マッピング(IM)の概要
出典：Bartholomewら，2011より改変

　介入マッピング(IM)は全部で6つのステップからなり，それぞれのステップはいくつかの作業を含み(図19.2)，1つのステップが完了すると，それが次のステップの基礎となり，すべてのステップが完了すると，介入のデザイン，実施，評価に関する青写真，つまりマップが完成します。こう書くと，まるで一方向的に進むプロセスであるかのように聞こえますが，実際には行きつ戻りつの双方的なプロセスになります。

　スッテプ1は，「問題の論理モデル logic model of the problem」を作成する段階で，プリシード(PRECEDE)の枠組みをニーズアセスメントに用いることによって，図19.1に示すような論理モデルを作成することができます(Bartholomewら，2011)。ここでは，プリシードの修正版が用いられることもあります。修正版では，準備(前提)要因と強化要因が「個人的決定要因」(リスク行動を促す認知的，情緒的要因)にまとめられ，実現要因(リスク行動の実施を容易もしくは困難にする環境条件)は，環境要因の中に含められます。プリシードモデルの開発のところであげた行動モデルは，このステップ1にも関係します。

　介入マッピング(IM)の第2ステップでは，「変化の論理モデル logic model of change」が作成

されます（図 19.3）．これは，計画された介入が，行動の決定要因への影響を介して，人々（リスクの高い行動を行う人々や環境を変え得る立場にある人々［組織］）の行動に影響を与え，最終的に健康アウトカムの向上に至る因果系路に関する"仮説"のことです．このモデルは，ステップ1で作成された「問題の論理モデル」に基づいて作成されます．この段階では，健康問題や行動・環境リスクを軽減もしくは除去するための具体的方法を考える必要がありますが，そのためには，「問題の論理モデル」をよく検討して，どの行動要因・環境要因が健康アウトカムの向上に最も影響が大きいか，どれが最も変化しやすいかを決定しなければなりません．例えば，本章で後述する「It's Your Game」という中学生向けの性教育プログラムでは，初交経験を遅らせることが主たる行動アウトカムとされ，この行動（初交）が生じる複雑な文脈を分析して，「パフォーマンス目標performance objectives」と名付けられたいくつかの状況要因（例：初交に至るリスクの高い状況）を取り出し，それらを介入の対象としています．

このステップ2では，人々（リスクの高い行動を行う人々や環境を変え得る立場にある人々［組織］）の行動を変容させるための論理モデルを作成しますが，ここでは前述した多くの理論が役に立ちます．例えば，社会的認知理論（SCT）（第9章参照）は，個人と環境の相互作用に重きを置く理論で，個人と環境の両方の変化を重視する介入マッピング（IM）のスコープに一致します．他にも，行動を形成する要素を細かく分析する上で特に有用な理論があり，例えば，自己制御理論 Self-Regulation Theory（Vohs ら，2011），目標設定やプラニングに関する諸理論（Gollwitzer ら，2006）などを用いれば，行動変容を，自己モニタリング，目標設定，プラニング，パフォーミング，評価という，どのような行動にも適用できるプロセスに分解することができます．組織，政治団体，コミュニティといった"組織環境"に置かれた人々や集団の行動を考える場合には，高次の生態レベルの理論が有用で，例えば，ソーシャルサポート，ソーシャルネットワークに関する理論（Uchino，2009；第10章参照）や，組織の行動変容ステージモデル stage of organizational change model（Butterfoss ら，2008），コミュニティオーガニゼーション理論などがあります（Minkler ら，2004；第15章も参照）（図 19.3 参照）．

このステップの目的は，これらの理論やエビデンスに基づいて，「変化の論理モデル」を作成することですが，ここで注意すべきことは，この論理モデルにおける因果関係（xを行えば，yが起こる）は，あくまで"仮説"に過ぎないということです．なぜなら，「行動の決定要因 determinants of behavior」と名付けられた要因は，様々な研究結果や理論から得られたものであり，研究には横断研究もあれば縦断研究や実験的研究もあり，また要因の中にはコミュニティや介入実施者の考えに基づくものも含まれるなど，エビデンスレベルが一様ではないからです．特に横断研究で得られた"関連 association"は，必ずしも因果関係を意味せず，逆に要因が行動の結果であることや，多数の要因が同じ行動に関係する場合があることに留意しておく必要があります．例えば，うつ状態のために肥満になるのか，肥満によってうつ状態になるのかは横断研究だけで明らかにすることはできません．

理論を用いる場合には，1つの理論にこだわるのではなく，まずは先行研究をよくレビューして，目的とする行動と関係のある要因をよく検討することが大切です．その中には理論に基づく研究もあればそうでないものもあります．プリシードモデル PRECEDE Model のところで論じたように，ここではいくつかの行動理論がよく用いられます（例：社会的認知理論，計画的/合理的行動理論，健康信念モデル）．例えば，Bartholomew ら（2011）は，なぜ歯科医の中には口腔がん検診をする医師としない医師がいるのかについての文献レビューを行い，社会的認

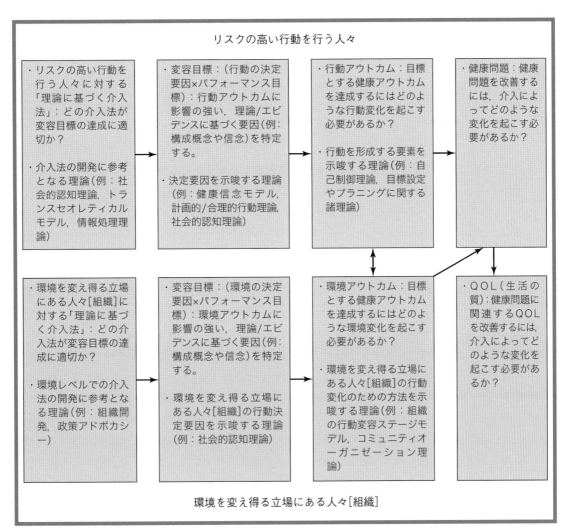

図19.3 変化の論理モデル

知理論(SCT)の構成概念である,スキルや知識,自己効力感が影響を与えていること,さらに,一部の患者や歯科医の考え方が,社会的認知理論(SCT)の構成概念である結果予期 outcome expectations(xをすればyが起こるだろう)に該当することを明らかにしています。これは,例えば,「患者に口腔がん検診のことを話せば,彼らの意識が向上するだろう」といった考え方のことです。ここでBartholomewらが,理論に基づかない研究の結果も含めて,理論の枠組みに照らして検討していることに注意してください。それによって,その研究に欠落している構成概念が明らかになるという利点があります。

介入マッピング(IM)では,論理モデルの構築以外に,「変容目標のマトリクス matrix of the change objectives」が重要なツールとして用いられます。これは,介入によって"誰"もしくは"何"を変えるかを明確にする目的で作成されるものです。後述する「It's Your Game」にその例があるので参照してください(表19.4)。変容目標 change objectivesは,マトリクスにおいて,パフォーマンス目標 performance objectivesと決定要因が交わるセルに位置するもので,「対象集団においてパフォーマンス目標を実現するためには決定要因の何を変える必要がある

か？」という質問に対する答えがそのセルに書き込まれます。例えば，「It's Your Game」の例では，「生徒がセックス陥る状況を避けるために，知識，スキル，自己効力感を介入によってどのように変えるべきか？」という問いが立てられました。このマトリクスは，「理論に基づく介入法 theory-based change methods」("テクニック"とも呼ばれる；Michie ら，2008 参照) のうちどの方法が，対象とする人々 (リスクの高い行動をとる人々，環境を変え得る立場にある人々 [組織]) の行動の決定要因を変化させ得るかを決定する上での基礎となります。

ステップ3は，プログラム企画，スッテプ4はプログラム作成の段階で，スッテプ2で作成した「変化の論理モデル」に基づいて，介入を概念化しデザインします。ここでは，どの「理論に基づく介入法 (テクニック)」を用いるかを決め，それを実行可能な介入プランに仕立て上げ (スッテプ3)，さらに，介入に必要な資材やメッセージを開発します (ステップ4)。スッテプ3では，介入プログラムのテーマや主なプログラムの内容を決定しますが，その際には，「変化の論理モデル」の一環として創った「理論に基づく介入法 (テクニック)」の予備リストの中から使えそうなものを選択します。「理論に基づく介入法」とは，理論や実証的な研究の結果 (エビデンス) から，行動の決定要因に変化を起こし得ると想定される介入法のことを意味します。行動の決定要因にはほとんど常に，知識や意識以外に多くの要因が含まれるため，介入法には，単に知識の提供だけでではなく，様々な方法を取り入れる必要があります。「理論に基づく介入法」は，個々の変容目標にマッチするように作られるため，いわば介入の"有効成分 active ingredients"と言うべきものです。表 19.2 は，「理論に基づく介入法」とその定義の一部を示したものです。

例えば，「It's Your Game」プロジェクト (Tortolero ら，2010) では，変容目標 change objective に影響を与えるために多くの介入法が検討されましたが，最終的にはその中からプログラムが実施される環境に適したいくつかの介入法が選択されました。介入プログラムの実施方法やその内容を検討する過程では，それぞれの介入法の"パラメータ parameter"を考慮しなければなりません。ここで言う"パラメータ"とは，介入法を効果的に使うために，理論や研究に基づいて作成された「説明 instruction」のことで，例えば，"ロールモデル"を介入法として用いる場合には，ロールモデルは「対象者に信頼され，対象者が学ぶべきスキルを確実に実行でき，かつそれによって対象者を望ましい方向に強化できる人」という内容がパラメータとして書き込まれます (Bandura, 1986)。

この段階で介入計画の作成に関わる人々には，緻密さが求められます。なぜなら，介入法と行動や環境の決定要因とのマッチングは必ずしも容易ではないからです。これは，行動の理解や予測に使われる理論からは，行動の決定要因をどうすれば変えられるかについての具体的な情報はほとんどあるいは全く得られないためです。例えば，健康信念モデル (HBM) では，行動の予測に「罹患可能感 perceived susceptibility」という構成概念が重視されますが，どうすればその概念を変えられるかについては何の情報ももたらしてくれません (第5章参照)。こういう場合には他の理論の助けを借りる必要があり，例えば，社会的認知理論 (SCT) を利用すれば，決定要因を変化させるのに必要な方法を知ることができます (第9章参照)。

選択された「理論に基づく介入法 (テクニック)」には，それぞれについて，具体的な実施法が考案され，1つの明確なスコープと系統性を持ったプログラムの枠組みの中に組み込まれていきます。こうして最終的に出来上がった介入プログラムは，多くの場合多様な内容，それもリスク行動を行う人々だけではなく環境を変え得る立場にある人々も対象に含めたマルチレベル

表 19.2 理論に基づく介入法(テクニック)の例

理論に基づく介入法(テクニック)	定義
決定要因：スキルと自己効力感	
モデリング(社会的認知理論)	目標とする行動を実際に行っている模範となるような人(ロールモデル)を観察する機会を提供する。
報酬と強化(社会的認知理論)	実際に行動が行われた場合に，それに応じた報酬(見返り)を提供する。
実践指導，スキルトレーニング，フィードバック(社会的認知理論，学習理論，目標設定やプラニングに関する諸理論)	目標とする行動の試行や反復を対象者に促し，その経験を議論し，それに対してフィードバックを行う。
決定要因：知識	
イメージの提供(情報処理理論)	分かりにくい内容に対して，イメージが湧くような物理的，概念的比喩を提供する。
先行オーガナイザー advance organizers(スキーマ理論)	スキーマ schema(ある無意識の行動・考え方のパターン)が形成されるように，啓発資材の内容をあらかじめわかりやすく解説しておく。
精緻化(情報処理理論，精緻化見込みモデル Elaboration Likelihood Model)	与えられた情報に意味付けができるように，対象者を支援する。
決定要因：態度	
反復的曝露(学習理論)	対象者が，刺激もしくはメッセージに繰り返し曝露されるようにする。
自己再評価(トランスセオレティカルモデル)	健康によい行動をとる自分とそうでない自分のイメージを理性的，感情的の両面から評価してみるように促す。
環境再評価(トランスセオレティカルモデル)	健康に悪い行動とよい行動それぞれのインパクト(周囲や社会への影響)を評価するように促す。
見方を変える(スティグマ，差別に関する理論)	他の人の見方(考え方)を考慮するように促す。
決定要因：社会的影響や社会規範	
社会を比較する機会の提供(社会比較理論 Social Comparison Theory)	自分の意見や実行能力を見直すために，他の普通の人々の様子を観察する機会を提供する。
他者からの承認に関する情報(計画的/合理的行動理論)	その人の行動を他の人々がどう見ているか，行動変容を他の人々が受け入れるかどうかを判断するための情報を提供する。

のプログラムになるのが普通です。各レベルの介入には，それぞれに資材とメッセージが必要となります。介入マッピング(IM)のステップ4の課題の1つは，"トランスレーション"，つまり，変容目標を可能な限り効果的に達成できる介入ができるように，最適な介入資材やメッセージを作成することです。ここでは創造力が大きく物を言います。

介入マッピング(IM)のステップ5は，介入プログラムを実施する段階です。当然のことながら，どんなに優れた介入プログラムも，それが実施されない，目的とする対象者が十分カバーされない，あるいはプログラムが必要な期間維持されないといったことがあれば，効果を発揮することはできません(Glasgowら，2006)。介入の受け入れ(受容)，実施，維持管理が確実に行われるように事前に綿密な企画がなされなければ，せっかくの介入プログラムも，その能力を十分発揮できずに終わってしまいます(第16章も参照)。したがって，新しい介入プログラムを開発したら，すぐ実施するのではなく，まずは小規模にパイロットテストを行い，それによって有効性が確認できたら，いよいよ実行に移ります。しかし，それが現実社会でどれほど

効果を発揮できるかは，プログラムをどれほど深く広く普及できるかにかかっているため，介入の普及プラン dissemination plan をしっかり立てておく必要があります。

介入の普及プランの立案段階では，対象者のニーズ，パフォーマンス目標，決定要因を考えるプロセスが何度も繰り返されますが，このときは，対象者やプログラムの実施・維持管理に当たる人々の視点で考える必要があります。立案当初からそうした人々をコアメンバーに組み入れ，介入プログラムを実施する意味を十分理解してもらうために「変容目標のマトリクス」を作成すれば，プログラムが効果を発揮するための基礎を築くことができます。

スッテプ6は，評価計画 evaluation plan を立てる段階です。ここでは，それまでのステップを踏まえて，プロセス評価とアウトカム評価の方法が作成されます。プログラム評価に関する文献は山のようにあります(Patton, 2008；Rossi ら，2004；Wholey ら，2010)。評価計画の立案は，介入プログラムの立案と並行して行われるのが普通で，ニーズアセスメントや「問題の論理モデル」の作成と同時に開始する必要があります。プログラム評価に関する教科書(Rossi ら，2004；Wholey ら，2010)には，大抵の場合，プログラムの立案と理解が，評価の最初のプロセスとされています。プログラム評価の立案は，プログラムの合理性やデザインについての問いを立てることから始まります。例えば，「そもそもこのプログラムは必要か？」，「対象者の選定は適確か？」，「プログラムの目標に対象となる人々は納得しているか？」，「変化の論理モデルに誤りはないか？」，「プログラム実施に用いるチャネルの選択は適確か？」といった問いです。これらの問いの根底には，不完全なプログラムで貴重な資源を浪費するのは避けたいという考えがあります。介入マッピング(IM)のような系統的なフレームワークに沿って作られたプログラムであれば，論理が明快で，この段階は比較的簡単にクリアできるはずです。

プログラムの論理が理解されたら，次に，プログラムが目的や目標をうまく達成できたかどうかを評価し(アウトカム評価)，うまくいかなかった場合には，実施プロセスを点検してどこにその原因があるかを評価します(プロセス評価)。介入マッピング(IM)の各ステップでの検討を踏まえて，評価のための問い，指標，測定法を決め，そして，得られた成果が本当にそのプログラムによってもたらされたものかどうかを検討します。

介入マッピング(IM)の各ステップに対して立てられる問いは以下のようなものです。

ステップ1：プログラムには健康もしくは QOL を変える効果があったか？
ステップ2：プログラムには，期待されていたような行動や環境を変える効果があったか？（変化の測定は，パフォーマンス目標に基づいて行われる）。プログラムには，行動や環境の決定要因を変える効果があったか？（変化の測定は，マトリクス上の変容目標に基づいて行われる）。
ステップ3：プログラムで用いられた「理論に基づく介入法(テクニック)」は，変化をもたらすのに適切なものであったか？　その介入法とその実施は当初の計画通りに，かつ正しく理論に沿った形で行われたか？
ステップ4：プログラムの内容は，対象とした人々に受け入れられたか？
ステップ5：プログラムは計画通りに(忠実に)実施されたか？　プログラムは予定された対象層をどれほど広くカバーできたか？

3. プリシード・プロシードモデルと介入マッピングの応用

では次に，プリシード・プロシードモデル(PPM)と介入マッピング(IM)を，ヘルスプロモーション介入の開発，実施，評価に用いた典型的な事例をそれぞれ見ていきましょう。

応用1：Compass Strategy プログラム：メンタルヘルスに対する若者の意識向上キャンペーン

オーストラリアのメルボルンで行われた Compass Strategy プログラムは，プリシード・プロシードモデル(PPM)を，メンタルヘルスに対する若者の意識向上に応用し，成功を収めた事例として知られています。詳細な開発過程や，準実験的研究デザイン quasi-experimental design で行われたその結果については，論文を参照してください(Wright ら，2006)。

このプロジェクトでは，若者対象の集団調査，メンタルヘルスの問題を抱えた若者やその家族とのフォーカスグループインタビュー，医療従事者への相談などから得られたデータが，ニーズアセスメントや介入の開発に用いられました(Wright ら，2006)。一般医，精神保健分野の医療従事者，カウンセラー，各行政レベル(コモンウェルス，州，市)の担当者など，様々なステークホルダーから成るプロジェクト開発チームが組織され，このチームが，データを評価するとともに，プログラムの実施や評価の段階でも随時アドバイスを提供しました。

■社会診断と疫学診断：コミュニティと疾患・行動・環境の状況のアセスメント

ほとんどの精神障害は，思春期や青年期に発現し，併存疾患を伴うことも少なくありません(Kessler ら，2005)。初発時の早期発見と治療によって，長期的な予後の改善が見込めることや(Kupfer ら，1989)，将来の発症リスクを低減できることが明らかになっていることから(Kroll ら，1996)，この年齢層は，メンタルヘルス向上プログラムの重要なターゲットと考えられています。このプロジェクトチームの調査から，16～24歳のオーストラリアの若者の約4分の1(26%)がメンタルヘルスに問題を抱えていることが明らかとなりました(Australian Bureau of Statistics, 2008)。そしてそれに伴って，学校での落伍，社会や家族との不具合，障害の持続など，様々な QOL 問題が生じていました(McGorry, 2010)。2009年に，オーストラリアの12～24歳の若者の精神障害の医療ケアに要したコストは106億豪ドル，さらに障害や早期死亡によって失われた価値は205億豪ドルにも及ぶと見積もられています(Access Economics, 2009)。そこでプロジェクトチームは，メンタルヘルス障害の早期発見と早期治療の増加を目標に設定しました。

以前の研究から，若者の間では，うつ状態や精神疾患，特に後者に対する認識がとくに遅れていることが明らかになっていました(Wright ら，2005)。認識が遅れると，適切な治療を受けるタイミングを逸してしまう怖れがあるため，できる限り早い発見が望まれます。しかし，治療へのアクセス率は低く，気分障害 mood disorder では特に低い傾向があります。こうして，このプロジェクトでは，文献やフォーカスグループインタビューの知見を踏まえて，早期発見・早期治療につながる最も重要でかつ変容可能な行動要因を，①問題の認識，②受療行動(支援希求)help-seeking，③適切な治療の提供，④治療へのアドヒアランスとしました。しかし，

治療の提供やアドヒアランスの向上を目的としたプログラムは他の組織ですでに実施されていたことから，このプロジェクトでは，目標を，①と②に絞り込むことにしました。

環境アセスメントでは，行動を通じて直接的あるいは間接的に健康アウトカムに影響を与える可能性のある社会的要因や物理的要因が考慮されましたが，アクセスや利用可能性の問題など，メンタルヘルスサービスの物理的要因についてはすでに対策がなされていたため，このプロジェクトでは，若者の問題認識や受療行動(支援希求)に関係するソーシャルサポートや社会規範の問題が，介入対象の環境要因として設定されました。

■生態診断：行動決定要因のマルチレベルアセスメント

文献やフォーカスグループ，集団調査の結果に基づいて，①病気の兆候や症状，治療に関する知識の乏しさ，②罹患可能感 perceived susceptibility や深刻感 perceived severity(健康信念モデルの構成概念)の乏しさ，③治療が受けにくいという感覚，④精神障害に対するスティグマが，「準備(前提)要因 predisposing factors」，家族，友人，教師，カウンセラーなどから得られるソーシャルサポートが「強化要因 reinforcing factors」とされました。しかし，医療従事者の情報やフォーカスグループの結果から，ソーシャルサポートの提供者となる人々(以下，サポーター)も若者と同じ問題を抱えていること，つまり，兆候や症状に関する知識が乏しいこと，若者は精神疾患に罹りにくいという誤解を持っていることが明らかとなりました。そこで，メンタルヘルスに関する情報の得やすさの向上や，メンタルヘルスの認識や受療行動(支援希求)に関わるスキル向上が「実現要因 enabling factors」として設定されました(図 19.4)。

■運営・政策診断：プログラムの実施・継続に必要な資源，組織的要因，施策・政策についてのアセスメントと介入の開発

この相では，プロジェクトを実施する社会/コミュニティに存在する，プロジェクトの促進もしくは妨げになるような政策，資源，状況についての分析が行われます。ここでは，精神科医療，一般医療，コミュニティヘルス，児童福祉や教育，行政(コモンウェルス，州，市)などの，若者のメンタルヘルス問題の鍵を握る様々なセクターの代表の意見を聞くために，約30回に及ぶフォーラムや発表会が行われました。これらのフォーラムから，コミュニティや保健医療福祉システムには，十分なサポート体制とキャパシティがあることが明らかとなり，さらには，折よく，早期治療とメンタルヘルスの向上を重視する政府の新たな政策が打ち出されたことから，研究費の申請も可能という状況も生まれていました。

介入は，6つのサブプログラムから構成されました。つまり，メディアキャンペーン，電話相談サービス，啓発ビデオ，サポーター研修，医療関係者との連携です。それぞれのサブプログラムは，ニーズアセスメント段階で同定された，準備(前提)要因，強化要因，実現要因に影響を与えるようにデザインされ，若者(本人，友人，家族メンバー)と成人(主に両親)が対象オーディエンスに設定されました。準備要因，強化要因そして健康信念モデル(HBM)の構成概念(例：罹患可能感，深刻感)に基づいて，「Get on top of it before it gets on top of you(やられる前に先手を打とう！)」がメインメッセージとされ，①若者は精神障害に特に罹りやすいこと，②症状を深刻に捉える必要があること，③主な症状，④早期治療の重要性，⑤情報源へのアクセス方法，が副次的なメッセージとして設定されました。これらのサブプログラムの選定に際しては，人によってメンタルヘルスに関する行動ステージが異なる可能性を考慮して，ト

3. プリシード・プロシードモデルと介入マッピングの応用

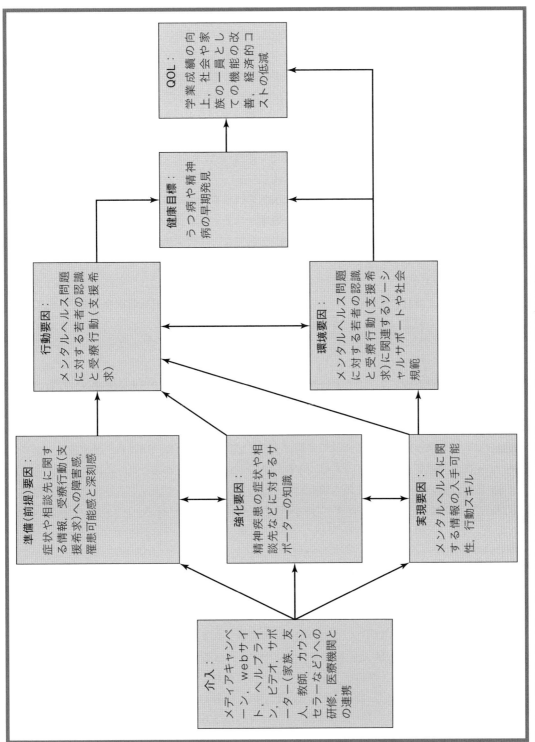

図19.4 若者のメンタルヘルス認知向上プログラムへのプリシード・プロシードモデルの応用
出典：Wright ら，2006 より改変

ランスセオレティカルモデル(TTM，第7章)も参考にされました．また，これらの要素は実際に介入に用いられる前に，分かりやすさ，文化的適切性，訴求性，用いやすさ，ネガティブな効果の可能性などについて，対象オーディエンスに対して予備テストが行われました．

メディアキャンペーンには，オーディエンスの意識と興味を高めるために，映画，ラジオ，地方新聞，若者向け雑誌の広告，新聞の論説などが用いられました．印刷物(ポスター，冊子，ハガキ)も作成され，学校，娯楽施設，医療施設，福祉施設などに配布され，授業やカウンセリングの資材としても活用されました．プロジェクトのホームページ(Getontop[ゲットオントップ])も作成され，メンタルヘルスに関する情報，受療(支援希求)する場合の注意，地元にある資源(医療機関，相談先)への連絡先などが提供されました．ヘルプラインは毎日24時間体制で相談を受け付け，それぞれの相手に合わせた情報の提供や受療についてのアドバイスが行われました．ビデオとその説明用冊子は，授業や説明会に使えるようにデザインされ，議論を喚起できるよう，病気の初期兆候や受療(支援希求)の仕方などが物語風に描かれたものが作られました．サポータープログラムでは，一般の人々にメンタルヘルスカウンセリングに関する基礎を提供するための研修ワークショップが行われ，医療関係者のためには，相談の受け方，関係者間の連携強化，資材の更新についての支援，また，プログラムの進捗状況を連絡するためのニュースレター，発表，訪問などが行われました．

■実　施

キャンペーンは，2001年5月から2年間にわたって行われました．それぞれのサブプログラムは，独立した実施計画に基づいて，しかし他のサブプログラムと連携しながら実施されました．メディアキャンペーンは，若者や親にメッセージが最大限届くように，例えば学校の休暇期など，特に効果が高いと考えられる時期に集中して行われ，逆に，印刷物，サポータープログラム，医療関係者用のプログラムは，学校がある期間に実施されました．このように，キャンペーンは，そのカバレッジを最大限高めると同時に，メッセージがマンネリ化するのを避けるために，時期によってサブプログラムの内容を変える"波状的な"パターンで実施されました．

■プロセス，インパクト，アウトカム評価

プロセス評価のためのデータは，キャンペーンが計画通りに実施されたかどうかの確認と，計画を随時調整する目的で集められ，プログラムの達成度と効果は，webサイトへのアクセス数や電話相談件数によって，また配布率 distribution rate は，メディアを用いた活動回数，配布した印刷物や医療関係者向けの資材の配布数で評価されました．

キャンペーンの最初の14か月のwebサイトのアクセス数と電話相談件数はそれぞれ月平均465件と28件で，この間，映画とラジオによる宣伝はそれぞれ7000回以上，195回実施され，若者向けの雑誌における宣伝は21週分，新聞記事は15件(1件あたり新聞2万部)，そして，ハガキは1万5000枚，ポスターは600枚，ステッカーは2万枚が学校や医療関係施設に配布されました．また，プロジェクト(Strategy Compass)のニュースレターは，532回配布され，医療関係者からの資材提供依頼は157件寄せられました．

インパクト評価は，準実験的デザイン quasi-experimental design に基づいて行われ，プロジェクトを実施した地域(介入地域)と実施していない地域(比較地域)からそれぞれランダムに選ばれた600人の12～25歳の若者を対象に，キャンペーン前と14か月後に横断的な電話調査

が実施されました．アウトカムとしては，標的とする行動（例：精神障害についての正しい認識，積極的な受療（支援希求））と準備（前提）要因，強化要因，実現要因（例：治療が受けにくいという感覚，［精神疾患に罹ると］差別されるかもしれないという感覚，医療関係者の支援的態度の評点），そして，メンタルヘルスキャンペーンへの曝露が測定されました．

その結果，このキャンペーンによって，介入地域の若者に（比較地域に比して），①うつ病に対する自己認識，②過去1年間にうつに関して行った受療行動（支援希求），③メンタルヘルス障害の正確な頻度に関する知識，④自殺リスクについての認識，⑤治療（支援）が受けにくいという感覚，⑥キャンペーンを知っている若者の割合などに，統計学的に有意でポジティブな効果が生じたことが明らかになりました．例えば，キャンペーンの14か月後にメンタルヘルス障害の頻度を正しく推定できた若者の割合は，介入地域で24.7％と比較地域（22.8％）よりも高く，また自殺のリスクが自分にもあることを認識した若者の割合も介入地域でより高くなる（20.4％ vs. 17.8％）という効果が認められました．

応用事例2：It's Your Game…Keep It Real

「It's Your Game…Keep It Real（ひとごとじゃない！…クールに行こう！）」は，介入マッピング（IM）を用いて開発された中学生向けの性教育プログラムで（Markhamら，2012；Tortoleroら，2010），HIVやヒトパピローマウイルス（HPV）の感染や妊娠の原因となるリスクの高い性行動の低減を目的とする，若者への訴求性の高いプログラムです．しかし，中学校での性教育には，生徒の身体的，社会的発達度が一様ではないこと，性教育に対するニーズや態度がコミュニティによって異なる可能性があることなど，いくつかの難しい問題があります．この事例では，中学生のニーズの多様性に配慮しながら，どのように介入マッピング（IM）を用いて，新しくかつ理論に基づいた性教育が開発されたかを解説します．

このプログラムでは，最初から最後まで一貫して，地域の医療関係者，宗教者，行政組織，校区の教育関係者，親，若者が開発のプロセスに参加しました．その際，これらのステークホルダーから意見やアイデアを得るために，いくつかのコミュニティエンゲージメントの手法，つまり，①地域の協力委員会と10代の若者の協力委員会の設置，②対象とする地域の親や10代の若者に対するフォーカスグループインタビューの実施，③校区における発表会や集会の実施，などの手法が用いられました．これらの手法は，プログラムを，対象集団のニーズに真に沿ったものとする上で役立ちました（第15章参照）．

■ステップ1：問題の論理モデル

「It's Your Game」プロジェクトが立ち上がったころは，対象となったのは，その多くが，米国南央部の大きな学区に通う，アフリカ系あるいはヒスパニック系アメリカ人の中学生でした．その学区は社会経済レベルが低く，すべての学校で，昼食が無料もしくは低額で提供され，多くの生徒がそれを利用していました．

このプログラムではニーズアセスメントにプリシードモデルが用いられ，中学生から始まる可能性のある高リスクの性行動に関連する健康問題やQOLの問題を明確にするために，2次データや文献の情報，そして，コミュニティからの直接の情報が活用されました．マイノリティの若者では，10代の出産や性感染症（STI）のリスクが非常に高く（CDC，2013；Hamilton

表 19.3　ステップ 2：「It's Your Game…Keep It Real」の行動アウトカム，環境アウトカム，パフォーマンス目標

アウトカム	関連するパフォーマンス目標
行動アウトカム：生徒たちは，	
1．セックスをしないことを選択する。	セックスをしないことを選択する。付き合いの限度を相手に伝える。セックスに陥る危険のある状況を避ける。セックスを拒否する。
2．セックスをする場合は正しくかつ常にコンドームを用いる。	コンドームを用いると決める。コンドームを購入するか，無料配布のものを入手する。コンドームを携帯する。すべての相手と，コンドームの使用を交渉する。コンドームを正しく使う。すべての相手と常にコンドームを用いる。
3．セックスをする場合はコンドームとともに効果的な受胎調節法を用いる。	受胎調節法を用いると決める。適切な受胎調節法を選択する。セックスをするときには常に受胎調節法を用いるよう相手と交渉する。選んだ受胎調節法を効果的にかつ一貫して用いる。
4．［セックスをしている生徒は］HIV，性感染症(STI)，妊娠の検査とカウンセリングを受ける。	検査を受けると決める。医療機関で検査の予約をする。検査を予約通りに受ける。検査の結果を受け取る。必要な場合には治療をきちんと受ける。パートナーに検査結果を伝える。検査を受け続ける。
5．友人，恋人と健全な関係を築く。	過去，現在，そして将来の関係のあり方についてよく考える。健全な関係のあり方について話し合う。友人や恋人との健全でない関係を避ける。友人や恋人との不健全な関係を解消する。
環境アウトカム：親は，	
1．子どもとセクシュアルヘルスについて話し合う。	子どもと，デート，健全な関係，性行動について話す計画を立てる。子どもとそれについて話す適切な時間や場所を設定する。（セックスを）断るスキルについて話し合う。危険な状況を避けることの大切さを話し合う。セックス以外の付き合い方を話し合う。コンドームやその他の避妊法について話し合う。子どもの感じ方や意見に冷静にかつ決めつけずに耳を傾ける。子どもの質問や心配事に答える。子どもといつでも話し合えるようにしておく。
2．子どもの帰宅時間，友人関係，デートなどをモニターする。	子どもが親の目の届かない行動する時間を減らす。友人との時間あるいはデート中の過ごし方についてルールを決める。そのルールについて子どもと話し合う。子どもに，どこで，誰と，何をするのかについて尋ねる。子どもが行く可能性のある場所で起こりうるリスクについて子どもと話し合う。子どもの友人や恋人の名前と電話番号のリストを作り絶えず更新する。子どものインターネットなどのメディアの使用を注視する。子どもの行動が適切かどうかを評価する。もし不適切と思われたら，違う行動をとるよう子どもと話し合う。こうしたモニター行動を継続する。

ら，2012），特に 10 代の妊娠は，高校の退学や福祉依存 welfare dependency の重要な原因であり，また，生まれた子どもたちも負の連鎖に陥ってしまいます（Hoffman，2006；Shuger，2012）。

　行動要因を調べる中で，早期の性行動が性感染症と 10 代の妊娠のリスク要因であることが明らかとなりました。2011 年の全国調査では，47％の高校生に性経験があり，性経験のある高校生の 40％がコンドームを用いていないこと，15％が 4 人以上との性経験があること，9％がデートのときに暴行経験を有していることが報告されています（CDC, Division of Adolescent and School Health, 2013）。年上の相手とデートする，医療機関をあまり訪れないといった行動も，有害な健康アウトカムのリスクを高めます（Marin ら，2003）。また，セクシュアルヘルスについて親とあまり話さない，親が子どもの行動に無頓着といった親−子ども関係の希薄さや，若者

表 19.4 行動アウトカムに関するマトリクスの一部：生徒がセックスをしないという選択をする。

パフォーマンス目標	決定要因				
	知識	スキル	自己効力感	規範感	結果予期
中学生は， 1．セックスをしないと決める。	セックスのタイプ（アナル，オーラル，腟）を理解する。	セックスをしないという選択をする能力がある。	セックスをしないという選択をする自信がある。	ほとんどの中学生はセックスをしていないことを認識する。	セックスを避けることで，人生の目標，自尊心，他者への敬意を損なわずに済むことを認識する。
2．性的な付き合いの限度を相手に伝えることができる。	性的な付き合いの限度とは何かを言える。性的な付き合いの限度を相手に伝える方法を理解する。	性的な付き合いの限度（セックスはまだ早すぎる）を相手に伝える能力がある。	性的な付き合いの限度を相手に伝える自信がある。	他の中学生も，性的な付き合いの限度を相手に伝えていることを認識する。	性的な付き合いの限度を相手に伝えることで，HIV/STI/妊娠のリスクを低減できること，むしろ相手といい関係を築けることを認識する。
3．セックスにつながりかねない状況を避ける。	セックスを拒みにくい状態に陥りやすい兆候（迫られそうな雰囲気，大人のいない状況，飲酒や薬物）や状況（場所，時間，連れの友人）を理解する。	セックスを拒みにくい状態に陥る危険のある兆候や状況を見極める能力がある。そうした状況を避ける能力がある。	セックスを拒みにくい状態に陥る危険のある兆候や状況を見極める自信がある。そうした状況を避ける自信がある。		危ない状況を避ければ，セックスに陥る危険を避けられることを認識する。

が受けやすい医療サービスに関する施策などの環境要因（The Guttmacher Institute，2013），知識，自己効力感，結果予期といった心理社会的要因も思春期の若者の性行動に影響を与えます（Kirby ら，2005）。これらの知見は，思春期の初期にある子どもたちに効果的な性教育が必要であることを示唆しています。

■スッテプ 2：変化の論理モデル

「問題の論理モデル」の作成が終わると，プロジェクトチームは，それに基づいて，介入の内容や評価法をデザインするための，「変化の論理モデル」や「変容目標のマトリクス」の作成を行いました。表 19.3 は，行動アウトカム，環境アウトカムとそれらに関連するパフォーマンス目標 performance objectives を，中学生あるいは親が行うべき行動として具体的に示したものです。

「変化の論理モデル」を開発したら，次の作業は，文献などを当たって，どうすれば予定対象者（若者と親）がパフォーマンス目標となる行動をとるようになるかを調べることです。「It's Your Game」の企画チームは，「なぜ対象者たちはその行動をするのか？」といった問いに対する答えを得るために，社会的認知理論（SCT）（第 9 章参照），文献，ニーズアセスメント調査のデータなどを利用し，「その行動の決定要因にどのような変化が生じれば，パフォーマンス目標

を達成できるか？」とさらに問い続けながら，「変容目標のマトリクス」を作り上げました。例えば，「どのような結果が期待できれば，セックスをしないという行動をとるようになるか？」といった問いです。表19.4は，このマトリクスの一部を示したもので，決定要因についてはすべてを表示していますが，パフォーマンス目標とそれに関連する介入目標については，3つだけを示しています。

■ステップ3と4：プログラムの計画と作成

「It's Your Game」チームは，性教育に効果的であることが示されていた「理論に基づく介入法（テクニック）」を選び出して，それらをマトリクスの各変容目標とマッチングさせました（Coyleら，1996；Coyleら，2004）。これらの介入法は多様で，情報伝達，アクティブラーニング，ロールモデルの提示，グループディスカッション，説得的コミュニケーション，シナリオを用いたリスクコミュニケーション，補助者付きのスキルトレーニング，後悔予期 regret expectation，目標設定などが含まれていました。

そして，プロジェクトチームは，これらの「理論に基づく介入法」を，授業でのグループ学習，性別・性経験の有無別に調整された日記やコンピュータベースの講義，親子が一緒に取り組むホームワーク（宿題），親へのニュースレターなど，多様なコミュニケーションチャネルや媒体を用いる具体的なプログラムに1つ1つ変換していきました。中学1年生用と2年生用のそれぞれ12回，合計24回の50分授業に適した内容（メッセージ）が作成され，また，コンピュータを用いたプログラムとしては，双方向的なスキルトレーニング，ピアのロールモデルによるビデオ，授業のグループ学習を補強するためのプログラム（現実の若者たちが登場しオンラインでフィードバックするシリーズ物）などが作成されました。それぞれの学年向けのプログラムとしては，3回分の親子ホームワークと1回分の親向けのニュースレターが作成されました。

中学1年生のカリキュラムは，"選択 select"（自らの行動のルール［制限］を選択する），"感知 detect"（ルールを守ることに伴う困難を認識する），"防御 protect"（ルールを守れなくなるような状況を避け，ルールを守るために誘いを断るスキルを行使する）という自己制御や意思決定の3ステップを含む，一般的な意思決定やライフスキルに関するプログラムから始まるように構成されました。これらのステップは，生徒が「自分のゲーム game（人生）をリアル real（支障なく）に過ごせる」ようにするためのもので，まず，一般的なリスク行動に対するルール（例：薬物を使わない，物を盗まない）を設定し，その後，より性的な状況に合わせたルールが設定されました。中学2年生の授業では，性的状況に特化した3ステップを設定するとともに，全生徒に，健全なデート，避妊，検査に関するメッセージが提供されました。

■ステップ5：実施計画

プログラムの受け入れ，実施，維持に関して，このプロジェクトは，①プログラムを受け入れる学区や学校の確保，②プログラムの実施を担当してもらう教員の確保とトレーニング，③学区内でのプログラムの促進や維持という，3つの問題に直面しましたが，これらを克服して，「It's Your Game…Keep It Real」プロジェクトは現在，有効な性教育プログラムとして認知され（米国健康福祉局，Office of Adolescent Health，2013），全国で3万3000を超える中学校で採用されています。この成功の鍵は，恐らく，介入マッピング（IM）を用いて，プログラムが系統的に開発されたことにあると思われます。つまり，このプロジェクトでは，行動アウトカム

やパフォーマンス目標の設定，また，行動の決定要因，介入法，具体的プログラム，そして実施媒体（例：ビデオ，コンピュータプログラム）などが，段階的に作成されましたが，こうした系統的なプロセスを経て開発されたからこそ，このように全国的に拡がるプログラムとなったのです。

■ステップ6：評価計画

「It's Your Game」の効果は，都市の中学校を対象に実施された2つのランダム化比較試験で評価されました（Markhamら，2012；Tortoleroら，2010）。いずれの試験も，アフリカ系とヒスパニック系の生徒が多数を占めるコホートを，中学2年から高校1年生にかけて追跡して行われたものです。最初の比較試験（$n=907$）では，対照群の生徒では，例えば，中学3年生までに性経験を持った生徒が介入群の生徒よりも1.29倍多いなど，ネガティブなアウトカムの発生が統計学的に有意に多かったことが示されました。これに対し，介入群の生徒では，例えば，禁欲への前向きな態度，周りにセックス経験のある友人は少ないという認識，コンドームやHIV/性感染症に関する知識，コンドーム使用への前向きな態度が対照群の生徒よりも多く，また，リスクの高い状況に曝されることが少ないなど，様々なポジティブな変化が生じていました（Tortoleroら，2010）。2回目の試験（$n=627$）でも，同様の効果が確認され，また無防備なセックスが減少したことが確認されています（Markhamら，2012）。

4. まとめ

本章では，プリシード・プロシードモデル（PPM）と介入マッピング（IM）という，理論に基づくヘルスプロモーション介入の開発・実施・評価に役立つ2つのフレームワークを紹介しました。前者は1970年代，後者は1990年代に開発され，これまで非常に多くのヘルスプロモーションプログラムの開発に用いられてきました。いずれも生態学的アプローチに基づき，健康問題や介入の設計に理論を当てはめる場合のフレームワークとしての役割を持ち，またいずれも，プログラムの内容を決める前には，丁寧な診断のプロセスが重要であることを強調しています。

これらのフレームワークは，コミュニティベースの介入の企画やコミュニティベースの参加型研究にも応用が可能で（Belanskyら，2011），また，どの理論や構成概念を用いなければならないという制約がないため，多様な健康問題に適用でき，これまで資源に恵まれないコミュニティの健康格差や健康問題に非常に多く用いられてきました（Mkumboら，2009）。また，それ以外にも，ヘルスプロモーション介入の具体的な報告の枠組み（Bartholomewら，2011）として，あるいはコミュニティレベルでの「理論に基づく介入法」の開発（Kokら，2012），あるいはエビデンスに基づく介入を異なる状況に適合させる場合のツールとして活用されています（Bartholomewら，2011）。

参考文献

Aboumatar, H., Ristaino, P., Davis, R., Thompson, C. B., Maragakis, L., Cosgrove, S. M., & Perl, T. (2012). Infection prevention promotion program based on the PRECEDE model: Improving hand hygiene behaviors among healthcare personnel. *Infection Control and Hospital Epidemiology, 33*(2), 144–151.

Access Economics. (2009). *The economic impact of youth mental illness and the cost-effectiveness of early intervention.* Canberra: Access Economics.

Australian Bureau of Statistics. (2008). *National survey of mental health and wellbeing: Summary of results.* Canberra: Author.

Bandura, A. (1986). *Social foundations of thought and action: A social cognitive theory.* Englewood Cliffs, NJ: Prentice Hall.

Bartholomew, L. K., & Mullen, P. D. (2011). Five roles for using theory and evidence in the design and testing of behavior change interventions. *Journal of Public Health Dentistry, 71*(Suppl. 1), S20–S33.

Bartholomew, L. K., Parcel, G. S., & Kok, G. (1998). Intervention mapping: A process for developing theory- and evidence-based health education programs. *Health Education & Behavior, 25*(5), 545–563.

Bartholomew, L. K., Parcel, G. S., Kok, G., Gottlieb, N. H., & Fernández, M. E. (2011). *Planning health promotion programs: An intervention mapping approach* (3rd ed.). San Francisco: Jossey-Bass.

Belansky, E. S., Cutforth, N., Chavez, R. A., Waters, E., & Bartlett-Horch, K. (2011). An adapted version of intervention mapping (AIM) is a tool for conducting community-based participatory research. *Health Promotion Practice, 12*(3), 440–455.

Brendryen, H., Kraft, P., & Schaalma, H. (2010). Looking inside the black box: Using intervention mapping to describe the development of the automated smoking cessation intervention "Happy Ending." *Journal of Smoking Cessation, 5*(01), 29–56.

Bronfenbrenner, U. (1979). *The ecology of human development: Experiments by nature and design.* Cambridge, MA: Harvard University Press.

Brug, J., Oenema, A., & Ferreira, I. (2005). Theory, evidence and intervention mapping to improve behavior nutrition and physical activity interventions. *International Journal of Behavioral Nutrition and Physical Activity, 2*(1), 2.

Buta, B., Brewer, L., Hamlin, D. L., Palmer, M. W., Bowie, J., & Gielen, A. (2011). An innovative faith-based healthy eating program: From class assignment to real-world application of PRECEDE/PROCEED. *Health Promotion Practice, 12*(6), 867–875.

Butterfoss, F. D., Kegler, M. C., & Francisco, V. T. (2008). Mobilizing organizations for health promotion: Theories of organizational change. In K. Glanz, B. K. Rimer, & K. Viswanath (Eds.), *Health behavior and health education: Theory, research, and practice* (4th ed., pp. 335–362). San Francisco: Jossey-Bass.

Buunk, A. P., & Vugt, M. V. (2008). *Applying social psychology: From problems to solutions.* Thousand Oaks, CA: Sage.

Byrd, T. L., Wilson, K. M., Smith, J. L., Heckert, A., Orians, C. E., Vernon, S. W., & Fernández, M. E. (2012). Using intervention mapping as a participatory strategy: Development of a cervical cancer screening intervention for Hispanic women. *Health Education & Behavior, 39*(5), 603–611.

Centers for Disease Control and Prevention. (2013). *Diagnoses of HIV infection and population among young adults aged 20–24 years, by race/ethnicity, 2010—46 states.* Atlanta: Author. Retrieved from http://www.cdc.gov/hiv/pdf/statistics_surveillance_Adolescents.pdf

Centers for Disease Control and Prevention, Division of Adolescent and School Health. (2013). *High school Youth Risk Behavior Survey (YRBS), 2013.* Atlanta: Author. Retrieved from http://www.cdc.gov/healthyyouth/yrbs/overall.htm

Cole, R. E., & Horacek, T. (2009). Applying PRECEDE-PROCEED to develop an intuitive eating nondieting approach to weight management pilot program. *Journal of Nutrition Education and Behavior, 41*(2), 120–126.

Coyle, K., Kirby, D., Parcel, G., Basen-Engquist, K., Banspach, S., Rugg, D., & Weil, M. (1996). Safer choices: A multicomponent school-based HIV/STD and pregnancy prevention program for adolescents. *Journal of School Health, 66*(3), 89–94.

Coyle, K. K., Kirby, D. B., Marin, B. V., Gómez, C. A., & Gregorich, S. E. (2004). Draw the line/respect the line: A randomized trial of a middle school intervention to reduce sexual risk behaviors. *American

Journal of Public Health, 94(5), 843–851.

Dalum, P., Schaalma, H., & Kok, G. (2012). The development of an adolescent smoking cessation intervention—an intervention mapping approach to planning. *Health Education Research, 27*(1), 172–181.

de Bruin, M., Hospers, H., de Borne, H. W., Kok, G., & Prins, J. (2005). Theory- and evidence-based intervention to improve adherence to antiretroviral therapy among HIV-infected patients in the Netherlands: A pilot study. *AIDS Patient Care & STDs, 19*(6), 384–394.

Detaille, S. I., van der Gulden, J.W.J., Engels, J. A., Heerkens, Y. F., & van Dijk, F. J. (2010). Using intervention mapping (IM) to develop a self-management programme for employees with a chronic disease in the Netherlands. *BMC Public Health, 10*(1), 353.

Fishbein, M., Triandis, H. C., Kanfer, F. H., Becker, M., Middlestadt, S. E., & Eichler, A. (2001). *Factors influencing behavior and behavior change.* In A. Baum, T. A. Revenson, & J. E. Singer (Eds.), *Handbook of health psychology* (pp. 3–17). Mahwah, NJ: Erlbaum.

Foster-Fishman, P. G., Nowell, B., & Yang, H. (2007). Putting the system back into systems change: A framework for understanding and changing organizational and community systems. *American Journal of Community Psychology, 39*(3–4), 197–215.

Gielen, A. C., McDonald, E. M., Gary, T. L., & Bone, L. R. (2008). Using the PRECEDE-PROCEED model to apply health behavior theories. In K. Glanz, B. K. Rimer, & K. Viswanath (Eds.), *Health behavior and health education: Theory, research, and practice* (4th ed., pp. 402–433). San Francisco: Jossey-Bass.

Glanz, K., Rimer, B. K., & Viswanath, K. (Eds.). (2008). *Health behavior and health education: Theory, research, and practice* (4th ed.). San Francisco: Jossey-Bass.

Glasgow, R. E., Klesges, L. M., Dzewaltowski, D. A., Estabrooks, P. A., & Vogt, T. M. (2006). Evaluating the impact of health promotion programs: Using the RE-AIM framework to form summary measures for decision making involving complex issues. *Health Education Research, 21*(5), 688–694.

Gollwitzer, P. M., & Sheeran, P. (2006). Implementation intentions and goal achievement: A meta-analysis of effects and processes. In M. P. Zanna (Ed.), *Advances in experimental social psychology* (Vol. 38, pp. 69–119). San Diego: Academic Press.

Gómez, I., Seoane, J., Varela-Centelles, P., Diz, P., & Takkouche, B. (2009). Is diagnostic delay related to advanced-stage oral cancer? A meta-analysis. *European Journal of Oral Sciences, 117*(5), 541–546.

Goodson, P. (2009). *Theory in health promotion research and practice: Thinking outside the box.* Sudbury, MA: Jones & Bartlett.

Green, L. W., & Kreuter, M. W. (1991). *Health promotion planning: An educational and environmental approach.* Mountain View, CA: Mayfield.

Green, L. W., & Kreuter, M. W. (1999). *Health promotion planning: An educational and ecological approach* (3rd ed.). Mountain View, CA: Mayfield.

Green, L. W., & Kreuter, M. W. (2005). *Health program planning: An educational and ecological approach* (4th ed.). New York: McGraw-Hill.

Green, L. W., Kreuter, M. W., Deeds, S. G., & Partridge, K. B. (1980). *Health education planning: A diagnostic approach.* Palo Alto, CA: Mayfield.

The Guttmacher Institute. (2013). *State policies in brief: An overview of minors' consent law.* Retrieved from http://www.guttmacher.org/statecenter/spibs/spib_OMCL.pdf

Hamilton, B. E., & Ventura, S. J. (2012). *Birth rates for US teenagers reach historic lows for all age and ethnic groups* (Data Brief Number 89). Atlanta: US Department of Health and Human Services, Centers for Disease Control and Prevention, National Center for Health Statistics.

Hazavei, S.M.M., Sabzmakan, L., Hasanzadeh, A., Rabiei, K., & Roohafza, H. (2012). The effects of an educational program based on PRECEDE model on depression levels in patients with coronary artery bypass grafting. *ARYA Atherosclerosis, 8*(1), 36.

Heaney, C. A., & Israel, B. A., (2008). Social networks and social support. In K. Glanz, B. K. Rimer, & K. Viswanath (Eds.), *Health behavior and health education: Theory, research, and practice* (4th ed., pp. 189–210). San Francisco: Jossey-Bass.

Hoffman, S. D. (2006). *By the numbers: The public costs of teen childbearing*. Washington, DC: National Campaign to Prevent Teen Pregnancy.

Israel, B. A., Eng, E., Schulz, A. J., & Parker, E. A. (2005). Introduction to methods in community-based participatory research for health. In B. A. Israel, E. Eng, A. J. Schulz, & E. A. Parker (Eds.), *Methods in community-based participatory research for health* (pp. 3–26). San Francisco: Jossey-Bass.

Kessler, R. C., Berglund, P., Demler, O., Jin, R., & Walters, E. E. (2005). Lifetime prevalence and age-of-onset distributions of DSM-IV disorders in the National Comorbidity Survey replication. *Archives of General Psychiatry*, 62(6), 593–602.

Kirby, D., Lepore, G., & Ryan, J. (2005). *Sexual risk and protective factors—factors affecting teen sexual behavior, pregnancy, childbearing and sexually transmitted disease: Which are important? Which can you change?* Washington, DC: National Campaign to Prevent Teen Pregnancy.

Kok, G., Gottlieb, N. H., Commers, M., & Smerecnik, C. (2008). The ecological approach in health promotion programs: A decade later. *American Journal of Health Promotion*, 22(6), 437–442.

Kok, G., Gottlieb, N. H., Panne, R., & Smerecnik, C. (2012). Methods for environmental change: An exploratory study. *BMC Public Health*, 12, 1037.

Kok, G., & Mesters, I. (2011). Getting inside the black box of health promotion programmes using intervention mapping. *Chronic Illness*, 7(3), 176–180.

Kok, G., van Essen, G. A., Wicker, S., Llupia, A., Mena, G., Correia, R., & Ruiter, R. A. (2011). Planning for influenza vaccination in health care workers: An intervention mapping approach. *Vaccine*, 29(47), 8512–8519.

Kroll, L., Harrington, R., Jayson, D., Fraser, J., & Gowers, S. (1996). Pilot study of continuation of cognitive-behavioral therapy for major depression in adolescent psychiatric patients. *Journal of the American Academy of Child & Adolescent Psychiatry*, 35(9), 1156–1161.

Kupfer, D. J., Frank, E., & Perel, J. M. (1989). The advantages of early treatment intervention in recurrent depression. *Archives of General Psychiatry*, 46(9), 771–775.

Li, Y., Cao, J., Lin, H., Li, D., Wang, Y., & He, J. (2009). Community health needs assessment with precede-proceed model: A mixed methods study. *BMC Health Services Research*, 9, 181.

Lloyd, J. J., Logan, S., Greaves, C. J., & Wyatt, K. M. (2011). Evidence, theory and context—using intervention mapping to develop a school-based intervention to prevent obesity in children. *International Journal of Behavioral Nutrition and Physical Activity*, 8, 73.

Marin, B., Kirby, D., Hudes, E., Gomez, C., & Coyle, K. (2003). Youth with older boyfriends and girlfriends: Associations with sexual risk. In B. Albert, S. Brown, & C. Flanigan (Eds.), *14 and younger: The sexual behavior of young adolescents* (pp. 83–90). Washington, DC: National Campaign to Prevent Teen Pregnancy.

Markham, C. M., Tortolero, S. R., Peskin, M. F., Shegog, R., Thiel, M., Baumler, E. R., & Robin, L. (2012). Sexual risk avoidance and sexual risk reduction interventions for middle school youth: A randomized controlled trial. *Journal of Adolescent Health*, 50(3), 279–288.

McGorry, P. (2010). A promising future for youth mental health. *Australian Medical Student Journal*, 1(1), 5.

Michie, S., Johnston, M., Francis, J., Hardeman, W., & Eccles, M. (2008). From theory to intervention: Mapping theoretically derived behavioural determinants to behaviour change techniques. *Applied Psychology*, 57(4), 660–680.

Minkler, M., & Wallerstein, N. (2004). Improving health through community organization and building: A health education perspective. In M. Minkler (Ed.), *Community organizing and community building for health* (2nd ed., pp. 26–50). New Brunswick, NJ: Rutgers University Press.

Minkler, M., & Wallerstein, N. (2010). *Community-based participatory research for health: From process to outcomes*. San Francisco: Jossey-Bass.

Mkumbo, K., Schaalma, H., Kaaya, S., Leerlooijer, J., Mbwambo, J., & Kilonzo, G. (2009). The application of intervention mapping in developing and implementing school-based sexuality and HIV/AIDS education in a developing country context: The case of Tanzania. *Scandinavian Journal of Public Health*, 37(Suppl. 2), 28–36.

Munir, F., Kalawsky, K., Wallis, D. J., & Donaldson-Feilder, E. (2013). Using intervention mapping to develop a work-related guidance tool for those affected by cancer. *BMC Public Health, 13*, 6.

National Cancer Institute (2007). *Greater than the sum: Systems thinking in tobacco control.* Bethesda, MD: Department of Health and Human Services, National Institutes of Health, National Cancer Institute.

Newby, K., Bayley, J., & Wallace, L. (2011). "What should we tell the children about relationships and sex?"©: Development of a program for parents using intervention mapping. *Health Promotion Practice, 12*(2), 209–228.

Noar, S. M., & Zimmerman, R. S. (2005). Health behavior theory and cumulative knowledge regarding health behaviors: Are we moving in the right direction? *Health Education Research, 20*(3), 275–290.

Patton, M. Q. (2008). *Utilization-focused evaluation* (4th ed.). Los Angeles: Sage.

Peacock, Z. S., Pogrel, M. A., & Schmidt, B. L. (2008). Exploring the reasons for delay in treatment of oral cancer. *Journal of the American Dental Association, 139*(10), 1346–1352.

Prochaska, J. O. (2013). Transtheoretical model of behavior change. In M. D. Gellman & J. R. Turner (Eds.), *Encyclopedia of behavioral medicine* (pp. 1997–2000). New York: Springer.

Prochaska, J. O., & DiClemente, C. C. (1983). Stages and processes of self-change in smoking: Towards an integrative model of change. *Journal of Consulting and Clinical Psychology, 51*(3), 390–395.

Rossi, P. H., Lipsey, M. W., & Freeman, H. E. (2004). *Evaluation: A systematic approach* (7th ed.). Thousand Oaks, CA: Sage.

Shuger, L. (2012). *Teen pregnancy and high school dropout: What communities can do to address these issues.* Washington, DC: National Campaign to Prevent Teen and Unplanned Pregnancy and America's Promise.

Tortolero, S. R., Markham, C. M., Peskin, M. F., Shegog, R., Addy, R. C., Escobar-Chaves, S. L., & Baumler, E. R. (2010). It's Your Game: Keep It Real: Delaying sexual behavior with an effective middle school program. *Journal of Adolescent Health, 46*(2), 169–179.

Trochim, W. M., Milstein, B., Wood, B. J., Jackson, S., & Pressler, V. (2004). Setting objectives for community and systems change: An application of concept mapping for planning a statewide health improvement initiative. *Health Promotion Practice, 5*(1), 8–19.

Uchino, B. (2009). Understanding the links between social support and physical health: A life-span perspective with emphasis on the separability of perceived and received support. *Perspectives on Psychological Science, 4*(3), 236–255.

U.S. Department of Health and Human Services, Office of Adolescent Health. (2013). Who are the current OAH grantees? Retrieved from http://www.hhs.gov/ash/oah/grants/grantees/tier1-tx-the.html

Vohs, K. D., & Baumeister, R. F. (Eds.). (2011). *Handbook of self-regulation: Research, theory, and applications* (2nd ed.). New York: Guilford Press.

Wasilewski, R. M., Mateo, P., & Sidorovsky, P. (2007). Preventing work-related musculoskeletal disorders within supermarket cashiers: An ergonomic training program based on the theoretical framework of the PRECEDE-PROCEED model. *Work, 28*(1), 23–31.

Wendel, M. L., Burdine, J. N., McLeroy, K. R., Alaniz, A., Norton, B., & Felix, M.R.J. (2009). Community capacity: Theory and application. In R. J. DiClemente, R. A. Crosby, & M. C. Kegler (Eds.), *Emerging theories in health promotion practice and research* (2nd ed., pp. 277–302). San Francisco: Jossey-Bass.

Wholey, J. S., Hatry, H. P., & Newcomer, K. E. (Eds.). (2010). *Handbook of practical program evaluation* (3rd ed.). San Francisco: Jossey-Bass.

Wright, A., Harris, M. G., Wiggers, J. H., Jorm, A. F., Cotton, S. M., Harrigan, S.,. . . McGorry, P. D. (2005). Recognition of depression and psychosis by young Australians and their beliefs about treatment. *Medical Journal of Australia, 183*(1), 18–23.

Wright, A., McGorry, P. D., Harris, M. G., Jorm, A. F., & Pennell, K. (2006). Development and evaluation of a youth mental health community awareness campaign—The Compass Strategy. *BMC Public Health, 6*, 215.

第20章
行動経済学と健康

Kevin Volpp
George Loewenstein
David Asch

[キーポイント]
- 行動経済学は，一般の経済学よりも人間行動のよりよい理解と予測を可能とする。
- 行動経済学では，プログラムの効果を最大化する上で，人が陥りやすい意思決定エラーが重視される。
- ヘルスプロモーションプログラムの目標は，健康向上であって，資金の節約ではないが，あらゆるプログラムは，それが治療であれ予防であれ，健康向上を適切なコストで達成できたかどうかで判断されなければならない。

高血圧，喫煙，運動不足，不健康な食習慣，肥満，過剰飲酒などが原因となって生じる非感染性疾患 noncommunicable diseases(NCD)は，全世界の死亡の3分の2を占め，その多くは，誤った行動選択によることが知られています(Flegalら, 2005；Mokdadら, 2004；WHO, 2011)。同じように，がん検診，子どもの予防接種，慢性疾患の治療もアドヒアランスが悪ければその効果を発揮することはできません(Kripalaniら, 2007)。心筋梗塞を起こした後の，かつ薬が無料で提供された患者でさえ，発症後1年もすれば，約半数が，処方されたコレステロール降下薬の服用を中断してしまうことが報告されています(Jackeviciusら, 2002)。つまり，理論的に得られる効果と実際に得られる効果との間には大きな隔たりがあるということです。

人々のこうした行動の背景には様々なレベルの問題が絡んでいるため，行動変容の研究者たちは，個人の行動と環境を視野に入れ，その両者を変えることに努力を傾けてきました(Glanzら, 2010)。また保健医療政策に関わる人々も，インセンティブ(誘引)の提供などによる個人レベルでの行動変容だけではなく，食品成分表示の義務付け(＝環境戦略)など，マルチレベルでの対策を実施してきました。例えば，医療費負担適正化法 Affordable Care Act の第2705節では，雇用者は被雇用者に対して，体格指数(BMI)の減少，血圧や血中コレステロール値の低下，禁煙などのアウトカムに基づいて，最大50％までの保険料の割り引きをインセンティブとして提供できることになっており，これによるインセンティブの総額は毎年3000億米ドルにも達する可能性があると見積もられています(Madisonら, 2013)。

しかし，こうしたアプローチの多くは，①医療に関する意思決定は合理的な経済的取引である，②人は合理的な存在で，複数の選択肢それぞれの損益を冷静に評価して最適な選択を行うことができる，という古典的な考え方に基づいてデザインされているため，本質的な限界を抱

えています。インセンティブが用いられるとき，従来の経済学の考え方では，多くの場合，問題はインセンティブの大きさだけであり，そのデザイン，フィードバックの頻度，顕在性 saliency，フレーミングの影響は受けないと仮定されます。こうしたアプローチは，経済学者が仮定するように振る舞う人々（合理的な人々 rational people）の健康向上には適しているかもしれませんが，それ以外の，むしろ大多数を占める（非合理的な）人々の健康向上にはあまり役立たない可能性があります。つまり，経済的インセンティブを含むものを含め，公衆衛生プログラムは，合理的な人々がどのような完璧な意思決定をするかではなく，現実の人々が実際どのように行動するかという発想に基づいてデザインされなければならないということです。

1. 行動経済学と古典的経済学との違い

　行動経済学 behavioral economics は，人の行動に対する考え方や行動への影響の大きさから，近年注目を集めている経済学の新しい分野であり，過少貯蓄，過食，その他の不健康な行動など，私たちの社会が直面している深刻な問題の一部を，比較的低コストでそれとはわからない形で解決し得る非常に大きな可能性を秘めています。行動経済学は，「期待効用理論 expected utility theory」をその中核とする新古典派経済学の流れを汲む分野です。この理論は，人々がどのように意思決定を行うか，なぜその意志決定に至ったかを説明するために作られた理論で，簡単に言えば，人は期待効用を最大化するように行動する，つまり，人は冷静に選択肢を検討して，それぞれの選択肢のアウトカムの効用と非効用の確率を計算し，どの選択によって最大の価値が得られるかを決定する，という理論です。つまり，それぞれの選択肢に伴うアウトカムはそれが起こり得る確率によって重みづけされ，期待効用が算出されることになります（Neumann ら，1953）。

　期待効用の最大化 expected utility maximization は，強力な概念ですが，重要な制約があることに注意が必要です。なぜなら，ここには人々は十分に合理的で，主に自己の利益に従って行動し，選好 preference は一定であるとの仮定がありますが（Kahneman, 2011），健康行動に関する限り，これは必ずしも当てはまらないからです。例えば，肥満を単に個人の選好として片づけてしまっては，この問題の複雑さを過小評価してしまうことになります。また，従来の経済学では，出発時点（参照点 reference point）での選好を不変と仮定するため，人々の選好が時間に伴って変化することや，人の持つネットワークに選好が大きな影響を受けるという事実は考慮されず，目的税や指定助成を含む規制的介入 regulatory intervention は，外部性 externalities がある場合，つまり，受動喫煙のように個人の行動が他の人々（＝外部）に影響を及ぼす場合にのみ許されます。こうした制約のために，従来の経済学は，健康問題に関して，有効な解決法を提示できずに来たのです。

　過去数十年にわたって，行動経済学の開拓者たちは，人々が従来の経済学の仮定とは異なる意思決定をすることを明らかにしてきました（表 20.1 参照）。Simon らは 1950 年代に，限定合理性 bounded rationality の概念を提唱し（Simon, 1955），Allais（アレ）も 1953 年に，期待効用の最大化の矛盾として，「Allais のパラドクス」という概念を打ち出しますが（Allais, 1953），行動経済学の基礎を築いた業績として広く評価されているのは，Kahneman（カーネマン）と Tversky（トヴァスキー）（1979）による「プロスペクト理論（予測理論）Prospect Theory」の提唱

表 20.1　古典的経済学と行動経済学

古典的経済学	行動経済学
中核となる理論：期待効用の最大化 人は完全に合理的であるという仮定	中核となる理論：プロスペクト理論（予測理論） 人々は意思決定エラーを犯すことがあるという仮定
評価と参照点（出発点）は互いに独立で影響を与えない。	評価は参照点（出発点）の影響を受ける。
フレーミングは問題ではない。	効用が等しいときでも，フレーミングは評価に影響を与える。
人の選好は一定である。	人の選好は時間とともに変化し不安定である。
人は未来を，時間にかかわらずある一定した率で割り引く。	人は近い未来の価値を大きく，遠い未来の価値を小さく考える（時間によって割引率が異なる）。
介入は，人の行動が他の人に有害な影響を与える場合（外部性がある場合）にのみ実施されるべきである。	介入は，人の行動が自らに有害な影響を与える場合（内部性がある場合）にも実施するべきである。
規制や政策は，一般には，人々を他の人々の行動から保護するために作られる。	規制や政策は，人々を自分自身から保護するためにも作られるべきである。

です。これは，Kahneman らが多くの研究の中に見出した，期待効用理論では説明のつかない人間行動を説明するための理論であり，いくつかの革新的概念が含まれています。つまり，①人の意思決定は，アウトカムの絶対値よりもその変化（最初の状態［参照点 reference point］からの増減［損得］）に依存する（参照依存 reference dependence），②人々の損得への感受性は，参照点に依存して減少することがある，③人々は損失回避 loss aversion を重視する（損失による負の効用は，同程度の利益の正の効用をはるかに上回る）（Kahneman, 2011；Kahneman ら，1979），そして，④人は小さな確率に過剰に反応する（非線型確率加重 nonlinear probability weighting），といった概念です。

「参照点 reference point」の重要性は，Kahneman（2011）の「Thinking, Fast and Slow」という本に取り上げられた事例によく示されています。今，2 人の人間がそれぞれ 400 万米ドルの資産を有しているとしましょう。従来の経済学の考え方では，2 人はほぼ等しい資産価値（効用 utility）を有していることになります。しかし，そのうちの 1 人は昨日まで 100 万米ドルしか持たず，他の 1 人は 700 万ドルも持っていたとすればどうでしょう。言うまでもなく，昨日まで 100 万米ドルしか持たなかった人は今日は天にも昇る気分で，600 万米ドルを失った人はどん底の気分であるはずです。これが「参照依存 reference dependence」と呼ばれる現象です。同書には，100 万ドルを持っている人と全くお金を持っていない人が 500 米ドルを獲得した場合を比較した例もあり，同じ 500 米ドルを獲得しても，お金を持っていない人には大きな喜びであるのに対し，100 万米ドルを持っている人には大したことではありません。

このようにお金の効用 utility がすでに所有している資産に応じて変わることは，期待効用理論でも説明がつきますが，期待効用理論では，同じ額の利得と損失によって効用が変わることを説明することはできません。期待効用理論では，単に 2 つの資産状態が比較されるだけですが，同じ金額であっても，損失による落胆（非効用）と獲得による喜び（効用）では，前者の方がはるかに大きいことが実証されており，多くの研究で，Kahneman の言う損失回避比 loss aversion ratioは，1.5〜2.5の範囲であることが示されています(Novemskyら，2005)。例えば，あるギャンブルで，150米ドルを得る確率と100米ドルを損する確率がともに50％であるとき，ほとんどの人はそうしたゲームに参加しようとしません。なぜなら，100米ドルを失う痛みは150米ドルを得る喜びよりも大きいと感じるからです。しかし，従来の期待効用理論によれば，人は迷うことなくこのギャンブルに参加することになります。なぜなら，期待効用は，0.5(−100米ドル)＋0.5(150米ドル)，つまり25米ドルプラスになるからです。

　また，人は利益の問題になると，リスクを回避する傾向 risk aversion があり，逆に損失の問題になると，リスクを犯す傾向があります。選択を，"損失"とフレーミングするか"利益"とフレーミングするかで，人々の選択は大きな影響を受けます。このことは，有名な「アジア病 Asian disease」の例によく表されています(Tverskyら，1981)。今あなたが公衆衛生局に勤務していて，以下のような状況に直面したとしましょう。

　　米国では"アジア病"の未曾有の流行が生じ，その対策を講じている。この疾患では600人が死亡すると推定されている。対策として2つの案が提示されており，それぞれのプログラムによる科学的に正確な効果は次のようであるとする。

　　　プログラムAが採用されれば，200人の生命が救われる。
　　　プログラムBが採用されれば，600人の生命が救われる確率は3分の1で，救われない確率は3分の2である。

　実際にこの選択をしてもらうと，大多数(約70％)の人々はプログラムAを選択します。人々は，"200人が救われる"という確実な賭けを好むということです。

次に以下の選択を考えてみましょう。

　　　プログラムA′が採用されれば400人が死亡する。
　　　プログラムB′が採用されれば，600人が死亡しない確率は3分の1で，死亡する確率は3分の2である。

　この場合は，70％の人がプログラムB′を選択します。しかし，お分かりのように，AかBの選択とA′かB′かの選択は，期待効用理論の観点からは全く等しいはずなのです。この事例が意味することは，アウトカムが"利益"である場合は，人は賭けを避ける(リスク回避 risk aversion)傾向があり，アウトカムが"損失"である場合には，人はあえてリスクを取る(リスク受容 risk seeking)傾向があるということです。この事例から明らかなように，「フレーミング framing」は人の選択に重要な影響を与えますが，一般には，こうしたフレーミングの影響の大きさに配慮することもなく，無頓着に選択が提示されているのが現状です。

　行動経済学からは，これら以外にも，期待効用理論の限界が指摘されています。それが，「双曲割引 hyperbolic discounting」の概念です(訳注：双曲とは反比例のこと)。従来の経済学でも人々が未来を割り引いて考えるとの仮定が置かれますが，行動経済学者は，人は，近い将来の価値(損得)を重く，遠い将来の価値を軽く考える傾向がある事実を明らかにしました。つまり，従来の経済学では割り引き discounting は時間にかかわらず一定とされていたのに対し，行動経

済学では時間によって異なると考えるのです(Laibson, 1997；O'Donoghue ら, 1999)。

　人は多くの場合に合理的とは言えない行動をとるという認識に立って，行動経済学では，政策的介入が正当化される状況として新たなカテゴリーが付け加えられています。それが「内部性 internalities」で，喫煙が喫煙者の健康に長期に与える影響のように，人が自分自身に課すコストのことを言います(Tversky ら, 1981；Novemsky ら, 2005)。人は間違いを犯す存在であるため，内部性の例には事欠かず，実際行動経済学者たちは，以下に示すような多くの内部性について記述しています。

2. 行動経済学について考える場合の枠組み

　行動経済学者は，公共政策について，「非対称的パターナリズム asymmetric paternalism」というアプローチを提唱しています(Camerer ら, 2003；Thaler ら, 2003)。これは，目標達成のために介入するという意味ではパターナリスティックですが，実際には，人をその人自身から守るということであり，従来の，人が他の人々を害することから守るという従来の規制の概念とは対照的な考え方です。非対称的パターナリズムは，最も強制的な意味でのパターナリズムとは異なり，人々の自由を損なうことなく人々を守ろうとするものです。つまり，非合理的な意思決定をしがちな人々を守ると同時に，情報に基づく慎重な判断をする自由を保証するという意味で「非対称」だということです。例えば，カフェテリアの食品を，健康に良い食品が先に目につくように並べておけば，健康に良くない食品を選ぶ自由を損なうことなく，健康的な食品が選ばれる確率を高めることができます(Thaler ら, 2003)。人は合理的に行動すると考える経済学者も，自由を制限しない非対称的パターナリズムを否定できず，もちろん行動経済学者はそうした対策を認めることになります。

　従来の経済学では，一見非合理な意思決定も暗黙の隠れた合理的な選択の結果として合理化しようとしてきましたが，行動経済学では，それを「意思決定エラー decision error」とみなします。多くの人は，食事，運動，貯蓄などに問題を抱え，その蓄積的効果が深刻なものになることが分かっていても，なかなかそれを改めようとしません。民間企業の中には，そうした意思決定エラーを悪用しようとするものが少なからずあり(Issacharoff ら, 2006；Loewenstein ら, 2008；Loewenstein ら, 2006)，クレジットカードや自動車の会社は，遠い将来の問題よりも近い将来の利益を重視する人の傾向につけこんで，"頭金なし"や短期間の"利子 0％"などといった広告で，消費者を誘惑しようとします。銀行も，当座貸越や最低預金残高を割り込むといった些細な違反に対して高い課金を課していますが，そうした条件は契約書には小さくしか書かれておらず，これも，後先を考えない人々の消費傾向に乗じた戦略と言えます。州の宝くじも購入額 1 米ドルに対して戻ってくる金額は平均 0.45 米ドルで，確率的には損をするのはわかっているのに，「買わないと当たらない」という殺し文句で射幸心をあおっているのです。

　集団の健康について行動経済学の前提となっているのは，人々を消費に向かわせるこうしたメッセージ，インセンティブ，誘引戦略の多くは，人々の長期間の健康向上に役立つ行動の選択にも活用できるということです。以下，主な意思決定エラーについて解説しますが，特にインセンティブに関しては，これらの意思決定エラーをどのように活用できるかについて少し詳しく見ていきます(表 20.2)。

表 20.2　主な意思決定エラーとそれに対する対処法

現在偏重型選好 present-biased preferences	フィードバックを比較的速やかに行う必要がある。
非線型的確率加重 nonlinear probability weighting	確率的な報酬（くじ）が誘引として有効
楽観過剰 overoptimism と損失回避 loss aversion	事前に預け金を徴収し，目標を達成しないとそれを回収できなくすると，行動を効果的に促進することができる。
ピーナッツ効果 peanut effect	報酬を小さく小分けにして提供すると有難みが減るため（ピーナッツ効果），ある程度まとめて提供する方が効果的
狭義括り narrow bracketing	労力に対する報酬を月単位や年単位で括るよりも，日単位で括る方が効果的
後悔回避 regret aversion	将来の後悔を避けようとする性向は，モチベーションを高めるのに有効
現状維持バイアス status quo bias	健康に良い行動が最も抵抗なく選択できる環境がデフォルト（常態）となるようにする。
合理的世界バイアス rational-world bias	単なる情報提供や，人は合理的に行動するという仮定からは，望ましい行動を引き出すことは難しい。

　行動経済学からもたらされる重要な教訓は，「インセンティブは，その客観的な大きさよりもその提供の仕方が問題である」ということです（Loewensteinら，2013；Volppら，2009）。大きなインセンティブでも提供の仕方によっては行動変容に効果がないことがあり，逆に，小さなインセンティブでも大きな効果を発揮できることがあります。このことは，慎重にデザインすれば，比較的少ない投資で公衆衛生を改善できる可能性があることを意味しています。もちろん，金融分野とは異なり公衆衛生分野では，行動の意思決定に対する"強制"もしくは"強制感"に人々はより敏感な可能性があります。したがって，インセンティブ戦略やメッセージの開発に当たっては，"強制"される感覚が生じないよう細心の注意を払う必要があります。

現在偏重型選好

　健康行動を最も阻害する意志決定エラー decision error は，「現状バイアス present bias」（Ainslie, 1975；Frederick ら，2002；Loewenstein, 1992；Loewenstein ら，2003；O'Donoghue ら，2003；O'Donoghue ら，1999）です。現状バイアスは，①将来のコストや利益よりも，目先のコストや利益を偏重する傾向，②将来生じるコストと利益を軽く扱う傾向という2つの重要な行動傾向から生じるものです。例えば，ダイエットについて言えば，一般には"すぐに"始めようとはせず，"明日から"と先延ばしにする傾向がありますが，これは，すぐにダイエットを始めることの面倒さ（コスト）を嫌がり，それによって将来自分に起こるかもしれないコスト（健康問題）を軽く考えるためと説明することができます。

　こうした「現在偏重型選好 present-biased preferences」は，一般には不健康な行動の原因となりますが，これを健康に有益な政策開発に利用することができます。例えば，健康に良い行動には報酬，悪い行動にはペナルティを与えるといった政策の効果は，速やかに実施される場

合に大きな効果を期待できます。つまり，介入の対象となる行動が行われた時点からできる限り近いタイミングで報酬もしくはペナルティを与えることが重要だということです。こうしたインセンティブの資金は，それが健康や生産性の向上において費用対効果が高いと認められる場合には，雇用者や保険事業者から提供される可能性があります(Warnerら，1996)。

　薬物中毒は，生計の破綻，家族からの絶縁という最悪の状況に直面してもやめられない深刻な問題ですが，驚くべきことに，インセンティブを用いたプログラムには薬物中毒に対して劇的な効果があることが示されています(Bigelowら，1999；Higgins，1999)。同じように，喫煙についても，禁煙した時点で小さなインセンティブを提供するプログラムの方が，後からもっと大きいインセンティブを与えるプログラムよりも3倍も禁煙成功率が高いことが示されています(Volppら，2009)。また，小さなインセンティブを，毎日くじ形式で提供することで，服薬アドヒアランスや体重減少が大きく向上したという報告もありますが(Haisleyら，2012；Kimmelら，2012；Volppら，2008)，これも報酬(お金や喜び)がすぐに提供されたことが一部貢献したと考えられています(Loewensteinら，2013)。

　このように，将来の利益を考えて意思決定を迫るよりも，即座なインセンティブを与える方が人は行動変容を起こしやすい傾向があります。ある学区ではこのアプローチを利用して，校内での炭酸飲料やキャンディの自動販売機を禁止もしくは減らして，そうした食品を入手するには学外まで買いに出なければならなくする(目先のコストを高める)といった対策を取っているところもあります。さらには，健康に良い行動と悪い行動の選択肢を事前に与え，後者にペナルティを与えるという方法もあります。例えば，ジムとコレステロール検査の予約を事前に組んでおき，本人の同意の上で，もしその予約をキャンセルしたら金銭的ペナルティを課すというのがその例です。

非線型的確率加重

　人々は，確率の小さいアウトカムにそれに見合わない重みをつけて考える一方で，確率の低い範囲での違いには鈍感な傾向があります。例えばくじに当たる確率が0.001と0.00001では数桁も確率が違うのに，その違いはあまり気にならないといったことです(Sunstein，2002)。小さな確率に過大な重みをかける性向を，「非線型的確率加重 nonlinear probability weighting」と言い，多くの人々が宝くじに惹きつけられる原因の1つと考えられます。現在偏重型選好 present-biased preferencesと同様，この性向も公衆衛生介入に利用することができます。

　筆者らは，様々な健康行動に対する人々の積極性を促すために，くじを利用した様々なプログラムを開発してきました(詳細は後述)(Kimmelら，2012；Volppら，2008)。これらは小さな確率に重みを置くという人の性向と，過去に報償をもらった経験と今後ももらえるかも知れないという期待に動かされるという心理学的特性を利用したもので(Camererら，1999)，比較的頻繁に提供される小さな報償と，たまにしか提供されない大きな報償から構成されており，様々なプログラムでその有効性が確認されています。例えば，体重減少に関するある研究では，16週間の体重減少目標を達成した人の割合は，コントロール群では10.5%であったのに対し，小さな報償が頻繁に与えられた群では52.6%と大きく向上し，また，ある服薬アドヒアランスに関する研究では，小さな報償が頻繁に与えられた群とコントロール群では，完全服薬率はそれぞれ23%と約3%であったことが示されています(Volppら，2008；Volpp, Loewensteinら，2008)。

楽観過剰

　ここでは，「楽観過剰 overoptimism」と「損失回避 loss aversion」をまとめて論じますが，それは，これらは一緒に用いるときに最も効果が高いからです．多くの人において，楽観過剰とは，通常は自分の人生に対する過剰に楽観的な見方のことを意味します（Sharot, 2011）．これは，自己管理の見込みに関して特に顕著なことから，偽希望症候群 false hope syndrome と呼称されることもあります（Sharot, 2011）．楽観過剰は，ある場合には良い結果を招くことがありますが，逆に悪い結果を招くこともあります．例えば，ジムに通う場合，利用するたびに必要額を毎回払うようにする方が結局は得なのに，人は定額制料金（利用に関わらず料金が一定）を好む傾向がありますが，それは，人は自分がその後ジムに通う頻度（自己管理の見込み）を過大に見積もってしまう傾向があることがその理由の1つと考えられています（Della Vigna ら, 2002）．

　一方，損失回避とは，人が，当面の損失を，それと同程度の利得よりも重大に考える傾向のことで（Kahneman ら, 1991；Tversky ら, 1991），過剰なリスク回避や，株などを処分できずに大損をするまでいつまでも保持してしまうといった行動の原因となります（O'Dean, 1998；Shefrin ら 1985；Weber ら, 2005）．

　損失回避は，飴 carrot よりも鞭 stick を使うプログラムのデザインに活用することができます．しかし，鞭を用いるプログラムは，実施側が考えるよりも"威圧的"と受け取られる怖れもあるため，公衆衛生の場で採用されることはあまりありません．それでも，以下に述べるように，人々に健康に良い行動（例：ジムでの運動など）に対して，自発的に投資させ，それに対して損失回避を利用する形でプログラムをデザインすることは可能です．

　私たちは，楽観過剰と損失回避を組み合わせて，体重減少プログラム（ランダム化比較試験）をデザインしました．このプログラムでは，参加者との間に預り金契約 deposit contract を結び，プログラムを忠実に実行すれば，参加者は預り金（0.01～3 米ドル）とそれと同額の報酬（マッチング報酬）の合計額を受け取ることができるというもので，参加者は，体重を毎日報告する義務を負い，その値が毎月の体重減少目標に沿った値である場合には，"合計額"を受け取ることができ，そうでない場合には何も受け取ることができません（Volpp ら, 2008）．預り金契約の時点では，参加者は自分のその後の体重管理を過剰に楽観的に考える傾向があるため，多めの預かり金を収め，一旦契約すると，その損失を回避しようとする気持ちが働くため，プログラムの実行が後押しされることになります．16週間にわたるこのプログラムの結果，預かり金群での体重減少が14ポンド（訳注：1ポンドは0.454 kg）であったのに対し，対照群では3.9ポンドと大きな効果が確認されました（$p=0.006$）．私たちはこのプログラムを32週まで延長しましたが，それでも預かり金群での体重減少が8.7ポンドであったのに対し，対照群では2.2ポンドと両群間に有意の差が認められました（$p=0.04$）．これは有望な結果に思われますが，サンプルサイズが小さく（両群で合計14人），参加率も低かったため，集団に対して適用するためには参加率を上げる必要があります．しかしそうするとプログラム管理が非常に大変になるというロジスティック上の問題に直面することになります．

ピーナッツ効果

利得も損失も，小さければ行動を刺激することはありません（Markowitz, 1952；Prelec ら，1991；Weber ら，2005）。これは，体重減少プログラムのように，小さな変化を繰り返し達成していく必要のある行動変容プログラムにとっては難しい問題です。ピーナッツを1粒食べたくらいで健康を害するはずはない（ピーナッツ効果 peanut effect）と誰しも考えるように，人は，タバコを1本吸ったぐらいで肺がんになることはない，一回ジムに行ったぐらいで心臓病が予防できるはずはないと考える傾向があり，それを思えば，喫煙，体重増加，運転中の携帯電話の使用・メールといった自己破壊的な行動が行われることも理解できないことではありません。肺がんや肥満，自動車事故は，いずれも一旦それが起これば重大な結果を招く怖れがありますが，一回の喫煙やデザート，一回の運転中の電話やメールによるリスクの増加を，人は"少しくらいなら"と軽く考えてしまう傾向があります。

退職に備えてコツコツと貯蓄することや，服薬を毎日きちんと守るといった行動が軽視されるのも，こうした傾向がその背景にあります。こうした傾向に対処するためには非対称的に考える必要があり，現在偏重型選好 present-biased preferences を考慮して，頻繁（一般的には毎日）にフィードバックもしくは報酬を提供する一方で，実際の金銭的報酬は，後でまとめて提供するようにします。つまり，ピーナッツ効果を生じさせないためには，毎日少額の報酬を約束しながらも，実際の報酬は月単位などでまとめて提供するということです。

狭義括り

「括り bracketing」とは，複数の選択を1つのセットにまとめるプロセスのことを言います。複数の選択をするとき，私たちは，それらの結果をすべて考慮に入れて，大きく見通して一括りにするか（従来の経済学の仮定），あるいは狭く括り分けて，それぞれ個別に意思決定をします（Read ら，1999）。一般には，人は狭く括り（狭義括り narrow bracketing），最も直近に行う選択の結果を気にし，将来に来る大きな損益を軽視する傾向があります（Herrnstein ら，1992；Sabini ら，1982）。括り効果 bracketing effect は，他の意思決定エラーやバイアス（表20.2）と相互作用するため，他のバイアスを誘導するために用いることができます。例えば，ピーナッツ効果は，損益が狭く括られたときにより起こりやすいため，人は，運動の目標を"毎月あるいは毎年数百マイル"と大きく括るよりも，"一日数マイル"と小さく括る方が負担感を小さく感じ傾向があります。

後悔回避

人は自分が行った意思決定を後悔することを非常に嫌い（Connolly ら，2006），また，将来後悔することを恐れて，できるだけそれを避けるような意思決定をしようとします。将来の後悔を避けようとする傾向（後悔回避 regret aversion）は，現在偏重型選好 present-biased preferences の例外で，役に立つ傾向と言えます（第4章も参照）。実は，この後悔回避の利用が，オランダの「郵便番号くじ」の成功の鍵となっています。このくじは，当りの郵便番号が決まると，

その該当地域でくじを買った人全員が賞をもらえるという仕組みになっているため，当たり地域でくじ買っていなかった人は，後でくじを買わなかったことを後悔する可能性があります（Zeelenbergら，2004）。近所で大きな賞金をもらった人を見て後悔するのを避けるために，多くの人がくじを買うようになるというわけです。

後悔回避は，予防接種をしなかったために病気になったことがある人が予防接種を受けるようになるといった例のように，多くの予防的行動に影響を与えることが知られています（Chapmanら，2006）。私たちが実施した，抗凝固薬（ワルファリン）の服用アドヒアランスの向上を目的とした，くじをインセンティブに用いた臨床試験では，正しく服用した人には当たった賞金の額を，正しく服用しなかった人にも服用していれば当たったはずの賞金の額が電話で通知されましたが，これも後悔回避を利用した戦略です（Kimmelら，2012；Volppら，2008）。

現状維持バイアス

「現状維持バイアス status quo bias（デフォルトバイアス default bias）」は，最も抵抗の小さな道を選ぼうとする傾向，つまり，他の行動の選択があるにもかかわらず，それまでと同じ行動を続ける，あるいは選ぶことなく単にデフォルト（常態）に従って受け身的に行動しようとする傾向のことを言います（Johnsonら，2003；Kahnemanら，1991；Samuelsonら，1988）。例えば，退職年金のための蓄えを全く（Gneezyら，1997；Madrianら，2001；Thalerら，2004）もしくは不十分にしかしようとしない（Thalerら，1997）傾向，ファストフード店で，特大セットを注文して，それに付いている特大サイズのフレンチフライや炭酸飲料をそのまま食べてしまう傾向などは，このデフォルトバイアスによるものです（Halpernら，2007；Loewensteinら，2007；Thalerら，2003）。西欧諸国では，米国と同じく，臓器移植はオプトインの方針（特に希望しない限り不参加）で行われていて，臓器提供率は10％程度に過ぎません。これに対し，オプトアウトの方針（特に拒否しない限り自動的に参加）で行われている国々では，臓器提供率は99％と極めて高率となっています（Johnsonら，2003）。このオプトアウト方式は，末期の肺がん患者が緩和ケアを受ける率を高めることが示されており（Halpernら，2013），健康向上プログラムにももっと活用されてよいと思われます。

デフォルトバイアスは，例えば一生治療が必要な慢性疾患（例：高血圧）を有している患者の薬の処方期間を30日から90日以上に延ばす（90日をデフォルトにする），あるいは健康を考えて，ファストフード店のセットメニューに付ける炭酸飲料をラージではなく，スモールや水にする（スモールや水をデフォルトにする）といった具合に，戦略的に活用することができます（Halpernら，2007；Loewensteinら，2007）。そうしたアプローチは費用がかからない上に，選択の自由も保証され，しかも行動変容に大きな効果があります。

合理的世界バイアス

健康関係の行動に影響を与える，恐らく最も顕著な意思決定エラーは，「合理的世界バイアス rational-world bias」でしょう。例えば，一部の公衆衛生行政担当者や民間保険のプランナーには，人々の選択は合理的であるとの"仮定"に立ってポリシーを決定する傾向がありますが，これを合理的世界バイアスと呼びます。そういう"仮定"に立てば，人々に最善の決定を促すため

には，情報を提供すれば済む，さらには，インセンティブプログラムで問題となるのはその額だけだという発想になってしまいますが，人間の行動はそう単純ではありません。

合理的世界バイアスの最も顕著な例を，医療保険プランの複雑さに見ることができます。この複雑さには多くの理由がありますが，保険会社が自らの損害を最小限にとどめようとする意図や，そして恐らくは，顧客にとって不都合と思われる情報を隠蔽しようとする意図がその1つにあると思われますが(Gabaixら2006)，主には，顧客の健康を最大化し保険会社側の損失を最小化する行動のインセンティブになるような給付が組み込まれていることがその理由です。こうしたインセンティブは，消費者に理解されなければ意味がありませんが，実際にはほとんど理解されていないことが多くの研究から示されています(Frankら，2009；Handelら，2013)。最近の私たちの研究でも(Loewensteinら，2013)，ほとんどの消費者は，ディダクティブル（年間自己負担額）deductible，コペイ（自己負担額）copay，共同保険 coinsurance といった保険の基本的な概念のほとんどを理解しておらず，また，最も基本的な保険プランについても，基本的なサービスを受けるのにかかる費用を計算できませんでした。

3. 行動経済学の応用

この節では，行動経済学を健康行動に応用した2つの事例を紹介します。1つは，体重減少，もう1つは服薬アドヒアランス向上のプログラムです。

事例1：体重減少のための介入

■初期の研究

1970年代から始まった一連の研究において，Jefferyらは，インセンティブが体重減少weight lossに及ぼす影響について研究を行いました(Jefferyら，1983；Jefferyら，1978)。これらの研究の仮説は，セラピストに金銭もしくは貴重品を預け，あらかじめ決めた体重減少の目標が達成された場合にそれを返してもらうという契約をした参加者において，大きな体重減少が見られたという彼らの観察研究の結果に基づくものでした(Mann, 1972)。預け金depositの額は1974年で200米ドル，これは現在の価値にすると1000米ドルにもなります。

こうした研究で問題となるのは選択バイアス selection bias で，高いペナルティを課した場合には，経済的理由もしくは参加意欲の減退のため，リスクの高い人々のごく一部しかプログラムに参加しない可能性があります。その後の研究で，Jefferyら(1983)は，個人もしくは集団レベルでの体重減少に対する3種類の契約額の効果を検証し，どの契約額でも平均体重減少に違いはなかったものの，30ポンド減少という目標に到達した人の割合は，契約額が大きかったグループで有意に大きいことが示されました。また，契約額（米ドル）を漸増(5, 10, 20, 40, 75)させた別の研究では，1段階増加するごとに5ポンドの体重減少が見られるという量-反応関係が認められましたが(Jefferyら，1984)，その一方で，契約が終わってしまうと，再び体重増加が始まることも明らかとなりました。

Jefferyらは，さらに，体重減少に対して直接金銭を支払う場合と預り金方式を比較し，後者の方が効果が大きいことを示し，また，その後実施したランダム化比較試験では，体重減少の

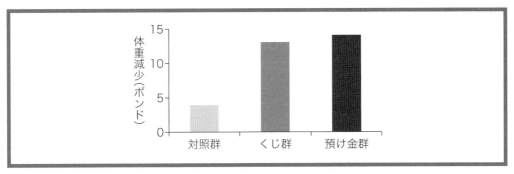

図20.1 インセンティブを受けた群とコントロール群における体重減少

目標を完全に達成した場合に週25米ドル、50％達成した場合に12.5米ドル、体重が増加しなかった場合に2.5米ドルの現金報酬を支払う介入プログラムでは、コントロール群と体重減少に差が見られなかったことを報告しています(Jefferyら、1993)。

体重減少あるいは減少後の体重維持に効果がなかった研究は、多くの場合、インセンティブが少なすぎるか、もしくは体重減少プログラムへの参加といった、それ自体は体重減少とは直接関係のない行動を対象している場合がほとんどです(Jefferyら、1996)。最近では、体重減少に雇用者や健康プログラムがインセンティブを提供するのは普通のこととなっており、stickk.comやdietbet.comのような様々な新しい会社が、体重減少サポートプログラムに預け金方式を採用しています。

■最近の研究

以上述べた初期の研究の成果を踏まえて、最近私たちは、体重減少のためのいくつかの新たなインセンティブプログラムを試み、体重減少に効果があることを確認しています。残る問題は、介入後にこの効果をどう維持していくかということです。

私たちの最初の研究では、16週間にわたる毎日のくじ式や預け金方式のインセンティブが体重減少に非常に有効であったことが示されましたが(くじ群で13.1ポンド減少、対照群との差は$p=0.014$で有意；預け金群で14ポンド減少、対照群との差は$p=0.003$で有意)(図20.1)、その後の3か月間で、参加者の体重はほぼ元に戻ってしまいました。この原因が、介入後の期間を「減少継続期間」ではなく「維持期」とした、"フレーミング"に問題があったのか、単にインセンティブが終了したためかが不明だったため、私たちは、さらに、この"フレーミング"の影響の有無を確かめるために、2つの異なる預け金契約プログラムからなる8か月にわたる介入研究を実施しました。いずれのプログラムも、最初の6か月間に介入を行う点では同じですが、1つの群では、8か月間全体を「体重減少プログラム」、他の群では、最初の6か月だけを「体重減少プログラム」とし残りの2か月間を「維持期」と"フレーミング"しました。その結果、両群でほぼ等しい体重減少(平均約10ポンド)が観察され、フレーミングの影響はなかったことが確認されました(Johnら、2011)。その後のランダム化比較試験で私たちは、チーム内でインセンティブを競わせるプログラム(5人から成るチームに合計500米ドルの報酬を約束し、目標達成したメンバーだけでそれを分割する)と単に個人にインセンティブを提供するプログラム(目標を達成した個人に100米ドルを提供する)の効果の比較も行われ、前者でより大きな効果が認められました。ただし、この場合、チームの参加者の方がより大きい報酬にありつける可能性が

あるという意味でのバイアスが作用した可能性があります（Kullgren ら，2013）。

　現在，私たちの研究チームでは，雇用者の側から提供する標準的なインセンティブプランの効果を厳密に検証する，私たちの知る限り初めての研究を実施しています。これは，ある基準（目標）を（体格指数 BMI＜25）を満たした従業員の翌年の保険の掛け金を割り引くという標準的なプログラムと，以下の2つのプログラム，つまり，①目標に達したら直ちに掛け金を割り引くプログラムと，②インセンティブは同額だが，6か月後の目標に沿った形で体重が減少している場合に毎日くじを引く権利を与えるプログラム，の効果を比較する研究です。それ以外にも，私たちは，Weight Watchers と共同で，その会員を参加者とする研究を実施しています。その1つが，Weight Watchers の会費に対する雇用者の補助額の違いが体重減少プログラムへの参加や体重減少に及ぼす影響を検証するための4群ランダム化比較試験です。もう1つは，減少した体重の維持に対するインセンティブの影響を見るための研究で，6か月間で5kg以上の減量に成功した Weight Watchers の会員を，ランダムに3群，つまり，①標準的な Weight Watchers サービス群，②毎日のくじ式インセンティブを提供する群，③毎日決まった金額を支払う群に分割して，それぞれの効果を観察するものです。これらの結果が出れば，体重減少や体重の維持にどのタイプのインセンティブプランがより有効であるかについて，より深い理解が可能になると期待されます。

事例2：服薬アドヒアランスを高める試み

　多くの研究から，少なくとも患者の3分の1が薬を処方通りに服用できていないことが報告されています。これを改善する1つの方法は，例えば，慢性疾患患者に対するデフォルトの処方期間を従来の30日間から90日間に増やすことです。薬をもらうために年に12回も薬局に通わなければならない場合と年に4回で済む場合を比べると，前者の方が忘れや遅れが生じやすく，アドヒアランス adherence が低下することは想像に難くありません。90日処方をデフォルトとし，患者の希望があればそれをやめる（オプトアウト）という方式にすれば，アドヒアランスが高まることが期待されます。しかし，オプトアウト方式がいつも可能とは限りません。なぜなら，オプトアウト方式を嫌う人がいる可能性があるからです。ただ，ある研究では，詰め替え用の薬を自動的に配送で受け取るプログラムと，毎回手渡しで薬を受け取る形式を，前者の利点を強調しながら患者に選択してもらったところ，前者を選ぶ患者が後者の2倍にのぼったと報告されています（Keller ら，2011）。

　私たちは，服薬アドヒアランスを高めるために，毎日のくじ式インセンティブの効果を検証する一連の研究を実施しました（Kimmel ら，2012；Volpp ら，2008）。最初の2つの研究はパイロット研究で，日々の期待値が5米ドルと3米ドルのくじがワーファリン（高リスク者の脳卒中予防のための抗凝固薬）の服薬アドヒアランスに与える影響を検討するためのものです。参加者は，ワーファリンを処方通りに服用した場合にくじを引く権利を与えられ，くじに当たったかどうかは翌日に知らされます。最初のパイロット（期待値5米ドル/日）では，979患者・日のワーファリン使用のうち，服用忘れは2.3％で，一般の服用忘れ率22％よりもはるかに低い率となり，また，2番目のパイロット（期待値3米ドル/日）でも，813患者・日のうちの服用忘れ率は1.6％とかなり低かったことが示されました。

　これらの結果を踏まえて，私たちは次に，2群ランダム化比較試験を実施し，ワーファリン

服用に対するくじの効果を検討しました。その結果，介入前に抗凝固療法がきちんと行われていた（＝プロトロンビン時間の国際標準化比［INR］が良好に保たれていた）サブグループでは，くじの効果は認められませんでしたが，介入前の INR が良好ではなかったサブグループでは，対照群に比べて，INR の外れ値を示す患者割合の有意な減少が認められました（調整オッズ比 0.39［95% CI，0.25-0.62］）（Kimmel ら，2012）。この研究から，アドヒアランスの悪い患者に介入のターゲットを絞ることの重要性が示唆され，また，くじのインセンティブに臨床アウトカムを向上させる効果があることが示されました。しかし，この効果のどれほどがインセンティブ自体によるものかは定かではありませんでした。なぜなら，インセンティブには毎日のリマインダーの送付という要素も含まれていたからです。そこで私たちは，National Heart, Lung, and Blood Institute の助成を得て，毎日のくじと毎日のリマインダーそれぞれのワーファリン服用アドヒアランスに対する独立した効果を検証するための，2×2 要因デザインの 4 群ランダム化比較試験を実施しました。

服薬アドヒアランスに関してもう 1 つ重要な研究課題は，習慣性を向上させる方法を検証することです。この課題の難しさは，患者にどのようにして毎日アクセスするかということです。慢性疾患の患者が医師や看護師に接する時間は年間数時間に過ぎませんが，人が年間に覚醒している時間は約 5000 時間にもなります（Loewenstein ら，2006）。この時間に人は生活を営み，何を食べるか，運動をするか，たばこを吸うか，薬を飲むか，受診するかなどの意思決定を行いますが，米国の医療システムではこの部分は全く無視されています。これは，1 つには，現在の米国の医療制度では，医療報酬が支払われるのは，受診中に医療側が費やした時間に対してだけで，受診と受診の間に費やした時間には報酬が支払われないからですが，もう 1 つの理由としては，受診中以外の患者と連絡を取るには，看護師が電話したり，患者宅を訪問したり，テレメディシンプログラムに人員を割くなど，医療側に大変な労力を要し，また，患者自身にも，自分の健康や医療についてのかなり高い関わりが必要ですが，患者の側にはそうした関心が欠如していることがあげられます。

行動経済学的観点から言えば，頻繁に行われる行動（例：服薬）に影響を与えるには，ほぼ同じ頻度でその人に関わる必要がありますが，それほどの密度で関わることは，ほぼ不可能であり，また極めて大きな費用がかかります。今日では，携帯電話を始め，データ送信機能付きのピルボトル，血糖測定器，体重計など先端機器が増加しており，患者や医療従事者へのフィードバックに用いることができますが，そうした"技術"だけでは持続的な変化を起こすのは困難です。なぜなら，服薬のアドヒアランスが悪い患者は，新たな電子機器使用のアドヒアランスも悪い可能性があり，電子機器の提供にも行動経済学的な配慮が必要だからです（Sen ら，2014）。私たちは，血糖管理の悪い患者を対象に，データ送信機能付きの血糖測定器と血圧計の日常使用率をランダム化比較試験で検討しましたが，それによれば，機器の使用にインセンティブ（くじ）を提供された群では，使用率は 80% と高く，血糖値も適切にコントロールされていましたが，単にそれらの機器を使うように指示された患者群では，3 か月後の使用率は 50% に過ぎませんでした（Sen ら，2014）。

4. 価値に基づく医療保険：行動経済学における新たな課題

　残念なことに，多くの医療保険では，患者は高額な医療費の一部あるいは全額を自己負担しなければならないため，そうした医療が受けにくくなっています。費用対効果が高いことが広く知られている高血圧の治療とスタチン（コレステロール降下薬）の服用がその典型的な例です。ハイディダクティブル保険プラン high-deductible health plans は，ある一定額（例：250米ドル）までは患者がまず支払わなければならないようにすることで，患者側にコスト意識を持たせ，効率のよい医療を自分で探すようにし向けることを目的として導入されたプランですが，医療保険の RAND 社が行った有名な調査（Kripalani ら，2007）や他の研究（Jackevicius ら，2002）から，この保険プランは高額医療だけではなく低額の医療のアクセスまで同じ程度に減少させる影響があることが明らかとなっています。患者にはどの検査や治療が高額か低額かの知識がなく，また，値段と質の関係についての情報もないため，そうしたプランは患者を，大事なものまで含めて，あらゆる検査や治療に消極的にさせてしまうことがその理由と考えられています。

　「価値に基づく医療保険 value-based insurance design」は，価値が高いと思われる医療の割り引きや無償化を含むプランで，ディダクティブル deductible（ある一定額までの最初の自己負担）やコペイ（自己負担）copay の持つ大雑把なインセンティブ作用をもっと精緻化しようとする試みです。「価値に基づく医療保険」は，コペイが高いと薬の処方などの受診行動が抑制され，そのために救急医療の利用や罹病の頻度が高まり，総合コストが却って増大してしまうという研究結果に触発されて導入されたものです（Jackevicius ら，2002）。高額な医療（例：慢性疾患のための服薬）におけるコペイを減少させれば，アドヒアランスが向上し，長期的なコストが減少するだろうという発想です。医療費負担適正化法 Affordable Care Act には，患者への予防的サービスの無料提供を求めているところに，一種の「価値に基づく医療保険」の発想が取り入れられています。

　現在までのところ，「価値に基づく医療保険」は，期待された役割を十分に発揮できているとは言えません。その経済効果は，どれほど多くの人々においてアドヒアランスを向上させられるか，アドヒアランスの向上によって健康やコストにどれほどの影響がもたらされるか，そしてそれによって，もともとアドヒアランスが良かった人々のコペイ copay を減らしたことによる損失を相殺することができるかにかかっています。「価値に基づく医療保険」に関するある実験的な研究では，コペイの減少によってアドヒアランスが向上することが示されましたが，その効果は一般に小さく，3～6％にとどまっています（Chernew ら，2008；Choudhry，2011；Gibson ら，2011；Maciejewski ら，2010）。最近心臓発作を起こし治療を無料で提供されている患者においてさえ，アドヒアランスの平均は45％に過ぎないことが報告されており（Choudhry ら，2011），その原因の1つはいわゆる「吠えない犬（dog that didn't bark）」（訳注：吠えなければいるかどうかわからないということ）問題にあると論じられています（Tversky ら，1981）。つまり，アドヒアランスの悪い人は，医療を受けないために（したがって医療費を払わないために），コペイが減額されるかどうか知る機会がないということです。

　こうして，「価値に基づく医療保険 value-based insurance design」導入の試みから再認識させられたことの1つは，損益に関する人の心理の「非対称性」です。従来の経済学の考え方では，

コペイ（自己負担）の減少は，その増加と逆向きの等大の効果を生じることになりますが，行動経済学的観点に立てば，"フレーミング"が重要であり，患者の心理には，損失（この例では高いコペイ額）は利益（低いコペイ額）よりも大きな（＝非対称な）影響を与えることになります。私たちはまた，高いコペイによってアドヒアランスが低下する人々は，低いコペイによってアドヒアランスが高まる人々とは異なることを認識する必要があります。なぜなら，前者は，もともとアドヒアランスが高かった人であり，後者はもともとそれが低かった人々だからです。したがって，繰り返しになりますが，行動経済学的考え方に立てば，コペイの増額と減額はたとえ額が同じであっても，同じ大きさの（逆向きの）効果を持つものではないのです。

「価値に基づく医療保険」は，魅力的な考え方ですが，その長所は行動経済学の考え方を応用することでさらに高まる可能性があります。例えば，報酬の提供方法を変える（例：コペイは残しつつ，後日一部返金する）とか，アドヒアランスの悪い人がこの医療保険のメリットを理解できるように，保険事業者側から情報提供を行うといったことです。

5．まとめ

個人や集団の健康アウトカムは，人々が，自分たちの行動がもたらす，現在もしくは将来のコストを冷静沈着に考慮し，かつ，行動変容プランの実行や不健康な行動に陥る意思決定エラーの克服に必要な情報と自己管理能力を獲得できれば大きく向上することは間違いありません。しかし，そういうことができる人々はごく一部であるため，行動変容介入や公衆衛生政策は，人が合理的に行動するという前提に立って作成するべきではありません。

人の行動を行動経済学的観点から理解することによって，健康行動を大きく向上できる可能性があります。行動経済学は，イノベーションの開発や検証に役立つため，特に予防に大きく貢献できる可能性があります。現在研究費の大半（97％）は治療に向けられ，予防に使われているのはわずか3％に過ぎませんが，その割合を少し変えるだけでも，集団の健康を大きく向上できると考えられます。

ただ，現状バイアス present bias の影響もあって，予防サービスに対しては，それが投資に見合うだけのリターンが証明されない限り財政支援がなされることはありませんが，治療では事情が全く異なり，実際，Medicareの財政的決定においては，治療のコストについては，それを考慮することすら許されないという現実があります。このため，価値の低い治療に過剰かつ不要な投資が行われ，価値の高い予防に必要な投資が行われないという不合理な状況が生じているのです。利用可能な資源で健康を達成するという目標に対して（Volppら，2012），同じ評価基準が予防サービスと治療の両者に適用されるようになれば，予防行動の大きな改善が期待できるものと思われます。

英国のBehavioural Insights Team（BIT）は，様々なメッセージの効果をランダム化比較試験で検証し，健康向上に役立つと思われるメッセージを選択することで政府の政策をより"賢明"なものとする取り組みを行っており，大きな注目を集めています。こうした取り組みの意義は大きく，政府の政策決定のプロセスとして今後も継続される必要がありますが，これだけにとどまるべきではありません。なぜなら，重要な健康目標を達成する方法や機会はそれだけではないからです。例えば，たばこや他の健康によくない物品への増税は，強力な経済政策効果

を発揮します。行動経済学はそれらの政策をさらに効果的にするのに役立ちます（Loewensteinら，2010）。

賢明なデフォルトの設定（健康によい選択を自然にできるような環境の設定）の重要性は，多くの民間セクターからよく認識されています。よりよい予防サービスを提供するプランが選ばれやすいように医療給付のデフォルトを設定すること，職場で階段を使いやすいように環境を変えること，カフェテリアでより健康に良い食品を提供することは，いずれも個人や集団の健康目標の方向に人々を"やさしく押す"アプローチ（ナッジ nudge）と言えます。

以上述べてきたように，行動経済学には，健康行動や医療の利用を向上させる大きな可能性を有しています。医療の分野であれ，民間もしくは公共セクターの組織であれ，"選択"を賢明にデザインし，健康によい選択をデフォルトとすることによって，大きな利益を得ることができます。いかなるヘルスプログラムもその目的は，適切なコストで長期的な意味での健康向上が達成できるかどうかであり，短期的に経費が節約できるかどうかではありません。こうした視点が理解されれば，健康向上プログラムはより広く採用されることになるでしょう。行動経済学の概念やツールは，今後の集団の健康向上の取り組みの重要な理論的基盤となっていくものと思われます。

参考文献

Ainslie, G. (1975). Specious reward: A behavioral theory of impulsiveness and impulse control. *Psychological Bulletin, 82*, 463–496.

Allais, P. M. (1953). Le comportement de l'homme rationnel devant le risque: critique des postulats et axiomes de l'école Américain. [Rational man's behaviour in the presence of risk: Critique of the postulates and axioms of the American school]. *Econometrica, 21*(4), 503–546.

Bigelow, G. E., & Silverman, K. (1999). Theoretical and empirical foundations of contingency management treatments for drug abuse. In S. T. Higgins & K. Silverman (Eds.), *Motivating behavior change among illicit drug users* (pp. 15–30). Washington, DC: American Psychological Association.

Camerer, C., & Ho, T.-H. (1999). Experience-weighted attraction learning in normal form games. *Econometrica, 67*, 837–874.

Camerer, C., Issacharoff, S., Loewenstein, G., O'Donoghue, T., & Rabin, M. (2003). Regulation for conservatives: Behavioral economics and the case for "asymmetric paternalism." *University of Pennsylvania Law Review, 151*(3), 1211–1254.

Chapman, G. B., & Coups, E. J. (2006). Emotions and preventive health behavior: Worry, regret, and influenza vaccination. *Health Psychology, 25*(1), 82–90.

Chernew, M. E., Shah, M. R., Wegh, A., Rosenberg, S. N., Juster, I. A., Rosen, A. B.,. . . Fendrick, A. M. (2008). Impact of decreasing copayments on medication adherence within a disease management environment. *Health Affairs, 27*(1), 103–112.

Choudhry, N. K., Avorn, J., Glynn, R. J., Antman, E. M., Schneeweiss, S., Toscano, M.,. . . Shrank, W. H. (2011). Full coverage for preventive medications after myocardial infarction. *New England Journal of Medicine, 365*(22), 2088–2097.

Connolly, T., & Butler, D. U. (2006). Regret in economic and psychological theories of choice. *Journal of Behavioral Decision Making, 19*(2), 148–158.

Della Vigna, P., & Malmendier, L. (2002). Paying not to go to the gym. *American Economic Review, 96*, 694–719.

Flegal, K. M., Graubard, B. I., Williamson, D. F., & Gail, M. H. (2005). Excess deaths associated with underweight, overweight, and obesity. *JAMA, 293*(15), 1861–1867.

Frank, R., & Lamiraud, K. (2009). Choice, price competition and complexity in markets for health insurance. *Journal of Economic Behavior & Organization, 71*, 550–562.

Frederick, S., Loewenstein, G., & O'Donoghue, T. (2002). Time discounting and time preference: A critical review. *Journal of Economic Literature, 40*(2), 351–401.

Gabaix, X., & Laibson, D. (2006). Shrouded attributes, consumer myopia, and information suppression in competitive markets. *Quarterly Journal of Economics, 121*, 505–540.

Gibson, T. B., Wang, S., Kelly, E., Brown, C., Turner, C., Frech-Tamas, F.,. . . Mauceri, E. (2011). A value-based insurance design program at a large company boosted medication adherence for employees with chronic illnesses. *Health Affairs, 30*, 109–117.

Glanz, K., & Bishop, D. B. (2010). The role of behavioral science theory in development and implementation of public health interventions. *Annual Review of Public Health, 31*, 399–418.

Gneezy, U., & Potters, J. (1997). An experiment on risk taking and evaluation periods. *Quarterly Journal of Economics, 112*(2), 631–645.

Haisley, E., Volpp, K. G., Pellathy, T., & Loewenstein, G. (2012). The impact of alternative incentive schemes on completion of health risk assessments. *American Journal of Health Promotion, 26*(3), 184–188.

Halpern, S., Loewenstein, G., Volpp, K., Cooney, E., Vranas, K., Quill, C.,. . . Bryce, C. (2013). Default options in advance directives influence how patients set goals for end-of-life care. *Health Affairs, 32*(2), 408–417.

Halpern, S. D., Ubel, P. A., & Asch, D. A. (2007). Harnessing the power of default options to improve health care. *New England Journal of Medicine, 357*(13), 1340–1344.

Handel, B., & Kolstad, J. (2013). *Health insurance for humans: Information frictions, plan choice and consumer welfare* (National Bureau of Economic Research Working Paper No. 19373). Cambridge, MA: National Bureau of Economic Research.

Herrnstein, R. J., & Prelec, D. (1992). Melioration. In G. Loewenstein & J. Elster (Eds.), *Choice over time* (pp. 235–263). New York: Russell Sage.

Higgins, S. T. (1999). Applying behavioral economics to the challenge of reducing cocaine abuse. In F. J. Chaloupka, M. Grossman, W. K. Bickel, & H. Saffer (Eds.), *The economic analysis of substance use and abuse* (pp. 157–174). Cambridge, MA: National Bureau of Economic Research.

Issacharoff, S., & Delaney, E. F. (2006). Credit card accountability. *University of Chicago Law Review, 73*, 157–182.

Jackevicius, C. A., Mamdani, M., & Tu, J. V. (2002). Adherence with statin therapy in elderly patients with and without acute coronary syndromes. *JAMA, 288*(4), 462–467.

Jeffery, R. W., Bjornson-Benson, W. M., Rosenthal, B. S., Kurth, C. L., & Dunn, M. M. (1984). Effectiveness of monetary contracts with two repayment schedules of weight reduction in men and women from self-referred and population samples. *Behavior Therapy, 15*, 273–279.

Jeffery, R. W., Gerber, W. M., Rosenthal, B. S., & Lindquist, R. A. (1983). Monetary contracts in weight control: Effectiveness of group and individual contracts of varying size. *Journal of Consulting and Clinical Psychology, 51*(2), 242–248.

Jeffery, R. W., Thompson, P. D., & Wing, R. R. (1978). Effects on weight reduction of strong monetary contracts for calorie restriction or weight loss. *Behavior Research and Therapy, 16*(5), 363–369.

Jeffery, R. W., Wing, R. R., Thorson, C., & Burton, L. R. (1998). Use of personal trainers and financial incentives to increase exercise in a behavioral weight-loss program. *Journal of Consulting and Clinical Psychology, 66*(5), 777–783.

Jeffery, R. W., Wing, R. R., Thorson, C., Burton, L. R., Raether, C., Harvey, J., & Mullen, M. (1993). Strengthening behavioral interventions for weight loss: A randomized trial of food provision and monetary incentives. *Journal of Consulting and Clinical Psychology, 61*(6), 1038–1045.

John, L., Loewenstein, G., Troxel, A., Norton, L., Fassbender, J., & Volpp, K. G. (2011). Financial incentives for extended weight loss: A randomized, controlled trial. *Journal of General Internal Medicine, 26*(6), 621–626.

Johnson, E. J., & Goldstein, D. (2003). Do defaults save lives? *Science and Justice, 302*(5649), 1338–1339.

Kahneman, D. (2011). *Thinking, fast and slow.* New York: Farrar, Straus & Giroux.

Kahneman, D., Knetsch, J. L., & Thaler, R. H. (1991). The endowment effect, loss aversion, and status quo bias: Anomalies. *Journal of Economic Perspectives*, *5*(1), 193–206.

Kahneman, D., & Tversky, A. (1979). Prospect theory: An analysis of decision under risk. *Econometrica*, *47*, 263–291.

Keller, P. A., Harlam, B., Loewenstein, G., & Volpp, K. G. (2011). Enhanced active choice: A new method to motivate behavior change. *Journal of Consumer Psychology*, *21*, 376–383.

Kimmel, S. E., Troxel, A. B., Loewenstein, G., Brensinger, C. M., Jaskowiak, J., Doshi, J. A.,. . . Volpp, K. (2012). Randomized trial of lottery-based incentives to improve warfarin adherence. *American Heart Journal*, *164*(2), 268–274.

Kripalani, S., Yao, X., & Haynes, R. B. (2007). Interventions to enhance medication adherence in chronic medical conditions: A systematic review. *Archives of Internal Medicine*, *167*(6), 540–549.

Kullgren, J. T., Troxel, A. B., Loewenstein, G., Asch, D. A., Norton, L. A., Wesby, L.,. . . Volpp, K. G. (2013). Individual- versus group-based financial incentives for weight loss: A randomized, controlled trial. *Annals of Internal Medicine*, *158*(7), 505–514.

Laibson, D. I. (1997). Golden eggs and hyperbolic discounting. *Quarterly Journal of Economics*, *62*, 443–477.

Loewenstein, G. (1992). The fall and rise of psychological explanation in the economics of intertemporal choice. In G. Loewenstein & J. Elster (Eds.), *Choice over time* (pp. 3–34). New York: Russell Sage.

Loewenstein, G., & Angner, E. (2003). Predicting and indulging changing preferences. In G. Loewenstein, D. Read, & R. Baumeister (Eds.), *Time and decision: Economic and psychological perspectives on intertemporal choice* (pp. 351–391). New York: Russell Sage.

Loewenstein, G., Asch, D. A., & Volpp, K. G. (2013). Behavioral economics holds potential to deliver better results for patients, insurers, and employers. *Health Affairs*, *32*(7), 1244–1250.

Loewenstein, G., Brennan, T., & Volpp, K. G. (2007). Asymmetric paternalism to improve health behaviors. *JAMA*, *298*(20), 2415–2417.

Loewenstein, G., Friedman, J. Y., McGill, B., Ahmad, S., Linck, S., Sinkula, S.,. . . Volpp, K. (2013). Consumers' misunderstanding of health insurance. *Journal of Health Economics*, *32*(5), 850–862.

Loewenstein, G., & Haisley, E. (2008). The economist as therapist: Methodological issues raised by "light" paternalism. In A. Caplin & A. Schotter (Eds.), *Perspectives on the future of economics: Positive and normative foundations* (Vol. 1, pp. 210–248). Oxford, UK: Oxford University Press.

Loewenstein, G., & O'Donoghue, T. (2006). We can do this the easy way or the hard way: Negative emotions, self-regulation, and the law. *University of Chicago Law Review*, *73*, 183–206.

Loewenstein, G., O'Donoghue, T., & Rabin, M. (2003). Projection bias in predicting future utility. *Quarterly Journal of Economics*, *118*, 1209–1248.

Loewenstein, G., & Ubel, P. (2010, July 15). Economics behaving badly. *The New York Times*, p. A31.

Maciejewski, M. L., Farley, J. F., Parker, J., & Wansink, D. (2010). Copayment reductions generate greater medication adherence in targeted patients. *Health Affairs*, *29*(11), 2002–2008.

Madison, K., Schmidt, H., & Volpp, K. G. (2013). Smoking, obesity, health insurance, and health incentives in the Affordable Care Act. *JAMA*, *310*(2), 143–144.

Madrian, B. C., & Shea, D. F. (2001). The power of suggestion: Inertia in 401(k) participation and savings behavior. *Quarterly Journal of Economics*, *116*(4), 1149–1525.

Mann, R. A. (1972). The behavior-therapeutic use of contingency contracting to control an adult behavior problem: Weight control. *Journal of Applied Behavior Analysis*, *5*(2), 99–109.

Markowitz, H. (1952). The utility of wealth. *Journal of Political Economy*, *60*, 151–158.

Mokdad, A. H., Marks, J. S., Stroup, D. F., & Gerberding, J. L. (2004). Actual causes of death in the United States, 2000. *JAMA*, *291*(10), 1238–1245.

Neumann, J. V., & Morgenstern, O. (1953). *Theory of games and economic behavior*. Princeton, NJ: Princeton University Press.

Novemsky, N., & Kahneman, D. (2005). The boundaries of loss aversion. *Journal of Marketing Research*, *42*, 119–128.

O'Dean, T. (1998). Are investors reluctant to realize their losses? *Journal of Finance, 53*(5), 1775–1798.

O'Donoghue, T., & Rabin, M. (1999). Doing it now or later. *American Economic Review, 89*(1), 103–124.

Prelec, D., & Loewenstein, G. (1991). Decision making over time and under uncertainty: A common approach. *Management Science, 37*, 770–786.

Read, D., Loewenstein, G., & Rabin, M. (1999). Choice bracketing. *Journal of Risk and Uncertainty, 19*, 171–197.

Sabini, J., & Silver, M. (1982). *Moralities of everyday life.* Oxford, UK: Oxford University Press.

Samuelson, W., & Zeckhauser, R. (1988). Status quo bias in decision making. *Journal of Risk and Uncertainty, 1*, 7–59.

Sen, A., Sewell, T., Riley, E., Stearman, B., Bellamy, S., Hu, M.,. . . Volpp, K. (2014). Financial incentives for home-based health monitoring: A randomized controlled trial. *Journal of General Internal Medicine, 29*(5), 770–777.

Sharot, T. (2011). *The optimism bias.* New York: First Vintage Books.

Shefrin, H., & Statman, M. (1985). The disposition to sell winners too early and ride losers too long. *Journal of Finance, 40* (777–790).

Simon, H. A. (1955). A behavioral model of rational choice. *Quarterly Journal of Economics, 69*, 99–118.

Sunstein, C. R. (2002). Probability neglect: Emotions, worst cases, and law. *Yale Law Journal, 112*, 61–107.

Thaler, R. H., & Benartzi, S. (2004). Save more tomorrow: Using behavioral economics to increase employee saving. *Journal of Political Economy, 112*(1), S164–S187.

Thaler, R. H., & Sunstein, C. R. (2003). Libertarian paternalism. *American Economic Review, 93*(2), 175–179.

Thaler, R. H., Tversky, A., Kahneman, D. R., & Schwartz, A. (1997). The effect of myopia and loss aversion on risk taking: An experimental test. *Quarterly Journal of Economics, 112*, 647–661.

Tversky, A., & Kahneman, D. (1981). The framing of decisions and the psychology of choice. *Science, 211*(4481), 453–458.

Tversky, A., & Kahneman, D. R. (1991). Loss aversion in riskless choice: A reference-dependent model. *Quarterly Journal of Economics, 106*(4), 1039–1061.

Volpp, K., Asch, D., & Loewenstein, G. (2012). Evaluating health care programs: Asking the wrong question. *JAMA, 307*(20), 2153–2154.

Volpp, K. G., John, L. K., Troxel, A. B., Norton, L., Fassbender, J., & Loewenstein, G. (2008). Financial incentive-based approaches for weight loss: A randomized trial. *JAMA, 300*(22), 2631–2637.

Volpp, K. G., Loewenstein, G., Troxel, A., Doshi, J., Price, M., Laskin, M., & Kimmel, S. K. (2008). A test of financial incentives to improve warfarin adherence. *BMC Health Services Research, 8*, 272.

Volpp, K. G., Pauly, M. V., Loewenstein, G., & Bangsberg, D. (2009). P4P4P: An agenda for research on pay for performance for patients. *Health Affairs, 28*(1), 206–214.

Volpp, K. G., Troxel, A. B., Pauly, M. V., Glick, H. A., Puig, A., Asch, D. A.,. . . Audrain-McGovern, J. (2009). A randomized, controlled trial of financial incentives for smoking cessation. *New England Journal of Medicine, 360*(7), 699–709.

Warner, K. E., Smith, R. J., Smith, D. G., & Fries, B. E. (1996). Health and economic implications of a work-site smoking-cessation program: A simulation analysis. *Journal of Occupational and Environmental Medicine, 38*(10), 981–992.

Weber, B. J., & Chapman, G. B. (2005). Playing for peanuts: Why is risk seeking more common for low-stakes gambles? *Organizational Behavior and Human Decision Processes, 97*, 31–46.

Wing, R. R., & Anglin, K. (1996). Effectiveness of a behavioral weight control program for blacks and whites with NIDDM. *Diabetes Care, 19*(5), 409–413.

World Health Organization. (2011). *Global status report on noncommunicable diseases 2010.* Geneva: Author.

Zeelenberg, M., & Pieters, R. (2004). Consequences of regret aversion in real life: The case of the Dutch postcode lottery. *Organizational Behavior & Human Decision Processes, 93*(2), 155–168.

第21章
ソーシャルマーケティング

J. Douglas Storey
Ronald Hess
Gary Saffitz

> [キーポイント]
> - ソーシャルマーケティングの基本概念と，それが健康向上プログラムにどのように応用可能かを解説する。
> - ヘルスコミュニケーションや健康行動の理論をどのようにソーシャルマーケティングに活用できるかを解説する。
> - ソーシャルマーケティングの各段階（形成調査，実施，評価）で，どのように研究が用いられるかを解説する。
> - 海外でのソーシャルマーケティングの事例を紹介し，社会や行動の変化を実現するために，どのようにソーシャルマーケティングの原則やプロセスを活用できるかを解説する。

　半世紀以上も前にWiebe（1951～1952）が残した，「なぜ友愛を石鹸のように売ることができないのか（Why can't you sell brotherhood like soap?）」という有名な問いによって，ソーシャルマーケティング social marketing の概念は，ヘルスプロモーションや社会変革プログラムにおいて大きな注目を集めてきました。それは，社会に溢れる商業マーケティングのパワーを想起させることにその一因がありますが，両者は必ずしも類似点ばかりではありません。なぜなら，宣伝が重要な要素である商業マーケティングは，高度かつ複雑に発達していますが，同時に多額の費用がかかります。そのため，"石鹸"のマーケターは，通常"友愛"のマーケターよりもはるかに資金が豊富である上に，マーケティングに必要な大規模なインフラも有しています。また，プロモートするのが，ソーシャルマーケティングでは，ある製品のカテゴリー（例：コンドーム）やある種の行動（例：避妊）であるのに対し，商業マーケティングの場合はブランド化されたある特定の商品（例：Trojans^{TM}）であるのが普通です。そして，商業マーケティングの究極の目的は，ほとんど場合，直接的にも間接的にも，購買行動を促すことにありますが，ソーシャルマーケティングでは，態度や社会的に重要な行動を含む，幅広いアウトカムの改善・向上がその目的となります。Kotlerは，健康や芸術など多様な非商業的領域でソーシャルマーケティングが応用可能であるとし，ソーシャルマーケティング的観点は，商業的であるか否かを問わずマーケティングに革新をもたらす可能性があると論じています（Kotlerら，2010）。こうしたソーシャルマーケティングの概念の拡張は今も続いており，最近Lefebvreは，目標を共有するマーケターとオーディエンスによる価値の共同的創造を重視する，「変革的ソーシャルマーケティング transformative social marketing」（Domeganら，2013；Lefebvre，

2012；Peattie ら，2012)を提唱しています(Lefebvre, 2012, p.123)。こうしたソーシャルマーケティングの進化に伴って，商業マーケティングの基本的観点，原則，戦術が，ヘルスコミュニケーションの目的(人々の健康的な選択によって長期的に社会状況を改善すること)の達成のためにますます深く適用されるようになってきています。

ソーシャルマーケティングの影響は大きく，21世紀初期以降行われたほとんどのヘルスプロモーションプログラムにおいて，ソーシャルマーケティングやその概念が用いられています。では，ソーシャルマーケティングと他のヘルスプロモーション/コミュニケーションアプローチとはどこが異なるのでしょうか？(第17章参照)。なぜソーシャルマーケティングは，行動変容の重要な戦略と考えられているのでしょうか？　ソーシャルマーケティングの効果を最大化するにはどうすればよいのでしょうか？　この章では，ソーシャルマーケティングの定義から始めて，最後はインドネシア，エジプト，ウガンダなど米国外で実施された総合的なソーシャルマーケティングプログラムの事例を詳しく紹介しながら，これらの問いへの答を見ていくことにします。

1. ソーシャルマーケティングの定義

ソーシャルマーケティング social marketing が学問領域として姿を表すようになったのは1960年代のことです(Kotler ら，1969)。この用語は，Kotler ら(1971)の考案によるものと考えられており，彼らは，それに「社会的に重要な考え方や行動への人々の需要を高めることを目的としたプログラムのデザイン，実施，管理を含む社会技術」という定義を与えました(Kotler ら，1989, p.24)。ソーシャルマーケティングが最初に適用されたのは，公衆衛生の分野，それも特に，家族計画の分野で，1960年代のインドにおいてと考えられています(Harvey, 1999)。その後，広範な分野での実践や研究を通じて進化を続け，学術誌，webサイト，教科書，研究所，大学の授業，非営利セクターや海外援助機関などの資金援助も，この進化を後押ししてきました。

Andreasen は，ソーシャルマーケティングを，「個人や社会の福利の向上のために，対象オーディエンスの自発的な行動に影響を与えるようにデザインされたプログラムの分析，計画，実施，評価に対する商業マーケティング技術の応用」(Andreasen, 1994, p.11)と，より簡潔で包括的に定義しています。ここで強調されている3つの側面，つまり，①マーケティング技術の応用，②自発的な行動変容，③個人と社会の福利への貢献は，すべてのソーシャルマーケティングの根底に流れる概念です。特に，個人と社会の福利 welfare への貢献という目的は，商業マーケティングとの決定的な違いということができます。

この Andreasen ら(2002)の定義に，Bagozzi(1974, 1978)や Rothschild(2000)は，「自発的交換 voluntary exchange を通した自己利益の相互充足」を付け加えています。これは，商業マーケティングであれば，消費者の側では，自分のニーズや望みが満たされて，自分が費やしたコスト(社会的，経済的，物理的)の相殺以上の満足が得られることを，販売者の側では，商品やサービスを購入してもらうことによって，それらの提供や販促に要したコストの相殺以上の利益が得られることを意味します。しかし，ソーシャルマーケティングでは，多くの場合はそれにとどまらず，オーディエンスとマーケターの間には，個人を超えた"社会"(家族，パート

表 21.1　ソーシャルマーケティングと商業マーケティングの比較

	ソーシャルマーケティング	商業マーケティング
利益を得る主体	①個人と社会(家族，パートナー，コミュニティ，社会全体)，②社会的・政治的リーダー，専門家	①個人，②商品の生産・販売者，株式保有者
アウトカムのタイプ	①個人と社会の福利の向上につながる行動，②行動の促進につながる，知識，態度，規範，価値観，人々の自己イメージ。満足感はすぐには感じられないが，利益は比較的長期間持続する。	①購買行動，②購買行動の促進につながる，商品に対するイメージ，態度，規範，価値観，人々の自己イメージ。満足感は比較的すぐに得られるが，利益は比較的短期間しか続かない。
オーディエンスの特性	経済的に比較的ゆとりがなく，より多様で，社会的サービスのニーズが高く，接触が難しいことが多い。心理的属性やプロダクト(行動，サービス，健康用品)との関係や関わりによってセグメント化される。	経済的に比較的ゆとりがあり，メディアとのつながりが強く，接触しやすい。一般には，心理的属性や人口学的特性あるいはプロダクト(商品)との関係や関わりによってセグメント化される。
自発的変化の動機	社会的・経済的コストや利益を考慮した非金銭的交換。マーケティング組織のコストには通常補助が行われる。プロダクト(行動，サービス，健康用品)は，通常は，完全かつ十分な情報に基づいて選択される。	金銭的交換(ただし，消費者の側では社会的コストや利益が考慮されることもある)。プロダクト(商品)の購買は，真実の情報に基づいて行われるべきであるが，情報の粉飾や誇張が行われることもある。
マーケット的観点	プロダクトは可視的でないこともあり(行動の場合)，かつその社会的文脈(マーケット)は複雑。競合の程度は様々でかつあまり可視的ではない。経済的要因(例：購買能力)はあまり重要でないことが多い。	プロダクト(商品)は可視的なことが多い。競合は比較的目に見えるものが多い。経済的要因(例：購買力)の重要性が高い。

ナー，コミュニティ，社会全体)の利益を増加させるという目標が共有されます。したがって，商品を購入できる人だけをサービスの対象とする商業マーケティングとは異なり，ソーシャルマーケティングでは，ニーズのあるすべての人々が対象とされるのが普通です。表 21.1 は，ソーシャルマーケティングと商業マーケティングの主な違いについてまとめたものです。

その定義に関する議論が現在も続いているものの，ソーシャルマーケティングは，今や学問的にも実践的にも成熟した領域となっています。例えば，米国疾病管理予防センター(CDC)の web サイトには，"Gateway to Health Communication and Social Marketing Practice"というセクションがあり，ソーシャルマーケティングのツールやテンプレート，そして研究や系統的プランニング，オーディエンスセグメンテーション audience segmenation などに関するガイドラインを始め，現在実施されている対策に関する情報，出版物，専門的な資源などが完備されています(CDC, 2007)。そして，ソーシャルマーケティング自体が広く研究の対象となっており，2014 年に実施した Google Scholar による検索では，2013 年以降だけで，"ソーシャルマーケティング"と"健康"の両キーワードを含む，論文，書籍，書籍の章は 7530 に上り，健康領域においてソーシャルマーケティングが，学問的にも実践的にも注目を集めていることを示しています。

2. ソーシャルマーケティングの基本原則

　この節では，ソーシャルマーケティングがヘルスプロモーションの有効な戦略としてよく用いられるようになった理由である，その5つの原則について解説します。つまり，①行動変容の重視，②オーディエンスの利益の重視，③マーケティング的（エコロジー的）観点の重視，④マーケティングの4Pの重視，⑤オーディエンスセグメンテーションの重視の5つです。

行動変容の重視

　以前は，ソーシャルマーケティングのプロダクトは広く定義され，概念（例：家族計画，環境保全），態度（例：小規模家族やリサイクルへの考え方），サービス（例：家族計画クリニック，リサイクリングセンター），行動（例：経口避妊薬の使用，リサイクル活動への参加）などが含まれていました。しかしAndreasenら（1994，2006）は，ソーシャルマーケティングの目的は「行動変容 behavioral change」であるべきこと，つまり，単にプロダクトやサービスをプロモートするだけでは不十分であり，人々がそれを採用（実行）するかどうかをアウトカムとすべきことを主張しています。確かに，商業の世界でも，単に自社製品に対する認識やポジティブな態度を高めるだけでは不十分で，消費者がそれを購入してくれなければ，その会社は倒産してしまいかねません。しかし，その一方で，会社は，商品を買ってもらいさえすればよく，その商品がどの程度使われるか，実際に使われるかどうかにはほとんど無関心です。しかし，ソーシャルマーケティングでは，プロダクトが実際に採用され実施されるかどうかが極めて重要です。なぜなら，プロダクトの効果は，知っているだけ，あるいは持っているだけでは不十分で，実際に使用（実施）されなければ発揮されないからです。例えば，コンドームが何百万個配布されたとしても，それが適切に使われなければ，疾患や妊娠の予防に役立つことはありません。言い換えれば，行動はオーディエンスの利益という原則に不可分に結びついているということです。

オーディエンスの利益の重視

　ソーシャルマーケティングでは，①個人と社会（家族，パートナー，コミュニティ，社会全体），および，②プログラムを実施する社会的・政治的リーダー・専門家が，利益を得る主体 locus of benefit（Rogersら，1987）となります。これに対し，商業マーケティングでは，もちろん消費者も利益を得る可能性がありますが，本質的には，商品の生産者や株主が利益を得る主体となります。ソーシャルマーケティングキャンペーンから個人や社会が得る利益は，健康向上や環境の改善や維持といった形を取りますが，その結果，たとえオーディエンスが行動を変え，集団が健康的になっても，対策を行っている政府にとっては，将来の疾患負荷が少なく，公衆衛生的資源の消費も少ないだろうということ以外には，"短期的な"利益はたとえあってもわずかなものに過ぎません。目標を共有するマーケターとオーディエンスによる価値の共同的創造を重視する「変革的ソーシャルマーケティング」（Lefebvre，2012）では，利益（とコスト）は相互に共有されるものという立場に立つため，マーケターとオーディエンスの違いはやや曖

味になりますが，それでも，オーディエンスと社会的利益が重視されることに変わりはありません。

マーケット的観点の重視

　ソーシャルマーケティングのもう1つの原則は，「マーケット」(オーディエンスが置かれた社会的環境・文脈)の概念そのもので，これが，一方的にメッセージを発信する他のコミュニケーションプログラムと大きく違う点です。マーケット的観点では，第1に，「オーディエンス中心のアプローチ audience-centered approach」が求められます。つまり，マーケティングは，オーディエンスのニーズと望み，そしてそれらを満たす方法を巡って展開するということです。第2に，マーケット(社会的環境・文脈)は，プロダクト(行動，サービス，健康用品)に関する情報(コスト，使用法，得られる利益，入手先)と入手しやすい便宜を提供しなければなりません。そして第3に，促進するプロダクトは，オーディエンスの関心や資源という面で常に「競合 competition」に直面することを認識しなければなりません。したがって，マーケティングコミュニケーションでは，意思決定がなされる場(社会的環境・文脈)を明確に認識し，プロダクトがオーディエンスが持つ他の選択肢との競合に打ち勝てるように，推奨するプロダクトの望ましさや相対的価値を高める戦略を開発する必要があります。

　ソーシャルマーケティングでは，「上流戦略 upstream」と「下流戦略 downstream」が区別されることがあります。前者は，政策や規制に基づくアプローチで，後者は知識，態度，行動など個人の変化に焦点をおくアプローチです(Andreasen, 2006)。多くの場合，上流の構造的・制度的条件が下流での個人の行動変容の障害となっていることが多いため，両戦略を並行して実施する必要があります。これは生態学的モデル(第3章参照)の考えと一致する考え方です。例えば，Paisley ら(2013)は，工学技術，規制，教育が相互に絡んだ公共キャンペーンについて記載しています。工学技術による上流戦略としては，例えば，シートベルトの着用アラーム，運転中にフリーハンドで使える携帯電話などがありますが，こうした技術も，シートベルト使用を義務化する法律や運転中の携帯電話使用を禁止する法律による支えと，そうした法律を違反した場合の罰則，法を遵守した場合の死亡や障害の減少についての公共教育のバックアップがなくては効力を発揮することはできません。

マーケティングの4Pの重視

　ソーシャルマーケティングのもう1つの大きな特徴は，「4P」(プロダクト，プライス，プレイス，プロモーション)と呼ばれる戦略的要素の適切な組み合わせ(マーケティングミックス marketing mix)が常に考慮されることです(Kotler ら, 2010)。これらはお互いに密接に関係し，マーケティング全体を構成する要素となります。

■プロダクト

　プロダクト products というと，すぐに"物"(例：抗HIV薬，コンドーム)を思い浮かべがちですが，ソーシャルマーケティングではそれを，(服薬やコンドーム使用を含め)推奨する行動がもたらす"利益の集合"と考えます(Tapp ら, 2013)。したがって，ソーシャルマーケティング

では、提供するプロダクトから得られる最も重要な"利益"を明らかにしその魅力と価値を高めるために、まずオーディエンスの間で現在行われている行動を理解するための研究が実施されます。今、あるレストランで健康によいメニューを追加する場合を考えてみましょう。他のメニューと区別するために、「心臓にやさしい heart healthy」とか「身体にやさしい light」とかいった表示を付ければ、そのプロダクトでどういう"利益"が提供されるかを明確にすることができます。消費者の側から見たプロダクトの"利益"は、健康に関するものだけではなく、経済的・社会的利益が総合されたものと考えられます。

■プライス

　プライス price とは、推奨されるプロダクト（行動、サービス、健康用品）に付随すると"感じられる perceived"コストや障害のことで、金銭的なものもあれば、社会的、心理的なものもあります。例えば、「低脂肪食を食べ続けるのは費用がかさむのではないか？」、「運動プログラムを始めると家族と過ごす時間が減るのではないか？」といったことです。オーディエンスは、プロダクトを採用するかどうかを決める前に、そのプロダクトに伴うと考えられるコストを慎重に考慮する傾向があります（第5章参照）。そのため、ソーシャルマーケティングでは、コスト感と利益感のバランスを利益感の方に傾けるために、プロダクトの魅力を高めると同時にコスト感を減らそうと努めます。

　ここで、インドネシアの小規模養鶏農家に、鳥インフルエンザの原因となる H5N1 の感染から鶏と人を予防するために、鶏のケージ飼育を促進するキャンペーンを考えてみましょう。鶏の放し飼いは、ケージ飼いよりも、餌代や費用・労力の面で一般に有利なため、小規模養鶏農家は放し飼いを好む傾向があります。こうした場合、高額の金属製ケージではなく、地元の竹材で作った安いケージを勧めることで、望ましい行動（ケージ飼い）のコスト感を低減させることができ、さらに、大切な投資（鶏）や家族の健康を守ることができるという"利益"を併せて強調すれば、行動のコスト/利益比を低下させることができます。

■プレイス

　プレイス place とは、オーディエンスがプロダクトやそれに関する情報に触れる機会や媒体（チャネル channel）、あるいは自発的な行動が起こる"場"のことを言います。例えば、プロダクトが避妊薬や食品補助剤などの物品の場合には、その配布ルートやそれに関する情報の伝達ルートがプレイスに相当し、マーケティングでは、そのプロダクトがオーディエンスにとって最も受け入れやすいように利便性に配慮して選択される必要があります。「利便性 convenience」には、プロダクトが配置される物理的あるいはバーチャルな空間、プロダクトを入手できる時間帯、プロダクトにアクセスするのに要する時間と労力などが含まれます。商業マーケティングであれば、プレイスは、小売、戸別訪問販売、インターネットなどがそれに該当します。ソーシャルマーケティングでも、プロダクトが、物品やサービスなどの場合は、その入手機会は、対象とするオーディエンスが集まる場に、しかも入手しやすいように配慮される必要があります。例えば、コンドームの自動販売機や性感染症予防のポスターなどをナイトクラブや24時間営業のコンビニエンスストアのトイレに配置すれば、リスクの高い対象に対して人目につかない形で物や情報を提供することができます。

　チャネルには多くの選択の可能性があり、その選択には創造性が求められます。例えば、小

売の場，メディア，コミュニティにおける個人間のつながり，公共のスポーツイベントや休日のイベント，ダイレクトメール，テレマーケティングなど，様々な機会や媒体をチャネルとして利用することができます。最適のチャネルを決定するためには，対象とするオーディエンスの日常的生活スタイルやどのチャネルが何時どの程度使われているかについて最新の情報を集める必要があります。最近では，webに基づく双方向的な技術の拡大によって，人々は，バーチャル空間において，ほぼ無限とも言っていいほどの種類のプロダクトにアクセスし，人に知られることなく購入することができるようになっており，しかも，従来の媒体(例：ポスター，冊子)よりもより長くプロダクト(行動，サービス，健康用品)を宣伝することが可能となり，その分だけ個人的，社会的利益がもたらされる期間も長くなっています(Anderson, 2006)。

　オーディエンスの意思決定は，プロダクトへのアクセスやその価値が決定される社会的環境や文脈(地理的，社会的，経済的，文化的条件)の影響を受けますが，Maibachら(2007)は，その視点からソーシャルマーケティングにおけるプレイスの重要性を特に強調しています。最適なプレイス(チャネルや場)を決定するには，系統的な研究に基づいて，個人レベルの要因(例：結果予期 outcome expectancy，自己効力感，モティベーション，人口学的属性，社会的関係性，メディアハビット，感情)や，意思決定がなされる状況(機会)の特性(例：物品やサービスの入手可能性，社会・文化・経済的環境，法律や規制)についての完全な理解が必要となります。

■プロモーション

　プロモーション promotion とは，ソーシャルマーケティングにおける，コミュニケーション的，メッセージ的要素を意味する概念で，提供される情報の形式や内容，そして，コミュニケーションやメッセージが他の4P要素を含めつつ的確に形成されるそのプロセスを含む概念です。プロモーション戦略では，そのプロダクト(行動，サービス，健康用品)からオーディエンスが期待できる利益，プロダクトの採用に伴う困難への対処法，プロダクトの入手法や実施法などの情報が提供されます。

　プロモーション戦略に対する反応はオーディエンスのタイプによって異なります。例えば，人に指図されることを嫌う10代の若者には，喫煙の悪影響に関する統計情報を伝えるよりも，たばこ中毒が「bully(その指示から逃れられない支配者)」であるというメッセージの方が心に響く可能性があります(U.S. FDA, 2014)。問題がどういうものであれ，そのプロモーション戦略は，オーディエンスの嗜好(選好)や情報処理のスタイルに適合するように慎重に選ばれなければなりません。メッセージ戦略には膨大な事例が存在しますが，その中の主なものは，Journal of Communication の2006年の特別号に特集されているので参照してください(Cappellaら, 2006)。

オーディエンスセグメンテーション

　オーディエンスセグメンテーション audience segmentation とは，集団の中における比較的均質なサブグループの同定とそのグループに適合するようにマーケティング戦略を開発することを意味します。サブグループごとに異なったマーケティング戦略が必要となりますが，それは，グループによって，同じプロダクトに対する利益感やプライス(コスト)感が異なり，プロ

ダクトに関する情報やソーシャルサポートを入手するチャネルが異なり，そして，より強く反応するメッセージのタイプも異なる可能性があるからです。均質なサブグループを同定するためには，一般に，社会経済的，文化的，地理的，心理属性的要因，年齢，そして行動のパターン（例：頻度の高低，経験の有無）などが考慮されます（セグメンテーションの例については，Grunig, 1989, や Slater ら, 1991 を参照）。

ここで，10代女性の妊娠を減らすための，思春期の若者向けのリプロダクティブヘルスキャンペーンを考えてみましょう。例えば，14〜18歳の年齢層では，性経験のある人もいればない人もいます。したがって，この場合のオーディエンスセグメンテーション戦略では，性経験のあるグループには"コンドーム使用や禁欲"を勧め，性経験のない層には，"初体験を遅らせる"ことを推奨するという戦略が考えられます。そして，それぞれのプロダクトには，それぞれのオーディエンスに固有のコストと利益，適切なプレイス，適切なプロモーション戦略（例：異なるタイプのロールモデルの使用）が考慮される必要があります。

3. 戦略的コミュニケーションにおけるソーシャルマーケティングの役割

今から半世紀も前の1950年代の後半に，WHO は，単なる病気予防という狭い定義を超えて，健康を「単に病気のない状態ではなく，精神的，身体的，社会的に完全に安寧な状態」と定義しました（WHO, 1958）。この定義に従えば，ソーシャルマーケティングも，マーケットを構成する要素である社会的，政治的，経済的条件に配慮したものでなければなりません。どのような社会でも，ヘルスコミュニケーションは，政治社会環境，保健医療システム，コミュニティや家庭という3つの主な領域（レベル）で生じます（Pollock ら, 2012；Storey ら, 2005；USAID, 2001）。これらの各領域（レベル）におけるコミュニケーションが総合的に作用して，オーディエンスや組織に次第に変化が生じ，健康的な行動が行いやすい環境の整備，保健医療サービスの向上，予防的な行動の普及が進むことになるのです。そして，これらの変化が持続すれば，健康アウトカムも改善しかつ維持されることになります（健康教育や健康行動のマルチレベルの考え方については第3章参照）。

実際には，すべてのソーシャルマーケティングプログラムがこうしたマルチレベルの発想で行われているわけではありませんが，この大きな枠組みを認識することによって，利用できる資源の程度やオーディエンスのニーズに応じたアプローチを選択することができます。ソーシャルマーケティングアプローチは，以下のように，プロダクト主導，オーディエンス（ニーズ）主導，マーケット主導という3つの観点から考えることもできます。

プロダクト主導のアプローチ

プロダクト主導のアプローチ product-driven approach とは，推奨するプロダクトの魅力を増し，代替プロダクトとの差別化を図ることを言います。「ブランディング branding」はそのための強力な手段の1つです。商業マーケティングでは，例えば，Nike（ナイキ）社のスポーツ用品や Apple 社の iPhone のように，ある特定の種類の商品についてその優れた価値や信頼性を

強調するためブランディングが行われますが，非商業的な"プロダクト"にも，ブランドは存在し，例えば，World Wildlife Fund（世界自然保護基金），Amnesty International，International Red Cross Society（国際赤十字社）などはその例で，国際的に広くブランドとして認識されています。商業マーケティングでは，商品に備わる多くの利点（例：質，新規性）が強調されます。消費者はその利点や期待される効果を期待し，よく考えた上で購入するかどうかを決定しますが，その際，ブランドは大きな影響を持ちます。ソーシャルマーケティングでも，こうしたブランド戦略を利用するわけです。

1988年に，インドネシアで大きな成功を収めた家族計画プログラムでは，"Lingkaran Biru（青い環 Blue Circle）"というブランド名が，最初は都市部の民間医療機関の医師や助産師が提供する健康用品やサービスに付けられましたが，その後拡張されて，国内で提供されるあらゆる家族計画関係の製品やサービスにこのブランド名が用いられるようになりました（Mizeら，2006；Piotrowら，1997）。最終的には，"Lingkaran Biru"のロゴは，極めて広く用いられるようになり，例えばKB（Keluarga Berencana 家族計画）という文字に常に添えられたり，また病院，クリニック，薬局など避妊具（薬）や避妊サービスを提供するあらゆる施設の看板，避妊具（薬）の包装，ポスター，屋外広告版，優れたBlue Circleサービスを提供する医療従事者に関する公共テレビ番組，自動車のタイヤホイールカバー，村の入り口の看板（家族計画サービスを支援していることを示すため）など，ありとあらゆる場所や機会で用いられるようになりました。古い車のタイヤを青く塗って田舎の道路沿いにある柵柱の上に置かれたりもしました。

オーディエンス主導のアプローチ

オーディエンス主導のアプローチ audience-driven approachは，プロダクト自体のプロモーションではなく，プロダクトに対するオーディエンスの"需要"を高めるアプローチで，プロダクトに対する意欲をプログラム実施側からオーディエンスの側に転換するという重要な意味を持っています。オーディエンスの需要を高める1つの戦略は，社会規範を変えることで（Burchellら，2013；Haines，1998；Linkenbach，1999），これは，何が"普通"あるいは社会的に受容されているかという感覚や，その規範に従った場合や反した場合に受ける可能性のあるメリットやデメリットに関する感覚によって，人の行動は大きく影響を受けるという理論に基づくものです（Cialdini，2012；Perkinsら，1986；Yanovitzkyら，2006）。例えば，オーディエンスにとって「重要な他者 significant others」を想起させるようなメッセージ（例：一般的には，「あなたの年齢の若者は…」，あるいは非常に特化して「あなたの他の友だちは…」）を送ることによって（Ajzen，1991），規範を意識させ，それに従うように促すことができます（ソーシャルネットワークについては第11章参照）。

しかし残念なことに，規範に関する誤解が少なくありません。セックスや薬物使用のように，タブー視されたり非合法で人の目に付かない形で行われる行動の場合には，その頻度は過小評価される傾向があり，逆に，大学内での過剰飲酒などのように目立ちやすい行動は，過大評価される可能性があります。したがって，ソーシャルマーケティングでは，オーディエンスにおけるあるポジティブな行動（例：遅い初交）の実際の頻度を伝えることによって，社会的プレッシャーを作り出したり，非常に目立って見えるネガティブな行動（例：過剰な飲酒）が実際には頻度が低いことを伝えることで，そうした行動に対する認識を変えることができます。新しい

規範を作ってそれを広めることも可能で，その規範のイメージをマスメディアを通して広め，それが社会的に支持されていることを示すことで，それに沿った行動を促すことができます(Kincaid, 2004)。

インドネシアの Blue Circle をまた取り上げてみましょう。ほぼ20年間途切れることなく全国で繰り広げられたこのキャンペーンによって，既婚女性における避妊法の使用率は，1977年の23%から2012年には58%にまで上昇し，合計特殊出生率(1人の女性が生涯に生む平均子ども数)は5.6から2.6に減少しました(Statistics Indonesia など，2013)。1990年代の後半までに，家族計画や小規模家族の概念は深く社会に浸透したため，1998〜2002年の経済危機や政治的危機の時期に，避妊用品が値上りし入手しにくくなったときでさえも，避妊法の使用率はほとんど影響を受けることはありませんでした(Frankenberg ら，2003；Storey ら，2006)。

マーケット主導のアプローチ

マーケット主導のアプローチ market-driven approach は，オーディエンス主導のアプローチ(需要喚起型のアプローチ)の拡張と言えるものです。多くの選択肢があるときにオーディエンスの需要は重要です。例えば，アルコール飲料の適度な消費(特に休日)という選択は，仲間との飲酒の楽しさを強調する，溢れるような宣伝の誘惑に抗わなくてはなりません。したがって，「適度な飲酒」という課題にマーケット主導のアプローチで取り組む場合には，飲酒に依存しない社交のあり方を"規範"もしくは魅力あるプロダクト(選択肢)として位置づけプロモーションする必要があります。

4. ソーシャルマーケティングにおける理論と研究の役割

ソーシャルマーケティングは，社会や行動の変化を導くための戦略的アプローチで，それ自体は理論ではありませんが，オーディエンスの理解や介入プログラムの開発に理論を用います。

理論の活用

ソーシャルマーケティングプログラムの企画や評価に役立つ多くの理論が存在しますが，それらの中には，個人レベルでのみ適用可能なものもあれば，個人間，集団，あるいは構造的レベルの介入に向いたものもあります。表21.2は，ソーシャルマーケティングで比較的使われることの多い一部の理論を示したものです。

理論からは，行動の決定要因についての洞察が得られ，それは形成調査 formative research によって確認することができます。例えば，イノベーション拡散モデル(第16章参照)では，新たな行動(イノベーション)が早く採用されるためには以下の条件が必要であるとされています。①その行動よるメリットが現在の行動から得られるメリットより大きいと感じられること，②人々の日常的な行動や価値観に矛盾しないこと，③採用し実施するのが比較的容易であること，④その実施に大きなリスクを伴わないこと，⑤その行動をすでに実施している人々がどのような結果を得ているかを観察できること(Rogers, 1995)。想定するオーディエンスにお

表21.2 ソーシャルマーケティングにおける主な理論と研究の活用

理論	理論の活用		
	行動の動機の同定	メッセージ戦略の開発	対象オーディエンスの同定
健康信念モデル(Rosenstockら, 1988), 拡張並行処理モデル(EPPM)(Witte, 1994)	・その健康問題がどれほど深刻な個人的脅威と感じられるか(推奨されている行動をしないことに伴うコスト) ・推奨されている行動が脅威を避ける上でどれほど有効と感じられるか(行動の利益) ・どれほど人々が,その行動を自分もできると感じているか(自己効力感)。	・その健康問題がどれほど深刻な個人的脅威であるかを理解させ,かつ推奨されている行動がその脅威を避ける上でいかに有効であるかを理解させるメッセージの開発 ・その行動を実施するにはどうすればよいかを説明するメッセージの開発 ・その行動に対する障壁をどのように克服すればよいかの説明	・オーディエンスを脅威感や自己効力感のレベルを表すカテゴリーによってセグメント化する。
合理的行動理論/計画的行動理論(Azjen, 1991; Fishbeinら, 2003；第6章も参照)	・推奨されている行動には,どのような個人的,社会的利益とコストが伴うか？	・推奨されている行動に伴うと感じられている利益感を強化し,コスト感を低減する。 ・主観的規範に関する認識を変える。 ・主観的規範に従うモティベーションを高める。	・第1オーディエンスの定義(行動や態度の変化によって直接利益を得る人々)。 ・第2オーディエンスの定義(第1オーディエンスにとって重要な他者)
社会的認知理論(Bandura,1986；第9章も参照)	・どのような個人的,社会的インセンティブ(利益)が学習や行動を促進するか？ ・どのような個人的,社会的障壁が学習や行動を阻害するか？	・訴求力のあるロールモデルを提示する。 ・推奨されている行動の練習や試みを促す。 ・その行動を試みた人にフィードバックや強化を行う。 ・その行動の実施することに対するインセンティブを提供する。	・第1オーディエンスの定義(行動や態度の変化によって直接利益を得る人々)。 ・第2オーディエンスの定義(第1オーディエンスにとって重要な他者。例：ロールモデル)
イノベーション拡散モデル(Rogers, 2003；第16章も参照)	・人々が推奨されている行動(イノベーション)をどのように受け止めるか？ ・それによってどのような利益が得られるか？ ・その行動はどれほど複雑でまたリスクを伴うか？ ・その行動の結果(コストや利益)を観察できるか？ ・その行動には,現在の行動と同等の良さがあるか(コスト)？ ・その行動の実施に影響を与えるような社会的利害やネットワークが存在するか？(社会的コストと利益)	・推奨されている行動によって得られる利益を提示し説明する。 ・その行動の実施方法を単純明快な言葉で説明する。 ・その行動から,今行っている行動と同等もしくはそれ以上の利益が得られることを示す。 ・すでにその行動を行っている人に,他の人々にも勧めるよう促す。	・推奨されている行動に対する考え方によってオーディエンスをセグメント化する。 ・ネットワークの中で重要な位置を占める人々(オピニオンリーダー)をターゲットとする。

いて，その行動がどのように受け止められるかをあらかじめ調べておけば，その行動に対するポジティブな意識を高め，逆にネガティブな意識を弱めるようなメッセージ戦略を工夫することができます。

ソーシャルマーケティングでは，オーディエンスを意味ある形にセグメント化するためにも理論を用います。例えば，健康信念モデル Health Belief Model(HBM)(第6章)や拡張並行処理モデル Extended Parallel Processing Model(EPPM)では，脅威感 perceived threat と自己効力感 self-efficacy が相互作用するとし，それが情報への態度(希求や忌避)(Rimal ら，2003)や行動の意思決定に影響すると考えます(Witte，1994)。脅威感や自己効力感をそれぞれ高/低の2区分に分割すれば，オーディエンスを2×2の4つのカテゴリーに分類することができます。

ここでもう一度，インドネシアの小規模養鶏農家の例を考えてみましょう。鳥インフルエンザに罹れば鶏の80%が死んでしまうこと(脅威)を知り，防護用具や鶏の衛生的な扱いが感染予防に有効でかつ実施可能であることに確信を持てれば(自己効力感)，そうした農民は，そうした知識も確信もない農民に比べれば，感染予防を実施する可能性が高いと言えます。したがって，脅威感や自己効力感が低い農民(セグメント)に対しては，リスク認知の向上と予防的行動についての教育がその焦点となり，一方，脅威感や自己効力感が高い農民に対しては，鳥インフルエンザの流行が起きやすい雨季に行動を促すメッセージ cues to action を送るだけで十分ということになります。

トランスセオレティカルモデル Transtheoretical Model(TTM)(Prochaska ら，1992；第7章も参照)(訳注：人の行動段階を，知識や行動の無関心期→関心期→準備期→実行期→維持期に分けるモデル)を始めとする様々な行動段階モデルも，オーディエンスセグメンテーションに有効で非常によく用いられます。この理論によれば，オーディエンスの中には行動ステージが異なるグループ(セグメント)が含まれている可能性があるため，そのセグメントごとに適切なメッセージを工夫する必要があります。例えば，あるセグメントは健康問題に対する知識を全く欠き，他のセグメントは知識も行動を起こす能力もあるが，行動を起こす意志やその行動を長期に続ける意志がないといった具合です。

複数のセグメントを，複合的なマーケティング戦略で同時に扱うことも不可能ではありません。例えば，セグメントごとに異なるロールモデルやメッセージを用いる，それぞれのセグメントに固有のチャネル channel を使って情報発信するといったことです(Kalyanaraman ら，2006)。技術革新によって，より絞り込んだセグメント，究極的には一個人に対して，その人に適した情報を提供することすることさえ可能となってきています。Lustria ら(2013)によって最近行われた40の研究のメタアナリシスによれば，web を用いて対象を絞り込んだ健康情報(ほとんどの場合，栄養，運動，喫煙)の提供は，一般的な方法での情報提供よりも健康アウトカムを向上させる効果が高いと報告されています。

研究の活用

研究は，プログラムのデザインから実施，評価に至るあらゆる段階で重要な役割を果たします(第19章参照)。意思決定は複雑で状況に左右されるため，勘や思い込みではなく，系統的な研究結果に基づく方が，プログラムの企画の妥当性と成功の確率を高めることができ，また，

プログラムのどの側面が行動変容につながったかを具体的に知ることができます。

■企画段階

　プログラムの企画段階では，社会行動学的な研究が行われますが，それによって，以下のことが可能となります。①集団全体もしくは集団の一部の層における問題の頻度を知ることができる，②ニーズが大きく，介入の個人的，社会的利益が最も大きいと考えられるオーディエンスを選択することができる，③オーディエンスの各セグメントごとに，それぞれ固有のコミュニケーションニーズ，メディアハビット，選好を知ることができる，④行動にポジティブもしくはネガティブに影響する社会的，文化的，構造的，環境的要因を明らかにすることができる，⑤オーディエンスの行動に影響を及ぼす個人レベルの要因（人や情報源）を明らかにすることができる。構造的なレベルでは，組織や環境に対する調査を行うことによって，対象とするオーディエンスに影響力がありプログラムを支援してくれる可能性のある団体や組織，利用可能なチャネルを知ることができます。質的・量的方法による調査やメッセージの予備テストは，プログラムのデザイン段階では不可欠のステップであり，4Pの内容の検討，最適なマーケティングミックス marketing mix（4Pの組み合わせ）の決定，訴求力のあるメッセージの開発に非常に役に立ちます。

■実施段階

　プログラムの実施中には，活動の進捗をモニターするために，データの収集が行われます。こうしたモニタリング（評価）によって，「プログラムは計画通りに実施されているか？」，「介入活動や啓発資材などが目的とするオーディエンスに届いているか？」，「介入活動やメッセージの普及はスケジュール通りに進んでいるか？」，「プログラムによる効果は出始めているか？」，「途中でプログラムの変更や微調整を行う必要があるか？」といった問いに対する解答を得ることができます。下記のような既存のデータ収集システムが存在する場合には，それを利用することもできます。

- メディアの視聴率データ：AC Nielson などの商業的リサーチ会社や，ラジオやテレビの放送記録 broadcast log から購入することができます。
- 保健医療統計：保健医療に関するデータは日常的に収集され，公的統計として行政機関などから公開されています。これらのデータを用いれば，保健医療サービスの利用などの状況を経時的に追跡することができます。
- web 解析：web サイトやソーシャルメディアでは一般に，ユーザー情報，ユーザーが検索した情報の種類，サーチパターンなどを自動的に分析することができ，誰がどのような情報を求めてアクセスしているかを知ることができます。

■評価段階

　最後に，評価の段階では，社会行動学的あるいは費用対効果に関する集団調査を行うことによって，プログラムがどれほど目的を達成し得たかを評価することができます。そうした調査からは，なぜプログラムが有効（無効）だったか（各セグメントレベルの効果を含む），どれほどの変化が実際生じたか，プログラムのどの側面がそうした変化に貢献したかを知る上でも役立

ち，また，あるアウトカムを達成するのに要したコストの推定や，プログラムのどの部分を継続あるいは強化すべきかの情報を得ることができます。

　ここで，優れた研究の例として，投資対効果 return on investment(ROI)の概念について考えてみましょう。これは，費やした資源に対してどれほどのアウトカムが得られたかを意味する概念です。商業マーケティングでは，通常，投資(商品の開発，生産，販促，搬送にかかる費用)を上回る，最低でも損をしない程度の利潤を消費者からあげようとするため，購買力のある人々だけがマーケティングの対象となりますが，ソーシャルマーケティングでは，社会全体の福利を向上させることが目的となるため，ニーズのある人々全員が対象となり，多くの場合，プロダクトは(物品の場合)無料か助成価格で提供されます。例えば，HIV/AIDS 予防プログラムで，低所得層に対して，避妊用品(薬)の助成価格での販売やコンドームの無料配布が行われるのはその例です。そうした物品を助成価格や無料で配布すればするほど，実施コストがかさむことになりますが，それによる予防の進展からもたらされる社会的利益(例：出産率の低下や HIV 感染の減少)は，そうした費用を相殺すると考えられており，その限りにおいて，ソーシャルマーケティングを実施する組織や寄付者は，投資を続けることになります。しかし，そうした社会の利益が，経済的に定量化されることは非常に稀であるため，最近では，ドナー(特に，USAID とビル・メリンダゲイツ財団)は，投資対効果の測定に努力しつつあります。

　例えば，南アフリカ共和国では，HIV/AIDS 予防キャンペーンの費用対効果分析に関するいくつかの研究が行われています。Kincaid ら(2008)は，キャンペーンへの曝露，予防行動，HIV 感染率を測定した集団調査の結果を用いて，キャンペーンによる予防行動の広がりによって，2000〜2005 年の間に，70 万 1495 件の HIV 感染が予防されたと推定しています。これは，1 人の HIV 感染者の生涯にわたる抗 HIV 薬への補助金を平均 8000 米ドルとすると，南アフリカ共和国政府は，230 万米ドルの予算によって，20 年間にわたり 56 億米ドルもの費用を節約できたことを意味します。同じような分析によって，若者の初交におけるコンドーム使用の増加によって，13 万 2066 件の HIV 感染が予防され，それによって，11 億ドルが節約されたと推定されています(Kincaid ら，2014)。これらは予防キャンペーンに大きな投資価値があることを明確に示すものとなっています。

5. 国際的なソーシャルマーケティングの応用

　本節では，2 つのヘルスコミュニケーションプログラムをソーシャルマーケティングの観点から取り上げます。1 つは，エジプトのナイル上流地域(Upper Egypt)で 2002〜2010 年にかけて実施された Communication for Healthy Living(CHL)と呼ばれる家庭保健プログラムで，もう 1 つは，Uganda Health Marketing Group(UHMG)という，ウガンダで 2006 年に設立され感染症問題を広く扱うソーシャルマーケティング会社の活動です。ソーシャルマーケティングの 5 つの原則(行動変容の重視，オーディエンスの利益の重視，マーケット的観点の重視，マーケティングの 4P の重視，オーディエンスセグメンテーション)が，これらの事例の中にどのように生かされ，かつ理論が意思決定にどのように用いられたかを解説します。また，ソーシャルマーケティングプログラムがどのように評価可能であるかを示すために，それぞれの事例について，効果評価の結果も併せて紹介します。

事例1：Communication for Healthy Living（エジプト，2002〜2010年）

　Communication for Healthy Living(CHL)は，米国国際開発庁(USAID)の助成によってエジプトで実施された統合的なヘルスコミュニケーションプログラムで，それまで25年間にわたるUNAIDのエジプト保健人口省(Ministry of Health and Population)や情報省(Ministry of Information)の援助を基礎に，2002年に開始されました。

■行動変容の重視

　このプロジェクトでは，"避妊法の使用"が最も重要な行動目標として家庭保健の一環に位置づけられ，結婚がコミュニケーションの入り口（きっかけ）として活用されました。結婚したばかりのカップルは，最初の妊娠をいつ頃にするかを含め，様々なリプロダクティブヘルスの問題に直面します。そして最初の妊娠が起こると，母体と胎児の産前の健康，安全に出産するための準備，医療者の介助による出産など新たな課題が生じます。そして，産後には，母親や乳児の産後ケア，母乳哺育の開始，出産後間もない妊娠を避けるための避妊などが課題となり，さらには，子どもの栄養や予防接種などにも対処しなければなりません。そして子どもが成長するにつれて，毎日の手洗い，感染症（肝炎，HIV，鳥インフル）の予防，運動，禁煙，受動喫煙の防止などが問題となってきます。

　Communication for Healthy Living(CHL)では，様々なヘルスサービスが利用可能であることを宣伝し，経口避妊薬，石鹸，生理用品など薬局等で買える製品の販売を促進しましたが，それらを単なる製品としてではなく，「健康 good health」を達成するための手段として位置づけ，それを強調しました。

■オーディエンスの利益の重視

　CHLのすべてのメッセージや活動のテーマとしてブランド化されたのは「Sahetak Sarwetak (Your Health Is Your Wealth)（健康は財産）」というメッセージでした。メッセージの焦点は，人生の各ステージにおける行動のメリットに置かれ，例えば，産間調節 birth spacingは母子保健の向上につながること，予防接種や母乳哺育は子どもの健全な精神的，身体的発達につながること，受動喫煙の回避は心血管系疾患やがんの予防になることなどが強調されました。また，CHLでは，それぞれの行動を人々が自らの最も大切な財産である「健康 good health」を守るために行う"情報に基づく選択 informed choice"と位置づけましたが，それは，キャンペーン前に実施した形成調査において，「健康 good health」に強い価値が置かれていることが明らかになったからです。

■マーケット的観点の重視

　CHLには，いくつかの側面でマーケット的観点が反映されています。その典型が，「Isaal Istashir(Ask-Consult)」として知られる民間薬局を通したイニシアティブです。CHLでは，オーディエンスに，「Isaal Istashir」のロゴを掲げた地元に薬局に，家庭保健や適切な製品について，"尋ねて相談する ask and consult"ように促しました。2009年までに，このイニシアティ

ブでは，サービス・製品のレベルと売り上げの向上を目的に集まった，全国3万の民間薬局のネットワークを確立しました。

　Isaal Istashir(Ask-Consult)では，国営テレビによる宣伝，広報活動，販売時点のプロモーション，ダイレクトメール，コンテストなどを通して，オーディエンスに，家族計画，衛生，母子保健の向上につながる行動と適切な健康用品の重要性を訴えるメッセージを送り続けました。CHLには，Fine(家庭用紙製品)，Procter & Gamble(家庭用清掃・衛生用品)，Schering and Organon(医薬品)，Vodafone(テレコミュニケーション)，Durex(コンドーム)など，12以上のエジプトの企業や国際企業が支援を提供し，これらの企業は，CHLに参加するとともに，トレーニング，公的イベント，製品の無料配布のために合計630万米ドルを寄付しました。

■マーケティングの4Pの重視
プロダクト
　以上述べたように，CHLのプロダクトは，人生の各ステージに必要な行動(家族計画，母子保健，健康的なライフスタイル)からなり，「Sahetak Sarwetak(Your Health Is Your Wealth)(健康は財産)」というメッセージによって統合されました。例えば，第1子出産後の産間調節は，母子いずれの健康にも良いにもかかわらず，第1子を出産後に避妊法を用いる母親は半分にも満たない状態でした。CHLでは，産間調節が健康に良いこと，また子どもが多いと経済負担が増すことを伝えて，新婚のカップルが親たちからの出産へのプレッシャーに対応できるよう支援しました。

プライス
　CHLでは，地元の薬局で質の高い情報や製品を入手できるようにすることで，日々の健康行動にともなうコストや精神的負担感を減らし，また，行動をしないことに伴うコスト(不利益)を強調することによって，行動を後押ししようとしました。例えば，妊婦や幼児を受動喫煙から防げなければ，低体重児や発育遅延の原因となるという情報を提供して，家の中でタバコを吸わないように言いやすくするといったことです。

プレイス
　プレイスとしては，上記の民間薬局ネットワーク以外に，コミュニティイベント，家庭訪問，コンテスト，公的クリニックにおける産前準備や保育に関する教室などのアウトリーチ活動が行われました。そして，医療関係者と受診者それぞれに向けた印刷物が作成され，NGOのネットワークを通して，全国の5000以上の公的クリニック，民間薬局，産科病院で配布されました。

プロモーション
　メッセージは，オーディエンスのセグメントごとに，また，扱う健康問題によって，それぞれ異なるものが用意されました。人々の基礎知識が乏しい健康問題には，情報に重きをおいたメッセージが提供されました。例えば，シリンジの再使用によるC型肝炎感染の問題については，その予防には，使い捨て式のシリンジを使用する必要があるという情報を伝え，その使用を医師に頼むことを母親に促すメッセージが作成されました。それ以外にも，人々の関心や興味を惹きつけるために，楽しめる教育イベントや，健康メッセージを織り込んだテレビ番組(ゲーム番組，セサミストリート風の子ども向け番組，結婚式に関する地方ニュース)などが作成されました。図21.1は，CHLで用いられたメッセージの例を示したものです。

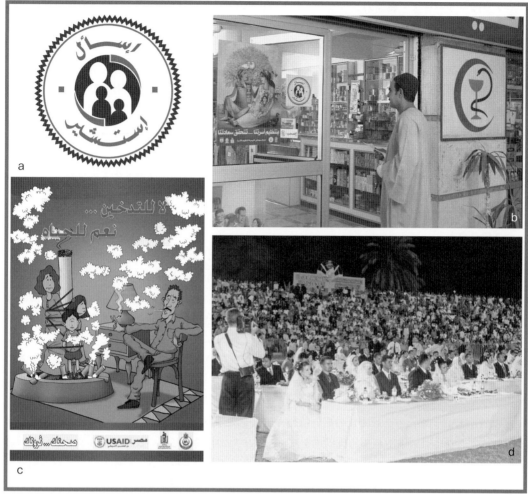

図21.1 Communication for Healthy Living（エジプト）で用いられた資材
a．プロジェクトの標語である Ask と Consult という文字を入れたロゴ
b．薬局の入り口に貼られたロゴ
c．「喫煙をやめましょう。健康な人生にために」という標語が書かれたポスター
d．新婚カップルのためのイベント

　　メッセージは，全国もしくは地方レベルでのテレビ・ラジオ・新聞などのメディア，電話ホットライン，インターネット，地域での劇，公的行事，コミュニティの集会，家庭訪問，クリニックでのカウンセリングなど，多様なチャネルを通して伝えられました．CHLでは，また，各種メディア（新聞，雑誌，テレビ，ラジオ）の記者と良好な関係を築くことによって，プログラムについての正確でタイムリーな報道が行われるような努力もなされました．また，何百というカップルや地元のゲストを招いて地域で行われる新婚カップルを祝うイベントを，無料で全国放送するというサービスも行われ，また，1500万人が視聴すると言われる「新婚さんいらっしゃい」的なテレビ番組に，家庭保健に関するクイズが盛り込まれるという工夫も行われました．最後に，HIV/AIDS に関する全国電話ホットラインやアラブ語と英語で検索可能な健康情報データベースといった，様々な双方向的媒体も開発され提供されました．

■オーディエンスセグメンテーション

　CHLでは、オーディエンスを、ライフステージ、都市/地方、性別にセグメント化し、新婚のカップル、妊婦、産後の女性、母乳哺育中の女性、子どもを持つカップル、4〜6歳の子どもが、第1オーディエンスとされました。そして、セグメントごとに、それぞれの家族ライフステージに必要な行動が促進され、産間調節 birth spacing に関するテレビ番組は、都市と地方の服装、言語、文化的特徴を取り入れて作成されました。

■理論と研究の活用

　Communication for Healthy Living(CHL)の形成調査は、いくつかの行動理論に基づいて行われ、また、メッセージは、研究から明らかになった、それぞれの行動の最大の促進阻害要因に基づいて作成されました。例えば、鳥インフルエンザに関するメッセージは、拡張並行処理モデル Extended Parallel Processing Model(EPPM)に基づいて作成され、H5N1感染の危険性(脅威 threat)への認識を高めるとともに、家庭で鶏を処分する際の衛生的な方法や小規模養鶏農家のための安全な養鶏法など、感染を避けるための方法(行動)が存在すること(効力感 efficacy)を強調するものでした。一方、家族計画メッセージは、計画的行動理論 Theory of Planned Behavior(第6章参照)に基づいて作成され、産間調節の利点や母乳哺育中の女性におけるプロゲステロン単体避妊薬のメリットが強調されました。

　CHLの企画段階では、公的に入手可能な、エジプトの人口保健調査 Demographic and Health Survey(DHS)のデータ(El-Zanatyら、1996、2001、2004、2006)や、購入可能な薬のマーケティングデータやメディア視聴率データなどを用いて、オーディエンスのセグメント化や状況分析 situation analysis が実施され、また、それらのデータベースの一部は、プログラムの進捗や効果を評価するためにも用いられました。DHSデータは国家レベルでの動向分析に用いられ、一方、CHLで2005年と2007年に実施された全国調査(CHL、2005、2006a)や介入地域とコントロール地域で2004年、2005年、2007年に行われたコホート調査では、社会規範、脅威感と自己効力感、各行動に対する利益感などの理論的構成概念や、CHLのメッセージへの曝露、CHLの目標に関連する知識、態度、行動などが測定されました。こうした理論を基礎とした評価を行うことによって、単に、プログラムに効果があったかどうかだけではなく、プログラムの中の何がなぜ効果を発揮したのかが明らかとなりました。

　全国調査からは、30歳未満の女性における第1子出産後の避妊法の使用率が、2000年には55%だったものが、2008年には74%に増加したことが示され(El-Zanatyら、2001、2006、2009)、同じような効果が、産前ケアの利用、医療者の介助による出産、2.5年以上の産間調節にも認められました。また、15歳以上の国民の67%が、「Sahetak Sarwetak(Your Health Is Your Wealth)(健康は財産)」という言葉を、また70%が「Isaal Istashir(Ask-Consult)という言葉を認識していることが示され(CHL、2006a)、さらには、71%が鳥インフルエンザを予防するための新たな行動を少なくとも1つ開始していること、記憶しているCHLのメッセージの数が多い人ほど予防行動の平均数も高いことなどが明らかとなりました(CHL、2006a)。

　CHLでは、メディアの視聴率データ(有料)を用いて、メディアを用いた宣伝に対する人々の曝露とその効果が評価され、PARCの視聴率調査報告によれば、CHLのテレビ番組は、2004年には、15〜49歳の層の約3200万人によって視聴されたことが示されました(CHL、2006b)。

また，2002〜2009年の医薬品販売データからは，注射型避妊薬の売り上げが7倍，授乳中の母親におけるプロゲステロン単体避妊薬の売り上げが2倍増加したことが示されました。

また，コミュニティレベルでアウトリーチを行ったNGOも，出生時体重，予防接種率，低栄養などを含む母子保健に関するデータを大規模に収集しており，それらのデータから，コミュニティアウトリーチが集中的に行われた村落では，低栄養の幼児の割合が，このプロジェクトの期間に26%から5%にまで低下したことが示されています。

CHLに対する資金援助は2010年の12月に終わりましたが，ほぼその1か月後にエジプトでは「アラブの春」に関係した政治的混乱が生じました．しかし，それにもかかわらず，「Ask-Consult」などの深く社会に浸透していたCHLの一部のプログラムは，その間にも持続して実施されました。2013年に，「Ask-Consult」は，「Ask Consult for Health（AC4H）」と改名され，ドナーからの援助なしに活動が続けられており，民間薬局のネットワークへの支援が継続されたばかりではなく，カイロやアレクサンドリアの学校における衛生教育プログラムのための啓発資材の作成，Shell Oil Egyptのための職場健康プログラムの企画，大学における肝炎ウイルス感染予防プログラムの開発，喫煙対策への技術的支援の提供など，広汎なヘルスコミュニケーション活動へと発展し，企画・運営に優れたソーシャルマーケティングプログラムには持続性があることが示されました。

事例2：Uganda Health Marketing Group（2006〜2013）

Uganda Health Marketing Group（UHMG）の事例は，「個人，グループ，あるいは社会全体の福利の向上のために，オーディエンスにおける，行動の自発的受容，拒否，修正，破棄を促すことを目的とした，マーケティングの原則や技術を用いるプロジェクトや組織」（Kotlerら，2002）という古典的なソーシャルマーケティングの定義には適合する事例ですが，本章で解説してきたソーシャルマーケティングからはかなり変則的なアプローチが用いられています。UHMGは，2006年に設立された，地元民による自立した非営利組織です。エジプトの「Ask-Consult」と同じく，このプロジェクトは，もともとはUSAIDの資金援助によるプロジェクト（AFFORD）で，ウガンダのヘルスマーケットの拡大という目標と，ウガンダ政府による母親の健康に関するミレニアム開発目標 Millennium Development Goals（MDG）の達成を支援することを目的として始められたものです。ウガンダはこの目標に向かって前進はしていますが，母子保健や，HIV/AIDS，マラリアに関する目標にはまだ到達していません（United Nations，2013）。このギャップを埋めるために，UHMGは，健康向上につながる行動（プロダクト）に対する需要と価値観を高めると同時に，健康的な生活という大きな枠組みの中でそのプロダクトに対するアクセスを高めるという，包括的な需要-供給アプローチを採用しています。UHMGの目標は，HIV/AIDS，マラリアの予防と治療，家族計画，母子保健という4つの重要な領域において，すべてのウガンダ国民が「Good Life（健全な生活）」を営めるようにすることにあります。

■行動変容の重視

UHMGでは，健康的なプロダクトやサービスの受容を促進するために，家庭での行動変容を

重視しており,「Good Life」というブランドのもと,行動による解決,つまり推奨するサービスやプロダクトの使用/利用の向上を通して,より良い健康を達成することを目指しています。例えば,マラリアへの取り組みは,単に予防のための蚊帳の普及だけではなく,症状のある人に対するマラリアの検査と治療の促進も含んだものとなっています。プロジェクトのメッセージは,マラリアの症状,マラリアのリスクに対する正確な評価や日常的な注意,症状が出たときの適切な対応に関する家庭の知識向上を促すようにデザインされています。このプロジェクトでは,「Don't Guess, First Test(自己判断は禁物,まず検査を)」というキャンペーンも行われましたが,それを強化するために,マラリアカウンセリングの研修を提供したり,安価な迅速検査キットやアルテミシニン併用療法のための薬の補給を行うなど,UHMGに属するサービスセンターへの支援も行っています。

■オーディエンスの利益の重視

「Good Life」は,健康的な行動や健康に良いプロダクトやサービスの使用によって得られる究極の"利益",つまり,自分と家族の健康を達成しそれを維持することを表す言葉です。推奨された行動にはそれぞれ固有の"利益"が伴っています。例えば,結婚したカップルに対するHIV検査には,子どものHIV感染予防という"利益"があり,保健医療施設での適切な産前ケアや出産には,母親や新生児の罹病や死亡のリスクを減らす効果があり,産後の避妊法の使用は,適切な産間調節によって,子どもと母親の健康を守る上で役に立ちます。

■マーケット的観点の重視

Uganda Health Marketing Group(UHMG)は,①ヘルスマーケットのニーズや機会の分析,②年齢,性別,ヘルスニーズによるオーディエンスセグメンテーションとそれに適応したメッセージの開発,③大規模なプロダクトとサービスの提供,④自立的なビジネスモデルの維持などによって,ヘルスマーケット全体を常に視野に入れています。例えば,UHMGのビジネス活動の核心は,健康用品の調達,保管,分配と安価な販売で,これによって必要コストを賄い,活動の持続性を高めようとしています。こうした自立的なビジネスモデルによる運用は,国際的なソーシャルマーケティングプロジェクトでは比較的稀です。

■マーケティングの4Pの重視

プロダクト

Tappら(2013)はプロダクトの概念を,行動がもたらす利益とアウトカムを含むように拡張することを提案していますが,UHMGでも,販売する様々な健康用品(プロダクト)は,"利益",つまり「Good Life」(産間調節,子どものマラリアの診断と治療,清潔な飲料水の確保,児のHIV感染予防など)を実現するための手段と位置付けています。つまり,UHMGが提供するすべてのプロダクトは,個々の家庭のニーズに合った"利益"と明確に結びつけられているということです。

UHMGは,全国に200ある民間のGood Lifeクリニックのネットワークなど通して,ヘルスサービスを促進し支援しています。これらのクリニックでは,訓練された医療従事者から,安価な健康用品と多様なヘルスサービス(家族計画,母子保健,マラリアの予防と治療,HIVに関する予防・検査・治療)の提供を受けることができます。また,UHMGは民間セクターを通

して，様々な健康用品や医薬品を販売しています。これによって，年間300万米ドルと，必要コストを上回る収入をあげており，財政的に安定した運営が行われています。UHMGが提供するプロダクトには，独自ブランドの製品もあれば，他社製品やUSAIDの助成を受けて生産されているソーシャルマーケティング用の製品もあります。

プライス

　Spotswoodら(2013)は，行動が文化の文脈に根差していること，したがって，行動変容には，社会的，経済的，文化的利益やコストが伴うことを強調しています(Bourdieu, 1993)。そこでUHMGでは，集団調査データを活用して，健康用品の適正な販売価格を設定するだけではなく(AFFORD, 2013)，ある行動の採用に伴う社会的コスト感や利益感についても配慮しています。例えば，UHMGのHIV母子感染予防に関するメッセージでは，HIV検査については，カップルでの同時のカウンセリングや受検を勧めています。なぜなら，妊婦が自分だけで検査を受ければ，陽性の場合のパートナーへの告知やパートナーのHIV検査受検の説得，社会的偏見・差別による社会的コストなどの負担をすべて妊婦が一人で負わなければなりませんが，カップルで検査やカウンセリングを受けられれば，そうした負担を軽減できると考えられるからです。UHMGは，「Good Life」に属する医療従事者だけではなく，地元コミュニティから募集したボランティアに対してもカップルでのカウンセリング・検査についての研修を行っていますが，そこには，カップル検査をそのコミュニティで規範化(常識化)しようとするねらいがあります。

プレイス

　プレイスとは，タイミングや社会的機会への考慮のことを意味します。UHMGの一部の家庭向けの製品(例：避妊薬)は，全国のドラッグストア，クリニック，薬局などで入手できますが，若者向けのコンドームなどは，首都カンパラのナイトクラブやバーでも配布されています。そして，HIV感染率の高い漁民などの，サプライチェーンから孤立した高リスク集団に対しては，コミュニティアウトリーチが行われています。例えば，ビクトリア湖の漁村で行われた2日間のイベントで，UHMGは，小グループディスカッション，ビデオ上映，参加型ゲーム，教育用キット，コンドーム実演などを用いて，HIV/AIDS，マラリア，母子保健に関係した製品やサービスの促進を行いました。UHMGのパートナーで，地域でサービス提供を行うSTAR-ECが，HIVのカウンセリングと検査，HIV陰性の男性に対する包皮切除術，HIVの母子感染予防のための産前ケアとカウンセリング，HIV陽性者に対する抗HIV治療，性感染症の治療，結核のスクリーニングと医療機関への紹介，さらには，マラリア検査，避妊薬のインプラント，子どもの予防接種，目の治療などを実施しました。

プロモーション

　UHMGは全国で，製品やサービスの提供を行っていますが，UHMGの活動の中で恐らく最もよく知られているのは，「Get Off the Sexual Network(HIV関係)」，「Smart Choices(家族計画関係)」，「GeNext(若者向けの家族計画関係)」，「Have an HIV-Free Baby(HIVの母子感染予防関係)」などのメディアキャンペーンです。これらのキャンペーンは，広く議論を喚起し(AFFORD, 2013)，「Good Life」のブランドの下で統合され，様々なメディアを通して発信されました。コミュニケーションチャネルとしては，テレビやラジオ，屋外の広告，ソーシャルメディアや携帯電話のショートメッセージサービス(SMS)のネットワークの他，グループ・ピア同士・対面の臨床カウンセリングを含む個人レベルでのコミュニティモビライゼーションが

利用されました。

■オーディエンスセグメンテーション

UHMGのプロダクトやサービスは，当初は，ドナーが指定した健康問題に限定されたものでしたが，その問題の性質から，自ずとオーディエンスは，年齢，性別，ライフステージによってセグメント化されました。例えば，「GeNext」キャンペーンは，性的に活発な若者が対象とされ，若者たちに，望まない妊娠を避け，生活をうまく制御し，将来を賢明に計画できる新しい世代となるための避妊法の使用を促しました。これに対し，「Smart Choices」キャンペーンは，GeNextの対象者よりやや年齢が高く，結婚などで関係が確立したカップルをその対象とし，自分たちの出産計画に適した避妊法の使用を促しました（例：最終的に望む子どもの数や最適な妊娠時期）。「Smart Choices」キャンペーンでは，オーディエンスは，子どもの数でセグメント化されました。それは，それによって，避妊法が短期的なものになるか長期なものになるかが決まるからであり，第1子をすでにもうけている若いカップルの場合には，妊娠を短期間遅らすための経口避妊薬のような短期的避妊法が，一方，すでに目的とする数の子どもをもうけたカップルには，それ以上の妊娠を避けるために，インプラントやIUDなどの長期的避妊法が推奨されました。

ウガンダにおけるHIV流行の現状から，「Get Off the Sexual Network」キャンペーンでは，性的パートナーの数を減らすために，連続的にあるいは同時に多数の性的パートナーと性交を行う若者を対象とし，一方，「Have an HIV-Free Baby」キャンペーンでは，妊婦とそのパートナーを対象とし，一緒にHIV検査を受けること，（HIV陽性である場合には）母子感染を防ぐために治療を受けることがメッセージとされました。妊婦のカップルは，「Saving Mothers, Giving Life」キャンペーンの対象ともされ，出産の準備や，医療従事者の介助による出産が推奨されました。子どもをもうけたばかりの夫婦は，5歳未満の子どもの下痢症の治療に役立つZinKids（亜鉛剤）やRestORS（経口補水液）などの製品のオーディエンスとされ，一方，少し成長した子どもを持つ家族は，「Power of Day One」キャンペーン，つまりマラリアが疑われた場合に24時間以内に医療機関を受診し治療を受けることを促すキャンペーンの対象とされました。図21.2は，UHMGで用いられた啓発資材の一部を示したものです。

■理論と研究の活用

Uganda Health Marketing Group（UHMG）では，その形成調査やメッセージ開発の段階で，いくつかの理論を利用しています。例えば，拡張並行処理モデル（EPPM）の脅威感や自己効力感の概念は，「Saving Mothers, Giving Life」キャンペーンにおける家庭での出産に伴う危険（脅威）と，クリニックや病院での医療者の介助による出産の安全性（効力）のメッセージの作成に用いられました。また，社会的学習理論（SLT）のロールモデルの概念は，「Get Off the Sexual Network」キャンペーンのメッセージの作成に用いられ，安全な性行動とリスクの高い性行動を表すキャラクターがそれぞれ作成されました。イノベーション拡散モデルや計画的行動理論（TPB）は，性的パートナーを減らすことに伴う社会的な安定や精神的な平穏などの利点やポジティブなアウトカムをフレーミングするのに用いられました。

モニタリングと評価には，研究も重要な役割を果たしました。UHMGは，地方のメディアの視聴率データを，国際的なマーケットリサーチ会社であるIPSOS-SYNOVATE社から購入し

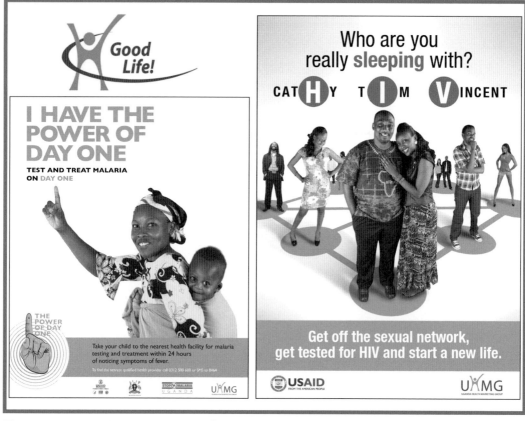

図21.2 UHMGソーシャルマーケティングキャンペーン

て評価に用い，このデータから，78％の住民，つまり約1250万人のウガンダの成人が．UHMGのヘルスメッセージに曝露していたことが示されました。さらには，2013年に全国で実施された毎月の小売店舗監査 retail audit では，キャンペーンの鍵となる製品の小売店での在庫率は，Protector コンドームが79％，PilplanPlus 経口避妊薬が85％，Injectaplan Depo-Provera（注射型避妊薬）が78％であることが示されました。

UHMG キャンペーンの効果を評価するために，2012年の10月には集団調査（15〜54歳の男女7542人）も実施され（AFFORD, 2013），キャンペーンへの曝露の有無，キャンペーンに接したチャネル，さらには，家族計画，性行動，HIV/AIDS，マラリア，母子保健に関する知識・態度・リスク認知，自己効力感，規範感，行動を含む広汎な内容が測定されました。そして，キャンペーンの効果評価においては，要因の交絡を補正するために，傾向スコアマッチング法 propensity score matching（PSM）（Babalola ら, 2009）が用いられました。PSM とは，集団調査に用いられた変数を用いて，すべての参加者について曝露群に属する確率（傾向スコア）を算出し，その上で傾向スコアをマッチングさせて，曝露群と非曝露群間で，アウトカムの違いを比較する方法です（詳細は，拙訳「医学的介入の研究デザインと統計」，MEDSi 社，2013年を参照してください）。これによって，キャンペーンの効果について，偏りの少ない推定を行うことができます。

このアプローチを用いた結果から，UHMG の家族計画メッセージに曝露された女性は，曝露

されていない女性よりも，11％多く避妊法を使っていたことが示され，男性でも避妊法の使用率が，このメッセージに曝露された人々では，そうでない人々よりも7％大きいことが示されました。また，HIVに関するメッセージに曝露された人々では，直近のセックスにおけるコンドーム使用率が高く，また包皮切除でHIV感染リスクが低下するという知識と，（包皮切除を受けていない男性の）包皮切除術を受ける意図 intention が高いことが示されました。また，UHMGのマラリアメッセージに曝露した人々ではそうでない人々に比べて，マラリア検査率が女性で4％，男性で8％高いという結果が得られ，そして，Aquasafe, RestORS, ZinKidなどに関するメッセージに曝露された人々では，これらの製品の使用割合が高いことも示されました。

6. まとめ

　本章では，健康行動のソーシャルマーケティングについて，その基本原則といくつかの事例を紹介しました。ソーシャルマーケティングは，本書で紹介した他のアプローチと同じように，決して公衆衛生問題解決のための万能薬ではありませんが，オーディエンスの特性や行動の意思決定を取り巻く「社会的環境や文脈」（マーケット）の系統的理解を基礎におくそのアプローチは，介入プログラムに強力な手段を提供するものとなっています。

　ソーシャルマーケティングでは，個人レベルを超える要因に注目し，政策の変化（例：飲料水や食塩へのヨード添加），規制の導入（例：シートベルト使用の義務化），規範の変化（例：HIV/AIDSに絡むスティグマの減少）などを通して，社会的環境の変化（変革）をもたらし，それによって，健康によい行動の自発的な採用を促そうとします。つまり，ソーシャルマーケティングは，オーディエンスの生活にあるニーズや条件を詳しく検討して，健康行動の妨げとなる要因の理解とその除去，そしてそうした行動を行いやすい環境を創出しようとするということです。商業マーケティングでもソーシャルマーケティングでも，新たな価値の創出が必要となる場合がありますが，ソーシャルマーケティングでは，ニーズの同定とその充足が常に重視され，オーディエンスにおける意思決定がどういう状況（場面）で生じるのか，どういう力がその意思決定に競合するのかといったことを常に念頭に置きつつ，最適のマーケティングミックス（4Pの組み合わせ）が作成されます。

　ソーシャルマーケティングの衰えることのない魅力の1つは，商業マーケティングにそのルーツがあることです。後者は人によって好き嫌いが分かれることがありますが，そのために，ソーシャルマーケティングの価値が低められたり，否定されたりすることがあってはなりません。ソーシャルマーケティングは大きな可能性とパワーを秘めており，本章で述べたソーシャルマーケティングの原則を系統的に適用することができれば，介入プログラムによって，「友愛を石鹸にように売る」ことも，非常に望ましい社会的環境を創出することも，決して不可能ではないと言って過言ではありません。

参考文献

AFFORD. (2013). *Uganda Joint Behavior Change communication survey report 2012*. Kampala: Johns Hopkins Center for Communication Programs.

Ajzen, I. (1991). The theory of planned behavior. *Organizational Behavior and Human Decision Processes*, *50*(2), 179–211.

Anderson, C. (2006). *The long tail: Why the future of business is selling less of more*. New York: Hyperion.

Andreasen, A. (1994). Social marketing: Definition and domain. *Journal of Public Policy & Marketing*, *13*(1), 108–114.

Andreasen, A. (2006). *Social marketing in the 21st century*. Thousand Oaks, CA: Sage.

Babalola, S., & Kincaid, D. (2009). New methods for estimating the impact of health communication programs. *Communication Methods and Measures*, *3*(1), 61–83.

Bagozzi, R. P. (1974). Marketing as an organized behavioral system of exchange. *Journal of Marketing*, *38*(4), 77–81.

Bagozzi, R. P. (1978). Marketing as exchange: A theory of transactions in the marketplace. *American Behavioral Scientist*, *21*, 535–556.

Bandura, A. (1986). *Social foundation of thought and action: A social cognitive theory*. Upper Saddle River, NJ: Prentice Hall.

Bourdieu, P. (1993). *The field of cultural production: Essays on art and literature*. New York: Columbia University Press.

Burchell, K., Rettie, R., & Patel, K. (2013). Marketing social norms: Social marketing and the "social norm approach." *Journal of Consumer Behaviour*, *12*, 1–9.

Cappella, J. N., & Rimer, B. K. (Eds.). (2006). Integrating behavior change and message effects theories in cancer prevention, treatment, and care (Special issue). *Journal of Communication*, *56*(Suppl. 1), S1–S279.

Centers for Disease Control and Prevention. (2007). *Gateway to health communication and social marketing practice*. Atlanta: Author. Retrieved from http://www.cdc.gov/healthcommunication

Cialdini, R. B. (2012). The focus theory of normative conduct. In P. Van Lange, A. Kruglanski, & E. Higgins (Eds.), *Handbook of theories of social psychology* (pp. 295–313). London: Sage.

Communication for Healthy Living. (2005). *Egypt health communication survey*. Cairo: Zanaty & Associates and Health Communication Partnership.

Communication for Healthy Living. (2006a). *Egypt health communication survey*. Cairo: Zanaty & Associates and Health Communication Partnership.

Communication for Healthy Living. (2006b). *Year three progress report*. Baltimore: Johns Hopkins Center for Communication Programs.

Domegan, C., Collins, K., Stead, M., McHugh, P., & Hughes, T. (2013). Value co-creation in social marketing: Functional or fanciful? *Journal of Social Marketing*, *3*(3), 239–256.

El-Zanaty, F., Hussein, E. M., Shawky, G. A., Way, A. A., & Kishor, S. (1996). *Egypt demographic and health survey 1995*. Calverton, MD: National Population Council [Egypt] and Macro International Inc.

El-Zanaty, F., & Way, A. A. (2001). *Egypt demographic and health survey 2000*. Calverton, MD: Ministry of Health and Population [Egypt], National Population Council, and ORC Macro.

El-Zanaty, F., & Way, A. A. (2004). *2003 Egypt interim demographic and health survey*. Cairo: Ministry of Health and Population [Egypt], National Population Council, E1-Zanaty and Associates, and ORC Macro.

El-Zanaty, F., & Way, A. A. (2006). *Egypt demographic and health survey 2005*. Cairo: Ministry of Health and Population, National Population Council, El-Zanaty and Associates, and ORC Macro.

El-Zanaty, F., & Way, A. A. (2009). *Egypt demographic and health survey 2008*. Cairo: Ministry of Health and Population, National Population Council, El-Zanaty and Associates, and ORC Macro.

Fishbein, M., & Yzer, M. (2003). Using theory to design effective health behavior interventions.

Communication Theory, *13*(2), 164–183.

Frankenberg, E., Sikoki, B., & Suriastini, W. (2003). Contraceptive use in a changing service environment: Evidence from Indonesia during the economic crisis. *Studies in Family Planning*, *34*(2), 103–116.

Grunig, J. E. (1989). Publics, audiences, and market segments: Segmentation principles for campaigns. In C. T. Salmon (Ed.), *Information campaigns: Balancing social values and social change* (pp. 199–228). Thousand Oaks, CA: Sage.

Haines, M. P. (1998). Social norms: A wellness model for health promotion in higher education. *Wellness Management*, *14*(4), 1–10.

Harvey, P. D. (1999). *Let every child be wanted: How social marketing is revolutionizing contraceptive use around the world*. Westport, CT: Auburn House.

IPSOS-SYNOVATE. *Media monitoring and unduplicated reach*. UHMG Program Reports, April–June 2013.

Kalyanaraman, S., & Sundar, S. (2006). The psychological appeal of personalized content in web portals: Does customization affect attitudes and behavior? *Journal of Communication*, *56*(1), 110–132.

Kincaid, D. L. (2004). From innovation to social norm: Bounded normative influence. *Journal of Health Communication*, *9*(1), 37–57.

Kincaid, D. L., Babalola, S., & Figueroa, M. E. (2014). HIV communication programs, condom use at sexual debut, and HIV infections averted in South Africa, 2005. *Journal of Acquired Immune Deficiency Syndrome*, *66*(Suppl. 3), S278–S284.

Kincaid, D. L., & Parker, W. (2008). *National AIDS communication programs, HIV prevention behavior and HIV infections averted in South Africa, 2005*. Pretoria: Johns Hopkins Health and Education in South Africa.

Kotler, P., & Armstrong, G. (2010). *Principles of marketing* (13th ed.). Upper Saddle River, NJ: Prentice Hall.

Kotler, P., & Levy, S. J. (1969). Broadening the concept of marketing. *Journal of Marketing*, *33*, 10–15.

Kotler, P., & Roberto, N. L. (1989). *Social marketing: Strategies for changing public behavior*. New York: Free Press.

Kotler, P., Roberto, N. L., & Lee, N. R. (2002). *Social marketing: Improving the quality of life*. Thousand Oaks, CA: Sage.

Kotler, P., & Zaltman, G. (1971). Social marketing: An approach to planned social change. *Journal of Marketing*, *35*, 3–12.

Lefebvre, R. C. (2012). Transformative social marketing: Co-creating the social marketing discipline and brand. *Journal of Social Marketing*, *2*(2), 118–129.

Linkenbach, J. W. (1999). Application of social norms marketing to a variety of health issues. *Wellness Management*, *15*(3), 7–8.

Lustria, M. L., Noar, S. M., Cortese, J., van Stee, S. K., Gluekauf, R. L., & Lee, J. (2013). A meta-analysis of web-delivered tailored health behavior change interventions. *Journal of Health Communication*, *18*(9), 1039–1069.

Maibach, E., Abroms, L., & Marosits, M. (2007). Communication and marketing as tools to cultivate the public's health: A proposed "people and places" framework. *BMC Public Health*, *7*, 88.

Maibach, E., Rothschild, M., & Novelli, W. (2002). Social marketing. In K. Glanz, B. K. Rimer, & L. F. Marcus (Eds.), *Health behavior and health education: Theory, research, and practice* (3rd ed., pp. 437–461). San Francisco: Jossey-Bass.

Mize, L., & Robey, B. (2006). *A 35 year commitment to family planning in Indonesia: BKKBN and USAID's historic partnership*. Baltimore: Johns Hopkins Bloomberg School of Public Health, Center for Communication Programs.

Paisley, W., & Atkin, C. (2013). Public communication campaigns: The American experience. In R. Rice & C. Atkin (Eds.), *Public communication campaigns* (4th ed., pp. 21–33). Thousand Oaks, CA: Sage.

Peattie, S., Peattie, K., & Thomas, R. (2012). Social marketing as transformational marketing in public services. *Public Management Review*, *14*(7), 987–1010.

Perkins, H. W., & Berkowitz, A. D. (1986). Perceiving the community norms of alcohol use among students: Some research implications for campus alcohol education programming. *International Journal of the Addictions*, *21*(9–10), 961–976.

Piotrow, P. T., Kincaid, D. L., Rimon, J. G., & Rinehart, W. (1997). *Health communication: Lessons from family planning and reproductive health*. Westport, CT: Praeger.

Pollock, J. C., & Storey, J. D. (2012). Comparing health communication. In F. Esser & T. Hanitzsch (Eds.), *Handbook of comparative communication research* (pp. 161–182). New York: Taylor & Francis.

Prochaska, J., & DiClemente, C. (1992). The transtheoretical approach. In J. C. Norcross & M. R. Goldfield (Eds.), *Handbook of psychotherapy integration*. New York: Basic Books.

Rimal, R., & Real, K. (2003). Perceived risk and efficacy beliefs as motivators of change: Use of the risk perception attitude (RPA) framework to understand health behaviors. *Human Communication Research*, *29*(3), 370–399.

Rogers, E. M. (1995). *Diffusion of innovations* (4th ed.). New York: Free Press.

Rogers, E. M. (2003). *Diffusion of innovations* (5th ed.). New York: Free Press.

Rogers, E. M., & Storey, J. D. (1987). Communication campaigns. In C. Berger & S. Chaffee (Eds.), *Handbook of communication science* (pp. 814–846). Thousand Oaks, CA: Sage.

Rothschild, M. L. (2000). Carrots, sticks, and promises: A conceptual framework for the management of public health and social issue behaviors. *Social Marketing Quarterly*, *6*(4), 86–114.

Slater, M., & Flora, J. A. (1991). Health lifestyles: Audience segmentation analysis for public health interventions. *Health Education Quarterly*, *18*(2), 221–233.

Statistics Indonesia (Badan Pusat Statistik–BPS), National Population and Family Planning Board (BKKBN), Kementerian Kesehatan (Kemenkes–MOH), & ICF International. (2013). *Indonesia demographic and health survey 2012*. Jakarta: Author.

Storey, J. D., Figueroa, M. E., & Kincaid, D. L. (2005). *Health competence communication: A systems approach to sustainable preventive health* (Technical report). Baltimore: Johns Hopkins Bloomberg School of Public Health, Center for Communication Programs.

Storey, J. D., & Schoemaker, J. (2006, May). *Communication, normative influence and the sustainability of health behavior over time: A multilevel analysis of contraceptive use in Indonesia, 1997–2003*. Paper presented at the Annual Conference of the International Communication Association, Dresden, Germany.

Tapp, A., & Spotswood, F. (2013). From the 4Ps to COM-SM: Reconfiguring the social marketing mix. *Journal of Social Marketing*, *3*(3), 206–222.

United Nations. (2013). *The millennium development goals report: 2013*. New York: Author.

United States Agency for International Development. (2001). *Draft concept paper: Communication activity approval document*. Washington, DC: United States Agency for International Development, Office of Population and Reproductive Health.

U.S. Food and Drug Administration. (2014). FDA launches its first national public education campaign to prevent, reduce youth tobacco use (News release). Retrieved from http://www.fda.gov/newsevents/newsroom/pressannouncements/ucm384049.htm

Witte, K. (1994). Fear control and danger control: A test of the Extended Parallel Processing Model (EPPM). *Communication Monographs*, *61*, 113–134.

World Health Organization. (1958). WHO definition of health. Retrieved from http://who.int/about/definition/en/print.html

Yanovitzky, I., & Rimal, R. N. (2006). Communication and normative influence: An introduction to the special issue. *Communication Theory*, *16*(1), 1–6.

和文索引

あ

アーリーアドプター　287
アーリーマジョリティ　287
相手の感情への理解と対応　235
アイデンティティ　263, 268, 273
アウトカムに対する態度　88
アウトカム評価　278, 344
青い環　392
アジア病　367
アジェンダ設定　316
アジェンダ設定理論　316
預り金契約　371
預け金方式　375
アダプティブデザイン　13
アディクションモデル　126
アドヒアランス　70, 239, 376
アドプター　292
アドボカシー　274
アドボケーター　316
後戻り　119
アリストテレス　20
歩きやすい地域デザイン　49
歩きやすさ　48
アルマアタ宣言　263
アロスタティック負荷　219, 223

い

医学心理社会的モデル　233
医学的アパルトヘイト　276
閾値　197
閾値の低い人　205
意見の差異と多様性の受容　233
維持期　119
意識向上　118, 124
意識高揚　118, 124
意識的理屈付け　314
意思決定エラー　368
意思決定の共有　8, 233
意思決定の共有に関する統合的モデル　243

意思決定バランス　118
いじめ予防　134
医生物学的モデル　232
痛みに関係する障害　246
一般化可能性　22
移動のための歩行　46, 49
イノベーション　286, 288, 291
イノベーション拡散モデル　254, 289, 291, 295, 315, 393, 394, 405
イノベーションの拡散　256
イノベーター　287
意味差判別尺度　92
意味に基づくコーピング　214, 215, 217
癒し的な関係　245
医療過誤　240
医療過誤訴訟　240
医療者-患者-家族間の相互理解　233
医療者-患者関係　232
医療者-患者コミュニケーション　146, 232, 234, 240
医療者と患者の対等性　233
医療者内患者包含デザイン　246
医療の場　10
医療費負担適正化法　364, 378
因果連鎖　91
インセンティブ　128, 334, 369, 374
インターネット　270
インパクト　128, 134
インパクト評価　344
インプリメンテーション　288
インプリメンテーション科学　4, 288, 298
インプリメンテーション研究　288, 296
インプリメンテーション効果モデル　290
インプリメンテーション理論　23

う

ウィーン学団　25

ウェアラブル端末　2
ウォウフード　162
受けたサポート　143, 173, 174, 178, 182
受け止め方　212
後ろ向き研究　76
運営・政策診断　343

え

影響　196, 202
影響感　90
影響の相互作用　43
疫学診断　341
疫学転換　5
疫学分析　341
エデュテインメント　143
エビデンスに基づく介入　285, 288
エビデンスに基づく公衆衛生　299
エビデンスの階層的評価基準　121
エボラ出血熱　258
遠位変数　99
演繹的アプローチ　244
演繹法　25
炎症反応　223
援助関係　118
エンパワメント　262, 267, 268
エンパワメント志向のソーシャルアクション　273

お

横断的研究で過大評価　76
応用可能性　22
オーディエンス　11
オーディエンス主導のアプローチ　392
オーディエンスセグメンテーション　390, 395, 401, 405
オーディエンスの利益の重視　387, 398, 403
起き上がりこぼし人形実験　150
教え合い　269

オタワ憲章 263
オバマケア 7, 225, 264, 300
オピニオンリーダー 102, 201, 204, 292, 301
オプトアウト 373, 376
オプトイン 373
オペラント学習理論 41
オペラント条件付け 150
重みづけ平均効果量 73
オンザジョブトレーニング 292
オンライングループ 262
オンライン処理 312
オンラインネットワーク 205

か

カーネマン 365
回帰分析 95
外的セッティング 296, 297
介入 21
介入のスケールアップ 255
介入の特性 296, 297
介入マッピング 64, 333, 338, 344, 345, 355
介入メッセージのデザイン 106
概念 24
回避 217
回復自己効力感 127
外部者 292
外部性 365
外部変数 99
科学とアート 4
関わりを避ける戦略 217
学際的連携 5
拡散 288
拡散のS字曲線 287
革新者 287
拡張並行処理モデル 394, 395, 405
確認 291
確率的行動モデル 202
掛け算値 92
過去の行動体験 154
可測性 296
家族的ストレッサー 213
課題遂行的機能 232, 236
課題提供型 270
偏った情報処理 323
偏った処理理論 314
語り 313
価値–期待モデル 69
価値に基づく医療保険 378

学校 10
活力 245
家庭 11
カリフォルニア州アルメダ郡 175, 180
下流 9
下流戦略 388
感覚的態度 93, 97, 101
環境的心理学 41
環境的制約 96, 97
環境の再評価 118
環境分析 341
環境要因 151
関係概念のモデル 242
関係制御理論 178
関係性重視のヘルスケア 146
関係性中心のケア 232, 233
関係的機能 232, 234
関係的プロセス 233
関係の距離 196
関係の中心性 197
完結期 119
看護師健康研究 222
観察学習 151, 152, 157
観察可能性 293
監視待機 239
患者中心のアウトカム 232
患者内医師包含デザイン 246
患者に配慮した診療姿勢 233
患者の価値観 237
患者の感情 235
患者の自己管理能力 237
患者の自律性 233
患者の選好 237
患者の判断能力 236
患者のプライバシー 234
患者の満足感 236
患者保護ならびに医療費負担適正化法 7, 264, 300
感情 64, 93
感情喚起 154
感情の親和性 166
感情の体験 118, 124
感情の表出 217
感情反応性 242
関心期 117
間接的測定 93
間接的測定値 92
がん疼痛 238
感応抵抗 314
感応抵抗理論 314

き

記憶に基づく処理 312
機会と障害 151, 152
危機的局面 25
偽希望症候群 371
記号 316
記述的規範 98
基準 119
帰属理論 32
期待–価値モデル 60, 88, 312
期待効用の最大化 365
期待効用理論 365
機能 173
帰納的アプローチ 244
機能的ソーシャルサポート 173, 174
機能的能力 245
帰納法 25
気晴らし 217
規範感 97, 98
規範信念 89, 90, 99, 151, 152, 158, 200
規範信念—他者の期待 97
規範信念—他者の行動 97
忌避 215
忌避者 221
基本能力 271
逆条件付け 118, 124
キャパシティビルディング 273
急性ストレッサー 213
脅威感 71
教育・組織診断 343
強化 69, 151, 153, 161
強化マネージメント 118, 124
強化要因 333, 343, 352
共感 233
共感的理解のモデル 242
狭義括り 369, 372
競合 388
協働 274
共同した活動への参加度 197
共同体意識 268
協働的メンターシップ 267, 269
協働の原則 339
許容 218
距離を置く 217
近位アウトカム 240
近位変数 99
禁煙 186

禁煙ホットライン 186
近接中心性 197

く

括り 372
括り効果 372
くじ式 375
苦悩 216
クラスター性 198
クラスターランダム化比較試験 257, 294
グラフ理論 194

け

ケアにおける患者参加の言語的モデル 243
計画的行動理論 61, 87, 312, 405
経験問題別コーピング指向尺度 218
傾向スコア 13
傾向スコアマッチング法 406
警告受容プロセスモデル 32, 126
警告反応期 212
形成調査 13, 77, 100, 102, 393
携帯電話 321
系統的レビュー 2, 13
ケーススタディ 131
結果評価 89, 90
結果予期 151, 152, 155, 321
結婚に伴うストレス 183
決定 291
決定バランス 120
ケネディ大統領 264
健康アウトカム 241
健康格差 6, 222, 225, 256
健康格差の減少 275
健康教育 6
健康行動 8
健康行動の生態学的モデル 41
健康行動プロセスアプローチ 127
健康信念モデル 60, 68, 312, 394, 395
健康に関する声明 89
健康の公平 267
健康の社会的決定要因 5, 310
健康は財産 398
健康目標 5
健康リスク評価 131
言語的説得 152, 154

現在偏重型選好 369, 372
現状維持バイアス 369, 373
現象学 233, 245
検証可能性 22
現状バイアス 369
建造環境要因 46
原則 24, 42, 52, 116, 127, 266
限定合理性 365

こ

コア・コンピテンシィ 271
後悔回避 369, 372
交感神経系 223
後期追随者 287
攻撃・逃避反応 212, 223
公衆衛生向上のための社会科学・行動研究の成果活用に関する委員会 26
公衆衛生認証プログラム 299
公衆衛生のはしご 266
構成概念 24
構成概念妥当性 77
構成概念の重みづけ 95
構成主義 25
構造 173
構造的空隙 197
構造的-生態学的モデル 41
構造同値 197, 205
構造変化 204, 205
構造方程式モデリング 53, 74, 80, 95
交通研究 51
肯定的再解釈 217
行動 90
行動意図 61, 89, 90, 97, 151, 153, 160, 163
行動回避 217
行動環境 38, 42
行動経済学 334, 365
行動コントロール感 89, 90, 97, 98
行動自体に対する「態度」 88
行動信念 89, 90, 97, 107
行動スキル 151, 153, 160
行動遅延 117
行動特異的 43
行動能力 153, 156, 160, 163
行動のきっかけ 70, 71, 75, 81
行動の決定要因 346
行動の先送り 117
行動の重要性 96, 97

行動の理論 23
行動分析 341
行動への感情 97
行動変容 9
行動変容が難しい集団 131
行動変容ステージモデル 62, 243
行動変容の重視 387, 398, 402
行動要因 151
行動予測力 75
効用 366
合理的行動理論 61, 87, 312
合理的行動理論/計画的行動理論 394
合理的世界バイアス 369, 373
合理的な人々 365
効力信念 97, 107
コーピングスタイル 219
コーピング努力 215, 217
コーピングのアウトカム 218
コーピング法質問票 218
ゴーフード 162
国際的な比較研究 50
コクラン共同研究 33
国立マイノリティ健康格差研究所 265
互酬性 198
個人間コミュニケーション 231, 315
個人主義 166
個人的観点 262
個人的能力 94, 97, 98
個人レベルのエンパワメント 268
コスト 293
孤独の自覚 173
子ども期の有害な経験 225
子どもの虐待 224
コペイ 378
個別インタビュー 270
個別化介入 134
個別化された介入 82
個別家庭訪問 270
個別性の高い介入プログラム 78
ごまかし 266
コミュニケーション格差 310, 317
コミュニケーション革命 309
コミュニケーション環境 11
コミュニケーションスキル 233
コミュニケーション理論 311
コミュニティ 10, 261
コミュニティアクション 263
コミュニティ意識 268

コミュニティエンゲージメント　254, 260, 263, 341, 355
コミュニティオーガニゼーション　260, 263, 271
コミュニティオーガニゼーション測定用のツール一覧　278
コミュニティ開発　273
コミュニティ関与型研究　261, 275
コミュニティキャパシティ　267
コミュニティキャパシティ開発　272
コミュニティ再生　272
コミュニティ主導型　255
コミュニティの改良　272
コミュニティパートナーシップ　274
コミュニティビルディング　261, 271, 273
コミュニティビルディングアプローチ　272
コミュニティベースの参加型研究　261, 265, 275
コミュニティベースの参加型研究（CBPR）の原則　266
コミュニティヘルスセンター　263
コミュニティモビライゼーション　404
根底概念　134
根底的アプローチ　134
コントロール感　101
コントロール信念　90, 97, 107
コンピュータを用いた個別介入プログラム　131

さ

サービス組織におけるイノベーション拡散モデル　289
座位行動　40, 46
最大限可能な参加　263
参加　269
参加と適切性　267
参加のはしごモデル　266
参照依存　366
参照点　366
三相的影響理論　41
サンフランシスコ　276
残留率　128

し

シェイピング　130, 154
子宮頸がん　79, 322
刺激希求　314
刺激コントロール　118, 124
刺激-反応理論　69, 160
自己解放　118
自己学習　160
自己管理　237
自己管理モデル　41
自己決定　262
自己決定理論　243
自己効力感　70, 72, 97, 98, 101, 118, 120, 151, 152, 153, 163
自己コントロール　162, 163
自己再評価　118
自己制御理論　33
自己選択バイアス　49
仕事に伴うストレス　183
自己評価の結果予期　156
自己負担　378
自己本位的自殺　175
自己モニタリング　160
思春期の若者の喫煙　202
視床下部-下垂体-副腎皮質系　223
自信　118
次数中心性　197
指数的ランダムグラフモデル　203
システム理論　41
視聴率データ　396
実験知　20
実現要因　243, 333, 343, 352
実行意図　65
実行期　119
実行計画　127
実行志向型のプログラム　117
実行前自己効力感　127
実行率　128
実施　291
実践　20
実践コミュニティ　292
実践に基づくエビデンス　300
実践ベースの研究ネットワーク　275
実装志向型科学　288
実装志向型研究　296
質的インタビュー調査　100, 102, 105, 109, 110
質的研究　244

質的調査　154
質的方法　341
疾病負荷　5
指導下の練習　160
指導やアドバイス　237
シフト-パーシスト戦略　146, 224
死亡率　180
社会関係資本　266
社会規範　158
社会経済状態　224
社会経済的格差　12
社会経済的要因　222
社会システム的観点　262
社会食物環境モデル　41
社会診断　340
社会正義の原則　261
社会生態学　41
社会的アイデンティティ　178
社会的解放　118
社会的学習理論　150, 405
社会的関係　173, 180, 187
社会的関係に伴う苦悩　183
社会的関係の質　182
社会的結果予期　156
社会の決定要因に関するWHO委員会　263
社会的再適応評価尺度　212
社会的説得　154
社会的つながり　142, 175, 180
社会的認知理論　41, 142, 150, 295, 321, 349, 394
社会の論争　319, 320
社会変革　275
習慣　96, 97
集団主義　166
集団的効力感　152, 155, 166
周辺的存在　197
重要な他者　89, 392
縦列的アプローチ　134
主観的環境要因　50
主観的規範　89, 90
準実験的研究デザイン　49, 168, 351
遵守意志　90, 98
準備期　118
準備要因　243, 333, 343, 352
障害感　70, 71, 81
試用可能性　293
状況的規範　93, 97, 98, 101
状況的規範信念　107
状況的コーピング　219

状況的コーピングスタイル　215
商業マーケティング　384
消極的な強化　161
消極的な罰　161
条件反射理論　150
象徴　316
情緒的サポート　159, 174
情動　64
情動焦点型コーピング　215, 217
情動制御　215, 217
消費市場　11
消費者主義　242
消費者情報処理モデル　32
情報過多　157
情報希求　215, 217, 221, 318
情報忌避　318
情報共有　236
情報交換のプロセスモデル　236
情報処理理論　312
情報通信技術　4, 256, 309
情報的サポート　159, 174
情報に基づく意思決定　8
上流　9
上流戦略　388
ショートメッセージサービス　321
初期採用者　287
職場　10
ジョンソン大統領　264
ジョン・ヘンリズム　222
ジョン・ヘンリズムの仮説　222
自立支援　237
信仰に基礎を置く　275
深刻感　70, 71, 81, 214
新古典派経済学　365
診察スキル　233
人種差別　222
身体活動　45
身体障害　244
身体的結果予期　155
真の意味での参加　233
ジンバブエ　101, 105
信頼　231
信頼性　77
信頼と共感　234
心理学　31
心理的なエンパワメント　268
深慮　160

す

推移性　198

推奨的規範　93, 97, 98, 101
推奨的規範信念　107
随伴性マネージメント　124
水平化　310
ステークホルダー　265, 300, 301
ステージ　117
ステージ適合型自助マニュアル　129
ステージにマッチした介入　128
ステージの分布　121
ステップワイズの重回帰分析　106
ストレス　211
ストレス緩和効果　221
ストレス緩和モデル　177, 178
ストレス・コーピング対処モデル　212, 214
ストレス反応性バイオマーカー　223
ストレス評価　176
ストレス予防モデル　177, 179
ストレッサー　211
スピリチュアル　218
すべての人の健康　33
スマートフォン　321
住みやすい地域づくり政策　49
スモールワールド　200
スモールワールドネットワーク　198, 199
スローフード　162

せ

西欧的　101
生活世界　233, 245
性教育プログラム　355
成功体験　152
政策アジェンダ　316
政策ストリーム　289
政治的イデオロギー　323
精神免疫学　211
生態学　38
生態学的心理学　41
生態学的妥当性　30
生態学的モデル　38, 41, 47
生態システム的観点　261
生態社会モデル　41
生態診断　343
精緻化見込み理論　312
西洋医学的パターナリズム　232
生理・生化学的反応　223
世界保健機関の参加型戦略　263

セグメント　395
セグメント化　204, 205
積極的インプリメンテーションフレームワーク　289
積極的対処法　177
積極的な強化　161
積極的な罰　161
セッティング　9
説得　291
説得性　30
説得的メッセージ　312
説明の理論　23
節約性　30
セルフアウェアネス　233
前期追随者　287
選好　365
先住民に関するコミュニティベースの参加型研究（CBPR）の原則　266
全人的アプローチ　233
選択　196, 202
前提要因　333, 343, 352

そ

双極性尺度　91
双曲割引　367
相互規定作用　150, 321
相互参加　242
操作化　88
操作可能性　296
総身体活動量　50
双方向的コンピュータプログラム　129
双方向的情報交換　233
双方的なヘルスコミュニケーション　7
ソーシャルアクション　261, 267, 273, 274
ソーシャルアドボカシー　272
ソーシャルインテグレーション　172
ソーシャルキャピタル　266
ソーシャルサポート　143, 151, 152, 159, 163, 172, 176, 214, 217, 221, 268
ソーシャルサポート介入　222
ソーシャルネットワーク　172, 193, 315
ソーシャルネットワークサービス　183

ソーシャルネットワーク分析　144, 193, 200
ソーシャルネットワーク理論　144, 193
ソーシャルプラニングと政策　272
ソーシャルマーケティング　11, 111, 333, 334, 384
組織活動の有効性　268
組織の革新性　292
組織変容理論　32, 295, 344
組織レベルでのコミュニケーション　315
組織レベルのエンパワメント　268
損失回避　366, 369, 371
損失回避比　366

た

第1オーディエンス　394
第2オーディエンス　394
対処の自己効力感　127
大腸がん検診　77
態度　89, 90, 97
対面コミュニケーション　183
代理学習　157
代理体験　154
対立　272
対話型　270
対話的アプローチ　269
絶えざる振り返り　233
多次元的コーピング質問票　218
他者理解スキル　242
多属性効用理論　32
妥当性　77
タバコ規制枠組み条約　286
タバココントロール　44
タバコ産業　44
「玉ねぎ」型の層構造　46
段階戦略　156
短期的ポジティブ効果　155
単極尺度　92
探索　215
探索者　221
単純性　293
単純な足し引き　74

ち

遅延行動効果　130
知覚されたサポート　143, 173, 174, 179, 182

知覚された自己効力感　153
蓄積仮説　145
知識　151, 152
知識格差仮説　318
知識と行動の統合　267, 269
知識とスキル　96, 97
知識の統合　21
遅滞者　287
チャイナタウン　276
チャネル　389, 395
チャンピオン　204
中間アウトカム　241
中心化度　197
中心性　198
中心的な存在　197
超学際的連携　5
長期的ポジティブ効果　155
紐帯の除去　205
紐帯の追加　205
紐帯の強さ　196
直接効果モデル　177, 179
直接的測定　93
直接的測定値　92
地理情報システム　48
治療についての意思決定　236

つ

追体験理論　143, 314
強い原則　122

て

抵抗期　212
低身体活動　46
ディダクティブル　378
適応　218
適応仮説　145
適合性　293
適合性の原則　88
適切性　269
テクニック　348
デジタルコミュニケーション　187
デジタルデバイド　271, 318
デノーマライゼーション　45
デフォルトの設定　380
デフォルトバイアス　373
デメリット　118
デューイ　20
デュルケム　175
店舗床面積比　48

と

トヴァスキー　365
道具的サポート　159
統合的インプリメンテーション研究フレームワーク　254, 290, 296
統合的行動モデル　61, 87, 96, 105, 243, 312
投資対効果　397
闘争の記憶—悲惨に塗り込められた過去の唯一の光　262
同値度　196
疼痛管理　245
糖尿病コントロール　184
逃避-回避行動　216
トウモロコシの種　286
同類性　196, 198
特性的コーピング　219
特性的コーピングスタイル　215
特化変数　76
トップダウン　335
トップダウンでの知識提供　167
トランスセオレティカルモデル　62, 116, 243, 349, 395
トランスレーショナル研究　287
トランスレーション　349

な

内的一貫性　30, 106
内的セッティング　296, 297
内部性　368
内容妥当性　77
内容分析　100, 102, 105
ナッジ　380
ナビゲーション　237
ナラティブ　313
ナラティブ介入　314
ナラティブ転移理論　143, 314
ナレッジトランスレーション　287, 288

に

二元論　20
ニコチン代替療法　186
入次中心性　201
ニューフロンティア　264
人間関係の文脈　231
認識　291

認識論的多様性　269
認知-対処モデル　145
認知的回避　217
認知的整合性理論　33
認知的モデル　242
認知プロセス　142, 150
認知要因　151
認知理論　69

ね

ネットワーク介入　204
ネットワーク統計学　203
粘着する知識　290

の

農村社会学者　291
ノースカレリア　165
ノード　197
ノードの除去　205
ノードの追加　205

は

バーチャルコミュニティ　262
バーチャル的観点　262
パートナーシップ　274
バイオマーカー　225
媒介中心性　197
媒介分析　167, 168
配管工　32
パウロ・フレイレ　269, 277
測れるものは達成できる　302
波状なパターン　354
橋渡し的存在　197
パターナリズム　242
罰　161
パッチング　344
場の理論　33
パフォーマンス目標　347, 356, 357
パブリックアジェンダ　316
パブリックオピニオン　320
パラダイムシフト　31
パラメータ　348
販促キャンペーン　318
判定的態度　93, 97, 101
汎適応症候群　212
汎理論モデル　62

ひ

ピア　157
ピアサポート　185
ピーナッツ効果　369, 372
比較優位　293
非感染性疾患　3
被差別感　222
非西洋的文化圏　166
非線型確率　366
非線型的確率加重　369, 370
非対称的パターナリズム　368
ビッグデータ　195
否定　217
ビデオゲーム　318
ひとごとじゃない！…クールに行こう！　355
ヒトパピローマウイルス　79, 322
人々のいる所から始めよ　266, 269
一人でボーリング　142
否認　217
避妊法　201, 398
疲憊（ひはい）期　212
批判的意識化　267, 268
批判的検討　277
批判的熟慮　268
日々のストレッサー　213
微妙なシグナル　245
日焼け予防　294
ヒューリスティック-システマティック処理モデル　312
評価計画　350
評価的サポート　159
病気関連行動　8
病者行動　8
病者役割行動　8
非ランダム化デザイン　53
貧困との闘い　264

ふ

フィードバック　129, 160, 334
フィールド　100
フィンランド　165
プーリング　344
フェイスブック　262
フォーカスグループ　167
フォーカスグループインタビュー　270, 277
フォトボイス　270

深い傾聴　269
不確実性対処理論　243
不確実性への対処　146, 238
普及　288
普及研究　287, 288
普及と実装　286, 295
普及と実装の科学　256
普及プラン　350
普及プログラムのデザイン　300, 301
複合的介入　256
複雑系モデル　54
服薬アドヒアランス　376, 377
父権主義　232, 242
不信感　265
部族主導型研究　275
物的サポート　159, 174
プライス　389, 399, 404
プライマリヘルスケア国際会議　263
プライミング　316
プラグマティズム　20
プラニング　332
ブランディング　391
不履行　242
プリシード・プロシードモデル　290, 333, 338, 351
プリシードモデル　343
プレイス　389, 399, 404
フレーミング　313, 316, 323, 334, 367, 375
プロシードモデル　344
プロスペクト理論　365
プロセス評価　278, 344
プロダクト　388, 399, 403
プロダクト主導のアプローチ　391
プロモーション　390, 399, 404
文化圏　101
文化的/歴史的観点　262
文化的謙虚さ　267, 269
文化的適切性　109

へ

並列アプローチ　134
ペインコントロール　245
ヘルスインフォマティクス　309
ヘルスコミュニケーション　255, 324
ヘルスコミュニケーション研究　315

ヘルスプロモーション　6, 40, 333, 338, 339, 351
ヘルスプロモーション国際会議　263
ヘルスプロモーションのための社会的生態学　41
ヘルスリテラシー　236
変化エージェント　204
変化エージェントの利用　204, 205
変革的ソーシャルマーケティング　384, 387
変革の理論　23
変化の方程式　66
変化の論理モデル　338, 345, 357
変更　119
ベンチマーク　131
変容プロセス　62, 118, 120, 123
変容目標　347
変容目標のマトリクス　347, 350, 358

ほ

防護動機理論　33
報償　160
包皮切除　105, 107
訪問看護介入　225
飽和　100
吠えない犬　378
保健医療サービスにおける研究実施促進モデル　290
保健医療統計　396
ポジティブな心理状態　214
ポスター　108
ボトムアップ　335
ポピュリスト・農民運動　263

ま

マーケット　11
マーケット主導のアプローチ　393
マーケット的観点の重視　388, 398, 403
マーケティング　317
マーケティングの4Pの重視　388, 399, 403
マーケティングミクス　388, 396, 407
前向き研究　76, 95
マスコミュニケーション　311
マッチング　344

マッチング仮説　177
マッピング　344
学び合い　269
学び合いの対話　277
マルチレベル　39, 43, 53, 256
マルチレベル解析　242
慢性炎症反応　144
慢性関心期　117
慢性的ケアの自己管理モデル　243
慢性的ストレッサー　212
慢性疼痛　245
満足感　239

み

ミクストメソッド　25, 110, 168, 279, 341
ミッシェルの不確実性理論　243
密度　198
ミレニアム開発目標　402
民衆教育　277

む

無関心期　117
無能な哲学者　32

め

命令的規範　98
メタアナリシス　3, 13
メタモデル　39
メタ理論　25
メッセージ　108
メッセージ効果理論　313
メッセージの検証　108
メディア　255
メディアアジェンダ　316
メディアアドボカシー　32
目に見えないサポート　144
メリット　118
メリット・デメリット　120, 121, 122
免疫機能　223
メンターシップ　269
メンタルヘルス　351

も

模擬患者　244
目標指向行動モデル　65

目標設定　160
モティベーション　319
モデリング　152
モデル　24
モニタリング　396
物語　313
モバイルテクノロジー　321
模範の提示　313
モビライゼーション　319
問題管理　215, 217
問題指向型の学習プログラム　33
問題焦点型コーピング　214, 215, 217
問題的統合　243
問題的統合理論　243
問題のフレーミング　313
問題の理論　23
問題の論理モデル　338, 344, 345, 355

や

役割同値　197, 205
病（やまい）経験　233

ゆ

有意率　73, 74, 80
有益性（メリット）の発見　215, 220
誘導　204, 205
有用性　30
誘惑　118, 120

よ

予測妥当性　74
予測理論　365
予備テスト　103
予防的健康行動　8
弱い原則　122
弱い紐帯の力　197

ら

ライフコース　213, 219, 224
ライフステージ　12
ラガード　287
楽観過剰　369, 371
楽観主義　215, 220
ラドン汚染　126
ラポール　231

り

リアクタンス　314
リアクタンス理論　314
リーダーシップの開発　268
利益感　70, 71, 81
罹患可能感　70, 80, 214
リスク回避　367
リスクコミュニケーション　258, 319
リスク受容　367
リスクパーソナライゼーション　126
リスク-利益戦略　156
利得-損失フレーミング　323
利便性　389
利用可能性・反応性・持続性モデル　290
両義的関係　187
理論　20, 22
理論間の共通性と差異　63
理論に基づく　125
理論に基づく介入法　348, 349
理論に基づくテクニック　349
理論の応用　29
理論の開発　29
理論の検証　29
理論の参照　29
理論を用いる場合の注意点　335
臨床・トランスレーショナル科学研究助成プログラムコンソーシアム　264
臨床・トランスレーション研究　265

れ

冷蔵庫貼付用マグネットシート　321
レイトマジョリティ　287
レクリエーショナル歩行　50
レクリエーショナル歩行親和指数　50
レコンストラクション　263
レジャー時身体活動　50
レジャー時身体活動親和指数　50
レジャーのための歩行　48, 49
レジリエンス　211, 213
レストラン労働者　276
レベル間の相互作用　48
連携　274
連携とパートナーシップ　261
連携を理解するための包括的コミュニティアクションモデル　278
連帯意識　173
連帯的サポート　173, 174

ろ

労働運動期　263
労働者パートナー　277
ロールモデル　154, 157, 166, 348
論理実証主義　25
論理モデル　64

わ

割り引き　367

欧文索引

A

AAA(Allies Against Asthma) 274
acceptance 218
action planning 127
action rate 128
action stage 119
Active Implementation Framework(AIF) 289
acute stressor 213
adaptation 218
adaptive design 13
adherence 239, 376
administrative and policy assessment and intervention alignment 343
adopter 292
affect 93
Affordable Care Act 364, 378
AHRF(Assessment of Health Risks with Feedback) 131
AIF(Active Implementation Framework) 289
Ajzen 88
alarm reaction 212
Alinsky モデル 273
Allais のパラドクス 365
Allies Against Asthma(AAA) 274
allostatic load 219, 223
alteration 204
ambivalent relationship 187
Andreasen 385
ARC(Availability, Responsiveness & Continuity) 290
Archibald Cochrane 299
Aristotle 20
Asian disease 367
Ask-Consult 398
Assessment of Health Risks with Feedback(AHRF) 131

asymmetric paternalism 368
attitude 89, 90, 97
Attribution Theory 32
audience 11
audience-driven approach 392
audience segmentation 390
authentic and responsive participation 233
Availability, Responsiveness & Continuity(ARC) 290
avoidance 217
awareness 291

B

Bandura 150
behavior 90
behavior setting 38
behavioral avoidance 217
behavioral beliefs 89, 90, 97, 107
behavioral capability 153, 156, 160, 163
behavioral economics 334, 365
behavioral environment 38, 42
behavioral factors 151
behavioral intention 61, 89, 90, 97, 151, 153, 160, 163
Behavioral Risk Factor Surveillance System 225
behavioral skills 151
belonging support 173, 174
benefit finding 215, 220
betweenness centrality 197
biased processing 323
biomedical model 232
biopsychosocial model 233
bipolar scale 91
Blue Circle 392
blunter 221
blunting 215
Bobo Doll experiment 150
Body and Soul 293
bounded rationality 365

Bowling Alone 142
bracketing 372
bracketing effect 372
branding 391
Bronx Health REACH 275
built environment factor 46
bullying prevention 134

C

Cancer Control P.L.A.N.E.T. 33
Cannon 212
CATCH(Coordinated Approach to Child Health) 161, 163, 293
causal chain 91
CBPR 261, 265, 275
CEnR(community-engaged research) 261, 275
centrality 197, 198
CFIR(Consolidated Framework for Implementation Research) 254, 290, 296
champion 204
change agent 204
change objectives 347
change processes 62, 120
change theory 23
channel 389, 395
chronic contemplation 117
chronic stressor 212
Clinical and Translational Science Awards(CTSA) 260
Clinical and Translational Science Awards(CTSA)Consortium 264
closeness centrality 197
clustering 198
coalitions 274
coalitions and partnerships 261
Cochrane Collaboration 299
Cochrane Collaborative 33
cognitive avoidance 217
cognitive consistency theory 33

cognitive factors　151
Cognitive model　242
cognitive process　150
Cognitive Theory　69
co-learning　269
co-learning dialogue　277
collaboration　274
collaborative mentorship　269
collective efficacy　152, 155, 166
collectivism　166
Colon Testing：Celebrate Life for Years to Come　78
Committee on Capitalizing on Social Science and Behavioral Research to Improve the Public's Health　26
Communication for Healthy Living　398, 400
communication inequalities　317
communities of practice　292
community　261
community betterment　272
community capacity　267
community capacity development　272
community-driven　255
community-engaged research（CEnR）　261, 275
community engagement　254, 260
community health center　263
Community Networks Program Centers　265
Community Popular Opinion Leader（CPOL）　102
community regeneration　272
Community Tool Box　271
Compass Strategy　351
compatibility　293
competition　388
complex system　54
computer-tailored intervention（CTI）　131
concept　24
confidence　118
confirmation　291
confrontation　272
cons　118
consciousness raising　118, 124
Consolidated Framework for Implementation Research（CFIR）　254, 290, 296

construct　24
construct validity　77
constructivism　25
consumer information processing model　32
consumerism　242
contemplation stage　117
content analysis　100, 102
content validity　77
contingency management　124
control beliefs　90, 97, 107
convenience　389
Coordinated Approach to Child Health（CATCH）　161, 163, 293
copay　378
coping efforts　215, 217
Coping Orientations to Problems Experienced（COPE）Scale　218
coping self-efficacy　127
counter conditioning　118, 124
CPOL（Community Popular Opinion Leader）　102
criterion　119
critical consciousness　267, 268
critical reflection　268, 277
Cronbach α 係数　106
CTI（computer-tailored intervention）　131
CTSA（Clinical and Translational Science Awards）　260
cue to action　70, 71, 75, 81
cultural/historical perspective　262
cultural humility　267, 269

D

D&I（dissemination and implementation）　285, 286, 295
daily stressors　213
decision　291
decision error　368
decisional balance　118, 120
Declaration of Alma-Ata　263
deductable　378
deep listening　269
default　242
default bias　373
degree centrality　197
degree of equivalence　196

delayed action effect　130
denial　217
density　198
deposit contract　371
descriptive norm　93, 97, 98, 101
descriptive norm beliefs　107
designing for dissemination　300
determinants of behavior　346
Dewey　20
dialectic　270
dichotomy　20
diffusion　288
Diffusion of Innovations　254, 256, 289, 291, 315
Diffusion of Innovations in Service Organizations　289
diffusion research　287
digital divide　318
Digital Divide Network　271
direct effect model　177
discounting　367
disease burden　5
disengaging coping strategies　217
dispositional coping　219
dispositional coping styles　215
dissemination　288
dissemination and implementation（D&I）　285, 286, 295
dissemination and implementation（D&I）science　256
dissemination plan　350
dissemination research　288
distal variables　99
distancing　217
distraction　217
distress　216
dog that didn't bark　378
downstream　9, 388
dramatic relief　118, 124
dual process model　312

E

Eat Smart　164
EBI（evidence-based interventions）　285, 288
EBPH（evidence-based public health）　299
ecological and educational assessment　343
ecological model　38

ecological model of health behavior 41
ecological psychology 41
ecological systems perspective 261
ecological validity 30
ecology 38
ecosocial model 41
edutainment 143
Effectiveness and Efficiency 299
efficacy beliefs 97, 107
egoistic suicide 175
eHealth 7
Elaboration Likelihood Model 312
Émile Durkheim 175
emotion 64
emotion-focused coping 215, 217
emotional arousal 154
emotional reactivity 242
emotional regulation 215, 217
emotional support 159, 174
empathy 233
empowerment 262, 267, 268
enabling factors 243, 333, 343, 352
environmental constraints 96, 97
environmental factors 151
environmental psychology 41
environmental reevaluation 118
epidemiological, behavioral, and environmental assessment 341
epidemiological transition 5
epistemological diversity 269
EPPM (Extended Parallel Processing Model) 395
ERGM (exponential random graph models) 203
escape-avoidance behaviors 216
esteem support 159
evaluation plan 350
Everett M. Rogers 291
evidence-based interventions (EBI) 285, 288
evidence-based public health (EBPH) 299
exemplification 313
exhaustion 212
expectancy-value model 312
expected utility maximization 365
expected utility theory 365
experiential attitude 93, 97, 101

experimental knowing 20
explanatory theory 23
exponential random graph models (ERGM) 203
Extended Parallel Processing Model (EPPM) 395
externalities 365
eメール 233

F

facebook 262
faith-based 275
false hope syndrome 371
Family-Nurse Partnership Program (FNPP) 224
FCTC (Framework Convention on Tobacco Control) 286
feeling about behavior 97
Field Theory 33
fight-or-flight reaction 212, 223
Fishbein 88
FNPP (Family-Nurse Partnership Program) 224
focus group interview 277
forethought 160
formative research 13, 77, 100, 393
Framework Convention on Tobacco Control (FCTC) 286
framing 313, 316, 334, 367
functional ability 245
functional social support 173

G

gain-loss framing 323
Gateway to Health Communication and Social Marketing Practice 386
general adaptation syndrome 212
generalizability 22
GIS 48
GO food 162
goal setting 160
Gochman 8
Good Life 403
Guide to Community Preventive Services 33
guided practice 160

H

habit 96, 97
HAPA (Health Action Process Approach) 127
HBM (Health Belief Model) 60, 68, 395
healing relationship 245
Health Action Process Approach (HAPA) 127
health behavior 8
Health Belief Model (HBM) 60, 68, 312, 395
health disparities 225
health equity 267
health for all 33
health goals 5
health informatics 309
Health Information National Trends Survey (HINTS) 232
health risk assessment (HRA) 131
Healthy Heartlands Initiative 272
Healthy Native Communities Fellowship (HNCF) 270
Healthy People 2000, 2010, 2020 6
helping relationship 118
Heuristic-Systematic Processing Model (HSPM) 312
HINTS (Health Information National Trends Survey) 232
HNCF (Healthy Native Communities Fellowship) 270
homophily 196, 198
HPVワクチン 79, 322
HRA (health risk assessment) 131
HSPM (Heuristic-Systematic Processing Model) 312
hyperbolic discounting 367
hypothesis of accumulation 145
hypothesis of adaptation 145

I

IBM (Integrated Behavioral Model) 61, 87, 96, 105, 243, 312
ICT 4, 256
if-then文 65
illness behavior 8

illness experience 233
IM (Intervention Mapping) 64, 333, 338, 344
impact evaluation 344
implementation 288, 291
Implementation Effectiveness (IE) Model 290
implementation intention 65
implementation research 288
implementation science 4, 288
implementation theories 23
important referent 89
in-degree centrality 201
individual perspective 262
individualism 166
induction 204
influence 196
information avoidance 318
information processing theories 312
information seeking 215, 217, 221, 318
informational support 159, 174
informed decision making 8
injunctive norm 93, 97, 98, 101
injunctive norm beliefs 107
inner setting 296, 297
innovation 288
INSNA (International Network for Social Network Analysis) 194, 206
instrumental attitude 93, 97, 101
instrumental support 159
Integrated Behavioral Model (IBM) 61, 87, 96, 105, 243, 312
integrative approach 134
Integrative model of shared decision making 243
interaction of influence 43
interdisciplinary 5
intermediate outcome 241
internal consistency 30, 106
internalities 368
International Conference on Primary Health Care 263
International Network for Social Network Analysis (INSNA) 194, 206
interpersonal communication 231
intervention 21
Intervention Mapping (IM) 64, 333, 338, 344
invisible support 144
issue framing 313
IT コミュニケーション 183
It's Your Game…Keep It Real 355

J

JMI (Just Move It) 270
John Henryism 222
Just Move It (JMI) 270

K

Kahneman 365
knowledge 151, 152
knowledge and skill 97
knowledge gap hypothesis 318
knowledge synthesis 21
knowledge translation (KT) 287, 288
Kotler 384
KT (knowledge translation) 287, 288

L

labor movement 263
Ladder of Citizen Participation 266
leisure-time physical activity 50
life course 219
life world 233, 245
linguistic model of patient participation in care 243
livable neighborhood policy 49
logic model 64
logic model of change 338, 345
logic model of the problems 338, 345
logical positivism 25
loss aversion 366, 369, 371
loss aversion ratio 366

M

maintenance stage 119
male circumcision 105
malpractice 240
maltreatment 224
manipulation 266
mapping 344
market-driven approach 393
marketing mix 388, 396
mastery experiences 152
matching 344
matching hypothesis 177
matrix of the change objectives 347
maximum feasible participation 264
MDG (Millennium Development Goals) 402
meaning-based coping 214, 215
meaning-based strategies 217
measurability 296
media advocacy 32
mediation analysis 167, 168
memory-based processor 312
meta-theory 25
mHealth 7, 320
Midlife in the United States study 182
Millennium Development Goals (MDG) 402
mindful practice 233
Mishel's uncertainty theory 243
mixed methods 25, 110, 341
MobileMums 321, 322
model 24
model of community food environments 41
Model of empathic understanding 242
Model of Goal-Directed Behavior 65
Model of relational topoi 242
modification 119
monitor 221
monitoring 215
motivated reasoning 314
motivation to comply 90, 98
MOVE! Program 297
Multiattribute Utility Theory 32
Multidimensional Coping Inventory 218
mutuality 242

N

narrative 313
narrative transportation theory

143
narrow bracketing 369, 372
National Institute for Health and Clinical Excellence (NICE) 14
National Registry of Evidence-Based Programs and Practices 33
NCD (noncommunicable disease) 3
New Frontier 264
NICE (National Institute for Health and Clinical Excellence) 14
NIHMHHD 265
node 197
noncommunicable disease (NCD) 3
nonlinear probability 366
nonlinear probability weighting 369, 370
normative beliefs 89, 90, 99, 151, 152, 158, 200
normative beliefs—others' behavior 97
normative beliefs—others' expectations 97
North Karelia 165
nudge 380
Nurses' Health Study 222

O

observability 293
observational learning 151, 152, 157
online processing 312
operant learning theory 41
operationalizability 296
operationalization 88
opportunities and barriers 151
optimism 215, 220
organizational change 32
organizational effectiveness 268
organizational innovativeness 292
Ottawa Charter for Health Promotion 263
outcome evaluation 89, 90, 344
outcome expectancies 321
outcome expectations 151, 152, 155
outer setting 296, 297
overoptimism 369, 371

P

pain-related impairment 246
PAPM (Precaution Adoption Process Model) 32, 126
parameter 348
PARiHS (Promoting Action on Research Implementation in Health Services) 290
parsimony 30
participation 269
participation and relevance 267
participation strategies 263
Partnership Self-Assessment Tool 278
patching 344
paternalism 232, 242
patient-centered outcomes 232
patient-nested-within-clinician design 246
Patient Protection and Affordable Care Act 264, 300
Paulo Freire 269, 277
Pavlov 150
PBE (practice-based evidence) 300
PBRN (practice-based research networks) 275
peanut effect 369, 372
peer 157
perceived 173
perceived barriers 70, 71, 81
perceived behavioral control 89, 90, 97, 98
perceived benefits 70, 71, 81
perceived control 101
perceived environmental factor 50
perceived norm 97, 98
perceived power 90
perceived self-efficacy 153
perceived severity 70, 71, 81, 214
perceived support 143, 174, 179, 182
perceived susceptibility 70, 80, 214
perceived threat 71
performance objectives 347, 357
personal agency 94, 97, 98
personalized intervention 82

perspective-taking skill 242
persuasion 291
persuasive message 312
photovoice 270
physical activity 45
physical inactivity 46
physical outcome expectation 155
physicians-nested-within-patients 246
place 389
Planned Approach to Community Health 264
planning 332
plausibility 30
POL (problem-oriented learning) 33
Policy Streams 289
Pool Cool 293
Pool Cool 皮膚がん予防プログラム 294
pooling 344
popular education 277
populist agrarian movement 263
positive psychological state 214
positive reinterpretation 217
PPM (PRECEDE-PROCEED Model) 290, 333, 338
practice-based evidence (PBE) 300
practice-based research networks (PBRN) 275
pre-action self-efficacy 127
Precaution Adoption Process Model (PAPM) 32, 126
PRECEDE Model 343
PRECEDE-PROCEED Model (PPM) 290, 333, 338
precontemplation stage 117
predictive validity 74
predisposing factors 243, 333, 343, 352
preference 365
preparation stage 118
present bias 369
present-biased preferences 369, 372
Prevention Research Centers 264
preventive health behavior 8
previous experiences 154
price 389
primary appraisal 214, 215

primary network environment 196
priming 316
principle 24, 42, 52, 116, 127, 266
principle of compatibility 88
principles of collaboration 339
Principles of Community Engagement 260, 264
proactive coping 177
problem-focused coping 214, 217
problem management 215, 217
problem-oriented learning(POL) 33
problem-posing 270
problematic integration 243
problematic integration theory 243
PROCEED Model 344
process evaluation 344
processes of change 118
procrastination 117
product-driven approach 391
products 388
Project MYTRI 165
Promoting Action on Research Implementation in Health Services(PARiHS) 290
promotion 390
propensity score 13
propensity score matching 406
pros 118
pros&cons 120, 122
Prospect Theory 365
Protection Motivation Theory 33
provider-patient communication 146
proximal outcome 241
psychoimmunology 211
public health ladder 266
punishment 161

Q

QOL 231, 239, 245
qualitative method 341
quasi-experiment 168
quasi-experimental design 49, 351

R

rapport 231
rational people 365
rational-world bias 369, 373
REACH initiative 264
RE-AIM 289
Reactance Theory 314
received support 143, 173, 174, 178, 182
reciprocal determinism 150, 321
reciprocity 198
Reconstruction 263
recovery self-efficacy 127
recreational walking 50
reference dependence 366
reference point 366
reflection 233
regret aversion 369, 372
reinforcement 69, 151, 153, 161
reinforcement management 118, 124
reinforcing factors 333, 343, 352
relational function 232
relational process 233
relational regulation theory 178
relationship-centered care 232, 233
relationship-centered health care 146
relationship distress 183
relationship quality 182
relative advantage 293
relevance 269
Research-Tested Intervention Programs 33
RESIDE プロジェクト 49
resilience 211, 213
resistance 212
retail floor area ratio 48
retention rate 128
return on investment(ROI) 397
reward 160
risk aversion 367
risk personalization 126
risk seeking 367
ROI(return on investment) 397
rural sociologist 291

S

salience 96
salience of behavior 97
satisfaction 239
saturation 100
scaffolding approach 156
science and art 4
SCT(Social Cognitive Theory) 142, 150, 295, 321
secondary appraisal 215, 216
sedentary behavior 40, 46
segmentation 204
selection 196
self-control 163
self-determination 262
Self-determination theory 243
self-efficacy 70, 72, 97, 98, 101, 118, 120, 151, 152, 153, 163
self-evaluative outcome expectation 156
self-instruction 160
self-liberation 118
self-management 237
Self-management chronic care model 243
self-management model 41
self-monitoring 160
self-reevaluation 118
Self-Regulation Theory 33
self-selection bias 49
Selye 212
semantic differential scale 92
sensation seeking 314
sense of communality 173
sense of community 268
SES(socio-economic status) 222, 224
shaping 130, 154
shared decision making 8
shift-and-persist strategy 146, 224
sick-role behavior 8
sign 316
significant others 392
simplicity 293
situational coping 219
situational coping style 215
six degrees of separation 200
Skinner 69, 150

SLOW food　162
small-world　200
small-world network　198
smoking cessation　186
SMS　321
SNA (social network analysis)　144, 193, 200
SNS　183
SNT (social network theory)　144, 193
social advocacy　272
social assessment　340
Social Cognitive Theory (SCT)　41, 142, 150, 295, 321
social conflict　319, 320
social connectedness　180
social connection　142, 175
social determinants of health　5, 310
social ecology　41
social ecology model for health promotion　41
social integration　172
Social Learning Theory　150
social liberation　118
social marketing　11, 333, 334, 384
social network　193
social network analysis (SNA)　144, 193, 200
social network theory (SNT)　144, 193
social outcome expectation　156
social persuasion　154
social planning and policy　272
Social Readjustment Rating Scale (SRRS)　212
social support　143, 151, 268
social systems perspective　262
socio-economic status (SES)　222, 224
SPARK (Sports, Play, and Active Recreation for Kids)　293
Speaking of Health　89
Sports, Play, and Active Recreation for Kids (SPARK)　293
SRRS (Social Readjustment Rating Scale)　212
start where the people are　266, 269
status quo bias　369, 373
sticky knowledge　290

stimulus control　118, 124
Stimulus-Response Theory　69, 160
stochastic actor-based models　202
strength of weak ties　197
stress　211
stress appraisal　176
stress-buffering effects　221
stress-buffering model　177, 178
stress prevention model　177, 179
stressor　211
strong principle　122
structural-ecological model　41
structural equation modeling　53
structural hole　197
subjective norm　89, 90
subversive memory—the best of one's past without romantic nostalgia　262
symbol　316
systematic review　2
systems theory　41

T

tailoring variables　76
tangible support　174
Task Force on Community Preventive Services　14
task-driven functions　232
temptation　118, 120
termination stage　119
testability　22
The Guide to Community Preventive Services　299
The Power of Collaborative Solutions　278
theories of organizational change　295, 344
theory　22
theory-based change methods　348
theory of action　23
Theory of Biased Processing　314
theory of narrative transportation　314
Theory of Planned Behavior (TPB)　61, 87, 312
theory of problem　23
Theory of Reasoned Action (TRA)

61, 87, 312
theory of triadic influence　41
Thinking, Fast and Slow　366
threshold　197
TMSC (Transactional Model of Stress and Coping)　145, 212, 214
Toni Morrison　262
TPB (Theory of Planned Behavior)　61, 87, 312
TRA (Theory of Reasoned Action)　61, 87, 312
Transactional Model of Stress and Coping (TMSC)　145, 212, 214
transdisciplinary　5
transformative social marketing　384
transitivity　198
transportation research　51
Transtheoretical Model (TTM)　62, 116, 243, 395
trialability　293
tribally driven research　275
trust　231
TTM (Transtheoretical Model)　62, 116, 243, 395
Tversky　365
two-step flow　315

U

UCINET　195, 206
Uganda Health Marketing Group (UHMG)　402, 405
UHMG (Uganda Health Marketing Group)　402, 405
uncertainty management　146
uncertainty management theory　243
unipolar scale　92
upstream　9, 388
usefulness　30
U. S. Patient Protection and Affordable Care Act　7
utility　366

V

value-based insurance design　378
value-expectancy model　69
venting feelings　217

verbal persuasion　152, 154
vicarious experience　154
vicarious learning　157
Vienna Circle　25
virtual perspective　262
visit organization skill　233
vitality　245

W

walkability　48
walkable community design　49
walking for leisure　48
walking for transport　48
War on Poverty　264
watchful waiting　239
Ways of Coping Inventory(WOC)　218
weak principle　122

Web 解析　396
Weight Watchers　376
What gets measured, gets done　302
WHO Commission on Social Determinants　263
WHOA food　162
whole person approach　233
WOC(Ways of Coping Inventory)　218
WYSH モデル　135

Y

Your Health Is Your Wealth　398

Z

ZeroDivide　271

［数字］

1 次的ストレス　177
1 次的ネットワーク環境　196
1 次評価　214, 215
2 次的ストレス　177
2 次評価　215, 216
2 重処理モデル　312
2 段階フロー　315
4P　388, 396
4P の組み合わせ　396, 407
「5P」モデル　51
6 次の隔たり　200
10 代の性行動と日本社会　135

健康行動学
その理論，研究，実践の最新動向　　　定価：本体4,900円＋税

2018年7月20日発行　第1版第1刷 ©

編　者　　カレン　グランツ
　　　　　バーバラ K. ライマー
　　　　　K. ビィスワナス

訳　者　　木　原　雅　子
　　　　　加　治　正　行
　　　　　木　原　正　博

発行者　　株式会社　メディカル・サイエンス・インターナショナル
　　　　　代表取締役　金子　浩平
　　　　　東京都文京区本郷 1-28-36
　　　　　郵便番号 113-0033　電話 (03)5804-6050

　　　　　　　　印刷：三報社印刷/表紙装丁：トライアンス

ISBN 978-4-8157-0125-3　C3047

本書の複製権・翻訳権・上映権・譲渡権・貸与権・公衆送信権（送信可能化権を含む）は（株）メディカル・サイエンス・インターナショナルが保有します。
本書を無断で複製する行為（複写，スキャン，デジタルデータ化など）は，「私的使用のための複製」など著作権法上の限られた例外を除き禁じられています。大学，病院，診療所，企業などにおいて，業務上使用する目的（診療，研究活動を含む）で上記の行為を行うことは，その使用範囲が内部的であっても，私的使用には該当せず，違法です。また私的使用に該当する場合であっても，代行業者等の第三者に依頼して上記の行為を行うことは違法となります。

JCOPY　〈㈳出版者著作権管理機構　委託出版物〉
本書の無断複写は著作権法上での例外を除き禁じられています。
複写される場合は，そのつど事前に，㈳出版者著作権管理機構（電話 03-3513-6969，FAX 03-3513-6979，info@jcopy.or.jp）の許諾を得てください。